Poxviruses
痘病毒学

[新西兰] 安德鲁·A.麦瑟(Andrew A. Mercer)
[德] 阿克塞尔·施密特(Axel Schmidt)　　　　著
[德] 奥拉夫·韦伯 (Olaf Weber)

吴国华　主译

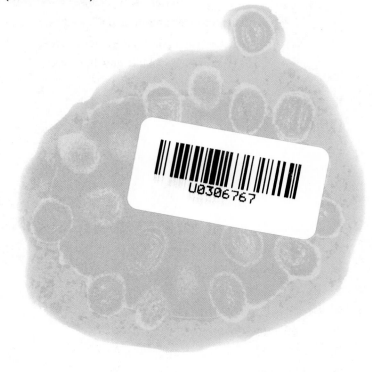

中国农业科学技术出版社

版权合同登记号 01-2018-1005

图书在版编目（CIP）数据

　　痘病毒学 /（新西兰）安德鲁·A. 麦瑟 (Andrew A. Mercer)，（德）阿克塞尔·施密特 (Axel Schmidt)，（德）奥拉夫·韦伯 (Olaf Weber) 著；吴国华主译 . —北京：中国农业科学技术出版社，2018.5

　　ISBN 978-7-5116-3415-3

　　Ⅰ . ①痘… Ⅱ . ①安… ②阿… ③奥… ④吴… Ⅲ . ①痘病毒 Ⅳ . ① R373.1

　　中国版本图书馆 CIP 数据核字（2017）第 308562 号

版权声明：

责任编辑　姚　欢
责任校对　马广洋

出 版 者　中国农业科学技术出版社
　　　　　北京市中关村南大街 12 号　邮编：100081
电　　话　（010）82106636（编辑室）（010）82109704（发行部）
　　　　　（010）82109702（读者服务部）
传　　真　（010）82106631
网　　址　http：//www.castp.cn
经 销 者　各地新华书店
印 刷 者　北京科信印刷有限公司
开　　本　787 毫米 ×1092 毫米 1 /16
印　　张　25.5
字　　数　650 千字
版　　次　2018 年 5 月第 1 版　2018 年 5 月第 1 次印刷
定　　价　120.00 元

◄◄◄◄ 版权所有·侵权必究 ►►►►

本书由

中国农业科学院兰州兽医研究所

家畜疫病病原生物学国家重点实验室

中国农业科学院草食动物病毒病创新团队

国家现代绒毛用羊、肉羊产业技术体系

甘肃省国际科技合作专项（1504WKCA055 和 1604WKCA012）

资助出版

《痘病毒学》

译者名单

主　译　　　吴国华

译　者（按姓氏笔画排序）

邓　阳　　中国农业科学院兰州兽医研究所

卢　昌　　中国农业科学院兰州兽医研究所

朱学亮　　中国农业科学院兰州兽医研究所

李　杨　　中国农业科学院兰州兽医研究所

吴国华　　中国农业科学院兰州兽医研究所

吴　翔　　中南大学

张　强　　中国农业科学院兰州兽医研究所

杨承槐　　中国兽医药品监察所

赵志荀　　中国农业科学院兰州兽医研究所

高顺平　　中国农业科学院兰州兽医研究所

颜新敏　　中国农业科学院兰州兽医研究所

审　校　　　张志东

目　录

原著撰稿人

Claudio L. Afonso, Southeast Poultry Research Laboratory, Agricultural Research Service, United States Department of Agriculture, Athens, GA 30605, USA

Andrea Ammon, European Centre for Disease Prevention and Control (ECDC), 17183 Stockholm, Sweden; e-mail: Andrea.Ammon@ecdc.eu.int

Graciela Andrei, Rega Institute for Medical Research, K.U. Leuven, 3000 Leuven, Belgium

John W. Barrett, Robarts Research Institute and Department of Microbi- ology and Immunology, Schulich School of Medicine and Dentistry, The University of Western Ontario, 1400 Western Rd., London, ON N6G 2V4, Canada

Marie N. Becker, Department of Molecular Genetics and Microbiology, Col- lege of Medicine, P.O. Box 100266, University of Florida, Gainesville, FL 32610, USA

Clifford J. Bellone, Department of Molecular Microbiology and Immunol- ogy, Saint Louis University Health Sciences Center, St. Louis, MO 63104, USA; e-mail: bellonec@slu.edu

David Boyle, CSIRO Livestock Industries, Australian Animal Health Labo- ratory, 5 Portarlington Road, Geelong, Victoria 3220, Australia;

e-mail: david.boyle@csiro.au

Joachim Bugert, Department of Medical Microbiology, Cardiff University School of Medicine, Wales College of Medicine, Heath Park Cardiff CF14 4XN, UK; e-mail: bugertjj@cf.ac.uk

R. Mark Buller, Department of Molecular Microbiology and Immunology, Saint Louis University Health Sciences Center, St. Louis, MO 63104, USA

Inger K. Damon, Poxvirus Program, Division of Viral and Rickettsial Dis- eases, Centers for Disease Control and Prevention, MS G-18, Atlanta, GA 30333, USA; e-mail: iad7@cdc.gov

Erik De Clercq, Rega Institute for Medical Research, K.U. Leuven, 3000 Leuven, Belgium

Gustavo A. Delhon, Dept. of Pathobiology, College of Veterinary Medicine, University of Illinois, 2001 S. Lincoln Avenue, Urbana, IL 61802, USA; and Area of Virology, School of Veterinary Science, University of Buenos Aires, 1427 Buenos Aires, Argentina

Adama Diallo, Animal Production Unit, FAO/IAEA Agriculture and Bio- technology Laboratory, International Atomic Energy Agency, Wagram- merstrasse 5, P.O. Box 100, 1400 Vienna, Austria; e-mal: a.diallo@iaea.org

Sandra Essbauer, Bundeswehr Institute of Microbiology, Neuherbergstr. 11,

80937 München, Germany

Martin Exner, Institute of Hygiene and Public Health, Rheinische-Frie- drich-Wilhelms-Universität Bonn, Sigmund-Freud-Str. 25, 53105 Bonn, Germany

Stephen Fleming, Department of Microbiology, University of Otago, PO Box 56, 700 Cumberland Street, Dunedin, New Zealand

Jürgen Gebel, Institute of Hygiene and Public Health, Rheinische-Frie- drich-Wilhelms-Universität Bonn, Sigmund-Freud-Str. 25, 53105 Bonn, Germany; e-mail: Juergen.Gebel@ukb.uni-bonn.de

Lauren M. Handley, Department of Molecular Microbiology and Immunol- ogy, Saint Louis University Health Sciences Center, St. Louis, MO 63104, USA

Percy Knolle, Institute for Molecular Medicine and Experimental Immunol- ogy, Universitätsklinikum Bonn,

Rheinische Friedrich-Wilhelms-Univer- sität, Sigmund Freud Str. 25, 53105 Bonn, Germany

J. Paige Mackey, Department of Molecular Microbiology and Immunolo- gy, Saint Louis University Health Sciences Center, St. Louis, MO 63104, USA

Grant McFadden, Robarts Research Institute and Department of Microbi- ology and Immunology, Schulich School of Medicine and Dentistry, The University of Western Ontario, 1400 Western Rd., London, ON N6G 2V4, Canada; e-mail: mcfadden@robarts.ca.

Andrew A. Mercer, Department of Microbiology, University of Otago, PO Box 56, 700 Cumberland Street, Dunedin, New Zealand;

e-mail: andy.mercer@stonebow.otago.ac.nz

Hermann Meyer, Bundeswehr Institute of Microbiology, Neuherbergstr. 11, 80937 München, Germany; e-mail: hermann1meyer@bundeswehr.org

Richard W. Moyer, Department of Molecular Genetics and Microbiology,

College of Medicine, P.O. Box 100266, University of Florida, Gainesville, FL 32610, USA; e-mail: rmoyer@ufl.edu.

Steven H. Nazarian, Robarts Research Institute and Department of Micro- biology and Immunology, Schulich School of Medicine and Dentistry, The University of Western Ontario, 1400 Western Rd., London, ON N6G 2V4, Canada

Martin Pfeffer, Bundeswehr Institute of Microbiology, Neuherbergstr. 11, 80937 München, Germany

Klaus Riedmann, Robert-Koch-Institut, Seestr. 10, 13353 Berlin, Germany Daniel L. Rock, Department of Pathobiology, College of Veterinary Medi-

cine, 2522 VMBSB, University of Illinois, 2001 S. Lincoln Avenue, Urbana, IL 61802, USA; e-mail: dlrock@uiuc.edu

Julia Sasse, Robert-Koch-Institut, Seestr. 10, 13353 Berlin, Germany

Axel Schmidt, Institute of Microbiology and Virology, University Witten/ Herdecke, Stockumer Str. 10, 58448 Witten, Germany;

e-mail: axel780961@aol.com

Barbara S. Schnierle, Paul-Ehrlich-Institut, Department of Virology, Paul- Ehrlich-Str. 51–59, 63225 Langen, Germany

Geoffrey L. Smith, Department of Virology, Faculty of Medicine, Imperial College London, St. Mary's Campus, Norfolk Place, London W2 1PG, UK; e-mail: glsmith@imperial.ac.uk

Robert Snoeck, Rega Institute for Medical Research, K.U. Leuven, 3000 Leuven, Belgium; e-mail: robert.snoeck@rega.kuleuven.ac.be

Yasemin Suezer, Paul-Ehrlich-Institut, Department of Virology, Paul-Ehr- lich-Str. 51-59, 63225 Langen, Germany

Gerd Sutter, Paul-Ehrlich-Institut, Department of Virology, Paul-Ehrlich- Str. 51-59, 63225 Langen, Germany; e-mail: sutge@pei.de

Edan R. Tulman, Center of Excellence for Vaccine Research, University of Connecticut, Storrs, CT 06269, USA

Friedrich von Rheinbaben, Institute of Medical Microbiology and Virology, University Witten/Herdecke, Stockumer Str. 10, 58448 Witten, Germany; e-mail: axel780961@aol.com

Gerrit J. Viljoen, Animal Production and Health Section, FAO/IAEA Joint Division, International Atomic Energy Agency, Wagrammerstrasse 5, P.O. Box 100, 1400 Vienna, Austria; e-mail: gerrit.viljoen@iaea.org

Hans-Dieter Volk, Institute of Medical Immunology, Humboldt-Universität Berlin, Charité, Campus Mitte, 10098 Berlin, Germany

Olaf Weber, BAYER HEALTHCARE AG, Product-related Research, 42096 Wuppertal, Germany; e-mail: olaf.weber@bayerhealthcare.com

原著前言

痘病毒学的研究历史漫长且成就卓著，包括 Jenner 天花疫苗接种的开创性工作。从那之后的二百多年间，我们见证了天花的根除过程。这一成就的意义，是很难夸大的。它不仅根除了一种祸害人类最大的疾病，而且也证明了在抗击疾病方面疫苗接种的有效性。

本书首先回顾了天花及其病原体——天花病毒。接下来的一章阐述了成功应用于根除天花行动中的疫苗株痘苗病毒，对其起源及其作为疫苗的用途，以及目前对该病毒的分子生物学和发病机制进行了介绍。痘苗病毒是研究最广泛的痘病毒，该病毒的生物学描述与所有脊索动物痘病毒紧密相关。

天花的消灭已经让人们注意到感染人类的其他正痘病毒的潜在威胁，特别是猴痘病毒。该病毒的描述将在第三章中呈现。Jenner 最初的疫苗被认为是牛痘病毒，此病毒在 Essbauer 和 Meyer 所撰写的章节中进行阐述。其他章节主要描述已发现的每一种属的脊索动物痘病毒，另外一章则进一步介绍感染无脊索动物的痘病毒亚科。通过这些章节对痘病毒科进行了全面概括。每一章都由该领域的专家撰写，其中重点包括重要的最新进展。

作为病原体，痘病毒的影响至少部分与其表达一系列重要的免疫调节因子相关，这些免疫调节因子能够阻断、破坏以及重新靶向宿主对感染的反应。这一方面在 Nazarian 和 McFadden 所撰写的章节中进行阐述，另外 Weber 及其合著者介绍了这些特性在免疫治疗方面潜在的开发应用。后续的章节进一步讨论了痘病毒的有益用途，其中回顾了重组痘病毒作为运输载体的使用，以及它们在预防和治疗多种传染病和癌症方面的潜能。

天花可能被用作生物恐怖主义武器，这一担忧让我们更加重视关于免疫保护、现有疫苗的特征以及不良反应较少的新一代疫苗开发的需求。这些专题在 Handley 及其合著者所撰写章节中进行讨论。同样的，由于人们关于正痘病毒对人类健康构成威胁的意识越来越强，这使我们开始考虑可用于诊断、治疗、处理和管理痘病毒疾病的方案。随后的四个章节分别在这些方面做了介绍。

最后一章是对天花所造成的社会影响以及试图控制这个"最可怕的死亡杀手"所取得的历史成就的思考。

2006 年 12 月于新西兰达内丁。

Andrew Mercer

Axel Schmidt

Olaf Weber

常用缩写词

缩写词	英文	中文
ADCC	antibody-dependent cell-mediated cytotoxicity	细胞介导的细胞毒作用
AFNOR	Association Francaise de Normalisation	法国标准化协会
AGID	agar immunodiffusion test	琼脂免疫扩散试验
ALV	Avian leukosis virus	禽白血病病毒
AMEV	Amsacta moorei entomopoxvirus	桑登蛾昆虫痘病毒
AP	alkaline phosphatase (stain)	碱性磷酸酶
APC	antigen-presenting cell	抗原提呈细胞
ATCC	American Type Culture Collection	美国典型培养物保藏中心
ATI	acidophilic-type inclusion	嗜酸性包涵体
BAC	bacterial artificial chromosome	细菌人工染色体
BPSV	Bovine papular stomatitis virus	牛丘疹性口炎病毒
BTV	Bluetongue virus	蓝舌病病毒
CAM	chorioallantoic membrane(s)	绒毛尿囊膜
CBP	chemokine binding protein	趋化因子结合蛋白
CCP	complement control protein	补体调控蛋白
CDV	cidofovir	西多福韦
CEA	carcinoembryonic antigen	癌胚抗原
CEV	cell-associated enveloped virus	细胞囊膜病毒
CF	complement fixation	补体结合
CFA	complete Freund's adjuvant	弗氏完全佐剂
ChPV	Chordopox virus	脊索动物痘病毒
CL	Connaught Laboratories	康诺特实验室
cMGF	chicken myelomonocytic growth factor	鸡单核细胞生长因子
CMI	cell-mediated immunity	细胞介导免疫

缩写词	英文	中文
CMV	cytomegalovirus	巨细胞病毒
CNPV	Canarypox virus	金丝雀痘病毒
CPE	cytopathic effect	细胞病变效应
CPXV	Cowpox virus	牛痘病毒
CRD	cysteine-rich domain	半胱氨酸富集区
Crm	cytokine response modifier	细胞因子效应修饰蛋白
CS	chondroitin sulphate	硫酸软骨素
CTL	cytotoxic T lymphocyte	细胞毒性 T 淋巴细胞
CV	Chordopox virus	脊索动物痘病毒
DC	dendritic cell	树突状细胞
DED	death effector domain	死亡效应结构域
DIC	disseminated intravascular coagulation	弥散性血管内凝血
DIVA	differentiation of infected from vaccinated animals	区分免疫与感染动物
dUTP-UNG	Deoxyuridine triphosphate/uracil-N-glycosylase	脱氧尿嘧啶核苷酸 / 尿嘧啶 - N- 糖基化酶
DVG	Deutsche Veterinärmedizinische Gesellschaft (German Society of Veterinary Medicine)	德国兽医兽药协会（德国兽医兽药社团）
DVV	Deutsche Vereinigung zur Bekämpfung der Viruskrankheiten (German Society for the Control of Virus Diseases)	德国经济协会（德国病毒病控制社团）
EBV	Epstein-Barr virus	艾巴氏病毒
ECTV	Ectromelia virus	鼠痘病毒
EEA	early endosomal antigen	早期核内抗原
EEV	extracellular enveloped virus	胞外囊膜病毒
EGF	epidermal growth factor	表皮生长因子
EGFR	epidermal growth factor receptor	表皮生长因子受体
EMCV	Encephalomyocarditis virus	脑心肌炎病毒
EV	Entomopoxvirus	昆虫痘病毒
EV	extracellular virus	胞外病毒
F	fusion	融合
FADD	Fas-associated death domain protein	Fas 相关死亡结合域蛋白
FLICE	FADD-like IL-1β-converting enzyme	FADD 样 IL-1 转化酶
FWPV	Fowlpox virus	鸡痘病毒
GAG	glycosaminoglycan	糖胺聚糖
GIF	GM-CSF/IL-2 inhibitory factor	GM-CSF/IL-2 抑制因子

缩写词	英文	中文
GM-CSF	granulocyte-macrophage colony-stimulating factor	粒细胞 - 巨噬细胞集落刺激因子
GTPV	Goatpox virus	山羊痘病毒
HA	haemagglutinin	血凝素
HAART	highly active antiretroviral therapy	高效抗自然发生的病毒治疗
HAVE	Heliothis armigera entomopoxvirus	棉铃虫昆虫痘病毒
HBV	Hepatitis B virus	乙型肝炎病毒
HCMV	human cytomegalovirus	人巨噬细胞病毒
HE	hematoxylin/eosin (staining)	苏木素 / 伊红（染色）
HFV	Hare fibroma virus	野兔纤维瘤病毒
HHV	human herpesvirus	人类疱疹病毒
HI	haemagglutination inhibiting/inhibition	血细胞凝集抑制
HN	haemagglutinin-neuraminidase	血凝素 - 神经氨酸酶
HPAI	highly pathogenic avian influenza	高致病性禽流感
hpi	hours post infection	感染后小时数
HPV	Human papillomavirus	人乳头瘤病毒
HS	heparin sulphate	硫酸乙酰肝素
HSV	herpes simplex virus	单纯性疱疹病毒
IATA	International Air Transport Association	国际航空运输协会
IBDV	Infectious bursal disease virus	传染性法氏囊病病毒
ICTV	International Committee on Taxonomy of Viruses	国际病毒分类委员会
IFA	indirect immunofluorescene assay	间接免疫荧光试验
ILC	IL-11 receptor α locus chemokine IL-11	受体趋化因子
IMP	inflammation modulatory protein	炎症调节蛋白
IMP	inosine 5'-monophosphate	肌酐 5'- 单磷酸
IMV	intracellular mature virus	胞内成熟病毒
IRF	interferon regulatory factor	干扰素调节因子
ISG	interferon-stimulated gene	干扰素刺激基因
ITR	inverted terminal repeat	反向末端重复序列
IV	intracellular virus	胞内病毒
JAK	Janus kinase	JAK 激酶
LPAI	low pathogenic avian influenza	低致病性禽流感
LSDV	Lumpy skin disease virus	疙瘩皮肤病病毒
LT	lymphotoxin	淋巴毒素
LTR	long terminal repeat	长末端重复序列
MCV	Molluscum contagiosum virus	传染性软疣病毒
MDV	Marek's disease virus	马立克氏病病毒
MGF	myxoma growth factor	黏液瘤生长因子
MMEV	Melolontha melolontha entomopoxvirus	西方五月鳃角金龟子痘病毒
MNF	myxoma nuclear factor	黏液瘤核因子

缩写词	英文	中文
MOCV	Molluscum contagiosum virus	传染性软疣病毒
MPXV	Monkeypox virus	猴痘病毒
MSEV	Melanoplus sanguinipes entomopoxvirus	蚱蜢痘病毒
MV	Myxoma virus	黏液瘤病毒
MVA	modified vaccinia virus Ankara	改良型痘苗病毒安卡拉株
MYXV	Myxoma virus	黏液瘤病毒
NDV	Newcastle disease virus	新城疫病毒
NK	natural killer (cell)	自然杀伤性细胞
NP	nucleoprotein	核蛋白
NT	neutralization test	中和试验
NYCBH	New York City Board of Health	纽约市卫生局
OAS	2', 5'-oligoadenylate synthetase	2', 5'- 寡核苷酸合成酶
OB	occlusion body	包涵体
OIE	Office International des Epizooties	世界动物卫生组织
OMP	orotidine 5'-monophosphate	5'- 磷酸核苷酸
OPV	orthopoxvirus	正痘病毒
ORF	open reading frame	开放阅读框
ORFV	Orf virus	羊口疮病毒
OV	oncolytic virus	溶瘤病毒
PBMC	peripheral blood mononuclear cells	外周血单核细胞
PCPV	Pseudocowpox virus	假牛痘病毒
PCR	polymerase chain reaction	聚合酶链反应
PFU	plaque-forming unit	蚀斑形成单元
PGPV	Pigeonpox virus	鸽痘病毒
PlGF	placental growth factor	胎盘生长因子
POD	peroxidase (stain)	过氧化物酶（染色）
PPRV	Peste des petits ruminants virus	小反刍兽疫病毒
PPVO	Parapox ovis virus	羊副痘病毒
PRNT	plaque reduction neutralization test	蚀斑减少中和试验
PrV	pseudorabies virus	伪狂犬病病毒
PTP	permeability transition pore	通透性转换孔
PVNZ	Parapoxvirus of red deer in New Zealand	新西兰马鹿副痘病毒
QAC	quaternary ammonium compounds	季胺类化合物
QUPV	Quailpox virus	鹌鹑痘病毒
R	recombinant	重组

缩写词	英文	中文
RAPD	random amplified polymorphic DNA analysis	随机扩增 DNA 片段多态性分析
REV	Reticuloendotheliosis virus	网状内皮组织增殖病毒
RFLP	restriction fragment length polymorphism	限制性片段长度多态性
RKI	Robert Koch Institute	罗伯特科赫研究所
RVF	Rabbit fibroma virus	兔纤维瘤病毒
SAH	S-adenosyl homocysteine	S- 腺苷半胱氨酸
SCR	short consensus repeat	短同源重复序列
SECRET	smallpox virus-encoded chemokine receptor	天花病毒编码的趋化因子受体
SFV	Shope fibroma virus	纤维瘤病毒
SGF	SFV growth factor	SFV 生长因子
SLAM	signaling lymphocytic activation molecule	淋巴细胞激活信号分子
SPGF	smallpox growth factor	天花病毒生长因子
SPICE	smallpox inhibitor of complement enzymes (variola homolog of VCP)	补体酶的天花抑制剂（VCP 的天花同源物）
SPPV	Sheeppox virus	绵羊痘病毒
SqFV	Squirrel fibroma virus	松鼠纤维瘤病毒
STAT	signal transducer and activator of transcription	信号转导及转录激活因子
SWPV	Swinepox virus	猪痘病毒
TAA	tumor-associated antigen	肿瘤结合抗原
TANV	Tanapox virus	塔纳痘病毒
TCID	tissue culture infective dose	组织培养感染量
TGN	trans-Golgi network	反面高尔基网
TK	thymidine kinase	胸腺嘧啶激酶
TKPV	Turkeypox virus	火鸡痘病毒
TNF	tumor necrosis factor	肿瘤坏死因子
VACV	Vaccinia virus	痘苗病毒
VARV	Variola virus	天花病毒
VCP	vaccinia virus complement control protein	痘苗病毒补体调控蛋白
VEGF	vascular endothelial growth factor	血管内皮生长因子
VETF	VACV early transcription factor	VACA 早期转录因子
VGF	vaccinia virus growth factor	痘苗病毒生长因子
VIG	vaccinia immune globulin	痘苗免疫球蛋白
VITF	virus intermediate transcription factor	病毒介导转录因子
vMIP	Viral macrophage-inflammatory protein	病毒巨噬细胞 - 炎症蛋白
WPL	without protein load	无蛋白负载
WR	Western Reserve (vaccinia virus strain)	西储株（痘苗病毒株）
YLDV	Yaba-like disease virus	亚巴样病病毒
YMTV	Yaba monkey tumor virus	牙巴猴肿瘤病毒

痘病毒科的分类

划线的为每个病毒属的代表毒株

脊索动物痘病毒亚科 Subfamily Chordopoxvirinae

正痘病毒属 Genus Orthopoxvirus

骆驼痘病毒 Camelpox virus (CMLV)

牛痘病毒 Cowpox virus (CPXV)

鼠痘病毒 Ectromelia virus (Mousepox) (ECTV)

猴痘病毒 Monkeypox virus (MPXV)

浣熊痘病毒 Raccoonpox virus (RCNV)

沙鼠痘病毒 Taterapox virus (GBLV)

痘苗病毒 Vaccinia virus (VACV)

天花病毒 Variola virus (VARV)

田鼠痘病毒 Volepox virus (VPXV)

该病毒属中的暂定病毒

臭鼬痘病毒 Skunkpox virus

瓦森伊修病病毒 Uasin Gishu disease virus

副痘病毒属 Genus Parapoxvirus

牛丘疹性口腔炎病毒 Bovine papular stomatitis virus (BPSV)

羊口疮病毒 Orf virus (ORFV)

新西兰红鹿副痘病毒 Parapoxvirus of red deer in New Zealand (PVNZ)

伪牛痘病毒 Pseudocowpox virus (PCPV)

该病毒属中的暂定病毒

骆驼传染性脓疱病毒 Auzduk disease virus (Camel contagious ecthyma virus)

羚羊接触性脓疱病毒 Chamois contagious ecthyma virus

海豹痘病毒 Sealpox virus

禽痘病毒属 Genus Avipoxvirus

金丝雀痘病毒 Canarypox virus (CNPV)

鸡痘病毒 Fowlpox virus (FWPV)

碛羽痘病毒 Juncopox virus (JNPV)

燕八哥痘病毒 Mynahpox virus (MYPV)

鸽痘病毒 Pigeonpox virus (PGPV)

鹦鹉痘病毒 Psittacinepox virus (PSPV)

鹌鹑痘病毒 Quailpox virus (QUPV)

麻雀痘病毒 Sparrowpox virus (SRPV)

八哥痘病毒 Starlingpox virus (SLPV)

土耳其痘病毒 Turkeypox virus (TKPV)

该病毒属中的暂定病毒

乌鸦痘病毒 Crowpox virus

孔雀痘病毒 Peacockpox virus

企鹅痘病毒 Penguinpox virus

羊痘病毒属 Genus Capripoxvirus

山羊痘病毒 Goatpox virus (GTPV)

疙瘩皮肤病病毒 Lumpy skin disease virus (LSDV)

绵羊痘病毒 Sheeppox virus (SPPV)

兔痘病毒属 Genus Leporipoxvirus

兔纤维瘤病毒 Hare fibroma virus (FIBV)

黏液瘤病毒 Myxoma virus (MYXV)

兔纤维瘤病毒 Rabbit fibroma virus (SFV) (Shope fibroma virus)

松鼠纤维瘤病毒 Squirrel fibroma virus (SQFV)

猪痘病毒属 Genus Suipoxvirus

猪痘病毒 Swinepox virus (SWPV)

软疣病毒属 Genus Molluscipoxvirus

传染性软疣病毒 Molluscum contagiosum virus (MOCV)

该病毒属中的暂定病毒

马，猴，猩猩未命名病毒 Unnamed viruses of horses, donkeys, chimpanzees

牙塔痘病毒属 Genus Yatapoxvirus

塔纳痘病毒 Tanapox virus (TANV)

牙巴猴肿瘤病毒 Yaba monkey tumor virus (YMTV)

亚科中的未分类的病毒

加利福尼亚港斑海豹痘病毒 California harbor seal poxvirus

柯蒂亚鼠病毒 Cotia virus

海豚痘病毒 Dolphin poxvirus

恩布病毒 Embu virus

灰袋鼠痘病毒 Grey kangaroo poxvirus

绒猴痘病毒 Marmoset poxvirus

软疣样痘病毒 Molluscum-like poxvirus

长耳鹿痘病毒 Mule deer poxvirus

尼罗鳄鱼痘病毒 Nile crocodile poxvirus

短尾矮袋鼠痘病毒 Quokka poxvirus

红袋鼠痘病毒 Red kangaroo poxvirus

海燕痘病毒 Salanga poxvirus

眼镜凯门鳄痘病毒 Spectacled caiman poxvirus

松鼠痘病毒 Squirrel poxvirus

约卡痘病毒 Yoka poxvirus

昆虫痘病毒亚科 Subfamily Entomopoxvirinae

甲型昆虫痘病毒属 Genus Alphaentomopoxvirus

大绿丽金龟子痘病毒 Anomala cuprea entomopoxvirus (ACEV)

蜉金龟痘病毒 Aphodius tasmaniae entomopoxvirus (ATEV)

毛颚犀鳃金龟痘病毒 Demodema boranensis entomopoxvirus (DBEV)

白毛革鳞鳃金龟痘病毒 Dermolepida albohirtum entomopoxvirus(DAEV)

隐金龟痘病毒 Figulus subleavis entomopoxvirus (FSEV)

粪金龟痘病毒 Geotrupes sylvaticus entomopoxvirus (GSEV)

西方五月鳃角金龟子痘病毒 Melolontha melolontha entomopoxvirus (MMEV)

乙型昆虫痘病毒属（L= 鳞翅类，O= 直翅类）

峰斑螟痘病毒 L Acrobasis zelleri entomopoxvirus "L" (AZEV)

桑灯蛾痘病毒 L Amsacta moorei entomopoxvirus "L" (AMEV)

迁徙蚱蜢痘病毒 O Arphia conspersa entomopoxvirus "O" (ACOEV)

两年卷蛾痘病毒 L Choristoneura biennis entomopoxvirus "L" (CBEV)

柳色卷蛾痘病毒 L Choristoneura conflicta entomopoxvirus "L" (CCEV)

异色卷蛾痘病毒 L Choristoneura diversuma entomopoxvirus "L" (CDEV)

枞色卷蛾痘病毒 L Choristoneura fumiferana entomopoxvirus "L" (CFEV)

切根虫痘病毒 L Chorizagrotis auxiliars entomopoxvirus "L" (CXEV)

棉铃虫痘病毒 L Heliothis armigera entomopoxvirus "L" (HAEV)

飞蝗痘病毒 O Locusta migratoria entomopoxvirus "O" (LMEV)

车蝗痘病毒 O Oedaleus senigalensis entomopoxvirus "O" (OSEV)

冬尺蛾痘病毒 L Operophtera brumata entomopoxvirus "L" (OBEV)

沙漠蝗痘病毒 O Schistocera gregaria entomopoxvirus "O" (SGEV)

丙型昆虫痘病毒属 Genus Gammaentomopoxvirus

埃及伊蚊痘病毒 Aedes aegypti entomopoxvirus (AAEV)

伸展摇蚊痘病毒 Camptochironomus tentans entomopoxvirus (CTEV)

弱摇蚊痘病毒 Chironomus attenuatus entomopoxvirus (CAEV)

淡黄摇蚊痘病毒 Chironomus luridus entomopoxvirus (CLEV)

羽摇蚊痘病毒 Chironomus plumosus entomopoxvirus (CPEV)

绿盐摇蚊痘病毒 Goeldichironomus haloprasimus entomopoxvirus (GHEV)

该亚科中未分类的病毒

全裂茧蜂痘病毒 Diachasmimorpha entomopoxvirus (DIEVV)

蚱蜢痘病毒 OMelanoplus sanguinipes entomopoxvirus "O" (MSEV)

第 1 章　正痘病毒属：痘苗病毒

Geoffrey L. Smith

（帝国理工学院圣玛丽校区 医学院病毒学系，英国伦敦诺福克路，邮编：W2 1PG）

摘要

　　痘苗病毒（Vaccinia virus，VACV）和牛痘病毒（Cowpox virus，CPXV）在人类医学和生物科学中发挥了重要的作用。1796 年，Jenner 将 CPXV 用作第一个人类疫苗，之后随着相关正痘病毒（Orthopoxvirus，OPV），VACV 的广泛接种，最终在 1980 年消灭了天花。VACV 是第一个被纯化并进行化学分析的动物病毒。此外，也是第一个用基因工程方法进行研究的病毒，且重组的病毒被用作预防其他传染性疾病的疫苗。本文综述了 VACV 的结构、基因和复制，还介绍了其与其他 OPVs 的系统发育关系。

引言

　　痘苗病毒（Vaccinia virus，VACV）是痘病毒科正痘病毒（Orthopoxvirus，OPV）属的成员，是研究最多的痘病毒。VACV 疫苗因消灭了天花而闻名天下，这项丰功伟绩是在1977 年完成的，迄今为止仍是世界卫生组织（WHO）最伟大的成功范例[1]。然而，尽管VACV 是唯一一种消灭疾病的疫苗，但是其来源和自然历史尚不清楚，故 VACV 仍是病毒学领域的一个谜题[2]。

　　消灭天花后，对 VACV 的研究仍很多。部分原因是用其作为表达载体取得了进展[3,4]，及将重组 VACVs 用作控制其他传染病有效疫苗的潜在价值[5,6]。此外，VACV 还是一个理想的研究真核细胞中基因转录和 DNA 复制及病毒如何与宿主细胞和免疫系统相互作用的模型。因此，尽管最后一个天花病例已经消失 28 年了，我们仍有充足的理由继续对此病毒进行研究。

VACV 的起源

　　常将 VACV 与牛痘病毒（Cowpox virus，CPXV）混淆在一起，但是研究表明它们是不同种类的病毒。之所以会发生混淆，是因为我们确信 CPXV 就是 Jenner 在 1796 年为防治天花（间接）从牛提取的疫苗株[7]。然而，Downie 在 1939 年的研究表明，20 世纪使用的天花疫苗并不是 CPXV，而是后来命名为 VACV 的相关病毒[8, 9]。因无可用于分析的原始病毒，现在已无法考证，如果 Jenner 在 1796 年使用的是 CPXV，则 VACV 是从 1796 年到 1939 年之间的某个时间取代 CPXV 作为天花疫苗。早前的证据表明，此变化早在 19 世纪就发生了[2]。重要的是，CPXV、VACV 和引起天花的天花病毒（Variola virus，VARV）在免疫方面都是密切相关的，因此 VACV 和 CPXV 都是预防天花的有效疫苗[10]。

VACV 名称是从拉丁词语得到的，vacca 代表牛，且适用于从牛提取的病毒，但是不确定 VACV 是否真的来自于牛。有些研究者称，VACV 更可能来自马[2]。若如此，则从逻辑上看，其名称应为 equinia 而不是 vaccinia，且 vaccinia 的衍生词，如 vaccines（疫苗）、vaccination（疫苗接种）和 vaccinated（接种），应为 equines、equination 和 equinated！但是，牛痘、疫苗和接种已经在我们的语言中根深蒂固，已难以取代。

分类

脊索动物痘病毒科（Chordopoxvirus，ChPV）共有 8 个属，OPV 属为其中的一个属，VACV 是 OPV 属[10]的成员之一。其他 OPVs 包括 VARV、CPXV、猴痘病毒（Monkey-pox virus，MPXV）、鼠痘病毒（Ectromelia virus，ECTV）、骆驼痘病毒（Camelpox virus，CMLV）、田鼠痘病毒、浣熊痘病毒、瓦森伊修病病毒和沙鼠痘病毒（引起沙鼠痘）（表 1-1）。所有这些病毒均可交叉免疫并具有交叉保护，即感染过属中任何病毒后就不会感染属中其他病毒。对 OPV 基因组限制酶切位点类型分析基因的研究表明，这些基因组的中央部分（约 100 kb）高度保守，两末端区的长度和限制切位点类型不同[11-13]。最近，完整的病毒基因组（www.poxvirus.org）测序证明了此分析结果，并提供了更准确的系统发育关系。

人类或各种动物模型中有数量庞大的生物性质和毒力各异的 VACV 毒株[1, 10, 14, 15]（表 1-2）。Wokatsch[15]研究了 35 个毒株，且据其报道有七种来自 VARV：大连、池田、李斯特、LMC、塔什干、Tian Tan（或天坛）及威廉斯波特。消灭天花行动中最常使用的毒株为李斯特、NYCBH、EM-63 和天坛[1]。之所以选择这些毒株是因为它们比哥本哈根、塔什干及伯尔尼等毒株在人体内产生的反应原性及安全性更好[1, 16]。

表 1-1　正痘病毒

病毒种	宿主范围	备注 / 来源
痘苗病毒[a]	广泛	天花疫苗，来源不明
天花病毒	窄（人）	天花病原
牛痘病毒	广泛	从欧洲和 USSR 的啮齿类动物中分离获得
骆驼痘病毒	窄（骆驼）	在非洲和亚洲引起骆驼痘

（续表）

病毒种	宿主范围	备注 / 来源
鼠痘病毒	窄	引起鼠痘，来自欧洲
猴痘病毒	广泛	西非和中非的啮齿类动物
瓦森伊修病病毒	中等	从肯尼亚和赞比亚的马体内分离获得
沙鼠痘病毒	窄	从西非的 *Tatera kempi*（沙鼠）分离获得
浣熊痘病毒	广泛？	来自美国
田鼠痘病毒	广泛？	来自美国

a 属的原型成员。摘自 Fenner 等人[10]。兔痘病毒和水牛痘病毒被视为是 VACV 毒株

为制备无菌的 VACV 制剂，Rivers 于 1931 年[17] 将 NYCBH 毒株通过细胞培养物和兔子睾丸分离获得致弱毒株 CVI-78 和 CVII。之后，Kempe[18] 使用 CVI-78 毒株给患有湿疹或其他接种禁忌证的儿童接种，观察到的反应比用传统的犊牛淋巴痘苗更温和。在接近扑灭天花的行动后期，又研制出新的 VACV 弱毒株，如德国研制的改良型痘苗病毒安卡拉株（MVA）[19] 及日本研制的 LC16m8 株（来自李斯特株）[20]。最近，用基因工程方法制备了其他毒株。例如，从哥本哈根毒株中删除几个非必需基因[21] 得到 NYVAC 株，另外用基因工程技术研究发现 VACV 李斯特株缺少一个必需基因，可在互补细胞系上生长[22]。

实验室使用最广泛的 VACV 毒株是 WR 株和哥本哈根株，且后者是第一个被测序的 VACV 毒株[23]。VACV WR 株是一种未获得许可的疫苗毒株，它通过小鼠脑部进行传代获得[24]。它对小鼠具有神经致病性，但是尽管在鼻内感染后病毒蔓延到脑部，其致病性是与病毒在肺内而不是脑部复制有关[25]。

表 1-2 一些 VACV 毒株

毒株	来源	备注	参考文献
安卡拉	土耳其安卡拉，1954 年	先接种马再经绒毛尿囊膜传代。称为绒毛膜尿囊痘苗病毒安卡拉株（CVA）	[26]
阿拉萨图巴病毒	巴西阿拉萨图巴，2003 年	在奶牛群中传播，并可感染人。与 Cantalago 病毒类似	[27]
BeAn 58058 病毒（BAV）	巴西，2001 年	从野生动物分离的 VACV 毒株。致病性低于李斯特株	[28]
伯尔尼	瑞士血清和疫苗研究所，瑞士伯尔尼，1898 年	用于伯尔尼疫苗生产，1898—1962 年。强毒株，不再应用于人	[29]
水牛痘	印度北部，1967 年	在印度北部的水牛中传播。孟加拉国、巴基斯坦、埃及及印度尼西亚也有发现	[30,31]

（续表）

毒株	来源	备注	参考文献
Connaught Laboratories (CL)	Connaught Laboratories，1932 年	可能来自 NYCBH 毒株。美国典型培养物保藏中心（ATCC）VR 117	[14,32]
哥本哈根	丹麦哥本哈根	第一个完成测序的 VACV 毒株	[23]
CVI-78	洛克菲勒学院，美国纽约，1931 年	来自 NYCBH 毒株，使用鸡胚成纤维细胞和兔睾丸传代。致弱毒株被用于给患有湿疹的儿童接种	[17,18]
Dairen I	东京大学，日本，1934 年	从东京患有水疱疹的患者体内分离获得	[33,34]
DI	国立卫生研究院，日本东京，1959 年	用鸡胚传代 Dairen I 毒株得到	[35,36]
dVV-L	巴克斯特，BioScience / VaccineOrth/ Donau，奥地利，2002 年	删除 VACV 李斯特株中 D4R 基因编码尿嘧啶DNA 糖苷酶得到。在补充细胞系上生长	[22,37]
厄瓜多尔	国立卫生研究所，厄瓜多尔瓜亚基尔，1940 年	来自马萨诸塞州卫生部，美国波士顿。致病性低	[16,38]
EM-63	俄罗斯，1963 年	来自厄瓜多尔毒株。在儿童体内产生温和的反应。在天花消灭行动中广泛使用	[39]
Gillard	Hall Institute，澳大利亚墨尔本，1942 年	来自美国陆军医学研究所的商业疫苗，澳大利亚墨尔本，1942 年。通过绒毛尿囊膜传代	[14]
Hall Institute	澳大利亚墨尔本，1934 年	由提供给沃尔特和伊莉莎 – 霍尔研究所的巴斯德研究所第 10 号毒株传代培养获得	[14,40]
IHD-J	纽约市卫生局，美国，1954 年	来自 NYCBH 毒株。通过小鼠脑内接种传代，并通过 CAM 传代一次。ATCC VR 156	[24,41]
IHD-W	纽约市卫生局，美国，1954 年	来自 IHD 毒株，血凝素阴性	[42]
LC16m8	日本，1972 年	来自李斯特株的致弱毒株。自 1974 年起用于日本天花防疫接种	[20]
李斯特	李斯特研究所，英国伦敦Elsetree，1892 年	1870 年，从参加法国 – 普鲁士战争的普鲁士士兵体内分离获得。李斯特研究所从 1892 年开始在英国使用。为 WHO 批准的国际天花疫苗参考毒株。广泛用于天花消灭行动	[43,44]
磨坊山	由医学研究委员会研制，英国伦敦磨坊山	从屠宰兔背部采集的病料提供给澳大利亚墨尔本的霍尔研究所	[14]
改良型痘苗病毒安卡拉株（MVA）	德国慕尼黑，1971 年	为安卡拉毒株的致弱毒株，使用鸡胚成纤维细胞传代 572 次获得	[19,45,46]
NYCBH	从英格兰带到美国纽约，1856 年	Loines 于 1856 年从英格兰带来的毒株。在纽约市卫生局实验室进行培养。WHO 批准的疫苗毒株。广泛用于天花消灭行动	[17]

（续表）

毒株	来源	备注	参考文献
NYVAC	纽约奥尔巴尼，1992 年	通过删除或失活哥本哈根中 18 个基因得到的。毒力减弱且宿主范围有限	[21]
兔痘	荷兰乌特勒支，1941 年	兔群暴发痘病毒感染期；从兔体内分离获得	[47]
SPAn232 病毒（SPAnv）	巴西东南部，2002 年	从柯迪亚森林哨鼠中分离，巴西圣保罗	[48]
Tashkent	来源未知	强毒株，禁止用于人类	[1,49]
Tian Tan（天坛）	中国，1926 年	在中国作为疫苗使用	[1]
西储	西储大学，俄亥俄州克利夫兰，1941 年	来自美国 NYCBH 株，在小鼠脑部传代。是广泛使用的实验室毒株。ATCC：VR-1354	[24]
威廉斯波特	印第安纳大学医学中心，美国，1951 年	脑内接种后导致小鼠死亡	[14，50]

a 信息来自文献 [1, 10, 14, 15] 和其他来源。

VACV MVA 株、LC16m8 株和 NYVAC 株正得到广泛研究，且被开发成为预防传染性疾病和癌症的有效疫苗。此外，2001 年美国遭受恐怖分子袭击后，生产更加安全的天花疫苗变得更加急迫，为此专门对 MVA 和 LC16m8 进行了研究。

使用 VACV 接种预防天花

尽管使用 VACV 接种能够消灭天花，然而与其他疫苗相比，这种疫苗的安全记录较差。20 世纪 60 年代末期，美国接种 VACV 毒株 NYCBH 的人群中死亡率为百万分之一，此外还有一些不常发生但严重的并发症 [51]。接种后并发症的发病率与使用的 VACV 毒株有关 [1]，如上所述，反应原性强的毒株均被安全性更好的毒株取代。初次接种时所有并发症的发病率都高于再次接种 [51]，主要并发症类型为皮肤病、神经症状、系统感染和进行性牛痘。

存在 T 细胞免疫缺陷的疫苗接种者会出现渐进性牛痘症状，预后严重。病毒会从接种部位进行缓慢进行性波动，而免疫系统无法控制，通常是致命的。出现这种情况时，建议注射牛痘免疫球蛋白（VIG），但也不是每次都有效 。

全身性牛痘是由病毒从接种部位向全身扩散而引起的，表现为全身性皮肤病变，症状与感染 VARV 或 MPXV 类似。在大部分情况下，免疫系统会清除病毒，患者康复。

牛痘湿疹是患有湿疹等皮肤病的接种者会出现的疾病，表现为全身性的严重感染。湿疹被认为是天花接种禁忌证，且如果家人有患湿疹的，接种者应特别注意蔽盖住接种部位。

除了这些不良反应外，还有比较罕见的天花接种神经并发症，如脑炎。这些神经并发症与任何特殊前处理疾病无关，且预后是复杂的。一些接种者会完全康复，一些康复后留下后遗症，还有一些会死亡。

最后，接种还导致一些接种者患上了心肌炎。在 20 世纪 60 和 70 年代天花疫苗接种计划中，此并发症在很大程度上被忽略，之后在 21 世纪，美国因为担心出现天花生物恐怖主义重新进行限制接种后，对接种者进行了更认真的排查，发现了这种并发症[52]。大部分患者恢复，有关天花接种后导致心脏衰竭的报道非常罕见。很难从这些罕见病例中确定，是天花疫苗接种引起了心脏衰竭，还是只是一种偶然事件。

总之，天花疫苗接种引发严重并发症风险在现代天花疫苗中不被接受，因此，需要生产更安全的天花疫苗。据我们目前对产生毒力的 VACV 基因的了解，毫无疑问，可以借助基因工程技术研发出更加安全的疫苗，但由于没有自然暴发的天花，疫苗疗效尚无从证明。因此，只有通过用动物模型进行抗 OPV 感染保护试验和通过新型疫苗对人体引发的免疫应答试验及已知效力的常规疫苗引发免疫应答的比较来评价疫苗的效果。

VACV 致弱毒株

VACV MVA 株是安卡拉株经鸡胚成纤维细胞 572 次传代得到的，与其亲本病毒株相比，丢失了 30 kb 的 DNA[53]。MVA 宿主范围有限[54, 55]，且无法在大部分哺乳动物细胞中复制，然而可以在 BHK-21 细胞[55] 和大鼠 IEC-6 细胞[56] 中复制，对动物和人类无致病性[45, 57, 58]。之后，此疫苗被用于德国南部的天花消灭行动，未出现并发症[19, 59]，但是并不确定它是否会诱导天花保护免疫，因为这些接种者从未暴露在 VARV 中。然而，在啮齿类[37, 45, 60] 和灵长目[61] 痘病毒感染模型中的试验表明，MVA 诱导抵抗 OPV 攻击的保护。有关 MVA 及其作为疫苗载体的研究进展参见文献[62]。尽管 MVA 在哺乳动物体内高度致弱，病毒仍保持显著的免疫原性，这可能部分是因为缺少一些其他 VACV 毒株中出现的几种免疫调节蛋白，抑制了宿主对感染的反应[63]。然而，MVA 基因组中仍有几种免疫调节因子[46]，且消除可溶性白细胞介素（IL）-1 β 结合蛋白[64] 或一种可溶性糖蛋白 A41[65] 基因编码后病毒免疫原性和疫苗疗效提高。由此可以看出，通过其他 MVA 基因的删除或改造也有可能进一步改善疫苗免疫原性。

VACV LC16m8 株是通过李斯特株在细胞培养物中反复传代得到的，具有小型蚀斑的表型（参见综述[20]）。日本自 1974 年起将之用于天花接种，与 MVA 一样，因为日本现在没有暴发过天花，不清楚其在人体内的保护作用。LC16m8 在儿童中的反应更加温和，而且对动物的毒力（包括神经毒力）比李斯特株低，无使用后引发严重并发症的报道。LC16m8、其亲本 LC16m0 及原李斯特毒株的基因组测序已经完成[44]。LC16m8 与其他 VACV 毒株（包括亲本李斯特和 LC16m0 毒株）之间的一个重要的基因差异为，移码突变导致的 B5R 基因破坏[66]。修复 LC16m8 中 B5R 基因后，恢复正常大小的蚀斑表型[66, 67]。B5 蛋白存在于细胞外囊膜病毒（EEV）的表面[68, 69]，且所有其他被检测的 VACV 毒株均含有该组分。另外，已经测序的所有 VACV 毒株都预计可表达 B5 蛋白（www. poxvirus.org）。LC16m8 丢失 B5 蛋白与此病毒作为预防天花的疫苗发展有关，因为它是中和 EEV 感染性抗体的重要靶标[70-72]。事实上，最新一项研究表明，B5 是 EEV 中和抗体针对的唯一一种蛋白[73]。因此，尽管丢失 B5 蛋白后 LC16m8 更加安全了，但是同时可能导致其作为天花疫苗的效价消失。尽管有此缺陷，通过动物模型研究发现，LC16m8 仍可以保护动物免于感染 OPV[44,74]。

NYVAC 是另一种致弱的 VACV 毒株，是删除 VACV 哥本哈根株中的 18 个基因得到的，包含产生毒力的几种基因[21]。得到的病毒株对动物模型无致病性，然而对几种传染性疾病仍具有免疫原性[21]。在构建 NYVAC 时，对 VACV 和其他痘病毒编码的广泛免疫调节因子序列了解甚少[75]，因此在构建时并未特别针对这些基因。从我们目前掌握的 VACV 免疫调节因子知识看，与 MVA 一样，NYVAC 的免疫原性也可以通过基因操作得到提高。

VACV 结构

痘病毒有大而复杂的病毒粒子，其大小约为 250 nm × 350 nm，大到可以通过光学显微镜观察到。VACV 及（可能）很多其他痘病毒会产生两种不同的病毒粒子：胞内成熟病毒（IMV）和胞外囊膜病毒（EEV）。最近它们分别被命名为 IV（胞内病毒）和 EV（胞外病毒）[76]。IMV 和 EEV 的不同之处在于，EEV 是一种被额外脂质囊膜包裹的 IMV 粒子（图 1-1）。IMV 的结构存在争议：一个模型称病毒粒子被单层脂质膜包裹[77]；还有一个模型称病毒粒子被双层膜包裹[78,79]，且是在未密封的连续折叠膜内质网扁囊周围形成的[80]。现有证据都偏向于支持单膜模型。认真测量 IMV 表面层厚度表明，8-nm 外层与 5-nm 厚脂质膜相连[81]。外层里面，病毒核心被 18-nm 细胞层包裹[81]，且上面有穿透核心壁的孔[82]。病毒结构蛋白、DNA 基因组及相关转录酶[83]在核心内。核心与 IMV 膜之间有侧体，在对病毒粒子进行传统电子显微镜处理时就可以看到[77,84]。然而，用冷冻电镜技术观察不到，被认为是人工产品[85]。EEV 的外膜是形态形成期间源自反面高尔基网（TGN）[86]或核内体[87]产生的（图 1-1），并在包涵体中被几个 VACV 和细胞蛋白修饰（在 IMV 中缺失）。

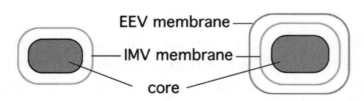

图 1-1　胞内成熟病毒（IMV）和胞外囊膜病毒（EEV）的示意图

VACV 基因组

VACV 基因组是一种双链（ds）DNA 分子，小于 200 kb（图 1-2）。每个毒株的实际大小各异；例如，VACV 哥本哈根株为 192 kb[23]，而 MVA 为 178 kb[46]。在末端，线性 dsDNA 分子的两个 DNA 链通过发夹环连接到一起，形成一个连续的分子[88, 89]。这些发夹是病毒 DNA 复制机制的关键（图 1-2）。基因组一端末端发夹旁边的 DNA 沿着与另一端相反的方向重复，此区域称为末端反向重复（ITR）[23]。不同 VACV 毒株和不同 OPV 的 ITR 长度不同：VACV 哥本哈根株 ITR 约为 12 kb[91]，而 CMLV CMS 株仅为 6 kb[92]，VARV 孟加拉国 1975 株为 0.7 kb[93]。一些 CPXV 毒株的 ITR 超过 50 kb[94]。除 VARV 外，所有测序的 OPV[93] 的 ITR 中均有一个或多个二倍体基因。ITR 的另一个特征是存在序列和拷贝数不同的重复序列[95, 96]。最后，ITR 中靠近末端发夹的区域有高度保守的序列，这对在病毒 DNA 复制期间解离多联 DNA 分子至关重要[97, 98]（图 1-2）。

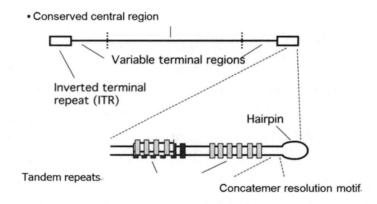

图 1-2　VACV 基因组的结构特征

图片上方方框代表带有末端反向重复（ITR）的线性基因组。中央 100 kb 的病毒基因组高度保守，且含有病毒复制所需的基因，而两末端区变异大，编码影响病毒毒力和宿主范围的基因。为显示末端发夹、串联重复区及多联体解旋序列，将 ITR 区域放大。多联体解旋序列的比对来自 Lee 等人[316]。VACV，痘苗病毒；MOCV，传染性软疣病毒；FWPV，鸡痘病毒；SFV，肖普纤维瘤病毒；YLDV，亚巴样病病毒。

VACV 基因组富含 A+T（67%）且含有紧密排列的开放读码框（ORF），几乎没有间隔区，且只有少量非编码区[23]。每个基因的蛋白编码序列是连续的，且无拼接。位于中央区的基因（约 100 kb）在 VACV 毒株与其他 OPV 中大部分保守，然而两末端区的基因对病毒复制是非必需的，且各种病毒之间的差异比较大（图 1-2）[99, 100]。自然缺失突变体和特定基因突变分析表明，约有一半的 VACV 基因对细胞培养中病毒复制无关紧要。

然而，这些基因可能影响体内病毒复制结果。

VACV 复制周期

复制周期的起点为病毒粒子吸附到易感细胞上。在继续讲解前，需要重申的重要一点是，VACV、IMV 和 EEV 被数量不同的膜包裹且具有不同的表面抗原，有两种感染形式（图 1-1）[101]。因此，在分析病毒侵入时，准确描述哪种形式的病毒是个关键。

近期有研究者综述了 IMV 和 EEV 的入侵过程 [76]。IMV 被单层脂质囊膜包裹，入侵过程拓扑结构简单 [77, 81]，在病毒膜与质膜融合后，病毒核心可以侵入胞液。早期电子显微图像提供了病毒膜与质膜融合及病毒抗原融合到质膜的证据 [102, 103]。与此相同，IMV 侵入时，脂质会转移到质膜，表明发生了融合事件 [104]。然而，之后的报告称，IMV 至少被两层膜包裹 [78, 79, 105]，且这些膜都在细胞外脱落，然后核心膜穿过质膜，相关机制尚无合理的解释 [106]。多层 IMV 膜在细胞外脱落的说法与如下观察结果不符：① 仅在细胞内检测到病毒核心的特异抗体，在细胞表面检测不到 [107, 108]；② 有清晰的单膜与质膜融合后 IMV 进入细胞的图像 [102, 103, 109, 110]。

此外，对 VACV 结合到细胞上使用的受体也存在争议。之前出现的使用表皮生长因子受体（EGFR）的说法 [111] 遭到驳斥 [112]。类似的，黏液瘤病毒（MYXV）使用趋化因子受体的说法 [113] 也遭到否定 [114]。IMV 表面的几种蛋白因为与细胞表面葡糖氨基葡聚糖（GAG）的相互作用，被认为是吸附蛋白。例如，A27 结合细胞表面硫酸乙酰肝素（HS）[115, 116]，D8 结合硫酸软骨素（CS）[117]，可溶性 H3 结合 HS [118]。然而，这些研究结果遭到质疑，因为在抑制 [119] 或删除 [120] A27L 基因后，IMV 仍会感染；类似的，缺乏 A27 和 D8 的 IMV 双突变体仍会感染 [116]。另外，可溶性 CS 不抑制 IMV 的感染性 [115]，且其他几种 GAG 和聚阴离子几乎不会影响 IMV 对一些类型细胞的感染性，且对另外一些细胞无影响 [109]。因此，尚不清楚 IMV 受体。已经确定 IMV 和 EEV 使用的受体不同 [121]，且针对细胞表面胰蛋白酶过敏抗原的单克隆抗体可能阻碍大部分 IMV 结合 [122]，但是对 EEV 无影响 [121]。此抗体识别的抗原有待鉴别。

包膜病毒通过病毒膜与细胞膜的融合侵入细胞，病毒膜中的病毒蛋白会催化此融合 [123]。对很多病毒来说，此融合机制是由单一病毒糖蛋白形成的，且这种糖蛋白可能从一个前体裂解成两个亚基。与此相反，VACV IMV 的融合机制包含 8 个单独的蛋白组成的复合体。蛋白 A28 [108]、A21 [124]、L5 [125]、H2 [126]、A16 [127]、G3、G9 及 A5 [128] 是 IMV 膜中出现的小非糖基化蛋白。蛋白 A21、A28、G3、H2 和 L5 均具有一个 N- 末端跨膜结构域和最多两个二硫键，然而蛋白 J5、A16 和 G9 均具有一个 C- 末端跨膜结构域及 4-10 个预测的二硫键 [128]。所有这些蛋白在已测序的痘病毒中都保守，表明这些病毒的侵入机制是相同的。此融合机制对 IMV 和 EEV 侵入都很重要，表明这两种病毒在侵入期间发生同样的融合过程（图 1-3）。

EEV 被两层膜包裹，因此在侵入细胞期间，面临局部解析困难。外膜与细胞膜融合后，仅输送一个 IMV 粒子到胞液中。除非 IMV 膜也被清除，否则复制不会起始。发现非融合机制需要细胞和病毒表面上特定分子清除 EEV 外膜后，这个难题才得以解决 [110]（图 1-3）。结合到易感细胞上后，EEV 外膜在接触点被破坏，从而使其中的 IMV 粒子结合到质膜上。然后，它可以通过融合并像一个游离的 IMV 粒子一样进入细胞。外膜被破坏后，EEV 膜像护罩一样留在 IMV 粒子上，并继续保护 IMV 粒子，不受抗体作用。EEV 膜及其含有的抗原仍在细胞外面。

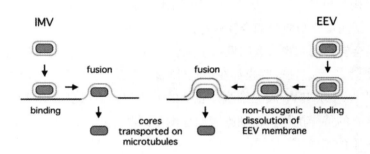

图 1-3 VACV IMV 和 EEV 的侵入

IMV 结合到未被鉴定的细胞表面受体上，并与质膜融合，使核心释放到细胞质中。EEV 结合到细胞表面，葡糖氨基葡聚糖介导 EEV 外膜的非膜融合性破裂。然后，内部的 IMV 粒子结合到细胞表面上并侵入。

破坏 EEV 膜需要的细胞表面分子为 GAG，且阴性电荷越高该分子越大，EEV 膜被破坏效率越高。有趣的是，细胞表面缺乏 HS 和 CS 的细胞仍能够结合 EEV 粒子，但在检测的条件下，未见膜破坏。基因研究表明，膜破裂需要 EEV 表面蛋白 A34 和 B5[110]，它们会形成复合体 [129]。从病毒学角度看，EEV 外膜脱落机制很独特，迄今为止，所有已知的包膜病毒均被认为都是通过融合脱落其他膜 [130]。

在病毒核心进入细胞质后，它通过微管被输送到接近细胞核的更深的细胞部位 [131]。目前尚未鉴定此输送需要的核心表面蛋白。

病毒转录

VACV 基因由病毒编码的 DNA 依赖的 RNA 聚合酶转录 [83, 132]，DNA 依赖的 RNA 聚合酶转录是多亚基的，包裹在病毒核心中。mRNA 具有多聚腺苷酸尾 [133]，且具有一个 5′ 甲基化帽子 [134, 135]。转录分成三类：早、中和晚，每类基因表达与前一类蛋白的表达有关（综述参见 [136]）。VACV 核心中有完整的转录系统，包括一个加帽酶 [134]、polyA 聚合酶 [133]、早期转录起始因子 [137, 138] 及早期转录终止子 [139]，能够在感染后立即合成早期 mRNAs，而不合成宿主蛋白。早期 mRNA 约与一半的 VACV 基因组互补 [140, 141]。

早期 VACV 启动子非常短（~30 bp）且富含 A+T[142]。宿主细胞 RNA 聚合酶 II 不识别这些启动子，且 VACV RNA 聚合酶也不识别宿主 DNA 依赖 RNA 聚合酶 II 转录的细胞启动子。早期 VACV 基因的转录在序列 TTTTTNT（其中 N 代表任何核苷酸）下游约 30 个核苷酸终止[143]，然而在 RNA 中识别的此信号为 UUUUUNU[144]。此序列的转录终止不是 100% 有效，因此一些转录比 ORF 长。

通过电子断层技术发现，病毒早期转录起始于部分未包裹的病毒核心，可能经病毒表面孔被挤出[82]，据报道，与微管共定位[145]。早期基因编码了有助于逃避宿主对感染起反应的蛋白（见 Grant McFadden 所撰写章节）、增加核苷酸库容量的酶（表 1–3）及用于病毒核苷酸合成的酶如 DNA 聚合酶（见下文）。

表 1–3　用于 DNA 前体合成的痘苗病毒酶

酶	基因	备注	参考文献
核糖核苷酸还原酶	F4L, I4L	异二聚体，非必需，产生毒力	[174-178]
胸苷激酶	J2R	早期表达，同源四聚体，非必需，产生毒力	[179-183]
胸苷酸激酶	A48R	早期表达，非必需	[184, 185]
dUTPase	F2L	原称为伪蛋白酶，早期表达，非必需	[186-189]
鸟苷酸激酶	A57R	在 VACV 和 VARV 中为不完整基因	[190, 191]

早期蛋白表达后，病毒核心进一步裸露，且 DNA 基因组被释放进行复制。DNA 复制一旦开始后，转录模式发生变化并且开始转录中期基因[146]。在质粒上编码的中期基因可以在无病毒 DNA 复制的条件下转录[146]，表明 DNA 复制可能稀释病毒基因组上的一个抑制因子。中期启动子功能不同[147]，且 VACV RNA 聚合酶识别它们需要病毒中期转录因子（VITF）。这些包含加帽酶[148]，VITF-1、VITF-2 和 VITF-3。VITF-1 是一种 30ku 蛋白，同时还是 RNA 聚合酶的组分（基因 E4L）[149]，VITF-3 是一种由 A8 和 A23 蛋白组成的异二聚体[150]，且 VITF-2 是一种宿主因子[151]。中期基因比早（或晚）期基因数量少得多，一些编码晚期转录因子[152]。

晚期转录需要提前表达早期和中期蛋白及复制病毒 DNA。晚期启动子在转录开始时含有序列 TAAAT（G）或 TAAAAT（G）[153]，且被定义为突变形成[154]。晚期转录因子由 A1L，A2L 和 G8R 中期基因、一个早期基因[155, 156] 和一个宿主因子[157, 158] 编码。总之，晚期基因编码了形成新病毒粒子的结构蛋白、有助于逃避免疫系统捕获病毒的额外毒力因子或包裹到新病毒粒子中启动下个感染细胞转录的酶。晚期 mRNA 有两个显著特征：第一，帽结构下游和 AUG 密码子上游 mRNA 的 5′末端有一种未知功能的 polyA 序列[159, 160]；第二，mRNA 长，且因为未能在特定位置终止，长度不一[161]（病毒 RNA 聚合酶不再识别早期终止序列）。

DNA 复制

DNA 复制在早期蛋白表达后开始，在用高感染指数的病毒量感染后 2h 内复制变得明显 [162]。DNA 复制需要的 VACV 蛋白包含 DNA 聚合酶 [163]（基因 *E9L*）、DNA 持续合成因子（基因 *A20R*）[164]、丝氨酸 - 色氨酸蛋白激酶（基因 *B1R*）[165, 166]、核酸依赖性核苷三磷酸酶（基因 *D5R*）[167] 和尿嘧啶 DNA 糖基化酶（基因 *D4R*）[168]（综述参见 Moss 2001 [169]）。VACV 还编码 DNA 连接酶（基因 *A50R*）[170, 171]。令人吃惊的是，此酶对病毒复制并不重要 [91, 172]。然而，动物试验表明 DNA 连接酶阴性突变株毒力减弱，对 DNA 损伤剂更加敏感 [173]。

除了这些与 DNA 复制有关的酶外，VACV 还编码几种参与 DNA 前体合成的酶（表1–3）。这些酶对病毒复制都不重要，而且试验表明会提高致病性。核糖核苷酸还原酶和胸苷激酶与其哺乳动物的直系同源基因密切相关，并具有 70%~80% 的氨基酸一致性。

DNA 复制开始于在末端发夹附近的一条 DNA 链中引入一个切口（图 1–4）。发夹的展开使得 DNA 聚合酶可以复制发夹并延长到模板的末端。然后，两条链分离，新生的

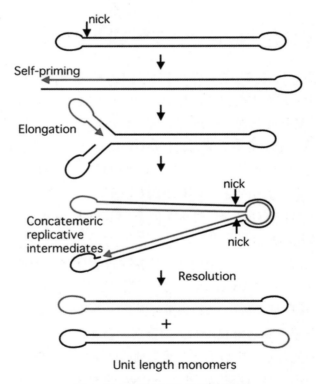

图 1–4　VACV DNA 复制示意图

带有末端发夹结构的线性 dsDNA 分子缺口靠近一个发夹，从而能够延伸到模板末端。在末端发夹重新折叠后，继续伸长，产生分解成单位长度单体的多联 DNA 中间体。新合成的 DNA 显示为红色，亲本 DNA 为黑色。

DNA 重新折叠成一个发夹，使 DNA 聚合酶继续沿着基因组向下延伸。最终产生了多联体分子。多联体分子由特异性的核酸酶切成单位长度的单体进行然后包装入新的病毒粒子。多联体的解离需要晚期基因表达[192]至少三个病毒蛋白：可以解离霍利迪连接体的 DNA 拓扑异构酶 I（基因 *H7R*）[193, 194]；具有切口连接活性的 DNase（基因 *K4L*），可以切割多联体连接片段[195]；及 *A22R* 基因编码的霍利迪连接体解离酶[196, 197]。在病毒形态形成期间，A32 蛋白将 DNA 基因组包裹到病毒粒子中[198]。据估算，每个细胞生成约 10 000 拷贝病毒基因组，约有一半被包裹[162, 199]。

形态形成

病毒形态发生概述参见[101]图 1–5。病毒在细胞质工厂进行复制，用电子显微镜观察可以看到的第一个结构为新月形的，由病毒蛋白和宿主来源的脂质组成。新月形与病毒 DNA/ 蛋白 复合体有关，形成的密闭的椭圆形或球形粒子称为不成熟病毒（IV）。一些衣壳蛋白经蛋白水解和浓缩，IV 成熟成为电子致密的 IMV。之后，IMV 颗粒从病毒工厂被运送到微管上，包裹在细胞内膜形成细胞内包膜病毒 (IEVs)，并通过微管传送到细胞表面。在这里，IEV 外膜与质膜融合，通过胞外分泌，暴露出细胞表面的病毒粒子。此病毒粒子被称为细胞相关包膜病毒（CEV），但如果是从细胞中释放出来，则称为 EEV。

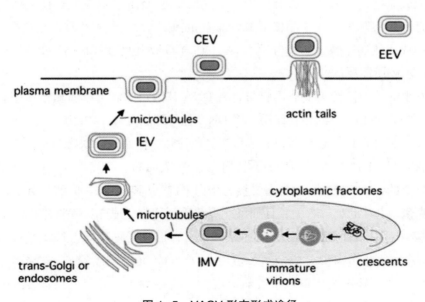

图 1–5　VACV 形态形成途径

新月形病毒是在细胞质工厂中形成并生长为不成熟病毒（IV）。IV 浓缩并成熟形成 IMV，然后通过微管将之从病毒工厂输送到相关部位，由额外细胞内膜包裹形成细胞内包膜病毒（IEV）。IEV 通过微管被输送到微管细胞周边，并与细胞相关包膜病毒（CEV）一样，通过胞外分泌暴露在细胞表面。CEV 可能诱导形成肌动蛋白尾巴或作为 EEV 被释放出来。摘录并改编自 Smith 等人[101]的文章并经普通微生物学会许可。

目前，对新月形病毒中脂质膜的数量和来源存在争议。早期研究称这些为在细胞质内开始合成的单脂质双层 [77, 200, 201]。后来，此观点遭到质疑，并报道这些结构为双脂质双层，来自于内质网和高尔基体内中间隔室，并与之进行连接 [78]。其他研究证实了此假设 [79, 105, 202]。然而，这些报告无明确的图像表明两个脂质膜是在初期新月形膜还是 IMV 粒子中，且通过冷冻断裂研究也未能提供两个膜的证据 [79, 203]。另一方面，新月形膜和 IMV 膜的厚度均为 5 nm，与使用相同技术测得的细胞膜厚度相同 [81]。另外，对样品进行倾斜系列分析和连续切片观察表明，细胞膜是不连续 [81]。最近，显示病毒膜与质膜融合且无任何其他病毒膜的电子显微图提供了明确的单膜证据 [109, 110]。现在的问题是阐明在细胞质中单膜如何生成。

形态发生研究使用了药物、有条件的致死性突变株及电子显微镜，并定义了病毒粒子发展的几个阶段。在最初阶段，新月形膜形成需要 F10 蛋白激酶 [204, 205] 和 H5 蛋白 [206]，此外还需要两个其他蛋白 A14 和 A17。这些蛋白形成了复合体，并被 F10 激酶磷酸化。有趣的是，没有这些蛋白时，管状囊泡在工厂附近积累 [207-210]。此外，膜形成及 A17 磷化和裂解均需要 G5 蛋白 [211]。药物利福平会可逆抑制膜形成 [201, 212]，且使用耐受此药物的病毒进行的基因研究表明，D13 蛋白为药物靶标 [213, 214]。D13L 基因阻遏抑制病毒形态发生与利福平抑制同时发生 [215]。近期研究表明，D13 65ku 蛋白形成了三聚体，并在新月形膜外侧装配成晶格，可能为膜组装提供一个支架 [216]。D13 蛋白突变促使晶格形成，但不会形成新月形。实际上，D13 晶格形成背靠背蛋白层 [216]。形成新月形还需要 A11 蛋白，但它不是构成成熟病毒粒子的组分 [217]。A11 结合 DNA 包装蛋白 A32 被磷酸化，且是几种衣壳蛋白水解所需要的 [217]。

形态发生的下一阶段需要病毒膜与含有 DNA 基因组的病毒粒质相互作用。此过程需要 A30[218] 和 G7 蛋白 [219] 的相互作用。将 DNA 包装到病毒粒子中需要 A32 蛋白，没有这些蛋白会形成密闭的 IV。这样可以完成形态形成途径，但是它们缺乏 DNA 基因组 [198]。

蛋白 A9[220]、L1 [221, 222] 和 H3 [223, 224] 均为 IMV 表面的一部分，且是将 IV 转换成 IMV 需要的。类似的，IV 转换成 IMV 需要核心蛋白 F17[225] 和 I1[226]。成熟与 AGA/S 基序 [228] 的几种衣壳蛋白 [227] 的裂解有关，且如果此裂解受到抑制，成熟过程将停止 [229]。

IMV 膜含有很多种蛋白。如上所述，其中八种形成了复合体，且在所有已测序痘病毒中保守 [128]。这些蛋白被分成两组。蛋白 A16、G9 和 J5 均含有 C- 末端、跨膜、疏水区及具有分子内二硫键的病毒粒子表面上富含半胱氨酸区。富含半胱氨酸区中这些蛋白具有序列相似性，表明它们是由基因复制产生的。第二组蛋白 A21、A28、H2、L5 和 G3 的 N 端或其附近有一个疏水区，且序列不相关。这些蛋白还含有半胱氨酸残基，只是含量比其他组少。基因研究表明，缺少任何一种此型蛋白，蛋白复合体的数量将减少或不稳定。但缺少蛋白 A21 [124]、A28 [108]、H2 [126]、L5 [125] 和 A16 [127] 时，病毒形态发生可正常进行，但是因为侵入缺陷，病毒粒子缺乏感染性。

IMV 表面的其他蛋白包括 D8[230]、L1[221, 222]、H3[118, 224]、A27[231]、A14[209]、A14.5[232] 和 A17[207, 233-235]。显然，所有这些蛋白均未糖基化。A27 通过与其他 IMV 膜蛋白的相互作用，连接在 IMV 表面，然而大部分其他 IMV 表面蛋白为整合的膜蛋白。A27[236]、H3[237] 和 L1[238] 为中和 IMV 传染性的抗体靶位。

IMV 粒子表面太多的二硫键产生了一个问题，"如何在细胞质的还原环境中形成该键的？"。此后，发现 VACV 编码自己的硫醇氧化还原酶系统（由蛋白 E10[240, 241]、G4[242] 和 A2.5[243] 组成）[239] 使此问题得以解决。这些蛋白对病毒形态发生及几种 IMV 膜蛋白中二硫键形成都是必需的。

IMV 颗粒的运输和包裹

形成 IMV 后，病毒粒子被从病毒工厂[120, 244] 经由微管输送到细胞质内，被来自反面高尔基网[86, 245] 或核内体[87] 的膜内质网扁囊包裹。目前已经鉴别出此包裹需要的三种 VACV 蛋白。其中一个 A27 相当于 IMV 表面上的三聚体[231]，且其受到抑制[119] 或被删除[120] 时，包裹受到抑制。其他两个蛋白，F13[246] 和 B5[68, 69] 组合到包裹膜中。

缺少 F13 时，包裹受到抑制，扩散到细胞边缘的病毒减少，且 EEV 的生成速率下降约 100 倍[247]。缺少 F13 的病毒的表型与使用药物 IMCBH[248] 或 ST-246[249] 处理的感染细胞类似，且耐受 IMCBH 的 VACV 毒株 F13 蛋白出现突变[250]。F13 蛋白氨基酸序列与磷脂酶类似[251]，且具有磷脂酶活性[252, 253]。它位于包裹膜的胞液表面[254] 并酰化[245, 255]，进行修饰后能正确靶向包裹膜[256]。后高尔基体囊泡包裹 IMV 需要 F13 磷脂酶活性[257]，以便将 B5 靶向这些囊泡[258] 及形成囊膜病毒[259]。

基因 *B5R* 编码一种与补体控制蛋白相关的 42ku I 型跨膜蛋白，并在 EEV 表面表达[66, 68, 69]。此外，感染细胞还分泌 35ku 蛋白水解片段[260]。如果删除 *B5R* 基因，会导致 IMV 不能包装成 IEV、病毒将不能运输到细胞表面，小蚀斑表型消失[261-263]。此外，B5 删除突变体会被高度致弱[261]。B5 还与另一种 EEV 蛋白 A34 相互作用[129]。

将 IEV 输送到细胞表面

IEV 形成后就被输送到细胞表面。最初报道此过程是因为肌动蛋白在 IEV 上聚合引起的[264]，但是实际上，IEV 被输送到微管上[265-268]。据报道，微管输送 IEV 需要蛋白 A36[267, 269] 和 F12[270]。然而，尽管 A36 结合微管 – 分子泵驱动蛋白[271]，但是即便无 A36，病毒粒子仍被输送到细胞表面[272-275]。与此相反，无 F12 时，就不会被输送[275, 276]。动态测量结果表明，无 A36，IEV 输送延迟，且微管上每个 IEV 粒子的移动距离下降[275]。然而，无 A36 时，IEV 仍在微管上移动，且至少需要一种其他蛋白，调节 IEV 与微管分子泵的相互作用。一个良好的候选蛋白为 F12 蛋白，因为在缺少 F12 蛋白时，IEV 不会被输送到细胞周边[275, 276]。

细胞表面形成肌动蛋白尾巴

IEV 到达细胞周边后，外膜与质膜通过内吞作用融合，病毒粒子暴露在表面。然后，细胞表面 CEV 粒子可以诱导 CEV 粒子下面质膜胞液表面形成肌动蛋白尾巴。在早期研究中注意到存在病毒诱导细胞表面突起[277, 278]。肌动蛋白尾巴聚合需要的病毒蛋白包括 B5、F13、F12、A36、A34 和 A33。无 B5、F13 和 F12 时，会出现缺陷，形态发生在 CEV 形成处停止。然而，A36 蛋白对细胞表面肌动蛋白聚合至关重要[272, 273, 279]。A36 在 CEV 粒子下面质膜胞液表面积累[274]，在这里，通过蛋白的特异性酪氨酸磷酸化启动反应链，导致肌动蛋白聚合[279, 280]。有研究者提出，激发此级联反应，需要通过酪氨酸激酶传递来自细胞外的 B5 诱导信号[281]。阻断此路径的药物可以有效抵抗 OPV 引起的感染[282]。需要蛋白 A33 可能体现出其作为分子伴侣对正确输送 A36 的作用[283]。类似的，可能间接（通过其与 B5 的相互作用）需要 A34[129]。

肌动蛋白尾巴对病毒在细胞间扩散的重要性表现在，所有未能形成肌动蛋白尾巴的突变体形成了一个小蚀斑，且活体试验表明其毒力减弱（参见综述[101, 284, 285]）。

在组织培养中，VACV 可以通过多种方式在细胞间扩散[101]。首先，释放的 EEV 可以与相邻或远端细胞结合。通过对流介导 EEV 单向扩散到远端细胞[286]，形成特征性彗星状蚀斑[287]。病毒毒株释放的 EEV 越多，彗星形状越明显[288]。彗星尾巴的形成（由次级蚀斑形成）受抗 EEV 抗体的抑制[287]，但是初级蚀斑的大小仅略有减少[286]。这表明病毒以耐受抗体的方式在细胞间扩散。此扩散不一定要利用肌动蛋白尾巴，研究显示，缺失 A56 的突变体扩散需要肌动蛋白尾巴，缺失 A36 的突变体则不需要肌动蛋白尾巴[286]。VACV 还可能通过抗体敏感途径进行细胞间扩散。缺失 A33 蛋白的突变体形成了由 EEV 抗体抑制的蚀斑可证明这一点[286]。因此，A33 蛋白有助于 EEV 以耐受抗体方式进行细胞间扩散。另一种扩散机制涉及在 F11 蛋白参与下由 VACV 诱导的感染细胞的扩散运动[289, 290]。

EEV 的释放

在细胞溶解前，EEV 就能从感染细胞中释放出来，然而 IMV 只能在细胞溶解后释放出来。释放的 EEV 数量随 VACV 毒株[288]和细胞类型[291]的不同而变化。EEV 包膜含有几种 IMV 没有的蛋白[292]，且这些蛋白由 *B5R*[68, 69]、*A33R*[293]、*A34R*[294]、*A56R*[295]、*F13L*[246]和 *K2R*[296]基因编码，需要注意的是最近的一项研究是使用 CPXV 而不是 VACV 进行的。这些蛋白中某几种的删除或突变会影响 EEV 的生成或释放（表 1–4）。缺失 B5 或 F13 会抑制 IEV 形成，EEV 的生成量分别会下降 5 倍、10 倍或 100 倍。类似的，缺失 F12 时，无法将 IEV 输送到细胞表面，CEV 会下降 7~10 倍[276]。缺失 A56 蛋白（血凝素）不会影响 EEV 形成。相比之下，A33[297]或 A34[298]的损失导致 EEV 释放增加，但在后一种情况下，特异性感染下降了 5 倍[298]。之前有报告证实了 A34 蛋白在 EEV 释放中的作用，表明 C 型凝集素类区中 K151D 突变引起 EEV 释放增加[299]。其他突变包括 A33 蛋白截断和 B5 中 P185S 突变会影响 EEV 的释放[300, 301]。

表 1–4　缺失编码 IEV– 和 EEV– 特异蛋白基因的病毒突变体特性

基因缺失病毒突变体	蚀斑形态	肌动蛋白尾巴	IEV	EEV	参考文献
A33	小	无	是	↑ × 3	[297]
A34	小	无	几乎没有	↑ × 25[a]	[298]
A56	融合型	是	是	正常	[101]
B5	小	非常少	非常少	↓ × 5-10	[261，262]
F13	微小	无	否	↓ × 100	[278]
A36	微小	无	是	↓ 5	[272, 273, 302]
F12	微小	非常少	是	否	[270, 276]

[a] 特异感染性下降五倍。

OPV 基因的系统发育比较

获得众多痘病毒的序列数据（参见 www.pox-virus.org）后，能够对不同病毒之间保守的基因进行生物信息学分析构建系统发育树。除了副痘病毒属外，ChPV 系统发育树[100]（图 1–6a）表明，禽痘病毒属（如鸡痘病毒（FWPV））是最发散的属，基因组最大，且属特有的基因数量最多。软疣病毒属（有一个成员，传染性软疣病毒，MOCV）为第二位的，有很多独特的基因和与其他 ChPV 区别很大的免疫增强蛋白。副痘病毒属的后续蛋白分析表明，此属以与 MOCV 类似却又以不同的方式形成了发散病毒组[303, 304]。猪痘病毒属、兔痘病毒属、雅塔痘病毒属和羊痘病毒属形成了含有略小基因组且具有一些其他特征的一个亚组，如存在于基因组中央区 VACV C7L（这些病毒与 OPV 属的不同之处）有关的基因。总之，OPV 属是一组密切相关的病毒，其基因组约为 200 kb，且现在正在更加详细地分析。

总之，OPV 的关联性高于其他属。例如，兔痘病毒、肖普纤维瘤病毒（SFV）和 MYXV 更加发散（图 1–6a）。对基因组成、顺序及序列高度保守的基因组中央的 100kb 进行分析，也证实了 OPV 的密切关联性。例如，在此 100 kb 区域中，CMPL 毒株 CMS 和 VARV 孟加拉国 1975 的长度差异仅相差 82 个核苷酸[92]。在 OPV 内，此区域的最大长度差异在于 MPXV Zaire（最短）和 CPXV Brighton Red（最长），且仅相差 382 个核苷酸[100]。图 1–6b 展示了从 OPV 属选择病毒的系统发育树[100]。首先，此树表明，VARV 和 CMLV 是密切相关物种，并代表无根树的一个树枝。其次，尽管引起的人类疾病类似，但是 MPXV 基因与 VARV 有很大的区别。最近，比较 2003 年引起美国流行病的 MPXV 毒株（来自西非）与来自中非扎伊尔的毒株，结果表明它们是两个不同的 MPXV 分化枝[305]。前者在人体内的致病性较低，且在美国暴发后无死亡报道[306]。系统发育树还表明，尽管特定病毒物种的所有其他毒株集合到一起，CPXV 毒株发散，表明这些病毒应重新分类为单独的毒种[100]。

在所有已测序的 ChPV 中有 89 个基因是保守的。最初鉴定了 90 个基因[99, 100]，但是副痘病毒属羊口疮病毒和牛丘疹性口炎病毒[303]的序列表明，基因相当于 VACV 哥本哈根 F15L，且这些病毒中无 D9R。另外，还鉴别了一个额外基因 A2.5L[243]，之前因为片段小未分类，从而使保守基因数为 89 个。这些基因都位于基因组的中央区（图 1-2），并编

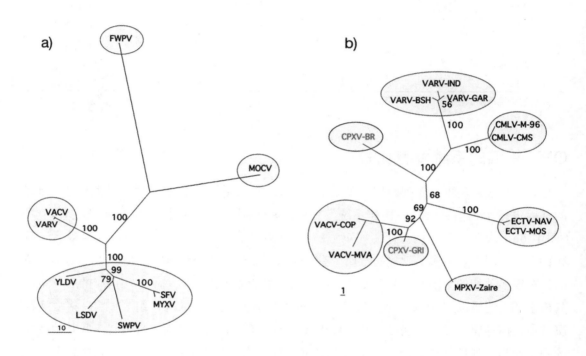

图 1-6　痘病毒的系统发育关系

（a）无根系统发生树展示了 ChPV 的关系。将 17 种痘病毒蛋白（VACV-COP E9、17、18、G9、J3、J6、H2、H4、H6、D1、D5、D6、D11、D13、A7、A16 和 A24）的氨基酸序列比对，并如前所述，通过最大似然法得到系统发生树[100]。步长值是由 1 000 次样品重复和离散度（替换/位置）来确定。（b）使用蛋白序列，通过最大似然法得到的 12 个 OPV 的无根系统发生树。将 12 个在基因组两末端区编码蛋白（VACV-COP C6、C7、N1、K2、F2、F4、F6、F8、A56、B1、B5 和 B15）的氨基酸序列进行比对，并如前所述，得到系统发生树[100]。步长值是由 1 000 次样品重复和离散度（替换/位置）来确定。两个 CPXV 毒株未聚集在一起，用红色表示。VACV，痘苗病毒；VARV，天花病毒；MOCV，传染性软疣病毒；FWPV，鸡痘病毒；SFV，肖普纤维瘤病毒；MYXV，黏液瘤病毒；YLDV，亚巴样病毒；LSDV，疙瘩皮肤病病毒；SWPX，猪痘病毒；VACV-COP，痘苗病毒哥本哈根株；VACV-MVA，改良型痘苗病毒安卡拉株；MPXV-Zaire，猴痘病毒扎伊尔株；ECTV-NAV，鼠痘病毒海军株；ECTV-MOS，鼠痘病毒毒株莫斯科；CMLV-CMS，骆驼痘病毒 CMS 株；CMLV-M-96，骆驼痘病毒 M-96 株；VARV-IND 印，重型天花病毒印度株；VARV-BSH，重型天花病毒孟加拉国 1975 株；VARV-GAR；类天花病毒加西亚株。从 Gubser 等人[100]的文章摘录和改编并经普通微生物学会许可。

码在病毒复制中具有重要功能的蛋白编码，如侵入、转录或组装。这 89 个基因均具有一个保守的排列和定位，只有禽痘病毒例外，与其他 ChPV 相比，其基因区是颠倒的[100]。现在，至少已经确定了这 89 个基因中 78 个的功能。可以推测，这些基因代表现今所知痘病毒的原始痘病毒核心基因组。这些病毒在其宿主体内演变期间，得到了赋予每个病毒特异宿主范围、毒力和嗜性的额外基因。这些基因靠近基因组末端，数量、类型和序列都不同。这些基因的一个有趣的特征是，只有在非常少的例外情况下，它们从里向外向基因组末端转录。有研究者提出，这种方式可能减少 dsRNA 形成，从而降低对 IFN 的诱导[307]。

痘苗病毒发病机制

为得到致弱程度更高的 VACV 毒株，几个研究小组研究了产生毒力的 VACV 基因。这些基因数量庞大，分布在整个基因组，主要集中在两末端区[75]。这些基因编码的蛋白可以按照其功能分组。第一组包括基因编码酶，通过增加核酸合成的核苷三磷酸前体的大小来增强病毒复制。表 1-3 列出了其中几种酶。第二组包含辅助病毒在细胞间扩散，但 IMV 生成不需要的蛋白。这些蛋白包括 IEV 和 EEV 包膜蛋白 B5、F12、F13、A33、A34 和 A36（参见表 1–4）。没有这些蛋白，可以生成正常数量的 IMV，但是因为未能有效的从感染细胞中扩散出来，毒力大大减弱。第三组包括中和宿主对感染反应的蛋白，称为免疫调节因子。这些蛋白可能在细胞内作用，抑制细胞凋亡或信号传导，从而诱导促炎性宿主蛋白或可能从细胞中分泌出来，结合并中和宿主补体因子、细胞因子、趋化因子或 IFN。Nazarian 和 McFadden 在本书的另一章介绍了免疫调节因子。

为研究 VACV 对小鼠的致病机制，开发了几种模型。最广泛使用的模型为 BALB/c 小鼠鼻内感染后引起系统感染[49, 308]。此路径感染的结果与给的病毒剂量及感染动物的年龄有关。通过观察和检测体重减轻、患病指征（如弓背、毛发粗乱、行动性及毛发直立）[309] 及不同器官病毒滴度[310, 311]，监控感染的严重性。此疾病会引起肺炎，而不是导致病毒扩散到脑部等其他器官并在其中复制[25]。

对另一小鼠模型采用耳廓皮内途径进行感染[312, 313]。仅引起一种局部的轻微感染，在这种感染中，动物没有出现任何疾病的体征，在这种情况下，病毒不会从接种部位传播。感染的严重程度是由感染的病灶大小和体内的病毒滴度来衡量。这个模型吸引人的一个特点是，除了温和感染之外，还可以通过荧光激活细胞[314, 315] 对已经移植到耳朵的感染细胞数量进行定量和分类。该模型用于测定几种天花疫苗毒株的毒力，结果表明[313] 与接种的天花疫苗毒株的毒力一致[1]。

皮内和鼻内感染模型各有优点，而在不同的模型中，敲除特定基因得到的结果可能会有所不同。还有一些研究者采用了如颅内和腹腔注入等其他模型，但是感染更严重，而且不代表自然感染途径。

致谢

感谢 Kim L.Roberts、Claire M.Midgley 和 Aodhnait Fahy 对手稿的批判性阅读。感谢英国医学研究委员会、惠康基金会、生物技术和生物科学研究委员会及欧洲共同体的资助。作者系惠康基金会首席研究员。

参考文献

[1]　Fenner F, Anderson DA, Arita I, Jezek Z, Ladnyi ID (1988) *Smallpox and Its Eradication.* World Health Organisation, Geneva

[2]　Baxby D (1981) *Jenner's Smallpox Vaccine. The Riddle of the Origin of Vaccinia Virus.* Heinemann, London

[3]　Mackett M, Smith GL, Moss B (1982) Vaccinia virus: a selectable eukaryotic cloning and expression vector. *Proc Natl Acad Sci USA* 79: 7415–7419

[4]　Panicali D, Paoletti E (1982) Construction of poxviruses as cloning vectors: insertion of the thymidine kinase gene from herpes simplex virus into the DNA of infectious vaccinia virus. *Proc Natl Acad Sci USA* 79: 4927–4931

[5]　Smith GL, Mackett M, Moss B (1983) Infectious vaccinia virus recombinants that express hepatitis B virus surface antigen. *Nature* 302: 490–495

[6]　Panicali D, Davis SW, Weinberg RL, Paoletti E (1983) Construction of live vaccines by using genetically engineered poxviruses: Biological activity of recom–binant vaccinia virus expressing influenza virus hemagglutinin. *Proc Natl Acad Sci USA* 80: 5364–5368

[7]　Jenner *E (1798) An Enquiry into the Causes and Effects of Variolae Vaccinae, a Disease Discovered in some Western Countries of England, particularly Gloucestershire, and known by the Name of Cow Pox.* Reprinted by Cassell, 1896, London

[8]　Downie AW (1939) Immunological relationship of the virus of spontaneous cowpox to vaccinia virus. *Br J Exp Pathol* 20: 158–176

[9]　Downie AW (1939) A study of the lesions produced experimentally by cowpox virus. *J Pathol Bacteriol* 48: 361–379

[10]　Fenner F, Wittek R, Dumbell KR (1989) The *Orthopoxviruses.* Academic Press, London

[11]　Wittek R, Menna A, Schumperli D, Stoffel S, Muller HK, Wyler R (1977) HindIII and SstI restriction sites mapped on rabbit poxvirus and vaccinia virus DNA. *J Virol* 23: 669–678

[12]　Mackett M, Archard LC (1979) Conservation and variation in Orthopoxvirus genome structure. *J Gen Virol* 45: 683–701

[13]　Esposito JJ, Knight JC (1985) Orthopoxvirus DNA: a comparison of restriction profiles and maps. *Virology* 143: 230–251

[14]　Fenner F (1958) The biological characters of several strains of vaccinia, cowpox and rabbitpox viruses. *Virology* 5: 502–529

[15]　Wokatsch R (1972) Vaccinia virus. In: M Majer, SA Plotkin (eds): *Strains of human viruses*. Karger, Basel, 241–257

[16]　Polak MF, Beunders BJW, Werff AR, Van der Sanders EW, Klaveren JN, Van Brans LM (1963) A comparative study of clinical reactions observed after application of several smallpox vaccines in primary vaccination of young adults. *Bull World Health Organ* 29: 311–322

[17]　Rivers TM (1931) Cultivation of vaccine virus for Jennerian prophylaxis in man. *J Exp Med* 54: 453–461

[18]　Kempe CH (1968) Smallpox vaccination of eczema patients with attenuated live vaccinia virus. *Yale J Biol Med* 41: 1–12

[19]　Stickl H, Hochstein–Mintzel V (1971) [Intracutaneous smallpox vaccina–tion with a weak pathogenic vaccinia virus ("MVA virus")]. *Muench Med Wochenschr* 113: 1149–1153

[20]　Hashizume S,Yoshizawa H, Morita M, Suzuki K (1985) Properties of attenuated mutant of vaccinia virus, LC16m8, derived from Lister strain. In: GV Quinnan (eds): *Vaccinia Viruses as Vectors for Vaccine Antigens*. Elsevier Science, New York, 87–99

[21]　Tartaglia J, Perkus ME, Taylor J, Norton EK, Audonnet JC, Cox WI, Davis SW, van der Hoeven J, Meignier B, Riviere M et al (1992) NYVAC: a highly attenu–ated strain of vaccinia virus. *Virology* 188: 217–232

[22]　Ober BT, Bruhl P, Schmidt M, Wieser V, Gritschenberger W, Coulibaly S, Savidis–Dacho H, Gerencer M, Falkner FG (2002) Immunogenicity and safety of defective vaccinia virus Lister: comparison with modified vaccinia virus Ankara. *J Virol* 76: 7713–7723

[23]　Goebel SJ, Johnson GP, Perkus ME, Davis SW, Winslow JP, Paoletti E (1990) The complete DNA sequence of vaccinia virus. *Virology* 179: 247–266, 517–263

[24]　Parker RF, Bronson LH, Green RH (1941) Further studies on the infectious unit of vaccinia. *J Exp Med* 74: 268–281

[25]　Law M, Putz MM, Smith GL (2005) An investigation of the therapeutic value of vaccin-ia–immune IgG in a mouse pneumonia model. *J Gen Virol* 86: 991–1000

[26]　Herrlich A, Mayr A (1954) [Comparative experimental works on cowpox virus vaccines.] [Translated from German]. *Arch Hyg Bakteriol* 138: 479–504

[27]　de Souza Trindade G, da Fonseca FG, Marques JT, Nogueira ML, Mendes LC, Borges AS, Peiro JR, Pituco EM, Bonjardim CA, Ferreira PC et al (2003) Aracatuba virus: a vaccinia–like virus associated with infection in humans and cattle. *Emerg Infect* Dis 9: 155–160

[28]　Marques JT, Trindade GD, Da Fonseca FG, Dos Santos JR, Bonjardim CA, Ferreira PC, Kroon EG (2001) Characterization of ATI, TK and IFN–alpha/ betaR genes in the genome of the BeAn 58058 virus, a naturally attenuated wild Orthopoxvirus. *Virus Genes* 23: 291–301

[29]　Kunert H, Wolff I (1960) Comparative studies on the virulence of the vaccine virus strains Berlin and Bern. *Arch Hyg Bakteriol* 144: 37–47

[30]　Lal SM, Singh IP (1973) Buffalopox –a review. *Trop Anim Health Prod* 9: 107–112

[31]　Dumbell K, Richardson M (1993) Virological investigations of specimens from buffaloes affected by buffalopox in Maharashtra State, India between 1985 and 1987. *Arch Virol* 128: 257–267

[32]　Cragie J (1932) The nature of the vaccinia virus flocculation reaction and observation of the elementary bodies of vaccinia. *Br J Exp Pathol* 13: 259–268

[33]　Harada K, Matumoto M (1962) Antigenic relationship between mammalian and avian pox viruses as revealed by complement fixation reaction. Jpn *J Exp Med* 32: 369–385

[34]　Oda M (1965) Rescue of dermovaccinia abortive infection by neurovaccinia virus in L cells. *Virology* 25: 664–666

[35]　Tagaya I, Kitamura T, Sano Y (1961) A new mutant of dermovaccinia virus. *Nature* 192: 381–382

[36]　Kitamura T (1963) Reactivation of protease–inactivated vaccinia virus. *Virology* 21: 286–289

[37]　Coulibaly S, Bruhl P, Mayrhofer J, Schmid K, Gerencer M, Falkner FG (2005) The non-replicating smallpox candidate vaccines defective vaccinia Lister (dVV–L) and modified vaccinia Ankara (MVA) elicit robust long–term protec–tion. *Virology* 341: 91–101

[38]　Polak MF, Swart–Vanderhoeven JT, Smeenk C, Pel JZ, Van S, Pasdeloup F (1964) [Comparison of 2 vaccinia strains in vaccination of infants]. *Ned Tijdschr Geneeskd* 108: 459–464

[39]　Marennikova SS, Chimishkyan KL, Maltseva NN, Shelukhina EMF, Fedorov VV (1969) Characteristics of virus strains for production of smallpox vac–cines. In: B Gusic (ed):

Proceedings of the Symposium on Smallpox. Yugoslav Academy of Sciences and Arts, Zagreb, 65–69

[40] Koegh EV (1936) Titration of vaccinia virus on the chorioallantoic membrane of the chick embryo and its application to immunological studies of neuro–vac–cinia. *J Pathol Bacteriol* 43: 441–454

[41] Thompson RA, Minton SA Jr, Officer LE, Hutchings GH (1953) Effect of heterocyclic and other thiocarbazones on vaccinia infection in the mouse. *J Immunol* 70: 229–234

[42] Ichihashi Y, Dales S (1971) Biogenesis of poxviruses: interrelationship between hemag-glutinin production and polykaryocytosis. *Virology* 46: 533–543

[43] Horgan ES, Haseeb MA (1939) Cross immunity experiments in monkeys between variola, alstrim and vaccinia. *J Hyg* 39: 615–637

[44] Morikawa S, Sakiyama T, Hasegawa H, Saijo M, Maeda A, Kurane I, Maeno G, Kimura J, Hirama C, Yoshida T et al (2005) An attenuated LC16m8 smallpox vaccine: analysis of full–genome sequence and induction of immune protection. *J Virol 79*: 11873–11891

[45] Mayr A (1976) [TC marker of the attenuated vaccinia vaccide strain "MVA" in human cell cultures and protective immunization against orthopox diseases in animals]. *Zentralbl Veterinarmed* B 23: 417–430

[46] Antoine G, Scheiflinger F, Dorner F, Falkner FG (1998) The complete genomic sequence of the modified vaccinia Ankara strain: comparison with other ortho–poxviruses. *Virology* 244: 365–396

[47] Jansen J (1946) Immunity in rabbit plague–immunological relationship with cowpox. *Antonie van Leeuwenhowek J Microbiol Serol* 11: 139–167

[48] da Fonseca FG, Trindade GS, Silva RL, Bonjardim CA, Ferreira PC, Kroon EG (2002) Characterization of a vaccinia–like virus isolated in a Brazilian forest. *J Gen Virol* 83: 223–228

[49] Turner GS (1967) Respiratory infection of mice with vaccinia virus. *J Gen Virol* 1: 399–402

[50] Minton SA Jr, Officer JE, Thompson RL (1953) Effect of thiosemicarbazones and dichlo-rophenoxy thiouracil on multiplication of a recently isolated strain of variola–vaccinia virus in the brain of the mouse. *J Immunol* 70: 222–228

[51] Lane JM, Ruben FL, Neff JM, Millar JD (1969) Complications of smallpox vaccination, 1968. National surveillance in the United States. *N Engl J Med* 281: 1201–1208

[52] Chen RT, Lane JM (2003) Myocarditis: the unexpected return of smallpox vac–cine adverse events. *Lancet* 362: 1345–1346

[53] Meyer H, Sutter G, Mayr A (1991) Mapping of deletions in the genome of the highly attenuated vaccinia virus MVA and their influence on virulence. *J Gen Virol* 72: 1031–1038

[54] Sutter G, Moss B (1992) Nonreplicating vaccinia vector efficiently expresses recombinant genes. *Proc Natl Acad Sci USA* 89: 10847–10851

[55] Carroll MW, Moss B (1997) Host range and cytopathogenicity of the highly attenuated MVA strain of vaccinia virus: propagation and generation of recom–binant viruses in a nonhuman mammalian cell line. *Virology* 238: 198–211

[56] Okeke MI, Nilssen O, Traavik T (2006) Modified vaccinia virus Ankara multi–plies in rat IEC–6 cells and limited production of mature virions occurs in other mammalian cell lines. *J Gen Virol* 87: 21–27

[57] Mayr A, Stickl H, Muller HK, Danner K, Singer H (1978) [The smallpox vac–cination strain MVA: marker, genetic structure, experience gained with the parenteral vaccination and behavior in organisms with a debilitated defence mechanism (author's transl)]. *Zentralbl Bakteriol B* 167: 375–390

[58] Cebere I, Dorrell L, McShane H, Simmons A, McCormack S, Schmidt C, Smith C, Brooks M, Roberts JE, Darwin SC et al (2006) Phase I clinical trial safety of DNA– and modified virus Ankara–vectored human immunodeficiency virus type 1 (HIV–1) vaccines administered alone and in a prime–boost regime to healthy HIV–1–uninfected volunteers. *Vaccine* 24: 417–425

[59] Stickl H, Hochstein–Mintzel V, Mayr A, Huber HC, Schafer H, Holzner A (1974) [MVA vaccination against smallpox: clinical tests with an attenuated live vaccinia virus strain (MVA) (author's transl)]. *Dtsch Med Wochenschr* 99: 2386–2392

[60] Drexler I, Staib C, Kastenmuller W, Stevanovic S, Schmidt B, Lemonnier FA, Rammensee HG, Busch DH, Bernhard H, Erfle V et al (2003) Identification of vaccinia virus epitope–specific HLA–A*0201–restricted T cells and comparative analysis of smallpox vaccines. *Proc Natl Acad Sci USA* 100: 217–222

[61] Earl PL, Americo JL, Wyatt LS, Eller LA, Whitbeck JC, Cohen GH, Eisenberg RJ, Hartmann CJ, Jackson DL, Kulesh DA et al (2004) Immunogenicity of a highly attenuated MVA smallpox vaccine and protection against monkeypox. *Nature* 428: 182–185

[62] Staib C, Drexler I, Sutter G (2004) Construction and isolation of recombinant MVA. *Methods Mol Biol* 269: 77–100

[63] Blanchard TJ, Alcami A, Andrea P, Smith GL (1998) Modified vaccinia virus Ankara undergoes limited replication in human cells and lacks several immu–nomodulatory

proteins: implications for use as a human vaccine. *J Gen Virol* 79: 1159–1167

[64]　Staib C, Kisling S, Erfle V, Sutter G (2005) Inactivation of the viral interleukin 1{beta} receptor improves CD8+ T–cell memory responses elicited upon immu–nization with modified vaccinia virus Ankara. *J Gen Virol* 86: 1997–2006

[65]　Clark RH, Kenyon JC, Bartlett NW, Tscharke DC, Smith GL (2006) Deletion of gene A41L enhances vaccinia virus immunogenicity and vaccine efficacy. *J Gen Virol* 87: 29–38

[66]　Takahashi–Nishimaki F, Funahashi S, Miki K, Hashizume S, Sugimoto M (1991) Regulation of plaque size and host range by a vaccinia virus gene related to complement system proteins. *Virology* 181: 158–164

[67]　Takahashi–Nishimaki F, Suzuki K, Morita M, Maruyama T, Miki K, Hashizume S, Sugimoto M (1987) Genetic analysis of vaccinia virus Lister strain and its attenuated mutant LC16m8: production of intermediate variants by homolo–gous recombination. *J Gen Virol* 68: 2705–2710

[68]　Engelstad M, Howard ST, Smith GL (1992) A constitutively expressed vaccinia gene encodes a 42–ku glycoprotein related to complement control factors that forms part of the extracellular virus envelope. *Virology* 188: 801–810

[69]　Isaacs SN, Wolffe EJ, Payne LG, Moss B (1992) Characterization of a vaccinia virus–encoded 42–kilodalton class I membrane glycoprotein component of the extracellular virus envelope. *J Virol* 66: 7217–7224

[70]　Galmiche MC, Goenaga J, Wittek R, Rindisbacher L (1999) Neutralizing and protec-tive antibodies directed against vaccinia virus envelope antigens. *Virology* 254: 71–80

[71]　Law M, Smith GL (2001) Antibody neutralization of the extracellular envel–oped form of vaccinia virus. *Virology* 280: 132–142

[72]　Bell E, Shamim M, Whitbeck JC, Sfyroera G, Lambris JD, Isaacs SN (2004) Antibodies against the extracellular enveloped virus B5R protein are mainly responsible for the EEV neutralizing capacity of vaccinia immune globulin. *Virology* 325: 425–431

[73]　Putz MM, Midgley CM, Law M, Smith GL (2006) Quantification of antibody responses against multiple antigens of the two infectious forms of Vaccinia virus provides a benchmark for smallpox vaccination. *Nat Med*; *in press*

[74]　Kidokoro M, Tashiro M, Shida H (2005) Genetically stable and fully effective smallpox vaccine strain constructed from highly attenuated vaccinia LC16m8. *Proc Natl Acad Sci USA* 102: 4152–4157

[75]　Seet BT, Johnston JB, Brunetti CR, Barrett JW, Everett H, Cameron C, Sypula J,

Nazarian SH, Lucas A, McFadden G (2003) Poxviruses and immune evasion. *Annu Rev Immunol* 21: 377–423

[76]　Moss B (2006) Poxvirus entry and membrane fusion. *Virology* 344: 48–54

[77]　Dales S, Siminovitch L (1961) The development of vaccinia virus in Earle's L strain cells as examined by electron microscopy. *J Biophys Biochem Cytol* 10: 475–503

[78]　Sodeik B, Doms RW, Ericsson M, Hiller G, Machamer CE, van ,t Hof W, van Meer G, Moss B, Griffiths G (1993) Assembly of vaccinia virus: role of the intermediate compartment between the endoplasmic reticulum and the Golgi stacks. *J Cell Biol* 121: 521–541

[79]　Risco C, Rodriguez JR, Lopez–Iglesias C, Carrascosa JL, Esteban M, Rodriguez D (2002) Endoplasmic reticulum–Golgi intermediate compartment membranes and vimentin filaments participate in vaccinia virus assembly. *J Virol* 76: 1839–1855

[80]　Roos N, Cyrklaff M, Cudmore S, Blasco R, Krijnse–Locker J, Griffiths G (1996) A novel immunogold cryoelectron microscopic approach to investigate the structure of the intracellular and extracellular forms of vaccinia virus. *EMBO J* 15: 2343–2355

[81]　Hollinshead M, Vanderplasschen A, Smith GL, Vaux DJ (1999) Vaccinia virus intracellular mature virions contain only one lipid membrane. *J Virol* 73: 1503–1517

[82]　Cyrklaff M, Risco C, Fernandez JJ, Jimenez MV, Esteban M, Baumeister W, Carrascosa JL (2005) Cryo–electron tomography of vaccinia virus. *Proc Natl Acad Sci USA* 102: 2772–2777

[83]　Munyon W, Paoletti E, Grace JT Jr (1967) RNA polymerase activity in purified infectious vaccinia virus. *Proc Natl Acad Sci USA* 58: 2280–2287

[84]　Morgan C (1976) Vaccinia virus reexamined: development and release. *Virology* 73: 43–58

[85]　Dubochet J, Adrian M, Richter K, Garces J, Wittek R (1994) Structure of intra–cellular mature vaccinia virus observed by cryoelectron microscopy. *J Virol* 68: 1935–1941

[86]　Schmelz M, Sodeik B, Ericsson M, Wolffe EJ, Shida H, Hiller G, Griffiths G (1994) Assembly of vaccinia virus: the second wrapping cisterna is derived from the trans Golgi network. *J Virol* 68: 130–147

[87]　Tooze J, Hollinshead M, Reis B, Radsak K, Kern H (1993) Progeny vaccinia and human cytomegalovirus particles utilize early endosomal cisternae for their envelopes. *Eur J Cell Biol* 60: 163–178

[88]　Berns KI, Silverman C (1970) Natural occurrence of cross–linked vaccinia virus deoxyribonucleic acid. *J Virol* 5: 299–304

[89]　Baroudy BM, Venkatesan S, Moss B (1982) Incompletely base–paired flip–flop terminal loops link the two DNA strands of the vaccinia virus genome into one uninterrupted polynucleotide chain. *Cell* 28: 315–324

[90]　Garon CF, Barbosa E, Moss B (1978) Visualization of an inverted terminal repetition in vaccinia virus DNA. *Proc Natl Acad Sci USA* 75: 4863–4867

[91]　Colinas RJ, Goebel SJ, Davis SW, Johnson GP, Norton EK, Paoletti E (1990) A DNA ligase gene in the Copenhagen strain of vaccinia virus is nonessential for viral replication and recombination. *Virology* 179: 267–275

[92]　Gubser C, Smith GL (2002) The sequence of camelpox virus shows it is most closely related to variola virus, the cause of smallpox. *J Gen Virol* 83: 855–872

[93]　Massung RF, Liu LI, Qi J, Knight JC, Yuran TE, Kerlavage AR, Parsons JM, Venter JC, Esposito JJ (1994) Analysis of the complete genome of smallpox variola major virus strain Bangladesh–1975. *Virology* 201: 215–240

[94]　Pickup DJ, Ink BS, Parsons BL, Hu W, Joklik WK (1984) Spontaneous deletions and duplications of sequences in the genome of cowpox virus. *Proc Natl Acad Sci USA* 81: 6817–6821

[95]　Wittek R, Moss B (1980) Tandem repeats within the inverted terminal repeti–tion of vaccinia virus DNA. *Cell* 21: 277–284

[96]　Baroudy BM, Moss B (1982) Sequence homologies of diverse length tandem repetitions near ends of vaccinia virus genome suggest unequal crossing over. *Nucleic Acids Res* 10: 5673–5679

[97]　Merchlinsky M, Moss B (1989) Nucleotide sequence required for resolution of the concatemer junction of vaccinia virus DNA. *J Virol* 63: 4354–4361

[98]　Merchlinsky M (1990) Mutational analysis of the resolution sequence of vac–cinia virus DNA: essential sequence consists of two separate AT–rich regions highly conserved among poxviruses. *J Virol* 64: 5029–5035

[99]　Upton C, Slack S, Hunter AL, Ehlers A, Roper RL (2003) Poxvirus orthologous clusters: toward defining the minimum essential poxvirus genome. *J Virol* 77: 7590–7600

[100]　Gubser C, Hué S, Kellam P, Smith GL (2004) Poxvirus genomes: a phylogenetic analysis. *J Gen Virol* 85: 105–117

[101]　Smith GL, Vanderplasschen A, Law M (2002) The formation and function of extracellular enveloped vaccinia virus. *J Gen Virol* 83: 2915–2931

[102]　Armstrong JA, Metz DH, Young MR (1973) The mode of entry of vaccinia virus into L cells. *J Gen Virol* 21: 533–537

[103] Chang A, Metz DH (1976) Further investigations on the mode of entry of vac–cinia virus into cells. *J Gen Virol* 32: 275–282

[104] Doms RW, Blumenthal R, Moss B (1990) Fusion of intra–and extracellular forms of vaccinia virus with the cell membrane. *J Virol* 64: 4884–4892

[105] Griffiths G, Wepf R, Wendt T, Locker JK, Cyrklaff M, Roos N (2001) Structure and assembly of intracellular mature vaccinia virus: isolated–particle analysis. *J Virol* 75: 11034–11055

[106] Locker JK, Kuehn A, Schleich S, Rutter G, Hohenberg H, Wepf R, Griffiths G (2000) Entry of the two infectious forms of vaccinia virus at the plasma mem–bane is signaling–dependent for the IMV but not the EEV. *Mol Biol Cell* 11: 2497–2511

[107] Vanderplasschen A, Hollinshead M, Smith GL (1998) Intracellular and extra–cellular vaccinia virions enter cells by different mechanisms. *J Gen Virol* 79: 877–887

[108] Senkevich TG, Ward BM, Moss B (2004) Vaccinia virus entry into cells is dependent on a virion surface protein encoded by the A28L gene. *J Virol* 78: 2357–2366

[109] Carter GC, Law M, Hollinshead M, Smith GL (2005) The entry of the vaccinia virus intracellular mature virion and its interactions with glycosaminoglycans. *J Gen Virol* 86: 1279–1290

[110] Law M, Carter GC, Roberts KL, Hollinshead M, Smith GL (2006) Ligand–induced and non–fusogenic dissolution of a virus membrane. *Proc Natl Acad Sci USA* 103: 5989–5994

[111] Eppstein DA, Marsh YV, Schreiber AB, Newman SR, Todaro GJ, Nestor JJ Jr (1985) Epidermal growth factor receptor occupancy inhibits vaccinia virus infection. *Nature* 318: 663–665

[112] Hugin AW, Hauser C (1994) The epidermal growth factor receptor is not a receptor for vaccinia virus. *J Virol* 68: 8409–8412

[113] Lalani AS, Masters J, Zeng W, Barrett J, Pannu R, Everett H, Arendt CW, McFadden G (1999) Use of chemokine receptors by poxviruses. *Science* 286: 1968–1971

[114] Masters J, Hinek AA, Uddin S, Platanias LC, Zeng W, McFadden G, Fish EN (2001) Poxvirus infection rapidly activates tyrosine kinase signal transduction. *J Biol Chem* 276: 48371–48375

[115] Chung CS, Hsiao JC, Chang YS, Chang W (1998) A27L protein mediates vac–cinia virus interaction with cell surface heparan sulfate. *J Virol* 72: 1577–1585

[116] Hsiao JC, Chung CS, Chang W (1998) Cell surface proteoglycans are neces–sary for A27L protein–mediated cell fusion: identification of the N–terminal region of A27L

protein as the glycosaminoglycan–binding domain. *J Virol* 72: 8374–8379

[117]　Hsiao JC, Chung CS, Chang W (1999) Vaccinia virus envelope D8L protein binds to cell surface chondroitin sulfate and mediates the adsorption of intra–cellular mature virions to cells. *J Virol* 73: 8750–8761

[118]　Lin CL, Chung CS, Heine HG, Chang W (2000) Vaccinia virus envelope H3L protein binds to cell surface heparan sulfate and is important for intracellular mature virion morphogenesis and virus infection *in vitro and in vivo. J Virol 74*: 3353–3365

[119]　Rodriguez JF, Smith GL (1990) IPTG–dependent vaccinia virus: identification of a virus protein enabling virion envelopment by Golgi membrane and egress. *Nucleic Acids Res* 18: 5347–5351

[120]　Ward BM (2005) Visualization and characterization of the intracellular move–ment of vaccinia virus intracellular mature virions. *J Virol* 79: 4755–4763

[121]　Vanderplasschen A, Smith GL (1997) A novel virus binding assay using confo–cal microscopy: demonstration that the intracellular and extracellular vaccinia virions bind to different cellular receptors. *J Virol* 71: 4032–4041

[122]　Chang W, Hsiao JC, Chung CS, Bair CH (1995) Isolation of a monoclonal anti–body which blocks vaccinia virus infection. *J Virol* 69: 517–522

[123]　Young JAT (2001) Virus entry and uncoating. In: DM Knipe, PM Howley (eds): Fields *Virology*. Lippincott–Raven Publishers, Philadephia, 87–103

[124]　Townsley AC, Senkevich TG, Moss B (2005) Vaccinia virus A21 virion mem–brane protein is required for cell entry and fusion. *J Virol* 79: 9458–9469

[125]　Townsley AC, Senkevich TG, Moss B (2005) The product of the vaccinia virus L5R gene is a fourth membrane protein encoded by all poxviruses that is required for cell entry and cell–cell fusion. *J Virol* 79: 10988–10998

[126]　Senkevich TG, Moss B (2005) Vaccinia virus H2 protein is an essential com–ponent of a complex involved in virus entry and cell–cell fusion. *J Virol* 79: 4744–4754

[127]　Ojeda S, Senkevich TG, Moss B (2006) Entry of vaccinia virus and cell–cell fusion require a highly conserved cysteine–rich membrane protein encoded by the A16L gene. *J Virol* 80: 51–61

[128]　Senkevich TG, Ojeda S, Townsley A, Nelson GE, Moss B (2005) Poxvirus mul–tiprotein entry–fusion complex. *Proc Natl Acad Sci USA* 102: 18572–18577

[129]　Röttger S, Frischknecht F, Reckmann I, Smith GL, Way M (1999) Interactions between vaccinia virus IEV membrane proteins and their roles in IEV assem–bly and actin tail formation. *J Virol* 73: 2863–2875

[130] Earp LJ, Delos SE, Park HE, White JM (2005) The many mechanisms of viral membrane fusion proteins. *Curr Top Microbiol Immunol* 285: 25–66

[131] Carter GC, Rodger G, Murphy BJ, Law M, Krauss O, Hollinshead M, Smith GL (2003) Vaccinia virus cores are transported on microtubules. *J Gen Virol* 84: 2443–2458

[132] Kates JR, McAuslan BR (1967) Poxvirus DNA–dependent RNA polymerase. *Proc Natl Acad Sci USA* 58: 134–141

[133] Kates J, Beeson J (1970) Ribonucleic acid synthesis in vaccinia virus. II. Synthesis of polyriboadenylic acid. *J Mol Biol* 50: 19–33

[134] Wei CM, Moss B (1974) Methylation of newly synthesized viral messenger RNA by an enzyme in vaccinia virus. *Proc Natl Acad Sci USA* 71: 3014–3018

[135] Wei CM, Moss B (1975) Methylated nucleotides block 5′–terminus of vaccinia virus messenger RNA. *Proc Natl Acad Sci USA* 72: 318–322

[136] Broyles SS (2003) Vaccinia virus transcription. *J Gen Virol* 84: 2293–2303

[137] Yuen L, Davison AJ, Moss B (1987) Early promoter–binding factor from vac–cinia virions. *Proc Natl Acad Sci USA* 84: 6069–6073

[138] Broyles SS, Moss B (1988) DNA–dependent ATPase activity associated with vaccinia virus early transcription factor. *J Biol Chem* 263: 10761–10765

[139] Shuman S, Broyles SS, Moss B (1987) Purification and characterization of a transcription termination factor from vaccinia virions. *J Biol Chem* 262: 12372–12380

[140] Paoletti E, Grady LJ (1977) Transcriptional complexity of vaccinia virus in vivo and in vitro. *J Virol* 23: 608–615

[141] Boone RF, Moss B (1978) Sequence complexity and relative abundance of vac–cinia virus mRNA's synthesized in vivo and in vitro. *J Virol* 26: 554–569

[142] Davison AJ, Moss B (1989) Structure of vaccinia virus early promoters. *J Mol Biol* 210: 749–769

[143] Yuen L, Moss B (1987) Oligonucleotide sequence signaling transcriptional ter–mination of vaccinia virus early genes. *Proc Natl Acad Sci USA* 84: 6417–6421

[144] Shuman S, Moss B (1988) Factor–dependent transcription termination by vac–cinia virus RNA polymerase. Evidence that the cis–acting termination signal is in nascent RNA. *J Biol Chem* 263: 6220–6225

[145] Mallardo M, Schleich S, Krijnse Locker J (2001) Microtubule–dependent orga–nization of vaccinia virus core–derived early mRNAs into distinct cytoplasmic structures. *Mol Biol Cell* 12: 3875–3891

[146] Vos JC, Stunnenberg HG (1988) Derepression of a novel class of vaccinia virus genes

upon DNA replication. *EMBO J* 7: 3487–3492

[147] Baldick CJ Jr, Keck JG, Moss B (1992) Mutational analysis of the core, spacer, and initiator regions of vaccinia virus intermediate–class promoters. *J Virol* 66: 4710–4719

[148] Harris N, Rosales R, Moss B (1993) Transcription initiation factor activity of vaccinia virus capping enzyme is independent of mRNA guanylylation. *Proc Natl Acad Sci USA* 90: 2860–2864

[149] Rosales R, Harris N, Ahn BY, Moss B (1994) Purification and identification of a vaccinia virus–encoded intermediate stage promoter–specific transcrip–tion factor that has homology to eukaryotic transcription factor SII (TFIIS) and an additional role as a viral RNA polymerase subunit. *J Biol Chem* 269: 14260–14267

[150] Sanz P, Moss B (1999) Identification of a transcription factor, encoded by two vaccinia virus early genes, that regulates the intermediate stage of viral gene expression. *Proc Natl Acad Sci USA* 96: 2692–2697

[151] Rosales R, Sutter G, Moss B (1994) A cellular factor is required for transcrip–tion of vaccinia viral intermediate–stage genes. *Proc Natl Acad Sci USA* 91: 3794–3798

[152] Keck JG, Baldick CJ Jr, Moss B (1990) Role of DNA replication in vaccinia virus gene expression: a naked template is required for transcription of three late trans–activator genes. *Cell* 61: 801–809

[153] Rosel JL, Earl PL, Weir JP, Moss B (1986) Conserved TAAATG sequence at the transcriptional and translational initiation sites of vaccinia virus late genes deduced by structural and functional analysis of the HindIII H genome frag–ment. *J Virol* 60: 436–449

[154] Davison AJ, Moss B (1989) Structure of vaccinia virus late promoters. *J Mol Biol* 210: 771–784

[155] Wright CF, Coroneos AM (1993) Purification of the late transcription system of vaccinia virus: identification of a novel transcription factor. *J Virol* 67: 7264–7270

[156] Kovacs GR, Rosales R, Keck JG, Moss B (1994) Modification of the cascade model for regulation of vaccinia virus gene expression: purification of a prerep–licative, late–stage–specific transcription factor. *J Virol* 68: 3443–3447

[157] Wright CF, Hubbs AE, Gunasinghe SK, Oswald BW (1998) A vaccinia virus late transcription factor copurifies with a factor that binds to a viral late pro–moter and is complemented by extracts from uninfected HeLa cells. *J Virol* 72: 1446–1451

[158] Gunasinghe SK, Hubbs AE, Wright CF (1998) A vaccinia virus late transcrip–tion factor with biochemical and molecular identity to a human cellular protein. *J Biol Chem* 273:

27524–27530

[159] Bertholet C, Van Meir E, ten Heggeler–Bordier B, Wittek R (1987) Vaccinia virus produces late mRNAs by discontinous synthesis. *Cell* 50: 153–162

[160] Schwer B, Visca P, Vos JC, Stunnenberg HG (1987) Discontinuous transcription or RNA processing of vaccinia virus late messengers results in a 5′ poly(A) leader. *Cell* 50: 163–169

[161] Cooper JA, Wittek R, Moss B (1981) Extension of the transcriptional and translational map of the left end of the vaccinia virus genome to 21 kilobase pairs. *J Virol* 39: 733–745

[162] Salzman NP (1960) The rate of formation of vaccinia deoxyribonucleic acid and vaccinia virus. *Virology* 10: 150–152

[163] Challberg MD, Englund PT (1979) Purification and properties of the deoxyri–bonucleic acid polymerase induced by vaccinia virus. *J Biol Chem* 254: 7812–7819

[164] Klemperer N, McDonald W, Boyle K, Unger B, Traktman P (2001) The A20R protein is a stoichiometric component of the processive form of vaccinia virus DNA polymerase. *J Virol* 75: 12298–12307

[165] Lin S, Chen W, Broyles SS (1992) The vaccinia virus B1R gene product is a serine/ threonine protein kinase. *J Virol* 66: 2717–2723

[166] Banham AH, Smith GL (1992) Vaccinia virus gene B1R encodes a 34–ku serine/thre-onine protein kinase that localizes in cytoplasmic factories and is packaged into virions. *Virology* 191: 803–812

[167] Evans E, Klemperer N, Ghosh R, Traktman P (1995) The vaccinia virus D5 protein, which is required for DNA replication, is a nucleic acid–independent nucleoside triphos-phatase. *J Virol* 69: 5353–5361

[168] Millns AK, Carpenter MS, DeLange AM (1994) The vaccinia virus–encoded uracil DNA glycosylase has an essential role in viral DNA replication. *Virology* 198: 504–513

[169] Moss B (2001) Poxviridae: the viruses and their replication. In: BN Fields, DM Knipe, PM Howley, RM Chanock, J Melnick, TP Monath, B Roizman, SE Straus (eds): *Virology*. Lippincott–Raven Publishers, Philadelphia, 2849–2883

[170] Kerr SM, Smith GL (1989) Vaccinia virus encodes a polypeptide with DNA ligase activity. *Nucleic Acids Res* 17: 9039–9050

[171] Smith GL, Chan YS, Kerr SM (1989) Transcriptional mapping and nucleo–tide sequence of a vaccinia virus gene encoding a polypeptide with extensive homology to DNA ligases. *Nucleic Acids Res* 17: 9051–9062

[172] Kerr SM, Smith GL (1991) Vaccinia virus DNA ligase is nonessential for virus

replication: recovery of plasmids from virus–infected cells. *Virology* 180: 625–632

[173] Kerr SM, Johnston LH, Odell M, Duncan SA, Law KM, Smith GL (1991) Vaccinia DNA ligase complements *Saccharomyces cerevisiae* cdc9, localizes in cytoplasmic factories and affects virulence and virus sensitivity to DNA damag–ing agents. *EMBO J* 10: 4343–4350

[174] Slabaugh MB, Mathews CK (1984) Vaccinia virus–induced ribonucleotide reductase can be distinguished from host cell activity. *J Virol* 52: 501–506

[175] Slabaugh M, Roseman N, Davis R, Mathews C (1988) Vaccinia virus–encoded ribonucleotide reductase: sequence conservation of the gene for the small sub–unit and its amplification in hydroxyurea–resistant mutants. *J Virol* 62: 519–527

[176] Tengelsen LA, Slabaugh MB, Bibler JK, Hruby DE (1988) Nucleotide sequence and molecular genetic analysis of the large subunit of ribonucleotide reductase encoded by vaccinia virus. *Virology* 164: 121–131

[177] Child SJ, Palumbo GJ, Buller RM, Hruby DE (1990) Insertional inactivation of the large subunit of ribonucleotide reductase encoded by vaccinia virus is associated with reduced virulence *in vivo*. *Virology* 174: 625–629

[178] Howell ML, Sanders–Loehr J, Loehr TM, Roseman NA, Mathews CK, Slabaugh MB (1992) Cloning of the vaccinia virus ribonucleotide reductase small subunit gene. Characterization of the gene product expressed in *Escherichia coli*. *J Biol Chem* 267: 1705–1711

[179] Bajszar G, Wittek R, Weir JP, Moss B (1983) Vaccinia virus thymidine kinase and neighboring genes: mRNAs and polypeptides of wild–type virus and puta–tive nonsense mutants. *J Virol* 45: 62–72

[180] Hruby DE, Maki RA, Miller DB, Ball LA (1983) Fine structure analysis and nucleotide sequence of the vaccinia virus thymidine kinase gene. *Proc Natl Acad Sci USA* 80: 3 411–3 415

[181] Black ME, Hruby DE (1992) Site–directed mutagenesis of a conserved domain in vaccinia virus thymidine kinase. Evidence for a potential role in magnesium binding. *J Biol Chem* 267: 6801–6806

[182] Black ME, Hruby DE (1992) A single amino acid substitution abolishes feedback inhibition of vaccinia virus thymidine kinase. *J Biol Chem* 267: 9743–9748

[183] Buller RM, Smith GL, Cremer K, Notkins AL, Moss B (1985) Decreased virulence of recombinant vaccinia virus expression vectors is associated with a thymidine kinase–negative phenotype. *Nature* 317: 813–815

[184] Smith GL, de Carlos A, Chan YS (1989) Vaccinia virus encodes a thymidylate kinase gene: sequence and transcriptional mapping. *Nucleic Acids Res* 17: 7581–7590

[185] Hughes SJ, Johnston LH, de Carlos A, Smith GL (1991) Vaccinia virus encodes an active thymidylate kinase that complements a cdc8 mutant of *Saccharomyces cerevisiae*. *J Biol Chem* 266: 20103–20109

[186] Slabaugh MB, Roseman NA (1989) Retroviral protease–like gene in the vac–cinia virus genome. *Proc Natl Acad Sci USA* 86: 4152–4155

[187] McGeoch DJ (1990) Protein sequence comparisons show that the, pseudopro–teases' encoded by poxviruses and certain retroviruses belong to the deoxyuri–dine triphosphatase family. *Nucleic Acids Res* 18: 4105–4110

[188] Broyles SS (1993) Vaccinia virus encodes a functional dUTPase. *Virology* 195: 863–865

[189] Perkus ME, Goebel SJ, Davis SW, Johnson GP, Norton EK, Paoletti E (1991) Deletion of 55 open reading frames from the termini of vaccinia virus. *Virology* 180: 406–410

[190] Smith GL, Chan YS, Howard ST (1991) Nucleotide sequence of 42 kb of vac–cinia virus strain WR from near the right inverted terminal repeat. *J Gen Virol* 72: 1349–1376

[191] Aguado B, Selmes IP, Smith GL (1992) Nucleotide sequence of 21.8 kb of variola major virus strain Harvey and comparison with vaccinia virus. *J Gen Virol* 73: 2887–2902

[192] DeLange AM (1989) Identification of temperature–sensitive mutants of vac–cinia virus that are defective in conversion of concatemeric replicative inter–mediates to the mature linear DNA genome. *J Virol* 63: 2437–2444

[193] Shuman S, Moss B (1987) Identification of a vaccinia virus gene encoding a type I DNA topoisomerase. *Proc Natl Acad Sci USA* 84: 7478–7482

[194] Klemperer N, Traktman P (1993) Biochemical analysis of mutant alleles of the vaccinia virus topoisomerase I carrying targeted substitutions in a highly con–served domain. *J Biol Chem* 268: 15887–15899

[195] Eckert D, Williams O, Meseda CA, Merchlinsky M (2005) Vaccinia virus nick–ing–joining enzyme is encoded by K4L (VACWR035). *J Virol* 79: 15084–15090

[196] Garcia AD, Aravind L, Koonin EV, Moss B (2000) Bacterial–type DNA hol–liday junction resolvases in eukaryotic viruses. *Proc Natl Acad Sci USA* 97: 8926–8931

[197] Garcia AD, Moss B (2001) Repression of vaccinia virus Holliday junction resolvase inhibits processing of viral DNA into unit–length genomes. *J Virol* 75: 6460–6471

[198] Cassetti MC, Merchlinsky M, Wolffe EJ, Weisberg AS, Moss B (1998) DNA packaging mutant: repression of the vaccinia virus A32 gene results in nonin–fectious, DNA–deficient, spherical, enveloped particles. *J Virol* 72: 5769–5780

[199] Joklik WK, Becker Y (1964) The replication and coating of vaccinia DNA. *J Mol Biol* 10: 452–474

[200] Dales S, Mosbach EH (1968) Vaccinia as a model for membrane biogenesis. *Virology* 35: 564–583

[201] Grimley PM, Rosenblum EN, Mims SJ, Moss B (1970) Interruption by Rifampin of an early stage in vaccinia virus morphogenesis: accumulation of membranes which are precursors of virus envelopes. *J Virol* 6: 519–533

[202] Griffiths G, Roos N, Schleich S, Locker JK (2001) Structure and assembly of intracellu-lar mature vaccinia virus: thin–section analyses. *J Virol* 75: 11056–11070

[203] Heuser J (2005) Deep–etch EM reveals that the early poxvirus envelope is a single membrane bilayer stabilized by a geodetic "honeycomb" surface coat. *J Cell Biol* 169: 269–283

[204] Traktman P, Caligiuri A, Jesty SA, Liu K, Sankar U (1995) Temperature–sensi–tive mutants with lesions in the vaccinia virus F10 kinase undergo arrest at the earliest stage of virion morphogenesis. *J Viro* 169: 6581–6587

[205] Wang S, Shuman S (1995) Vaccinia virus morphogenesis is blocked by tem–perature–sensitive mutations in the F10 gene, which encodes protein kinase 2. *J Virol* 69: 6376–6388

[206] DeMasi J, Traktman P (2000) Clustered charge–to–alanine mutagenesis of the vaccinia virus H5 gene: isolation of a dominant, temperature–sensitive mutant with a profound defect in morphogenesis. *J Virol* 74: 2393–2405

[207] Wolffe EJ, Moore DM, Peters PJ, Moss B (1996) Vaccinia virus A17L open reading frame encodes an essential component of nascent viral membranes that is required to initiate morphogenesis. *J Virol* 70: 2797–2808

[208] Rodriguez JR, Risco C, Carrascosa JL, Esteban M, Rodriguez D (1997) Characterization of early stages in vaccinia virus membrane biogenesis: impli–cations of the 21–kilodalton protein and a newly identified 15–kilodalton enve–lope protein. *J Virol* 71: 1821–1833

[209] Rodriguez JR, Risco C, Carrascosa JL, Esteban M, Rodriguez D (1998) Vaccinia virus 15–kilodalton (A14L) protein is essential for assembly and attachment of viral crescents to virosomes. *J Virol* 72: 1287–1296

[210] Traktman P, Liu K, DeMasi J, Rollins R, Jesty S, Unger B (2000) Elucidating the essential role of the A14 phosphoprotein in vaccinia virus morphogenesis: construction and characterization of a tetracycline–inducible recombinant. *J Virol* 74: 3682–3695

[211] da Fonseca FG, Weisberg AS, Caeiro MF, Moss B (2004) Vaccinia virus mutants with

alanine substitutions in the conserved G5R gene fail to initiate morpho–genesis at the nonpermissive temperature. *J Virol* 78: 10238–10248

[212] Moss B, Rosenblum EN, Katz E, Grimley PM (1969) Rifampicin: a specific inhibitor of vaccinia virus assembly. *Nature* 224: 1280–1284

[213] Tartaglia J, Piccini A, Paoletti E (1986) Vaccinia virus rifampicin–resistance locus specifies a late 63,000 Da gene product. *Virology* 150: 45–54

[214] Baldick CJ Jr, Moss B (1987) Resistance of vaccinia virus to rifampicin con–ferred by a single nucleotide substitution near the predicted NH2 terminus of a gene encoding an Mr 62,000 polypeptide. *Virology* 156: 138–145

[215] Zhang Y, Moss B (1992) Immature viral envelope formation is interrupted at the same stage by lac operator–mediated repression of the vaccinia virus D13L gene and by the drug rifampicin. *Virology* 187: 643–653

[216] Szajner P, Weisberg AS, Lebowitz J, Heuser J, Moss B (2005) External scaffold of spherical immature poxvirus particles is made of protein trimers, forming a honeycomb lattice. *J Cell Biol* 170: 971–981

[217] Resch W, Weisberg AS, Moss B (2005) Vaccinia virus nonstructural protein encoded by the A11R gene is required for formation of the virion membrane. *J Virol* 79: 6598–6609

[218] Szajner P, Weisberg AS, Wolffe EJ, Moss B (2001) Vaccinia virus A30L protein is required for association of viral membranes with dense viroplasm to form immature virions. *J Virol* 75: 5752–5761

[219] Szajner P, Jaffe H, Weisberg AS, Moss B (2003) Vaccinia virus G7L protein interacts with the A30L protein and is required for association of viral mem–branes with dense viroplasm to form immature virions. *J Virol* 77: 3418–3429

[220] Yeh WW, Moss B, Wolffe EJ (2000) The vaccinia virus A9L gene encodes a membrane protein required for an early step in virion morphogenesis. *J Virol* 74: 9701–9711

[221] Ravanello MP, Hruby DE (1994) Characterization of the vaccinia virus L1R myristylpro–tein as a component of the intracellular virion envelope. *J Gen Virol* 75: 1479–1483

[222] Ravanello MP, Hruby DE (1994) Conditional lethal expression of the vaccinia virus L1R myristylated protein reveals a role in virion assembly. *J Virol* 68: 6401–6410

[223] da Fonseca FG, Wolffe EJ, Weisberg A, Moss B (2000) Effects of deletion or stringent repression of the H3L envelope gene on vaccinia virus replication. *J Virol* 74: 7518–7528

[224] da Fonseca FG, Wolffe EJ, Weisberg A, Moss B (2000) Characterization of the vaccinia virus H3L envelope protein: topology and posttranslational mem–brane insertion via the C–terminal hydrophobic tail. *J Virol* 74: 7508–7517

[225] Zhang YF, Moss B (1991) Vaccinia virus morphogenesis is interrupted when expression of the gene encoding an 11-kilodalton phosphorylated protein is prevented by the Escherichia coli lac repressor. *J Virol* 65: 6101-6110

[226] Klemperer N, Ward J, Evans E, Traktman P (1997) The vaccinia virus I1 protein is essential for the assembly of mature virions. *J Virol* 71: 9285-9294

[227] Moss B, Rosenblum EN (1973) Protein cleavage and poxvirus morphogenesis: tryptic peptide analysis of core precursors accumulated by blocking assembly with rifampicin. *J Mol Biol* 81: 267-269

[228] Lee P, Hruby DE (1994) Proteolytic cleavage of vaccinia virus virion proteins. Mutational analysis of the specificity determinants. *J Biol Chem* 269: 8616-8622

[229] Katz E, Moss B (1970) Formation of a vaccinia virus structural polypeptide from a higher molecular weight precursor: inhibition by rifampicin. *Proc Natl Acad Sci USA* 66: 677-684

[230] Niles EG, Seto J (1988) Vaccinia virus gene D8 encodes a virion transmem-brane protein. *J Virol* 62: 3772-3778

[231] Rodriguez JF, Esteban M (1987) Mapping and nucleotide sequence of the vaccinia virus gene that encodes a 14-kilodalton fusion protein. *J Virol* 61: 3550-3554

[232] Betakova T, Wolffe EJ, Moss B (2000) The vaccinia virus A14.5L gene encodes a hydrophobic 53-amino-acid virion membrane protein that enhances virulence in mice and is conserved among vertebrate poxviruses. *J Virol* 74: 4085-4092

[233] Rodriguez D, Rodriguez JR, Esteban M (1993) The vaccinia virus 14-kilodalton fusion protein forms a stable complex with the processed protein encoded by the vaccinia virus A17L gene. *J Virol* 67: 3435-3440

[234] Rodriguez D, Esteban M, Rodriguez JR (1995) Vaccinia virus A17L gene prod-uct is essential for an early step in virion morphogenesis. *J Virol* 69: 4640-4648

[235] Wallengren K, Risco C, Krijnse-Locker J, Esteban M, Rodriguez D (2001) The A17L gene product of vaccinia virus is exposed on the surface of IMV. *Virology* 290: 143-152

[236] Rodriguez JF, Janeczko R, Esteban M (1985) Isolation and characterization of neutralizing monoclonal antibodies to vaccinia virus. *J Virol* 56: 482-488

[237] Davies DH, McCausland MM, Valdez C, Huynh D, Hernandez JE, Mu Y, Hirst S, Villarreal L, Felgner PL, Crotty S (2005) Vaccinia virus H3L envelope protein is a major target of neutralizing antibodies in humans and elicits protection against lethal challenge in mice. *J Virol* 79: 11724-11733

[238] Ichihashi Y, Oie M (1996) Neutralizing epitope on penetration protein of vac-cinia virus.

Virology 220: 491–494

[239] Senkevich TG, White CL, Koonin EV, Moss B (2002) Complete pathway for protein disulfide bond formation encoded by poxviruses. *Proc Natl Acad Sci USA* 99: 6667–6672

[240] Senkevich TG, Weisberg AS, Moss B (2000) Vaccinia virus E10R protein is associated with the membranes of intracellular mature virions and has a role in morphogenesis. *Virology* 278: 244–252

[241] Senkevich TG, White CL, Koonin EV, Moss B (2000) A viral member of the ERV1/ALR protein family participates in a cytoplasmic pathway of disulfide bond formation. *Proc Natl Acad Sci USA* 97: 12068–12073

[242] White CL, Senkevich TG, Moss B (2002) Vaccinia virus G4L glutaredoxin is an essential intermediate of a cytoplasmic disulfide bond pathway required for virion assembly. *J Virol* 76: 467–472

[243] Senkevich TG, White CL, Weisberg A, Granek JA, Wolffe EJ, Koonin EV, Moss B (2002) Expression of the vaccinia virus A2.5L redox protein is required for virion morphogenesis. *Virology* 300: 296–303

[244] Sanderson CM, Hollinshead M, Smith GL (2000) The vaccinia virus A27L pro–tein is needed for the microtubule–dependent transport of intracellular mature virus particles. *J Gen Virol* 81: 47–58

[245] Hiller G, Weber K (1985) Golgi–derived membranes that contain an acylated viral polypeptide are used for vaccinia virus envelopment. *J Virol* 55: 651–659

[246] Hirt P, Hiller G, Wittek R (1986) Localization and fine structure of a vaccinia virus gene encoding an envelope antigen. *J Virol* 58: 757–764

[247] Blasco R, Moss B (1991) Extracellular vaccinia virus formation and cell–to–cell virus transmission are prevented by deletion of the gene encoding the 37,000–Dalton outer envelope protein. *J Virol* 65: 5910–5920

[248] Hiller G, Eibl H, Weber K (1981) Characterization of intracellular and extracel–lular vaccinia virus variants: N1–isonicotinoyl–N2–3–methyl–4–chlorobenzoylhy–drazine interferes with cytoplasmic virus dissemination and release. *J Virol* 39: 903–913

[249] Yang G, Pevear DC, Davies MH, Collett MS, Bailey T, Rippen S, Barone L, Burns C, Rhodes G, Tohan S et al (2005) An orally bioavailable antipoxvirus compound (ST–246) inhibits extracellular virus formation and protects mice from lethal orthopoxvirus challenge. *J Virol* 79: 13139–13149

[250] Schmutz C, Payne LG, Gubser J, Wittek R (1991) A mutation in the gene encoding the vaccinia virus 37,000–M(r) protein confers resistance to an inhibi–tor of virus envelop-

ment and release. *J Virol* 65: 3435–3442

[251] Ponting CP, Kerr ID (1996) A novel family of phospholipase D homologues that includes phospholipid synthases and putative endonucleases: identification of duplicated repeats and potential active site residues. *Protein Sci* 5: 914–922

[252] Baek SH, Kwak JY, Lee SH, Lee T, Ryu SH, Uhlinger DJ, Lambeth JD (1997) Lipase activities of p37, the major envelope protein of vaccinia virus. *J Biol Chem* 272: 32042–32049

[253] Sung TC, Roper RL, Zhang Y, Rudge SA, Temel R, Hammond SM, Morris AJ, Moss B, Engebrecht J, Frohman MA (1997) Mutagenesis of phospholipase D defines a superfamily including a trans–Golgi viral protein required for poxvi–rus pathogenicity. *EMBO J* 16: 4519–4530

[254] Schmutz C, Rindisbacher L, Galmiche MC, Wittek R (1995) Biochemical analy–sis of the major vaccinia virus envelope antigen. *Virology* 213: 19–27

[255] Grosenbach DW, Hansen SG, Hruby DE (2000) Identification and analysis of vaccinia virus palmitylproteins. *Virology* 275: 193–206

[256] Grosenbach DW, Hruby DE (1998) Analysis of a vaccinia virus mutant express–ing a nonpalmitylated form of p37, a mediator of virion envelopment. *J Virol* 72: 5108–5120

[257] Husain M, Moss B (2002) Similarities in the induction of post–Golgi vesicles by the vaccinia virus F13L protein and phospholipase D. *J Virol* 76: 7777–7789

[258] Husain M, Moss B (2001) Vaccinia virus F13L protein with a conserved phos–pholipase catalytic motif induces colocalization of the B5R envelope glycopro–tein in post–Golgi vesicles. *J Virol* 75: 7528–7542

[259] Roper RL, Moss B (1999) Envelope formation is blocked by mutation of a sequence related to the HKD phospholipid metabolism motif in the vaccinia virus F13L protein. *J Virol* 73: 1108–1117

[260] Martinez–Pomares L, Stern RJ, Moyer RW (1993) The ps/hr gene (B5R open reading frame homolog) of rabbitpox virus controls pock color, is a component of extracellular enveloped virus, and is secreted into the medium. *J Virol* 67: 5450–5462

[261] Engelstad M, Smith GL (1993) The vaccinia virus 42–ku envelope protein is required for the envelopment and egress of extracellular virus and for virus virulence. *Virology* 194: 627–637

[262] Wolffe EJ, Isaacs SN, Moss B (1993) Deletion of the vaccinia virus B5R gene encoding a 42–kilodalton membrane glycoprotein inhibits extracellular virus envelope formation and dissemination. *J Virol* 67: 4732–4741

[263] Herrera E, Lorenzo MM, Blasco R, Isaacs SN (1998) Functional analysis of vaccinia virus B5R protein: essential role in virus envelopment is independent of a large portion of the extracellular domain. *J Virol* 72: 294–302

[264] Cudmore S, Cossart P, Griffiths G, Way M (1995) Actin–based motility of vac–cinia virus. *Nature* 378: 636–638

[265] Hollinshead M, Rodger G, Van Eijl H, Law M, Hollinshead R, Vaux DJ, Smith GL (2001) Vaccinia virus utilizes microtubules for movement to the cell sur–face. *J Cell Biol* 154: 389–402

[266] Ward BM, Moss B (2001) Vaccinia virus intracellular movement is associated with microtubules and independent of actin tails. *J Virol* 75: 11651–11663

[267] Rietdorf J, Ploubidou A, Reckmann I, Holmstrom A, Frischknecht F, Zettl M, Zimmer–mann T, Way M (2001) Kinesin–dependent movement on microtubules precedes actin–based motility of vaccinia virus. *Nat Cell Biol* 3: 992–1000

[268] Geada MM, Galindo I, Lorenzo MM, Perdiguero B, Blasco R (2001) Movements of vaccinia virus intracellular enveloped virions with GFP tagged to the F13L envelope protein. *J Gen Virol* 82: 2747–2760

[269] Ward BM, Moss B (2001) Visualization of intracellular movement of vaccinia virus virions containing a green fluorescent protein–B5R membrane protein chimera. *J Virol* 75: 4802–4813

[270] Zhang WH, Wilcock D, Smith GL (2000) Vaccinia virus F12L protein is required for actin tail formation, normal plaque size, and virulence. *J Virol* 74: 11654–11662

[271] Ward BM, Moss B (2004) Vaccinia virus A36R membrane protein provides a direct link between intracellular enveloped virions and the microtubule motor kinesin. *J Virol* 78: 2486–2493

[272] Sanderson CM, Frischknecht F, Way M, Hollinshead M, Smith GL (1998) Roles of vaccinia virus EEV–specific proteins in intracellular actin tail formation and low pH–induced cell–cell fusion. *J Gen Virol* 79: 1415–1425

[273] Wolffe EJ, Weisberg AS, Moss B (1998) Role for the vaccinia virus A36R outer envelope protein in the formation of virus–tipped actin–containing microvilli and cell–to–cell virus spread. *Virology* 244: 20–26

[274] van Eijl H, Hollinshead M, Smith GL (2000) The vaccinia virus A36R protein is a type Ib membrane protein present on intracellular but not extracellular enveloped virus particles. *Virology* 271: 26–36

[275] Herrero–Martinez E, Roberts KL, Hollinshead M, Smith GL (2005) Vaccinia virus intra-

cellular enveloped virions move to the cell periphery on microtu–bules in the absence of the A36R protein. *J Gen Virol* 86: 2961–2968

[276] van Eijl H, Hollinshead M, Rodger G, Zhang WH, Smith GL (2002) The vaccin–ia virus F12L protein is associated with intracellular enveloped virus particles and is required for their egress to the cell surface. *J Gen Virol* 83: 195–207

[277] Hiller G, Weber K, Schneider L, Parajsz C, Jungwirth C (1979) Interaction of assembled progeny pox viruses with the cellular cytoskeleton. *Virology* 98: 142–153

[278] Blasco R, Cole NB, Moss B (1991) Sequence analysis, expression, and deletion of a vaccinia virus gene encoding a homolog of profilin, a eukaryotic actin–binding protein. *J Virol* 65: 4598–4608

[279] Frischknecht F, Moreau V, Rottger S, Gonfloni S, Reckmann I, Superti–Furga G, Way M (1999) Actin–based motility of vaccinia virus mimics receptor tyrosine kinase signalling. *Nature* 401: 926–929

[280] Scaplehorn N, Holmstrom A, Moreau V, Frischknecht F, Reckmann I, Way M (2002) Grb2 and Nck act cooperatively to promote actin–based motility of vac–cinia virus. *Curr Biol* 12: 740–745

[281] Newsome TP, Scaplehorn N, Way M (2004) Src mediates a switch from micro–tubule–to actin–based motility of vaccinia virus. *Science* 306: 124–129

[282] Reeves PM, Bommarius B, Lebeis S, McNulty S, Christensen J, Swimm A, Chahroudi A, Chavan R, Feinberg MB, Veach D et al (2005) Disabling pox–virus pathogenesis by inhibition of Abl–family tyrosine kinases. *Nat Med* 11: 731–739

[283] Ward BM, Weisberg AS, Moss B (2003) Mapping and functional analysis of interaction sites within the cytoplasmic domains of the vaccinia virus A33R and A36R envelope proteins. *J Virol* 77: 4113–4126

[284] Smith GL, Murphy BJ, Law M (2003) Vaccinia virus motility. *Annu Rev* Microbi–ol 57: 323–342

[285] Smith GL, Law M (2004) The exit of Vaccinia virus from infected cells. *Virus Res* 106: 189–197

[286] Law M, Hollinshead R, Smith GL (2002) Antibody–sensitive and antibody–resistant cell–to–cell spread by vaccinia virus: role of the A33R protein in anti–body–resistant spread. *J Gen Virol* 83: 209–222

[287] Boulter EA, Appleyard G (1973) Differences between extracellular and intra–cellular forms of poxvirus and their implications. *Prog Med Virol* 16: 86–108

[288] Payne LG (1980) Significance of extracellular enveloped virus in the in vitro and in vivo

dissemination of vaccinia. *J Gen Virol* 50: 89–100

[289] Sanderson CM, Way M, Smith GL (1998) Virus–induced cell motility. *J Virol* 72: 1235–1243

[290] Valderrama F, Cordeiro JV, Schleich S, Frischknecht F, Way M (2006) Vaccinia virus–induced cell motility requires F11L–mediated inhibition of RhoA signal–ing. *Science* 311: 377–381

[291] Payne LG (1979) Identification of the vaccinia hemagglutinin polypeptide from a cell system yielding large amounts of extracellular enveloped virus. *J Virol* 31: 147–155

[292] Payne L (1978) Polypeptide composition of extracellular enveloped vaccinia virus. *J Virol* 27: 28–37

[293] Roper RL, Payne LG, Moss B (1996) Extracellular vaccinia virus envelope glycoprotein encoded by the A33R gene. *J Virol* 70: 3753–3762

[294] Duncan SA, Smith GL (1992) Identification and characterization of an extracellular envelope glycoprotein affecting vaccinia virus egress. *J Virol* 66: 1610–1621

[295] Shida H (1986) Nucleotide sequence of the vaccinia virus hemagglutinin gene. *Virology* 150: 451–462

[296] Brum LM, Turner PC, Devick H, Baquero MT, Moyer RW (2003) Plasma mem–brane localization and fusion inhibitory activity of the cowpox virus serpin SPI–3 require a functional signal sequence and the virus encoded hemagglutinin. *Virology* 306: 289–302

[297] Roper RL, Wolffe EJ, Weisberg A, Moss B (1998) The envelope protein encod–ed by the A33R gene is required for formation of actin–containing microvilli and efficient cell–to–cell spread of vaccinia virus. *J Virol* 72: 4192–4204

[298] McIntosh AA, Smith GL (1996) Vaccinia virus glycoprotein A34R is required for infectivity of extracellular enveloped virus. *J Virol* 70: 272–281

[299] Blasco R, Sisler JR, Moss B (1993) Dissociation of progeny vaccinia virus from the cell membrane is regulated by a viral envelope glycoprotein: effect of a point mutation in the lectin homology domain of the A34R gene. *J Virol* 67: 3319–3325

[300] Katz E, Wolffe E, Moss B (2002) Identification of second–site mutations that enhance release and spread of vaccinia virus. *J Virol* 76: 11637–11644

[301] Katz E, Ward BM, Weisberg AS, Moss B (2003) Mutations in the vaccinia virus A33R and B5R envelope proteins that enhance release of extracellular virions and eliminate formation of actin–containing microvilli without preventing tyro–sine phosphorylation of the A36R protein. *J Virol* 77: 12266–12275

[302] Parkinson JE, Smith GL (1994) Vaccinia virus gene A36R encodes a M(r) 43–50 K

protein on the surface of extracellular enveloped virus. *Virology* 204: 376–390

[303] Delhon G, Tulman ER, Afonso CL, Lu Z, de la Concha–Bermejillo A, Lehmkuhl HD, Piccone ME, Kutish GF, Rock DL (2004) Genomes of the parapoxviruses ORF virus and bovine papular stomatitis virus. *J Virol* 78: 168–177

[304] Tikkanen MK, McInnes CJ, Mercer AA, Buttner M, Tuimala J, Hirvela–Koski V, Neuvonen E, Huovilainen A (2004) Recent isolates of parapoxvirus of Finnish reindeer (Rangifer tarandus tarandus) are closely related to bovine pseudocow–pox virus. *J Gen Virol* 85: 1413–1418

[305] Likos AM, Sammons SA, Olson VA, Frace AM, Li Y, Olsen–Rasmussen M,Davidson W, Galloway R, Khristova ML, Reynolds MG et al (2005) A tale of two clades: monkeypox viruses. *J Gen Virol* 86: 2661–2672

[306] Chen N, Li G, Liszewski MK, Atkinson JP, Jahrling PB, Feng Z, Schriewer J, Buck C, Wang C, Lefkowitz EJ et al (2005) Virulence differences between monkeypox virus isolates from West Africa and the Congo basin. *Virology* 340: 46–63

[307] Smith GL, Symons JA, Alcamí A (1998) Poxviruses: interfering with interferon.*Semin Virol* 8: 409–418

[308] Williamson JD, Reith RW, Jeffrey LJ, Arrand JR, Mackett M (1990) Biological charac-terization of recombinant vaccinia viruses in mice infected by the respi–ratory route. *J Gen Virol* 71: 2761–2767

[309] Alcami A, Smith GL (1992) A soluble receptor for interleukin–1 beta encoded by vaccinia virus: a novel mechanism of virus modulation of the host response to infection. *Cell* 71: 153–167

[310] Lee MS, Roos JM, McGuigan LC, Smith KA, Cormier N, Cohen LK, Roberts BE, Payne LG (1992) Molecular attenuation of vaccinia virus: mutant genera–tion and animal characterization. *J Virol* 66: 2617–2630

[311] Symons JA, Alcami A, Smith GL (1995) Vaccinia virus encodes a soluble type I interfer-on receptor of novel structure and broad species specificity. *Cell* 81: 551–560

[312] Tscharke DC, Smith GL (1999) A model for vaccinia virus pathogenesis and immunity based on intradermal injection of mouse ear pinnae. *J Gen Virol* 80: 2751–2755

[313] Tscharke DC, Reading PC, Smith GL (2002) Dermal infection with vaccinia virus reveals roles for virus proteins not seen using other inoculation routes. *J Gen Virol* 83: 1977–1986

[314] Reading PC, Smith GL (2003) A kinetic analysis of immune mediators in the lungs of mice infected with vaccinia virus and comparison with intradermal infection. *J Gen Virol*

84: 1973–1983

[315] Jacobs N, Chen RA–J, Gubser C, Najarro P, Smith GL (2006) Intradermal immune response after infection with Vaccinia virus. *J Gen Virol* 87: 1157–1161

[316] Lee H–J, Essani K, Smith GL (2001) The genome sequence of Yaba–like disease virus, a yatapoxvirus. *Virology* 281: 170–192

（吴国华　张强　译）

第 2 章　正痘病毒属：天花病毒

Inger K. Damon

（美国疾病控制和预防中心病毒和立克次体疾病系痘病毒研究室，

美国佐治亚州亚特兰大，邮编：30333）

本报告中的调查发现和结论由作者本人负责，不一定代表疾病控制和预防中心观点。

摘要

重型天花病毒引起人类疾病天花历史记录表明，非疫区的人群在首次暴发天花后会对其人口增长产生深远的影响。1980 年，世界卫生组织（WHO）宣布消灭了天花。本章综述了此疾病的流行病学、临床学和病理生理学以及近年来在天花病毒微生物学方面取得的研究成果。

分类学和历史

据我们所知，天花病毒是正痘病毒属中唯一一种人类独有的病原体。通过基因组比较发现，天花病毒与在西非沙鼠中发现的一种正痘病毒沙鼠痘病毒（据目前所知已经分离获得）及骆驼痘病毒[1,2]密切相关。骆驼痘病毒在正痘病毒中的独特性在于，被认为是一种单峰骆驼独有的病原体。大部分其他正痘病毒具有广泛的宿主，被认为或已知具有啮齿类储存宿主。至少有两种天花病毒已经被阐明具有独特的生物学特性和遗传特性及不同的人类临床和流行病学表现。这两类天花被称为重型天花和轻型天花。根据其在鸡胚绒毛尿囊膜（CAM）上培养温度、不同日龄鸡胚致病率等生物学特性，有人建议将另一种病毒变种称为"中间型天花病毒"；一些研究者认为病毒存在中间生物表型且病死率与这些病毒相关。非洲还出现了病死率较低的其他疾病型，称为"非洲小天花"；总的来说，从这些暴发的病例中得到的病毒在生物性质上与重型天花并没有什么不同。

有关天花的历史和人类对天花的抗争史已有全面和科学的总结[3,4]，因而不在此赘述。天花的来源尚不清楚，但是可能是一种古老的疾病。通过外观检查公元前 1160 年拉美西斯五世法老的木乃伊头部发现，他似乎死于天花。显然，圣经中无有关天花的记载，而且早期希腊和罗马的文献中也没有关于天花的描述 [3]。Dixon 引用了中国公元前 1122 年对天花的描述，并介绍了公元前 590 年通过鼻内感染病毒进行接种的方法 [3]。Henderson 引入了印度在公元 1000 年前使用的接种方法，之后传播到中国、非洲、西亚，之后在 18 世纪传播到欧洲和北美 [5]。使用康复患者的疮痂接种，通过皮肤或鼻道感染天花病毒。通过熟练给药使健康者感染后，病情没有自然感染的严重；尽管仍有人会感染发病，但是死亡概率约为自然感染的十分之一 [5]。瑞士阿旺什的主教 Marius 在 6 世纪首次使用天花一词，此词来自拉丁语 *varius*（斑点）或 *varus*（丘疹）。在 10 世纪，盎格鲁 - 撒克逊词语 poc 或 pocca（袋子或口袋）及之后 pockes 也被用于描述出疹疾病；到 15 世纪，天花被用于区分梅毒等疾病 [6]。

Edward Jenner [7, 8] 在 18 世纪末期对应用人类牛痘病毒病变的脓疱物质进行接种及随后能预防天花病毒攻击进行了书面描述。《新世界中的西班牙》一书称，接种逐渐取代了种痘 [9]，然而有些人群直到 20 世纪仍在使用种痘 [4]。取代牛痘病毒作为疫苗的痘苗病毒的确切来源尚不清楚 [10, 11]。

通过冷冻干燥，制备和使用更加稳定的痘苗病毒制品 [12] 可以使疫苗不需冷链系统。全球在世界卫生组织的支持下经过不懈努力，最终在 1980 年宣布消灭了人类天花。最后一例自然感染病例出现在 1977 年；1978 年报道的两个病例均来自一个实验室 [4]。1980 年，停止了大规模常规接种，且天花病毒被合并到两个世界卫生组织合作中心进行保存。因为担心存在未申报的天花病毒储存及其恶意使用，恢复了对天花诊断学、治疗学和疫苗的研究 [13-15]。

流行病学、疾病和病理学

与大部分正痘病毒不同，引起天花的天花病毒是一种人类独有疾病病原体。在实验室条件下，非人类灵长目能被感染，并通过呼吸和皮肤途径传播疾病给实验室中的其他物种 [16-18]。然而，除人类外无动物自然感染的记录。在过去 50 年中，对自然发生的天花进行了大量的流行病学研究。此病毒能在人与人之间传播；大量的呼吸分泌物被认为是共同的感染来源 [19-21]。接触病例的持续时间、频率及靠近程度均是与患病有关的因素。家庭接触比偶尔接触的风险大。家庭内的接触范围也与患病可能性有关 [22, 23]；一项研究表明，持续接触患病的可能性（26.8%）大于白天离家的可能性（6.3%）[22]。医护人员也面临患病风险 [24]。在几起天花的大暴发中，较小的气溶胶通过空气传播被认为是引起感染的原因 [25]。这些研究还表明，空气传播感染剂量低。此外，还可能通过来自皮疹的感染性物质传播 [19, 26]。在家庭环境中，未接种引起的二次发病率在 37%~88% 之间 [4, 20]。人口密度也是确定暴发范围 [27, 28] 及暴发周期性 [29] 的一个重要决定因素。

事实表明，使用痘苗病毒接种能够有效预防患病。在已知的高风险感染环境中，如家庭，接种接触人群的二次发病率显著低于未接种接触人群。天花消灭运动期间收集的数据表明，未接种疫苗的亲密或家庭接触人群的二次发病率为 58.4%，而接种过疫苗的为 3.8%[4]。重型天花的病死率随疾病症状类型变化而不同，但是记录的各种暴发的累计病死率为 10%~30%。患病后，如果之前接种疤痕仍在，严重性会减轻；这被视为是"接种了……"的证据，尽管一些病例的疤痕是由于细菌反复感染引起的。一项关于住院患者的研究表明，未接种病例患者的总体病死率为 35.5%，而接种病例患者仅为 6.3%[30]。发病率和死亡率一般与皮疹病情有关，且儿童和妊娠女性的病情更严重一些[23, 31]。除了妊娠宿主或患上扁平或出血型天花的宿主，之前的免疫接种似乎能够改变病程；83.7% 之前接种过疫苗的住院患者表现为温和型或离散型天花（如下所述）。与此相反，仅 44.2% 未接种住院患者表现为这种类型。类天花是天花病毒的一个变种，病死率 <1%，表现出类似的流行病学发病率及人和人之间传播特征，但是发病率和死亡率低得多。

本病观察到的季节性，可能与环境因素有关；在冬季和早春此病的发生率最高。这些季节的低温和低湿度会提高病毒稳定性[32]。病例患者在感染后的最初症状为皮疹；这与患病期间在口咽分泌物中发现的感染性病毒粒子的大小有关[33-35]。

疾病

自然天花病毒感染引起的系统疾病特征为发烧和独特皮疹。世界卫生组织将天花分为八类；分类主要依据是临床疾病分类[30]（表 2-1）。天花的经典描述介绍了普通疾病型是最常见的临床表现。经过 10~14 天（范围 7~17 天）无症状潜伏期后，迅速发烧到约 103°F（38~40°C），且有时会表现为皮肤瘀点。相关全身症状包括背疼、头疼、呕吐和虚脱。在潜伏 1 或 2 天后，出现特征为离心分布的全身皮疹（也即病变大量出现在口腔黏膜、面部及四肢而不是躯干）。一般情况下，出皮疹后会退烧。病变往往出现在手掌和足底。皮疹病变最初为黄斑，之后发展到丘疹阶段，在第 4~5 天，扩大并发展成为水疱，并在第 7 天发展成为脓疱。当病变成为脓疱时，通常会继续发烧。到第 14 天，病变开始结痂并脱落。在水疱和脓疱阶段，皮肤病变位置较深，且身体所有部位的病变处于同一发展阶段。普通天花的经典表现如图 2-1 所示。普通类型天花可以根据面部和身体上皮疹范围细分成三类：融合、半融合及离散。在普通融合型疾病中，躯干或面部的疱性脓疱皮疹病变之间无可见的皮肤。在普通半融合和离散型疾病中，躯干和面部皮疹病变之间可以看到小块的正常皮肤，其他更严重的类型如下所述。有些未接种个体和多数接种个体的表现不严重（温和天花或无痘天花）。对 3 544 个未接种住院天花病例的研究观察到温和型、离散型、半融合或融合型普通疾病患者分别为 1.7%、42.1%、23.9% 和 22.8%，其他更严重的类型如下所述。在同一研究中，死亡率与皮疹严重性有关；病死率分别为 0%、9.3%、37.0% 和 62.0%[30]。

表 2-1　临床疾病分类

WHO 天花类型	临床定义
无疹天花	发烧，无皮疹
温和型或变型天花	症状同普通型，病程快
普通离散型	发烧，皮疹，甚至在面部脓疱之间也有正常皮肤
普通半融合型	发烧，皮疹，面部脓疱融合，其他部位离散
普通融合型	发烧，皮疹，面部和前臂脓疱融合
扁平型	发烧，皮肤红疹和水肿，水疱变软、扁平和大疱
早期出血型	发病时持续发烧、出血和瘀点、紫癜皮疹
晚期出血型	发病晚期，持续发烧、皮疹、水疱的基部出血

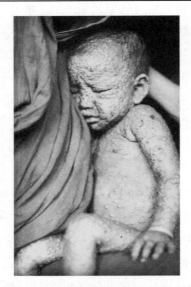

图 2-1　患普通融合型天花的孟加拉国儿童，拍摄于 1975 年

摘自公共健康信息库，图片编号 7735。http：//phil.cdc.gov/phil/home.asp.CDL/WHO/Stanley Foster MD, MPH 提供。

重型天花有 4 种主要临床型：① 普通型天花（约 90% 病例）引起病毒血症、发烧、虚脱及皮疹；一般情况下，死亡率与皮疹范围成比例，且按照 WHO 分类，在 10% 以下（普通离散型）到 50%~75%（罕见的普通融合型表现）之间；②（疫苗）变型天花（5% 病例）产生轻微的前驱症状，之前接种过疫苗的患者几乎不会出现皮肤病变，死亡率远低于 10%；③ 扁平型天花（约 5% 住院病例）病变发展较慢，且难以区别，因为在水疱阶段，它们表现为皮肤发红（水肿），且几乎总是致命；④ 出血型天花（< 1% 病例）引起皮肤和黏膜出血，且总是会致命。普通离散型天花是由类天花感染产生的，伴随发热前驱症状和皮疹[4]。患此型天花的患者几乎不会像感染重型天花的患者那样发生死亡或"毒血症"。

最严重的天花型为扁平型和出血型的表现，似乎与在暴发时流行的天花病毒株无关；

接触出血型的疾病病例不一定会发展成为出血型疾病。研究人员认为，宿主免疫应答缺陷是形成这些天花型的成因。之前接种不一定会对出血型天花产生保护作用，但是可以对扁平型天花起到保护作用 [30, 36-38]。此外，妊娠女性也可能发生出血型天花；妊娠期间患者肾上腺皮质酮水平上升被认为是主要的宿主因素之一 [31, 38]。给携带天花病毒的非人类灵长目动物注射肾上腺皮质酮会导致出现严重的疾病表现，伴随出血性特征且预后不良 [39]。通过检测病毒在 CAM 的生长来研究患天花期间的病毒血症，结果表明病毒血症一般仅在患上出血型天花期间才会看到 [40-42]；对宿主血清的检测结果表明，仅有极少量抗体对病毒有反应。

患扁平型天花的征兆是突然出现 38.3~38.9℃高烧，并在之后 3~4 天出现皮疹。口腔黏膜疹往往是融合的，另外还有直肠黏膜脱落的报道。在丘疹水疱阶段，病变表现为小凹口（第 6 天），水疱基部出血，周围为红斑环。到第 7 或 8 天，病变呈现扁平。据报道，大疱病变可能脱落。整个病程持续发烧，且经常会在发病第 7 或 8 天观察到呼吸并发症。此外，还有血小板减少、嗜中性白细胞减少和淋巴细胞增多的报道 [3]。

在出血型天花中，根据出血性表现的时间形成了早期和晚期的命名。此外，病理学研究支持不同的病理表现。成人的这些天花临床表现比儿童更普遍。在早期出血型天花中，发病后就开始出现发烧和典型前驱症状；高烧不退。发烧开始后不久，瘀点和紫癜皮疹变得明显；此外，还可以看到结膜下出血、血尿症及阴道出血。患者往往会在患病后的 6 天内死亡，比任何典型疱性脓疱皮疹出现早很多。在晚期出血型天花中，发烧开始后，形成典型的斑状丘疹病变，但是不会退烧。病变发展缓慢，且从病变基部可以看到明显的出血区。在一些病例中，病变保持扁平，还有一些病变会起泡。黏膜出血，血小板显著减少，且在患病第 8~10 天死亡。

发病机制和病理学

介绍的大部分天花发病机制来自非人类灵长目的天花病毒感染或正痘病毒密切相关的猴痘病毒、鼠痘病毒和兔痘病毒系统感染可疑宿主的实验研究。除了人类天花患者临床诊断研究还有来自死亡天花患者的尸体解剖数据，通过这些资料，我们对人类天花发病机制进行了研究。

大部分感染都是因为吸入呼吸分泌物且病毒在口咽和呼吸黏膜着床引起的。如果感染途径为吸入，则无明显的严重局部感染。此外，通过皮肤种痘时，在患者疮痂的病毒也会引起天花。在这些病例中（如果给药熟练），天花的毒力往往较低，表现为局部感染病变，且无症状，潜伏期较短。

病毒侵入后，就形成了发病模式，病毒迁移到局部淋巴结，然后传播到网状内皮组织系统，进行进一步复制。这时，机体是无临床症状的。10~14 天后，出现继发性病毒血症，它是有症状疾病的前驱症状。在此期间，病毒在口咽和上皮着床；口咽黏膜中无角质化结构导致形成溃疡，并在唾液中释放病毒；病毒在上皮细胞中复制引起特征性黄斑、丘疹及出现天花水疱。

最近通过静脉注射（i.v.）使食蟹猴感染天花病毒的研究提供了一种类似于临床天花某些方面的疾病模型，其病死率更高，因此可能提供更多关于病理生理过程导致致命结果的信息。在此模型中，注射高剂量天花病毒（10^9 感染粒子），且在感染后几天，可以在口咽回收病毒，离心分布水疱病变明显，并在感染后 3~10 天出现死亡。在细胞质中能检测到高浓度的 I 型 IFN、IL-6 及 IFN-γ 及指征扩散性血管内凝血（DIC）的肺动脉栓塞和血小板减少症，以及一氧化氮。此外，还观察到细胞凋亡及淋巴器官中 T 细胞减少[43]。这些发现与脓毒病综合征的一致。值得一提的是，感染动物体内的 TNF-α 水平最低。使用从在感染期间分离出来的外周血单核细胞（PBMCs）提取的 RNA，通过检测此天花病毒感染模型中的宿主转录反应，发现 NF-kB 和 TNF-α 调节的基因表达显著下降。这与人类 PBMCs 感染细菌时观察到的情况相反[44]；天花病毒 TNF 受体同源蛋白的功能（见下文）可能与此有一些关联。

天花在人体致病过程中，研究最广泛的是皮疹。病毒病变主要在上皮发展，尽管在早期出现了毛细血管扩张、内皮细胞肿胀和血管周围有淋巴细胞浸润，在形成皮疹病变前，真皮乳头层上出现有巨噬细胞、血细胞和嗜酸性细胞。之后，上皮内马氏体层细胞膨胀并形成空泡，进行空泡样变性。细胞质中可见 B 型包涵体。细胞质继续变大，核物质损失严重，且细胞破裂引起的液泡聚结在棘细胞层中层和上层产生网状变性。在之后的阶段中形成水疱。下棘细胞层和基底层中细胞出现核凝结及核分裂。因此，在真皮附近形成水疱腔（之后变成脓疱），为深层类似天花脓疱病变创造了条件。腔内保留了一些细胞残骸，产生多房性外观，还提高了病变坚固性。当多形核细胞移动到腔内后，形成脓疱。在病变位置发现了高滴度病毒[45]。黏膜表面无角质层，病毒在上皮细胞中增殖会引起坏死，产生溃疡，并导致大量病毒释放到口咽[34]。

通过选择的尸体解剖病例，对天花患者其他器官进行了的检测。一些研究结果表明，肝脏和脾脏并未呈现出广泛的病毒复制和坏死证据，在易感小鼠感染鼠痘病毒后观察到的结果与此相反。在肺部可看到轻微的病理学变化，然而猫感染牛痘后会引起严重的支气管肺炎[46]，且兔感染兔痘病毒后除胸膜下结节外，肺部也可观察到实变[47]。

基因组

现在许多天花病毒基因组已完成测序（表 2–2）[1]。基因组大小为 185~186 kb，G+C 含量为 33.7% 及编码氨基酸超过 50 个的开放阅读框（ORF）197~207 个。这些预测的 ORF 部分片段与正痘病毒中的对应基因同源。基因组的一般结构与其他正痘病毒的类似；中央区域为编码病毒生命周期和病毒粒子形态形成有关的蛋白；基因组左右两端的核酸区编码参与或可能参与宿主免疫反应逃避或病毒宿主范围的蛋白。这些区域在正痘病毒基因组中更易变。

从目前掌握的序列信息看，有三组不同的天花病毒。第一组包括按照暴发后病死率和生物性质分类为重型天花毒株，此组还包括与非洲非常低病死率有关的毒株（也称为非洲小天花）。第二组包括由 < 1% 的病死率和生物属性分类为类天花的毒株。最后一组是从西非分离的毒株，包括在之后介绍的与年龄相关的具有中等病死率和中等生物性质的天花病毒。

采用了很多不同的分析方法来试图预测对限定天花病毒特殊宿主范围及确定病毒在人类宿主中致病性不同具有重要作用的基因[48-59]。总之，这些研究的重点在预测与宿主免疫应答有关的基因，当正痘病毒有这些基因时会导致全身性疾病 (天花病毒和猴痘病毒)，当缺乏这些基因时则引起局部性疾病 (痘苗病毒和牛痘病毒)。正痘病毒已经形成了许多逃避宿主免疫系统的策略，研究人员已对这些策略进行了定期总结[60-66]（也可参见 Nazarian/McFadden 撰写的章节)。这些策略包括干扰 IFN 的抗病毒作用、最小化炎症反应、抑制细胞凋亡及减少先天补体 - 调节免疫。一些预测的特异病毒蛋白能调节许多宿主蛋白，包括补体级联反应蛋白、趋化因子、NF-kB、IL-1β、IFN-α、IFN-β、IFN-γ 及 TNF。天花病毒蛋白与预测的参与宿主蛋白相互作用的正痘病毒蛋白之间潜在的显著差异已被详细综述。普遍的共识是难以确定各种不同研究结果的相对重要性，且难以确定哪些天花病毒蛋白和宿主反应能共同相互作用，从而产生人类天花的临床表现。基于基因组预测的可能影响天花特征发病机制的 ORF 主要位于基因组的左右两端。

表 2-2　截至 2006 年测序的天花病毒分离株（摘自文献[1]）

天花病毒缩写标识符	病毒库记录的天花病毒	分离年份	样品来源	推测 ORF	序列号
BEN68—59	V68-59，达荷美共和国	1968	贝宁	205	DQ441416
BOT72—143	V72-143	1972	博茨瓦纳	203	DQ441417
BOT73—225	V73-225	1973	博茨瓦纳	201	DQ441418
CNG70—46	V70-46 金莎萨	1970	刚果地区	203	DQ437583
CNG70—227	V74-227 Gispen 刚果 9	1970	刚果地区	200	DQ441423
ETH72—16	Eth16 R14-1X-72 艾迪斯	1972	埃塞俄比亚	202	DQ441424
ETH72—17	Eth17 R14-1X-72 艾迪斯	1972	埃塞俄比亚	201	DQ441425
GUI69—005	V69-005 几内亚	1969	几内亚	204	DQ441426
NIG69—001	从尼日利亚进口的	1969	尼日尔	205	DQ441434
SAF65—102	102 Natal，Ingwavuma	1965	南非	200	DQ441435
SAF65—103	103 T 'vaal，内尔斯普雷特	1965	南非	202	DQ441436
SLN68—258	V68-258	1969	塞拉利昂	204	DQ441437
SOM77—ali	V77-2479 最后一个病例	1977	索马里	202	DQ437590
SUD47—jub	Juba	1947	苏丹	201	DQ441440
TAN65—kem	Kembula	1965	坦桑尼亚	198	DQ441443

（续表）

天花病毒缩写标识符	病毒库记录的天花病毒	分离年份	样品来源	推测ORF	序列号
AFG70—vlt4	天花 tor 4	1970	阿富汗	203	DQ437580
BSH74—nur	Nur Islam	1974	孟加拉国	196	DQ441420
BSH74—shz	Shahzaman	1974	孟加拉国	197	DQ441421
BSH74—sol	Solaiman	1974	孟加拉国	197	DQ441422
BSH75—banu	V75-550 重新测序	1975	孟加拉国	201	DQ437581
CHN48—horn	China Horn Sabin lab	1948	中国	204	DQ437582
IND53—mad	Kali-Muthu-Madras	1953	印度	201	DQ441427
IND53—ndel	新德里	1953	印度	201	DQ441428
IND64—vel4	7124 韦洛尔	1964	印度	205	DQ437585
IND64—vel5	7125 韦洛尔	1964	印度	202	DQ437586
IND67—mah	载体马哈拉施特拉 E6	1967	印度	198	X69198
IRN72—tbrz	伊朗 2602 Tabriz	1972	伊朗	203	DQ437587
JAP46—yam	Yamada MS-2A Tokyo	1946	日本	203	DQ441429
JAP51_hrpr	Harper Masterseed	1951	日本	202	DQ441430
JAP51_stwl	Stillwell Masterseed	1951	日本	201	DQ441431
KOR47_lee	Lee Masterseed	1947	韩国	203	DQ441432
KUW67—1629	K1629	1967	科威特	199	DQ441433
NEP73_175	V73-175	1973	尼泊尔	202	DQ437588
PAK69_lah	Rafiq Lahore	1969	巴基斯坦	203	DQ437589
SUM70—222	V70-222	1970	苏门答腊	202	DQ437591
SUM70_228	V70-228	1970	苏门答腊	199	DQ441442
SYR72—119	V72-119	1972	叙利亚	203	DQ437592
GER58_hdlg	来自印度的海德尔堡	1958	德国	201	DQ437584
UNK44_harv	哈维米德尔赛克斯	1944	英国	203	DQ441444
UNK46_hind	Hinden	1946	英国	198	DQ441445
UNK47_hig	Higgins 斯塔福德郡	1947	英国	200	DQ441446
UNK52_but	巴特勒类天花	1952	英国	207	DQ441447
YUG72_164	来自伊拉克的南斯拉夫	1972	南斯拉夫	201	DQ441448
BRZ66_39	V66-39 类天花	1966	巴西	207	DQ441419
BRZ66_gar	加西亚类天花	1966	巴西	207	Y16780

　　显然，天花病毒的 IL-1 β 受体同源蛋白基因可能出现断裂，因此，天花病毒不能表达该蛋白。应用鼻内感染小鼠模型研究发现，痘苗病毒中 IL-1 β 受体基因的删除可能引起发热反应及体重减轻。

　　截至目前，只有少量天花病毒蛋白得到直接研究。这些蛋白在非正痘病毒系统中表达，然后用于体外系统与正痘病毒中的同源蛋白的性质进行比较。与其他正痘病毒同源蛋白类似，天花病毒趋化因子结合蛋白结合 β - 趋化因子，但是不结合 α - 趋化因子[67]。

研究者对天花病毒补体酶（SPICE）抑制蛋白的同源蛋白——痘苗病毒补体调控蛋白（VCP）进行了深入的体外研究。同源蛋白间相差 11 个氨基酸。已经证实，痘苗病毒蛋白与天花病毒蛋白[68-71]一样会干扰经典和替代补体活化路径，且被视为是一种毒力因子[70]。在人类 C3b 和 C4b 失活中，天花病毒同源蛋白比 VCP 高效，且对人类补体的特异性比 VCP 强。SPICE 抑制人类和狒狒补体的效果比狗或几内亚猪补体好；VCP 的效果则与此相反[68]。这一发现被认为是天花病毒具有人类宿主嗜性的一个证据[59]。通过功能模型已对蛋白与补体相互作用进行了更为深入的研究[72]。

已经证实痘苗病毒生长因子（VGF）是一种毒力因子[73, 74]。天花病毒的 VGF 同源蛋白的 EGF 区域是由天花病毒 D4R ORF 表达并命名为"天花生长因子"（SPGF），并对其生物化学性质进行了检测。此 50- 氨基酸肽与其痘苗病毒同源蛋白相差三个氨基酸，表现为与 erbB1 的亚毫微摩尔特异结合及诱导人角质细胞增殖。制备的抗天花病毒蛋白 EGF 区域的两株单克隆抗体能够有效阻断 SPGF 结合到 erbB1 上，但其结合 VGF 的能力减弱或缺失。将前者的单克隆抗体与 L1R 单克隆抗体（中和细胞内成熟病毒粒子）共同注射到小鼠体内后进行鼻内痘苗病毒感染，6 天后，鼠肺中痘苗病毒的清除效果得到提高，显然这是通过增强 T 细胞反应及减少 erbB1 刺激诱导的细胞因子调节异常引起的[75]。

一些痘病毒表达的蛋白（IL-18BP）具有结合和抑制 IL-18 的功能。在动物模型中应用敲除 IL-18BP 的兔痘病毒或痘苗病毒进行试验，出现毒力减弱和 IFN-γ 水平提高及 NK 细胞和 T 细胞活性增强等宿主反应[76-78]。天花病毒 IL-18BP 蛋白已在体外获得表达，且具有抑制 IL-18 的活性；天花病毒 IL-18BP 蛋白与小鼠 IL-18 蛋白的亲和性高于人 IL-18。天花病毒 IL-18BP 蛋白能与葡糖氨基葡聚糖结合，而鼠痘病毒 IL-18BP 蛋白则不能，这种作用的重要性尚无法确定[76, 79]。

近期对天花病毒表达的 TNF 结合蛋白（crmB，G2R ORF 的产物）的研究表明，天花病毒表达蛋白能结合并抑制人 TNF 和人淋巴毒素 α，虽然对人淋巴毒素 α 的效果较低。与 IL-18BP 相同，在这些研究中天花病毒蛋白的亲和力较高，且能够更好地抑制小鼠或大鼠宿主蛋白（在本例中为 TNF）。另外，此 crmB 基因 C- 末端区能够结合并抑制选择性趋化因子的活性，可能影响关键阶段康复期的炎症应答而导致病毒扩散。此区域称为天花病毒编码的趋化因子受体（SECRET），该受体也存在于正痘病毒基因 crmD（天花基因组中无此基因）及鼠痘病毒或牛痘病毒的三种其他的分泌蛋白中[80]。

目前已合成与鼠痘病毒 p28 蛋白同源的天花病毒蛋白，并发现其具有 E3 泛激素连接酶活性[81]。尽管这种预测的蛋白在正痘病毒中具有约 95% 氨基酸一致性，但该基因在痘苗病毒中为截短基因。鼠痘病毒 p28 蛋白在毒力和抑制细胞凋亡方面具有潜在作用，天花病毒的这种蛋白是否存在这些功能尚未确定[51, 82, 83]。

参考文献

[1]   Esposito JJ, Sammons SA, Frace AM, Osborne JD, Olsen–Rasmussen M, Zhang M, Govil D, Damon IK, Kline R, Laker M et al (2006) Genome sequence diversity and clues to the evolution of *Variola virus*. *Science* 313: 807–812

[2]   Gubser C, SmithGL (2002) The sequence of camelpox virus shows it is most closely related to variola virus, the cause of smallpox. *J Gen Virol* 83: 855–872

[3]   Dixon CW (1962) *Smallpox*. J. & A. Churchill, London

[4]   Fenner F, Henderson DA, Arita I, Jezek Z, Ladnyi ID (1988) *Smallpox and its Eradication*. World Health Organization, Geneva

[5]   Henderson DA, Moss B (1999) Smallpox and Vaccinia. In: S Plotkin, W Orenstein (eds): *Vaccines*. Saunders, New York, 74–97

[6]   Creighton C (1894) *History of Epidemics in Britain*. Cambridge University Press, London

[7]   Jenner E (1798) *An enquiry into the causes and effects of variolae vaccinae, a disease discovered in some of the western couties of England, particularly Gloucerstershire, and known by the name of cowpox*. Samson Low, London

[8]   Jenner E (1799) *Further observations on the variolae vaccinae*. Samson Low, London

[9]   Franco–Paredes C, Lammoglia L, Santos–Preciado JI (2005) The Spanish royal philanthropic expedition to bring smallpox vaccination to the New World and Asia in the 19th century. *Clin Infect* Dis 41: 1285–1289

[10]   Baxby D (1999) The orgins of vaccinia virus –an even shorter rejoinder. *Soc Hist Med* 12: 139

[11]   Baxby D (1999) Edward Jenner's Inquiry; a bicentenary analysis. *Vaccine* 17: 301–307

[12]   Collier LH (1954) The preservation of vaccinia virus. *Bacteriol Rev* 18: 74–86

[13]   National Research Council (1999) *Assessment of Future Needs for Live Variola Virus*. NAS Press, Washington, D.C.

[14]   Leduc JW, Damon I, Relman DA, Huggins J, Jahrling PB (2002) Smallpox research activities: U.S. interagency collaboration, 2001. *Emerg Infect Dis* 8: 743–745

[15]   Leduc JW, Jahrling PB (2001) Strengthening national preparedness for small–pox: an update. *Emerg Infect Dis* 7: 155–157

[16]   Noble J Jr, Rich JA (1969) Transmission of smallpox by contact and by aerosol routes in *Macaca irus*. *Bull World Health Organ* 40: 279–286

[17]   Kalter SS, Rodriguez AR, Cummins LB, Heberling RL, Foster SO (1979) Experimental smallpox in chimpanzees. *Bull World Health Organ* 57: 637–641

[18]　Heberling RL, Kalter SS, Rodriguez AR (1976) Poxvirus infection of the baboon (*Papio cynocephalus*). *Bull World Health Organ* 54: 285–294

[19]　Downie AW, Meiklejohn M, St Vincent L, Rao AR, Sundara Babu BV, Kempe CH (1965) The recovery of smallpox virus from patients and their environment in a smallpox hospital. *Bull World Health Organ* 33: 615–622

[20]　Mack TM, Thomas DB, Muzaffar KM (1972) Epidemiology of smallpox in West Pakistan. II. Determinants of intravillage spread other than acquired immunity. *Am J Epidemiol* 95: 169–177

[21]　Mack TM, Thomas DB, Ali A, Muzaffar KM (1972) Epidemiology of smallpox in West Pakistan. I. Acquired immunity and the distribution of disease. *Am J Epidemiol* 95: 157–168

[22]　Heiner GG, Fatima N, McCrumb FR Jr (1971) A study of intrafamilial trans–mission of smallpox. *Am J Epidemiol* 94: 316–326

[23]　Rao AR, Jacob ES, Kamalakshi S, Appaswamy S, Bradbury (1968) Epidemiological studies in smallpox. A study of intrafamilial transmission in a series of 254 infected families. *Indian J Med Res* 56: 1826–1854

[24]　Mack TM (1972) Smallpox in Europe, 1950–1971. *J Infect Dis* 125: 161–169

[25]　Wehrle PF, Posch J, Richter KH, Henderson DA (1970) An airborne outbreak of smallpox in a German hospital and its significance with respect to other recent outbreaks in Europe. *Bull World Health Organ* 43: 669–679

[26]　Stallybrass CO (1931) *The principles of epidemiology and the process of infec–tion.* Routledge, London, 329

[27]　Thomas DB, McCormack WM, Arita I, Khan MM, Islam S, MackTM (1971) Endemic smallpox in rural East Pakistan. I. Methodology, clinical and epide–miologic characteristics of cases, and intervillage transmission. *Am J Epidemiol* 93: 361–372

[28]　Arita I, Wickett JF, Fenner F (1986) Impact of population density on immuniza–tion programs. *J Hyg Camb* 96: 459–466

[29]　Duncan SR, Scott S, Duncan CJ (1993) An hypothesis for the periodicity of smallpox epidemics as revealed by time series analysis. *J Theor Biol* 160: 231–248

[30]　Rao AR (1972) *Smallpox.* The Kothari Book Depot, Bombay

[31]　Rao AR, Prahlad I, Swaminathan M, Lakshmi A (1963) Pregnancy and small–pox. *J Indian Med Assoc* 40: 353–363

[32]　Harper GJ (1961) Airborne micro–organisms: survival tests with four viruses. *J Hyg (Lond)* 59: 479–486

[33]　Kitamura T, Aoyama Y, Kurata T, Arita M, Imagawa Y (1977) Virological stud–ies of

smallpox in an endemic area. II. Virus content of clinical specimens and typing of virus isolates. *Jpn J Med Sci Biol* 30: 229–239

[34] Sarkar JK, Mitra AC, Mukherjee MK, De SK, Mazumdar DG (1973) Virus excretion in smallpox. 1. Excretion in the throat, urine, and conjunctiva of patients. *Bull World Health Organ* 48: 517–522

[35] Downie AW, St Vincent L, Meiklejohn G, Ratnakannan NR, RaoAR, Krishnan GN, Kempe CH (1961) Studies on the virus content of mouth washings in the acute phase of smallpox. *Bull World Health Organ* 25: 49–53

[36] Downie AW, Fedson DS, Saint VL, Rao AR, Kempe CH (1969) Haemorrhagic smallpox. *J Hyg (Lond)* 67: 619–629

[37] Sarkar JK, Mitra AC, Chakravarty MS (1972) Relationship of clinical severity, antibody level, and previous vaccination state in smallpox. *Trans R Soc Trop Med Hyg* 66: 789–792

[38] Rao AR (1964) Haemorrhagic smallpox: a study of 240 cases. *J Indian Med Assoc* 43: 224–229

[39] Rao AR, Sukumar MS, Kamalakshi S, Paramasivam TV, Parasuraman TA, Shantha M (1968) Experimental variola in monkeys. I. Studies on disease enhancing property of cortisone in smallpox. A preliminary report. *Indian J Med Res* 56: 1855–1865

[40] Downie AW, McCarthy K, Macdonald A, Maccallum FO, Macrae AE (1953) Virus and virus antigen in the blood of smallpox patients; their significance in early diagnosis and prognosis. *Lancet* 265: 164–166

[41] Downie AW, McCarthy K, Macdonald A (1950) Viraemia in smallpox. *Lancet* 2: 513–514

[42] Downie AW, Fedson DS, Saint VL, Rao AR, Kempe CH (1969) Haemorrhagic smallpox. *J Hyg (Lond)* 67: 619–629

[43] Jahrling PB, Hensley LE, Martinez MJ, Leduc JW, Rubins KH, Relman DA, Huggins JW (2004) Exploring the potential of variola virus infection of cyno–molgus macaques as a model for human smallpox. *Proc Natl Acad Sci USA* 101: 15196–15200

[44] Rubins KH, Hensley LE, Jahrling PB, Whitney AR, Geisbert TW, Huggins JW, Owen A, Leduc JW, Brown PO, Relman DA (2004) The host response to smallpox: analysis of the gene expression program in peripheral blood cells in a nonhuman primate model. *Proc Natl Acad Sci USA* 101: 15190–15195

[45] Bras G (1952) The morbid anatomy of smallpox. *Doc Med Geogr Trop* 4: 303

[46] Marennikova S, Maltseva MN, Korneeva VI, Garanina NM (1977) Pox out–break among carnivora (Felidae) and Endentata. *J Infect Dis* 135: 358

[47] Greene HSN (1934) Rabbitpox. II. Pathology of the epidemic disease. *J Exp Med* 60: 427

[48]　Smith GL (1993) Vaccinia virus glycoproteins and immune evasion. The six–teenth Fleming Lecture. *J Gen Virol* 74: 1725–1740

[49]　Shchelkunov SN (1995) Functional organization of variola major and vaccinia virus genomes. *Virus Genes* 10: 53–71

[50]　Massung RF, Esposito JJ, Liu LI, Qi J, Utterback TR, Knight JC, Aubin L, Yuran TE, Parsons JM, Loparev VN et al (1993) Potential virulence determinants in terminal regions of variola smallpox virus genome. *Nature* 366: 748–751

[51]　Senkevich TG, Koonin EV, Buller RM (1994) A poxvirus protein with a RING zinc finger motif is of crucial importance for virulence. *Virology* 198: 118–128

[52]　Shchelkunov SN, Resenchuk SM, Totmenin AV, Blinov VM, Marennikova SS, Sandakh-chiev LS (1993) Comparison of the genetic maps of variola and vac–cinia viruses. *FEBS Lett* 327: 321–324

[53]　Alcami A, Smith GL (1993) Comment on the paper by Shchelkunov et al (1993) *FEBS Letters* 319, 80–83. Two genes encoding poxvirus cytokine recep–tors are disrupted or deleted in variola virus. *FEBS Lett* 335: 136–137

[54]　Buller RM, Palumbo GJ (1991) Poxvirus pathogenesis. *Microbiol Rev* 55: 80–122

[55]　Chen N, Li G, Liszewski MK, Atkinson JP, Jahrling PB, Feng Z, Schriewer J, Buck C, Wang C, Lefkowitz EJ et al (2005) Virulence differences between monkeypox virus isolates from West Africa and the Congo basin. *Virology* 340: 46–63

[56]　McFadden G (2005) Poxvirus tropism. *Nat Rev Microbiol* 3: 201–213

[57]　Jahrling PB, Fritz EA, Hensley LE (2005) Countermeasures to the bioterrorist threat of smallpox. *Curr Mol Med* 5: 817–826

[58]　Massung RF, Loparev VN, Knight JC, Totmenin AV, Chizhikov VE, Parsons JM, Safronov PF, Gutorov VV, Shchelkunov SN, Esposito JJ (1996) Terminal region sequence variations in variola virus DNA. *Virology* 221: 291–300

[59]　Dunlop LR, Oehlberg KA, Reid JJ, Avci D, Rosengard AM (2003) *Variola virus* immune evasion proteins. *Microbes Infect* 5: 1049–1056

[60]　Esteban DJ, Buller RM (2005) Ectromelia virus: the causative agent of mouse–pox. *J Gen Virol* 86: 2645–2659

[61]　Barry M, McFadden G (1997) Virus encoded cytokines and cytokine receptors. Parasitolo-gy 115 Suppl: S89–100

[62]　Cao JX, McFadden G (2001) Characterization of the myxoma virus M118L protein: a novel essential poxvirus IMV–associated protein. *Virus Genes* 23: 303–313

[63]　Everett H, McFadden G (2002) Poxviruses and apoptosis: a time to die. *Curr Opin*

Microbiol 5: 395–402

[64] Johnston JB, McFadden G (2004) Technical knockout: understanding poxvi–rus pathogenesis by selectively deleting viral immunomodulatory genes. *Cell Microbiol* 6: 695–705

[65] Johnston JB, McFadden G (2003) Poxvirus immunomodulatory strategies: cur–rent perspectives. *J Virol* 77: 6093–6100

[66] Lalani AS, Masters J, Zeng W, Barrett J, Pannu R, Everett H, Arendt CW, McFadden G (1999) Use of chemokine receptors by poxviruses. *Science* 286: 1968–1971

[67] Smith CA, Smith TD, Smolak PJ, Friend D, Hagen H, Gerhart M, Park L, Pickup DJ, Torrance D, Mohler K et al (1997) Poxvirus genomes encode a secreted, soluble protein that preferentially inhibits beta chemokine activity yet lacks sequence homology to known chemokine receptors. *Virology* 236: 316–327

[68] Rosengard AM, Liu Y, Nie Z, Jimenez R (2002) Variola virus immune evasion design: expression of a highly efficient inhibitor of human complement. *Proc Natl Acad Sci USA* 99: 8808–8813

[69] Rosengard AM, Alonso LC, Korb LC, Baldwin WM III, Sanfilippo F, Turka LA, Ahearn JM (1999) Functional characterization of soluble and mem–brane–bound forms of vaccinia virus complement control protein (VCP). *Mol Immunol* 36: 685–697

[70] Isaacs SN, Kotwal GJ, Moss B (1992) Vaccinia virus complement–control pro–tein prevents antibody–dependent complement–enhanced neutralization of infectivity and contributes to virulence. *Proc Natl Acad Sci USA* 89: 628–632

[71] Kotwal GJ, Isaacs SN, McKenzie R, Frank MM, Moss B (1990) Inhibition of the complement cascade by the major secretory protein of vaccinia virus. *Science* 250: 827–830

[72] Sfyroera G,Katragadda M,Morikis D,Isaacs SN,Lambris JD (2005) Electrostatic modeling predicts the activities of orthopoxvirus complement control proteins. *J Immunol* 174: 2143–2151

[73] Buller RM, Chakrabarti S, Moss B, Fredrickson T (1988) Cell proliferative response to vaccinia virus is mediated by VGF. *Virology* 164: 182–192

[74] Buller RM, Chakrabarti S, Cooper JA, Twardzik DR, Moss B (1988) Deletion of the vaccinia virus growth factor gene reduces virus virulence. *J Virol* 62: 866–874

[75] Kim M, Yang H, Kim SK, Reche PA, Tirabassi RS, Hussey RE, Chishti Y, Rheinwald JG, Morehead TJ, Zech T et al (2004) Biochemical and functional analysis of smallpox growth factor (SPGF) and anti–SPGF monoclonal anti–bodies. *J Biol Chem* 279: 25838–25848

[76] Born TL, Morrison LA, Esteban DJ, VandenBos T, Thebeau LG, Chen N, Spriggs MK, Sims JE, Buller RM (2000) A poxvirus protein that binds to and inactivates IL–18, and

inhibits NK cell response. *J Immunol* 164: 3246–3254

[77]　Symons JA, Adams E, Tscharke DC, Reading PC, Waldmann H, Smith GL (2002) The vaccinia virus C12L protein inhibits mouse IL–18 and promotes virus virulence in the murine intranasal model. *J Gen Virol* 83: 2833–2844

[78]　Reading PC, Smith GL (2003) Vaccinia virus interleukin–18–binding protein promotes virulence by reducing gamma interferon production and natural killer and T–cell activity. *J Virol* 77: 9960–9968

[79]　Esteban DJ, Nuara AA, Buller RM (2004) Interleukin–18 and glycosaminogly–can binding by a protein encoded by *Variola virus*. *J Gen Virol* 85: 1291–1299

[80]　Alejo A, Ruiz–Arguello MB, Ho Y, Smith VP, Saraiva M, Alcami A (2006) A chemokine–binding domain in the tumor necrosis factor receptor from variola (smallpox) virus. *Proc Natl Acad Sci USA* 103: 5995–6000

[81]　Huang J, Huang Q, Zhou X, Shen MM, Yen A, Yu SX, Dong G, Qu K, Huang P, Anderson EM et al (2004) The poxvirus p28 virulence factor is an E3 ubiquitin ligase. *J Biol Chem* 279: 54110–54116

[82]　Senkevich TG, Wolffe EJ, Buller RM (1995) Ectromelia virus RING finger protein is localized in virus factories and is required for virus replication in macrophages. *J Virol* 69: 4103–4111

[83]　Brick DJ, Burke RD, Minkley AA, Upton C (2000) Ectromelia virus virulence factor p28 acts upstream of caspase–3 in response to UV light–induced apopto–sis. *J Gen Virol* 81: 1087–1097

（吴国华　高顺平　译）

第 3 章 正痘病毒属：猴痘病毒

Sandra Essbauer 和 Hermann Meyer

（德国国防军微生物学研究所，德国慕尼黑内赫堡大街 11 号，邮编：80937）

摘要

猴痘病毒是一种从遗传学上与本属其他成员（包括天花病毒、牛痘病毒、鼠痘病毒、骆驼痘病毒及牛痘病毒）不同的正痘病毒，是 1958 年在捕获的猴子中首次发现的，被鉴定为一种痘类疾病的病原。在 20 世纪 70 年代，在中非和西非出现人类感染，且临床上不易与天花区分。然而，与天花病毒相比，猴痘病毒具有广泛的宿主，能够储存在野生动物体内。人类猴痘最初不是在非洲鉴定的，而是在 2003 年美国暴发期间被鉴定，之后追溯到从西非进口的感染猴痘病毒的啮齿类动物。现在，猴痘被视为是自消灭天花后最重要的人类正痘病毒感染。目前，尚无可靠的人类猴痘治疗手段，且可能成为生物恐怖主义病原体。

猴痘

1958 年，Von Magnus 等人[1] 在运抵哥本哈根的两批食蟹猴（猕猴属猕猴）中观察到两起非致命性痘类疾病的暴发。在抵达 51 天和 62 天期间，皮肤出疹，且约 25% 的动物出现临床疾病。在绒毛尿囊膜上分离出一种正痘病毒，在 35℃ 下孵化 3 天后出现灰色疱疹样病损且有出血性中心，与牛痘病毒大出血性疱疹及天花病毒的不透明白色疱疹有明显的区别。因为分离出的病毒与天花病毒和其他已知痘病毒不同，将之命名为猴痘病毒（Monkeypox virus, MPXV），并鉴定为一种独立的正痘病毒属物种。此哥本哈根毒株被确认为是 MPXV 参考毒株。在接下来的 10 年中，从美国、荷兰和法国捕获的猴群中共计观察到九次猴痘暴发，并鉴定了几个分离株[2]。通常情况下，在皮疹出现且躯干、面部及手掌和脚底出现丘疹前，无临床指征。丘疹起初是水疱样的，之后变为脓疱，然后开始结痂，在皮疹出现后 7~10 天，开始消退。在鹿特丹动物园暴发猴痘期间，几种不同灵长目物种的指征严重性不同，猩猩特别易感，在皮肤病变前的急性病毒血症阶段死亡。然而，无有关处置这些感染动物的人员被感染的报道[2]。

人类猴痘 1970—1986 年

在 1970 年，发现中非和西非几个国家居住在热带雨林地区的人群出现的类天花疾病是由 MPXV 引起的[3]。当时，天花刚从这些国家消失不久。MPXV 的发现，促使 WHO 发起对人类疾病的集中调查，为说明其对公共健康重要性及确定 MPXV 是否可能给全球天花消灭行动带来威胁。对 1980 年前报道的 47 个人类猴痘病例分析得到的早期流行病学数据为：病死率为 17%，在 9% 病例中观察到二次传播，二次发病率为 3.3%，比观察到的天花 37%~88% 低很多。猴痘在当时并没有被认为是一个严重的健康问题，因为没有证据表明人类有持续的传播能力：人类之间传播的最长链为四次连续传播。从一个数学模型的结果看，MPXV 无法在人类中永久性保持下来，必须依赖从动物储存宿主中频繁的传入[4]。

世界卫生组织于 1981—1986 年在刚果民主共和国 (Democratic Republic of Congo, DCR) 的流行性疫源地建立了一个基于健康机构的监测系统。在监测的 338 例中，二次传播占 28%，病死率为 10%。在未接种疫苗的家庭接触者中，在 0~4 岁人群中的二次发病率 (13.9%) 最高[3]。

在 20 世纪 80 年代，研究表明人类猴痘的潜伏期为 10~14 天，且感染期为出现皮疹后第一周。大部分患者在出现皮疹前 2 天的特征性前驱症状为发烧和精神萎靡。从临床角度看，人类猴痘与普通离散型或偶尔出现的温和型天花非常类似。未观察到与扁平型或出血型天花相类似的病例。人类猴痘与天花的唯一特征性区别为淋巴结肿大。约 90% 猴痘患者出现单侧或双侧淋巴结病，发病部位有下颌、子宫颈、腋窝或腹股沟淋巴结，或这些部位的任何组合。在发烧早期会出现肿大，通常在出现皮疹前 1~3 天。病变差不多同时发展，并在结痂和剥落前经过丘疹、水疱、脓疱和结痂等过程。此过程需要 2~3 周。严重的出疹会遍及全身，包括手掌和足底。口腔黏膜上有病变。在有天花接种疤痕的患者体内，猴痘皮疹较轻微，且无死亡。由不相关的带状疱疹病毒引起的水痘是首要的鉴别诊断疾病[4]。

人类猴痘 1996—1997 年

世界卫生组织启动的监督计划在 1986 年结束后，直到 1995 年，报道的人类猴痘患者只有 13 例。然而，在 1996—1997 年，DRC 的东开赛省地区暴发了史上最大规模的猴痘[5]。在世界卫生组织和疾病控制中心（CDC）初始调查期间，共计鉴定了 92 个病例，并在随访调查中，报道了另外 419 个病例。然而，与之前暴发相比，从流行病学数据得到了不同的结果：进行二次传播的病例比例高出了三倍（78% 与 28%）且死亡率低了很多，为 1.5%，而 20 世纪 80 年代为 10%。为解释 1970—1986 年间监督数据和 1996—1997 年暴发数据（28% 与 78%）之间二次传播感染的病例显著上升，有人推断是因为停止天花接种后免疫减弱。如果情况真的如此，必然会引起更高的死亡率，但是事实并非如此。无法排除传播性更强且毒力更低的毒株在 DRC 传播。Di Giulio 和 Eckburg[6] 认为，因为 1996—1997 年暴发期间使用的病例定义与 1981—1986 年积极监督期间相比特异性较差，大部分病例可能为水痘。这是 DRC 的一种常见疾病[7]，特征为易感人群中高二次传播率（＞85%）及儿童低死亡率（＜0.01%）。

美国猴痘 2003 年

第一例人类猴痘不是在非洲而是在美国发现的，发现年份为 2003 年。截至 2003 年 7 月 8 日，向 CDC 报告了 71 例猴痘患者，49% 的病例得到实验室确认。在目前掌握数据的 69 名患者中，18 名（26%）住院。出现严重的临床疾病的两名患者均为儿童。中位潜伏期为 12 天（范围：1~31 天）。总体临床指征和症状与描述的非洲猴痘暴发的类似。大部分患者出现发烧、头疼和出汗等前驱症状，随后出现皮肤病变和突出的淋巴结病。一些患者在局部病变后出现全身性疾病。独特的临床表现包括病灶出血性坏死和红斑。与非洲暴发的人类猴痘不同，此次美国暴发的人类猴痘并未出现致死性病例，且无人与人之间传播的记录[8]。多数患者接触了捕获的草原土拨鼠。经确认，所有患者均未接触感染猴痘的患者，表明没有二次传播。追溯性调查证实，所有确诊的人类猴痘病例均与从一家动物经销商购买的草原土拨鼠相关。这些草原土拨鼠可能是与非洲啮齿类动物接触后被感染的（见下文）。在 2003 年美国暴发前，西半球从无人类猴痘的报道[8]。这种人畜共患病未大规模暴发，可能是因为美国人的自然抵抗力较高、患者群体的健康状况较好继发感染较少和 / 或对患者更好的医疗护理。然而，存在明显的可能性，即流行毒株病原性变异后毒力较低。近期血清学确诊的三个猴痘病例均报告之前接受过免疫，分别接种天花 13 年、29 年和 48 年，且无可鉴定的疾病症状[9]。这表明与西非猴痘的抗病毒交叉保护免疫可能保持数年。

储存宿主

为了解人类猴痘的动物来源，最初将研究工作集中在猴身上：亚洲猴的血清学研究结果为阴性，但是生活在西非和中非的八种猴出现了特异抗体。然而，因为 MPXV 并未引起持续感染，将注意力转向陆生和树栖啮齿类动物。在 DRC 进行了几项流行病学研究，并在 1985 年将注意力转向在不久前暴发人类猴痘病例的村落附近发现的几种动物身上。在两种松鼠（西非松鼠及红腿太阳松鼠）体内发现了 MPXV 特异抗体，并从患病松鼠身上分离到 MPXV[10]。之后，作为 DRC 1996—1997 年暴发调查的一部分进行的血清阳性率研究表明，39%~50% 的西非松鼠和 50% 红腿太阳松鼠血清反应阳性[5]。总之，非洲促使人类猴痘暴发的条件有：① MPXV 在人类聚集地周围的农业地区和森林动物体内进行地方性动物病传播；② 食用未熟透的野生动物；③ 密切接触动物，如狩猎、剥皮及拿兽体当玩具 [7]。

对引起 2003 年美国猴痘暴发的草原土拨鼠感染方式进行详细研究后发现，草原土拨鼠与非洲啮齿类动物有接触。德州的一家动物经销商从加纳进口了一批小型哺乳动物，一共 762 只非洲啮齿类动物，包含非洲松鼠（西非松鼠属）、树松鼠（红腿太阳松鼠属）、冈比亚巨田鼠（非洲巨鼠属）、刷尾豪猪（扫尾豪猪属）、睡鼠（非洲睡鼠属）及条纹小鼠（驼鼠属）。CDC 实验室对这批动物进行抽查，通过 PCR 和病毒分离，在几种啮齿类动物体内确认存在 MPXV，包括一只冈比亚鼠、三只睡鼠及两只非洲松鼠。目前尚不清楚 MPXV 是否已经传播到北美啮齿类动物群，但是已经对人类和动物健康产生了重大影响。关于这个问题，值得注意的是，实验发现被感染的地松鼠（十三条纹地松鼠属）会出现暴发性疾病 [11]。

猴痘病毒基因组

为阐明 MPXV 与天花病毒是否同源性较高的问题，进行了基因组分析 [12]。MPXV 基因组中央区域编码重要酶和结构蛋白，且几乎与其他正痘病毒的相同，包括天花病毒。然而，MPXV 基因组的末端区域编码毒力和宿主范围因子，与其他正痘病毒存在很大差异 [13]。对 MPXV 和天花病毒基因组进行比对分析发现，MPXV 是一种独特的毒种，是从与天花病毒不相关的正痘病毒祖先衍化而来。因此，MPXV 并不是天花病毒的直系祖先（或反之亦然），且无法由 MPXV "轻松" 衍化为天花病毒。

全基因组限制性片段长度多态性（RFLP）分析和单基因系统发育学已经表明，存在来自西非和刚果盆地的两个地域区的 MPXV 分化枝（参见图 3-1）。现在，对几种 MPXV 毒株的全基因组测序已经确认了这点，并为理解疾病病理学差异提供了线索 [14, 15]。开放读码框比较分析表明，西非 / 美国分离的 MPXV 补体控制蛋白（CCP）不具有功能。同样存在于天花病毒中的 CCP 直系同源蛋白能抑制经典和替代补体路径，并抑制补体介导的病毒中和。病毒中和的缺失可能解释了刚果盆地 MPXV 对食蟹猴的毒力比在 2003 年美国暴发人类猴痘时未引起任何死亡的西非 / 美国 MPXV 高的原因 [15]。流行病学分析进一步支持了毒力差异，分析表明两个地区未接种人群中抗体发生率类似，刚果盆地报道的病例为 > 90%，且未在此区域外观察到死亡病例 [14]。值得一提的是，这些地区的分离株，所述基因组变化持续性地保持了三十多年。

猴痘病毒诊断和动物模型

尽管临床特征可能有助于将各种痘病毒感染与其他脓疱性皮疹疾病区分开，但需要在实验室进行确诊 [16]。合适的试验样本包括结痂、水疱液、皮肤活检组织和血液。使用电

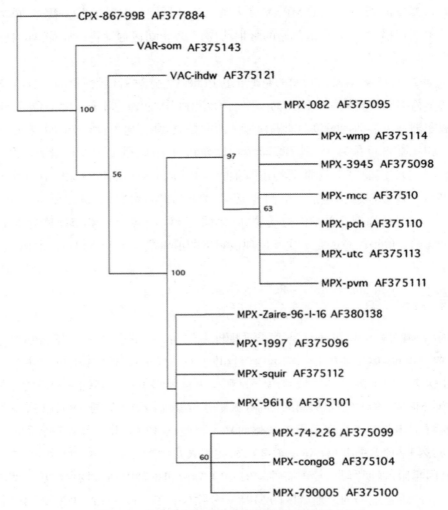

图 3-1　猴痘病毒分离株血凝素基因系统发生树

　　使用邻近法进行了序列比较，发现主要节点出现了显著的步长值。毒株上进化枝来自西非，而毒株下进化枝来自刚果盆地（登录号已给出）。MPX，猴痘病毒；VAR，天花病毒；VAC，痘苗病毒；CPX，牛痘病毒

子显微镜观察法、病毒在细胞培养中培养和／或 12 日龄鸡胚绒毛尿囊膜上培养及 DNA 扩增分析等组合方法，鉴定和区分痘病毒。电子显微镜观察法是一种快速区分形态不同的正痘病毒与疱疹病毒（引起水痘）的首选方法；然而，它无法区分正痘病毒属的各个毒种。MPXV 易于在各种现有细胞培养系中培养，如 Vero、MA104 等。根据血凝素序列、细胞因子效应修饰蛋白 B（crmB）或 A 型包涵体（ATI）蛋白基因序列，进行 PCR 检测可区分不同正痘病毒属的成员[16]。限制性核酸内切酶分析或扩增产物测序均可证实分析的特异性。因为扩增产物大小不同，扩增 ATI 基因测序后，甚至可以观察到西非与刚果盆地 MPXV 毒株的差异[14, 17]。已经证实，血凝素基因序列能用于系统发育研究。近年来介绍

了一种正痘病毒 - 特异性 IgM 分析方法，并在 2003 年美国暴发期间将之用于确定 MPXV 的急性期体液免疫[18]。IgM 抗体检测为皮疹阶段后样品收集提供了更宽的窗口期，为追溯性和 / 或远程展示疾病带来了方便。

　　故意扩散天花病毒的可预期风险及当前可用天花疫苗的严重不良反应促使科学界寻找更加安全的疫苗[19]。然而，无法对人类进行三期临床疗效评估是一大制约因素。因此，为试验新型的候选天花疫苗，建立了几种普通猕猴 MPXV 攻击感染模型来测定免疫相关性和评估抗病毒药物的疗效[20, 21]。

参考文献

[1]　Von Magnus P, Andersen EK, Petersen BK, Birch-Andersen A (1959) A pox- like disease in cynomolgus monkeys. *Acta Pathol Microbiol Scand* 46: 156

[2]　Arita I, Gispen R, Kalter SS, Wah LT, Marennikova SS, Netter R, Tagaya I (1972) Outbreaks of monkeypox and serological surveys in non-human pri- mates. *Bull World Health Organ* 46: 625

[3]　Jezek Z, Marennikova SS, Mutumbo M, Nakano JH, Paluku KM, Szczeniowski M (1986) Human monkeypox: a study of 2,510 contacts of 214 patients. *J Infect Dis* 154: 551–555

[4]　Jezek Z, Szczeniowski M, Paluku KM, Mutombo M (1987) Human monkeypox: clinical features of 282 patients. *J Infect Dis* 156: 293–298

[5]　Hutin YJ, Williams RJ, Malfait P, Pebody R, Loparev VN, Ropp SL, Rodriguez M, Knight JC, Tshioko FK, Khan AS et al (2001) Outbreak of human mon- keypox, Democratic Republic of Congo, 1996 to 1997. *Emerg Infect Dis* 7: 434–438

[6]　Di Giulio DB, Eckburg PB (2004) Human monkeypox: an emerging zoonosis. *Lancet Infect Dis* 4: 15–25

[7]　Meyer H, Perrichot M, Stemmler M, Emmerich P, Schmitz H, Varaine F, Shungu R, Tshioko F, Formenty P (2002) Outbreaks of disease suspected of being due to human monkeypox virus infection in the Democratic Republic of Congo in 2001. *J Clin Microbiol* 40: 2919–2921

[8]　Reed KD, Melski JW, Graham MB, Regnery RL, Sotir MJ, Wegner MV, Kazmierczak JJ, Stratman EJ, Li Y, Fairley JA et al (2005) The detection of monkeypox in Humans in the Western Hemisphere. *N Engl J Med* 350: 342–350

[9]　Hammarlund E, Lewis MW, Carter S, Amanna I, Hansen SG, Strelow LI, Wong SW, Yoshihara P, Hanifin JN, Slifka M (2005) Multiple diagnostic techniques identify

previously vaccinated individuals with protective immunity against monkeypox. *Nat Med* 11: 1005–1011

[10] Arita I, Jezek Z, Khodakevich I, Ruti K (1985) Human monkeypox: a newly emerged orthopoxvirus zoonosis in the tropical rain forests of Africa. *Am J Trop Med Hyg* 34: 781–789

[11] Tesh RB, Watts DM, Sbrana E, Siirin M, Popov VL, Xiao SY (2004) Experimental infection of ground squirrels (*Spermophilus tridecemlineatus*) with monkeypox virus. *Emerg Infect Dis* 10: 1563–1567

[12] Douglass N, Dumbell K (1992) Independent evolution of monkeypox and variola viruses. *J Virol* 66: 7565–7567

[13] Shchelkunov SN Totmenin AV, Babkin IV, Safronov PF, Ryanzankina OI, Petrov NA, Gutorov VV, Uvarova EA, Mikheev MV, Sisler JR et al (2001) Human monkeypox and smallpox viruses: genomic comparison. *FEBS Lett* 509: 66–70

[14] Likos AM, Sammons SA, Olson VA, Frace AM, Li Y, Olsen-Rasmussen M, Davidson W, Galloway R, Khristova ML, Reynolds MG et al (2005) A tale of two clades: monkeypox viruses. *J Gen Virol* 86: 2661–2672

[15] Chen N, Li G, Liszewski MK, Atkinson JP, Jahrling PB, Feng Z, Schriewer J, Buck C, Wang C, Lefkowitz EJ et al (2005) Virulence differences between monkeypox virus isolates from West Africa and the Congo basin. *Virology* 340: 46–63

[16] Damon IK, Esposito JJ (2003) Poxviruses that infect humans. In: PR Murray, EJ Baron, JH Jorgensen, MA Pfaller, MH Yolker (eds): *Manual of clinical microbiology*, 8th edn. ASM Press, Washington DC, 1583–1591

[17] Meyer H, Ropp SL, Esposito JJ (1997) Gene for A-type inclusion body protein is useful for a polymerase chain reaction assay to differentiate orthopoxviruses. *J Virol Methods* 64: 217–221

[18] Karem KL, Reynolds M, Braden Z, Lou G, Bernard N, Patton J, Damon IK (2005) Characterization of acute-phase humoral immunity to monkeypox: use of immunoglobulin M enzyme-linked immunosorbent assay for detection of monkeypox infection during the 2003 North American outbreak. *Clin Diag Lab Immunol* 12: 867–872

[19] Breman JG, Henderson DA (1998) Poxvirus dilemmas: monkeypox, smallpox, and biological bioterrorism. *N Engl J Med* 339: 556–559

[20] Earl PL, Americo JL, Wyatt LS, Eller LA, Whitbeck JC, Cohen GH, Eisenberg RJ, Hartmann CJ, Jackson DL, Kulesh DA et al (2004) Immunogenicity of a highly attenuated MVA smallpox vaccine and protection against monkeypox. *Nature* 428: 182–185

[21]　Zaucha GM, Jahrling PB, Geisbert TW, Swearengen JR, Hensley L (2001) The pathology of experimental aerosolized monkeypox virus infection in cynomol- gus monkeys (*Macaca fascicularis*). *Lab Invest* 81: 1581–1600

（吴国华　译）

第 4 章　正痘病毒属：牛痘病毒

Sandra Essbauer 和 Hermann Meyer

（德国国防军微生物学研究所，德国慕尼黑内赫堡大街 11 号，邮编：80937）

摘要

牛痘病毒（Cowpox virus, CPXV）与其他正痘病毒（orthopoxvirus, OPV）的不同之处在于能产生细胞质 A 型包涵体且接种绒毛尿囊膜后出现有中心出血的扁平痘疮。CPXV 是欧亚大陆西部地方病，且自然感染广泛的宿主物种，包括家畜和动物园动物及人类。人类感染增多的主要原因是因为啮齿类动物储存宿主或病毒生物型等流行病学方面的变化。对 CPXV 分离株进行基因鉴定发现其差异与宿主物种或地理来源无关。系统发育分析表明，啮齿类动物传播的 CPXV 是所有其他 OPV 毒株的祖先。迄今为止，只有来自英国和俄罗斯的两个毒株测序已经完成。为了进一步了解毒力的差异和感染的严重性，需要对从德国和斯堪的纳维亚分离的其他毒株进行测序。

牛痘病毒的历史

将牛痘引入医学史的是 Edward Jenner，他在 1798—1999 年的发表的《调查》和《对天花疫苗的进一步观察》中说道：他证明了牛痘病毒（"真牛痘"，"天花疫苗"）通过划痕接种可诱导抵抗天花病毒（Variola virus, VARV）攻击的免疫保护效果[1]。牛痘病毒（Cowpox virus, CPXV）指的是奶牛乳头上的脓疱病变材料的分离毒株。曾认为牛痘是一种散发性疾病，且直到 20 世纪 70 年代初，才确认是一种仅在牛身上传播的地方性动物病[2, 3]。历史上曾发生过接触受感染牛后通过动物传染给人类（挤奶工）的病例。除了"真牛痘"外，Jenner 还识别了第二个临床病种，"假牛痘"，它会传播给人类，但是不会诱导对天花的保护性免疫[1]。"假牛痘"是由假牛痘病毒引起的，此病毒属于副痘病毒属，发病率高，仍是牧场的一大职业危害性疾病[4]。CPXV 的流行病学与此不同：现在了解到具有广泛的宿主，但是很少在牛体内发现。宿主包括家畜、动物园及野生动物（表 4–1 和

表 4-2）。因为动物饲养条件和 / 或个体身体状况，动物园动物似乎高度易感，尤其是大象。因为经常发现家猫（"猫痘"）、大象（"大象痘"）和人类（"类牛痘"）被感染，"牛痘"这一名称非常容易令人误解[2]。从流行病学数据看，啮齿类动物似乎是 CPXV 的自然储存宿主[2, 3, 5]。

牛痘病毒的地理分布和宿主范围

有关 CPXV 感染的首批报告来自英格兰和俄罗斯[2, 6]。表 4-1 列出的国家提出了通过血清学或 PCR 实验确认是否感染 CPXV 或是否存在 CPXV 的证据。总的来说，CPXV 是欧亚大陆西部的地方流行病。在 1960 年和 1990 年记录的 26 次动物园动物牛痘暴发中，有 25 次局限在以德国马格德堡为中心的方圆 1070 公里内，只有一次暴发出现在不在此范围内的莫斯科。表 4-2 总结了过去 5 年报道的动物和人类 CPXV 感染的临床疾病。

对 CPXV 感染的长期研究表明，野生啮齿类动物携带 CPXV，尽管很少分离到，并观察到本病的流行在不同季节有所不同[7, 8]。另外，感染似乎会影响宿主活力[9-11]。对作为 CPXV 携带者的啮齿类动物的进一步研究需要获得以下信息，包括 CPXV 的地方性储存宿主及其传播和维持途径，以及气候、生态因素和人口密度的影响。

牛痘病毒感染

有关猫传播 CPXV 给人类的第一例动物传染病是在 1985 年发表的，发生在荷兰[12]。Baxby 及其同事[2] 总结了 1969—1993 年期间的 54 例人类 CPXV 感染病例。一般情况下，人类感染症状轻微且局限于自身。病毒通过损伤的皮肤或黏膜进入身体，形成局部脓疱性皮肤感染（通常在手上）。被乡村感染猫抓伤或皮肤磨损后，可能导致其他部位出现病变，如面部、颈部或足部（参见表 4-2）。引流淋巴结肿胀且可能发生零星的继发性损伤。通常痘疮会在 3 周后愈合，继发细菌感染可能延长感染期（5~8 周）[2, 13]。据报道，一些病例出现了坏死性结膜炎[2]。另外，对于免疫力低的个体，感染后，会发生系统性病损和 / 或死亡，例如毛囊角化病[14]、异位性皮肤炎病患者[15-17] 或与中等异位性皮肤炎相关[18]。近年来 CPXV 感染常发生在未满 30 岁的从未接种过天花疫苗的人群，但这不是绝对的。因为接触动物，年轻人及动物园和马戏团员工[2, 6, 19] 受到感染的风险更高。在鉴别诊断时，要特别谨慎，需要将之与疱疹病毒、皮肤炭疽病和孢子丝菌病等区分开[20, 21]。

据报道，中欧家猫感染 CPXV 的病例有 400 多起。临床调查结果包括多样化、广泛的皮肤病变（主要在头部、口腔、颈部、前肢或爪子）、结膜炎或化脓性眼分泌物。猫在感染后，如果肺等内脏感染（如坏死性肺炎[6, 22, 23]），或出现混合感染 / 免疫缺陷时也有可能致死[24]。感染结果与感染的 CPXV 毒株、路径、部位和剂量及治疗等紧密相关[23, 25]。猫 CPXV 感染集中发生在夏末和秋季，出现这种现象的原因是在此期间啮齿类动物感染密度较高[2, 5, 26]。CPXV 血清阳性率变化非常大，猫和狐狸为 0~16% 不等[18, 26-28]。

如表4-1和表4-2所示，在过去几年中报道了几种动物园动物的致死性痘病毒感染。改良型痘苗病毒安卡拉株（MVA）能够保护兔子抵抗 CPXV 经表皮和皮内的攻毒感染[29]。因此，在德国，MVA 被授权用于动物园动物接种。欧盟经销需要由德国联邦经济和出口控制办公室特别授权。在 1999—2002 年期间，217 剂疫苗被销售给德国、奥地利和荷兰的 11 家动物园和马戏团，用于大象、貘和犀牛免疫。

牛痘病毒的诊断

CPXV 与其他正痘病毒（OPV）相比，有两个不同的特征：细胞质中存在大型嗜酸性 A 型包涵体（ATI）及感染后 72h 在鸡胚绒毛尿囊膜（CAM）上产生 2~4mm 的有红色中心出血的近圆形痘斑。ATI 被用于追溯性诊断皮肤样品组织切片的 CPXV 感染[5, 30]。ATI 体由 160ku 蛋白（一种最丰富的晚期蛋白）及运载成熟病毒粒子内含物的其他因子（如结构蛋白 P4c）组成[31]。棉签或 bioptates 中 CPXV 的经典诊断方法是，接种到适宜的细胞中培养并进行电子显微镜观察。以不同基因（如血凝素基因[32]、*ATI* 基因[33]、*crmB* 基因[34]）、限制性片段长度多态性（RFLP）为模板进行的 PCR 检测及基因组 DNA 随机扩增多态性分析（RAPD[35]）、DNA 印迹[36] 和圆点印迹分析[37] 被用于在毒种或毒株水平区分 OPV。最近，建立了实时 PCR（如文献[38, 39]）。从回顾性分析看，血清中 OPV 特异抗体可以用蚀斑减少试验或竞争及抗原捕获 ELISA 确定[13, 26]。在作出血清阳性的鉴定时，需要考虑之前是否已经接种过天花。

表 4-1　CPXV 的地理分布和宿主范围

地理来源	物种	是否传染人	参考文献
英格兰	猫（*Felis sylvestris f.Catus*）	是	[2,25]
	狗（*Canis lupus familiaris*）	—	[64]
	印度豹（*Acinonyx jubatus*）	—	[22]
	欧洲棕背鼾（*Clethrionomys glareolus*）	—	[7,8,65]
	黑田鼠（*Microtus agrestis*）	—	[7,8,65]
	小林姬鼠（*Apodemus sylvaticus*）	—	[7,8,65]
	小家鼠（*Mus musculus*）	—	[7,8,65]
瑞典	猫（*Felis sylvestris f.catus*）	是	[2,55]
挪威	猫（*Felis sylvestris f.catus*）	是	[55]
	山猫（*Lynx lynx*）	—	[66]
	狐狸（*Vulpes vulpes*）	—	[66]
	欧洲棕背鼾田鼠（*C.glareolus*）	—	[67]
	棕背鼾（*C.rufocanus*）	—	[67]
	红背鼾（*C.rutilus*）	—	[67]
	小林姬鼠（*A.sylvaticus*）	—	[67]

（续表）

地理来源	物种	是否传染人	参考文献
挪威	鼩鼱（*Sorex araneus*）	—	[67]
芬兰	不同物种	是	[18]
丹麦	霍加狓（*Okapia johnstoni*）	—	[54]
	猫（*F.sylvestris f.catus*）	是	[68]
俄罗斯	印度豹（*Acinonyx jubatus*）	是	[6]
	狮子（*Panthera leo*）	—	[6]
	黑豹（*Panthera padus*）	—	[6]
	豹猫（*Felis pardalis*）	—	[6]
	美洲豹（*Felis onca*）	—	[6]
	美洲狮（*Felis concolor*）	—	[6]
	食蚁兽（*Myrmecophaga tridactyla*）	—	[6]
	远东猫（*Felis bengalis*）	—	[6]
	褐家鼠（*Rattus norvegicus*）	是	[6]
	根田鼠（*Microtus oeconomus*）	—	[69]
	小家鼠（*M.musculus*）	是	[70]
土库曼斯坦	地松鼠（*Citellus fulvus*）	—	[70,71]
	大沙鼠（*Rhombomys opimus*）	—	[71]
格鲁吉亚	红尾沙鼠（*Meriones lybicus*）	—	[72]
奥地利	猫（*F.sylvestris f.catus*）	是	[72]
	亚洲象（*Elephas maximus*）	—	[72]
意大利	猫（*F.sylvestris f.catus*）	是	[73]
德国	猫（*F.sylvestris f.catus*）	是	[36,53,74]
	狗（*C.lupus familiaris*）	—	[53]
	马（*Equus caballus*）	—	[53,75]
	牛（*Bos taurus*）	—	[36]
	亚洲象（*Elephas maximus*）	—	[36,54,76,77]
	非洲象（*Loxodonta africana*）	—	[77]
	羊驼（*Lama glama pacos*）	—	[77]
	黑犀牛（*Diceros bicornis*）	—	[78][a]
	白犀牛（*Ceratotherium simum*）	—	[80]
	海狸（*Castor fibor canadensis*）	—	[35]
	熊狸（*Aiulurus fulgens*）	—	[35]
	猫（*F.sylvestris f.catus*）	是	[36,53,74]
	狐狸（*V. vulpes*）	—	[77,81]
	野猪（*Sus scrofa*）	—	[78]
	石貂（*Martes martes*）	—	[77]
	褐家鼠（*R.norvegicus*）	—	[78]

（续表）

地理来源	物种	是否传染人	参考文献
德国	欧洲棕背鼩（*C.glareolus*）	—	b
	黑田鼠（*M.agrestis*）	—	b
	黄喉姬鼠（*Apodemus flavicollis*）	—	b
比利时	狐狸（*V.vulpes*）	—	[81]
	欧洲棕背鼩（*C.glareoulus*）	—	[81]
	小林姬鼠（*A.sylvaticus*）	—	[81]
法国	亚洲象（*E.maximu*）	—	b
	猫（*F.sylvestris f.catus*）	是	[2,14]
荷兰	亚洲象（*E.maximus*）	—	[54]
	霍加狓（*Okapia johnstoni*）	是	[54]
	猫（*F.sylvestris f.catus*）	—	[12,23]
	褐家鼠（*R.norvegicus*）	是	[82]

a 也请参见 J.Kiessling，私人交流。b S.Essbauer，内部资料。

牛痘病毒的进化

迄今为止，已有两个 CPXV 毒株完成了测序：CPXV Brighton Red 株（CPXV BR 大小为 224 501 bp，有 235 个开放读码框（ORF），基因库登录号：AF482758）[40]，是 1938 年从英国一名挤奶工患者手上采集的；及 1990 年从莫斯科一名接触鼹鼠的 4 岁女孩患者分离的 GRI-90 株（大小为 223 666 bp，有 214 个 ORF，基因库登录号：X94355）[41]。DNA 序列表明，CPXV 的基因组是 OPV 毒种中最大的。基因组中央区（约 90 个基因）的基因组成和排列高度保守，且与所有其他脊索动物痘病毒类似[41]。对 CPXV GRI-90 左右末端 DNA 区进行分析，发现其为 CPXV 特有的 DNA 片段[42]。与其他 OPVs 一样，为 30%~40% 的 CPXV 基因组编码产物在病毒发病机制和宿主范围中发挥重要作用。几种 CPXV ORF 的结构与免疫调节和宿主范围功能基因 / 蛋白类似；还有一些在没有细胞内配对物时具有模拟功能，如干扰级联反应的激活（参见综述[43-46]）。对 CPXV Brighton 和基于 12 种蛋白的 GRI-90 进行系统发育分析，发现 CPXV BR 和 GRI-90 是单独的 OPV 毒种[41, 42]。

表 4-2　2000 年和 2005 年期间实验室确诊的牛痘病毒感染的临床特征

宿主	疾病	地点	参考文献
犀牛	嘴唇病变，蔓延到整个身体和足部皮肤	德国	a
男孩（13 岁）	肛门、臀部、股骨、阴茎周围溃疡	丹麦	[68]
猫	未给出数据	德国	[13，83]
男性（54 岁）	手臂和前腿出现痘疮		

（续表）

宿主	疾病	地点	参考文献
猫（4 周） 女性（20 岁）	头部有溃烂结节，申科氏孢子丝菌合并感染 前臂、头部和腹股沟出现溃疡性病变	德国	[75]
男孩（14 岁） 马驹（6 天）	手臂和小腿出现严重病变 几个组织出现溃疡性病变，感染败血性链球菌	德国	b
女孩 大象	手臂、手、肩部及颈部出现溃疡 身体、足部出现痘疮，严重溃疡；致死	法国	b
4 只猫 男孩（11 岁） 猫	溃疡性病变 骶伤口病变 多病灶皮肤病变	英国 法国	[30] [84]
4 岁女孩 狗[c]	严重，全身性出疹 未给出	芬兰	[9]
男性（26 岁） 猫	手指溃疡（兽医） 未给出	英格兰	[19]
女性（56 岁） 猫	颈部溃疡性病变 无症状，拒绝进食	奥地利	[85]
女性（36 岁） 猫	眼眉溃疡 前爪脓性结节	德国	[21]
女孩（14 岁） 老鼠	面部病变 临床疾病	荷兰	b
女性（21 岁） 猫	颈部肿胀 未给出	荷兰	[86]
男性	眼睑丘疹	德国	[13]
女孩（10 岁） 猫[c]	耳朵、双手、足部及背部、肛门和阴道周围出现严重红斑 未给出	德国	[13]
猫（12 周）	面部、头部和右后足部多处出现红丘疹；致命	德国	[13]
2 只大象	膝盖、前足、腕骨关节出现几种痘病毒病变；致命	德国	[13]
大象	死产	德国	[76]
12 岁男孩 猫[c]	坏死性溃疡，左上臂周围有红疹 未给出	德国	[87]
女孩（11 岁） 猫	颈部有溃疡性结节，腿部有水疱 未给出	德国	[17]
女孩（9 岁） 猫	左前臂 总体状况差	德国	[88]
女性（30 岁）	右颌下溃疡	德国	[88]
女性（25 岁）	面部病变	英格兰	[89]
女孩（7 岁） 猫	背部黑壳，卫星病变 未给出	英格兰	[89]

[a] 也请参见 J.Kiessling，私人通信。[b] S.Essbauer，内部资料。[c] 血清学证实。

通过比较 ORF、研究全长基因组的共线性及绘制遗传系统发育树，得到 CPXV 演变成 OPV 的证据。与其他 OPV 相比，CPXV GRI-90 的基因组是最全面的（完整且完好）[43, 44, 48]。更多支持 CPXV 为 OPV 祖先的数据包括上述序列的研究结果，也即一些德国 CPXV 毒株的 VARV- 特异性 [49]。此外，还发现 CPXV 毒株含有 OPV 属中高度保守的大 ORF，但在 VARV 和骆驼痘病毒中仅发现了分段的 ORF [50]。

牛痘病毒异质性

CPXVs 独立于其来源的宿主物种，具有相当均一的生物学特性，与经典的 CPXV BR 毒株相似。区分 CPXV 毒株的最佳方法是 RFLPs，先使用 *Hind* Ⅲ 酶切，然后用 *Bam* HI，*Xho* Ⅰ 和 / 或 *Sma* Ⅰ 切成更小的片段，构建基因组物理图谱 [31, 51]。Naidoo 等人 [52] 最先确认从英格兰猫中分离的 CPXV 基因组与来自奶牛及相关工人的毒株密切相关。在分离病毒中发现的小差异与毒株地理来源无关。在 1985—1991 年 [36] 和 1998 年 [53] 从猫（"猫痘"）、人类（"类牛痘"）、大象（"大象痘"）、狗、马和奶牛（"牛痘"）分离的德国 CPXVs 变化很大，且与 CPXV BR 不同。与英国的情况不同，德国不同毒株似乎同时在不同地区流行 [33, 36, 53, 54]。从瑞典和挪威分离的 CPXV 基因组 DNA 的 RFLP 还体现出毒株变化与地理位置有关 [55]。总之，对德国的 CPXV 分离株进行 RFLP 研究的结果表明，基因型变化比英国或斯堪的纳维亚高，且似乎体现出在啮齿类动物储存宿主体内的演变与地理有关。然而，如上所述，仅公开了 2 株 CPXV 的序列：英国毒株（CPXV BR）出现在 75 年前，因为传代期间发生变化，并未表现出原始的遗传特征，还有一个是 25 年前分离的俄罗斯株 CPXV GRI 。对"实际"流行毒株及 CPXV 感染"中心"，即德国或斯堪的纳维亚毒株的认识尚缺乏，但近年来基因组测序正在进行之中。这些毒株的基因组序列对于病毒的进化、流行病学研究及分类学研究具有重要意义。这些可能有助于阐明病毒在毒力和感染严重程度上的差异。

牛痘病毒模型

可用于评估抗 OPV 的抗病毒化合物的实验动物感染模型较少。自 1985 年起，BALB/c 小鼠被用作 CPXV 研究模型 [56]。Miller 等人 [57] 在研究对 CPXV 感染初始反应期间宿主补体的作用时，建立了足垫接种的方法。生物恐怖分子释放痘病毒后，可用于评估抗病毒的体内模型包括小鼠鼻内或 CPXV 气溶胶感染 [58]。气溶胶 CPXV 诱发严重的肺内病变；比较而言，鼻内感染小鼠出现出血性支气管、气管和鼻病变 [59]。后者与 VARV 感染的出血性病变相当，因此，是极佳的研究抗病毒药物疗效的模型。尽管试验了几种其他药物，开环胞嘧啶核苷类似物西多福韦（HPMPC，Vistide，CDV）被选择用于治疗 OPV（参见综述 [59-61]）。然而，口服给药时，CDV 在肠道的吸收差，引起感染部位局部纤维化，对肾脏具有毒性。因此，将药物直接送到呼吸道是最好的预防策略，既可在初始病毒复制的位点上最大限度地提高组织浓度，又能尽量减少其在肾脏中的积累[62, 63]。在实验室小鼠中对 CPXV 的研究仅代表建立了治疗和研发抵抗 VARV 和 MPXV 新疫苗的第一步。因此，为进行后续治疗学分析，特别是疫苗开发，必须将猕猴作为最终的攻毒模型。

参考文献

[1]　Baxby D (1981) *Jenner's Smallpox Vaccine; the Riddle of Vaccinia Virus and its origin.* Heinemann, London

[2]　Baxby D, Bennett M, Getty B (1994) Human cowpox 1969–93: a review on 54 cases. *Br J Dermatol* 131: 598–607

[3]　Baxby D, Bennett M (1997) Cowpox; a re-evaluation of the risks of human cowpox based on new epidemiological information. *Arch Virol* (Suppl) 11: 1–12

[4]　Buettner M, Rhiza H-J (2002) Parapoxviruses: From the lesion to the viral genome. *J Vet Med B* 49: 7–16

[5]　Pfeffer M, Pfleghaar S, von Bomhard D, Kaaden O-R, Meyer H (2002) Retrospective investigation of feline cowpox in Germany. *Vet Rec* 150: 50–51

[6]　Marrenikova SS, Maltseva NN, Korneeva VI, Garanina NM (1977) Outbreak of pox disease among carnivora (felidae) and edentate. *J Infect Dis* 135: 358–366

[7]　Chantrey J, Meyer H, Baxby D, Begon M, Bown KJ, Hazel SM, Jones T, Montgomery WI, Bennett M (1999) Cowpox: reservoir hosts and geographic range. *Epidemiol Infect* 122: 455–460

[8]　Hazel SM, Bennett M, Chantrey J, Brown J, Cavanagh R, Jones TR (2000) A longitudinal study of an endemic disease in its wildlife reservoir: cowpox and wild rodents. *Epidemiol Infect* 124: 551–562

[9]　Feore SM, Bennett M, Chantrey J, Jones T, Baxby D, Begon M (1997) The effect of cowpox virus infections on fecundity in bank voles and wood mice. *Proc Biol Sci* 264: 1457–1461

[10]　Begon M, Hazel SM, Baxby D, Bown K, Cavanagh R, Chantrey J, Jones T, Bennett M (1999) Transmission dynamics of a zoonotic pathogen within and between wildlife host species. *Proc Biol Sci* 266: 1939–1945

[11]　Telfer S, Bennett M, Bown K, Cavanagh R, Crespin L, Hazel S, Jones T, Begon M (2002) The effects of cowpox virus on survival in natural rodent populations: increases and decreases. *J Anim Ecol* 71: 558–568

[12]　Willemse A, Egberink HF (1985) Transmission of cowpox virus infection from domestic

cat to man. *Lancet* 1: 1515

[13] Essbauer S, Meyer H, Kaaden O-R, Pfeffer M (2002) Recent cases in the German poxvirus consular laboratory. *Rev Med Vet* 153: 635–642

[14] Claudy AL, Gaudin OG, Granouillet R (1982) Pox virus infection in Darier's disease. *Clin Exp Dermatol* 7: 261–265

[15] Blackford S, Roberts DL, Thomas PD (1993) Cowpox infection causing a generalized eruption in a patient with atopic dermatitis. *Br J Dermatol* 129: 628–629

[16] Czerny C-P, Eis-Hübinger AM, Mayr A, Schneweis KE, Pfeiff P (1991) Animal poxviruses transmitted from cat to man: current event with lethal end. *J Vet Med B* 38: 421–431

[17] Wienecke R, Wolff H, Schaller M, Meyer H, Plewig G (2000) Cowpox virus infection in an 11-year-old girl. *J Am Acad Dermatol* 42: 892–894

[18] Pelkonen PM, Tarvainen K, Hynninen A, Kallio ER, Henttonen K, Palva A, Vaheri A, Vapalahti O (2003) Cowpox with severe generalized eruption, Finland. *Emerg Infect Dis* 9: 1458–1461

[19] Lawn SD, Planche T, Riley P, Holwill S, Silman N, Beweley K, Rice P, Wansbrough-Jones MH (2003) A black necrotic ulcer. *Lancet* 361: 1518

[20] Lewis-Jones MS, Baxby D, Cefai C, Hart CA (1993) Cowpox can mimic anthrax. *Br J Dermatol* 129: 625–627

[21] Steinborn A, Essbauer S, Marsch WC (2003) [Human cowpox/catpox infec- tion. A potentially unrecognized disease] [Article in German]. *Dtsch Med Wochenschr* 128: 607–610

[22] Baxby D, Ashton DG, Jones DM, Thomsett LR (1982) An outbreak of cowpox in captive cheetahs: virological and epidemiological studies. *J Hyg* 89: 365–372

[23] Hinrichs U, van de Poel PH, van den Ingh TS (1999) Necrotizing pneumonia in a cat caused by an orthopox virus. *J Comp Pathol* 121: 191–196

[24] Brown A, Bennett M, Gaskell CJ (1989) Fatal poxvirus infection in association with FIV infection. *Vet Rec* 124: 19–20

[25] Bennett M, Gaskell CJ, Gaskell RJ,. Baxby D, Kelly DF (1989) Studies on pox- virus infections in cat. *Arch Virol* 104: 19–33

[26] Bennett M, Gaskell CJ, Gaskell RJ,. Baxby D, Gruffyd-Jones TJ (1986) Poxvirus infections in the domestic cat: some clinical and epidemiological investigations. *Vet Rec* 118: 387–390

[27] Czerny C-P, Wagner K, Gessler K, Mayr A, Kaaden O-R (1996) A monoclonal blocking

ELISA for detection of orthopox virus antibodies in feline sera. *Vet Microbiol* 52: 185–200

[28] Tryland M, Sandvik T, Holtet L, Nilsen H, Olsvik O, Traavik T (1998) Antibodies to orthopoxvirus in domestic cats in Norway. *Vet Rec* 143: 105–109

[29] Munz E, Linckh S, Renner-Muller IC, Reimann M (1993) [The effectiveness of immunization with vaccinia virus type "MVA" against an infection with cowpox virus type "OPV 85" in rabbits] [Article in German]. *J Vet Med B* 40: 131–140

[30] Godfrey DR, Blundell CJ, Essbauer S, Pfeffer M, Shearer DH, Rest JR, Baker JF (2004) Unusual presentations of cowpox infection in cats. *J Small Anim Pract* 45: 202–205

[31] Fenner F, Wittek R, Dumbell KR (1989) The pathogenesis, pathology and immunobiology of orthopoxvirus infections. In: *The Orthopoxviruses.*Academic Press, London, 85–141

[32] Ropp SI, Jin Q, Knight JC, Masung RF, Esposito JJ (1995) PCR strategy for identification and differentiation of smallpox and other orthopoxviruses. *J Clin Microbiol* 33: 2069–2076

[33] Meyer H, Ropp SL, Esposito JJ (1997) Gene for A-type inclusion body protein is useful for a polymerase chain reaction assay to differentiate orthopoxviruses. *J Virol Methods* 64: 217–221

[34] Loparev VN, Massung RF, Esposito JJ, Meyer H (2001) Detection and differen- tiation of old world orthopoxviruses: restriction fragment length polymorphism of the crmB gene region. *J Clin Microbiol* 39: 94–100

[35] Stemmler M, Neubauer H, Meyer H (2001) Comparison of closely related orthopoxvirus isolates by random amplified polymorphic DNA and restriction length polymorphism analysis. *J Vet Med B* 48: 647–654

[36] Meyer H, Schay C, Mahnel H, Pfeffer M (1999) Characterization of orthopox- viruses isolated from man and animals in Germany. *Arch Virol* 144: 491–501

[37] Meyer H, Osterrieder N, Pfeffer M (1993) Differentiation of species of the genus Orthopoxvirus in a dot blot assay using digoxigenin-labeled DNA- probes. *Vet Microbiol* 34: 333–344

[38] Olson VA, Laue T, Laker MT, Babkin IV, Drosten C, Shchelkunov SN, Niedrig M, Damon IK, Meyer H (2004) Real-time PCR system for detection of ortho- poxviruses and simultaneous identification of smallpox virus. *J Clin Microbiol* 42: 1940–1946

[39] Panning M, Asper M, Kramme S, Schmitz H, Drosten C (2004) Rapid detection and differentiation of human pathogenic orthopox viruses by a fluorescence resonance energy

transfer real-time PCR assay. *Clin Chem* 50: 702–708

[40] Downie AW (1939) A study of the lesions produced experimentally by cowpox virus. *J Pathol* 48: 361–378

[41] Marennikova SS, Gashnikov PV, Zhukova OA, Riabchikova EI, Strel'tsov VV, Riazankina OI, Chekunova EV, Ianova NN, Shchelkunov SN (1996) [The biotype and genetic characteristics of an isolate of the cowpox virus causing infection in a child] [Article in Russian]. *Zh Mikrobiol Epidemiol Immunobiol* 4: 6–10

[42] Gubser C, Hue S, Kellam P, Smith GL (2004) Poxvirus genomes: a phylogenetic analysis. *J Gen Virol* 85: 105–117

[43] Shchelkunov SN, Safronov PF, Totmenin AV, Petrov NA, Ryazankina OI, Gutorov VV, Kotwal GJ (1998) The genomic sequence analysis of the left and right species-specific terminal region of a cowpox virus strain reveals unique sequences and a cluster of intact ORF for immunomodulatory and host range proteins. *Virology* 243: 432–460

[44] Seet BT, Johnston JB, Brunetti CR, Barrett JW, Everett H, Cameron C, Sypula J, Nazarian SH, Lucas A, McFadden G (2003) Poxviruses and immune evasion. *Annu Rev Immunol* 21: 377–423

[45] Johnston JB, McFadden G (2003) Poxvirus immunomodulatory strategies: cur- rent perspectives. *J Virol* 77: 6093–6100

[46] Bowie AG, Zhan J, Marshall WL (2004) Viral appropiation of apoptotic and NF-kappaB signaling pathways. *J Cell Biochem* 91: 1099–1108

[47] Boomker JM, de Leij LF, The TH, Harmsen MC (2005) Viral chemokine-mod- luatory proteins: tools and targets. *Cytokine Growth Factor Rev* 16: 91–103

[48] McLysaght A, Baldi PF, Gaut BS (2003) Extensive gene gain associated with adaptive evolution of poxviruses. *Proc Natl Acad Sci USA* 100: 15655–15660

[49] Meyer H, Neubauer H, Pfeffer M (2002) Amplification of ,variola virus-spe- cific' sequences in German cowpox virus isolates. *J Vet Med B* 49: 17–19

[50] Meyer H, Totmenin A, Gavrilova E, Shchelkunov S (2005) Variola and cam- elpox virus-specific sequences are part of a single large open reading frame identified in two German cowpox virus strains. *Virus Res* 108: 39–43

[51] Mackett M, Archard LC (1979) Conservation and variation in orthopoxvirus genome structure. *J Gen Virol* 45: 683–701

[52] Naidoo J, Baxby D, Bennett M, Gaskell RM, Gaskell CJ (1992) Characterization of orthopoxviruses isolated from feline infections in Britain. *Arch Virol* 125: 261–272

[53] Pfeffer M, Burck G, Meyer H (1999) [Cowpox viruses in Germany: an analysis of 5

cases in 1998] [Article in German]. *Berl Münch Tierärztl Wochenschr* 112: 334–338

[54] Pilaski J, Rosen A, Darai G (1986) Comparative analysis of the genomes of orthopoxviruses isolated from elephant, rhinoceros, and okapi by restriction enzymes. *Arch Virol* 88: 135–142

[55] Tryland M, Sandvik T, Hansen H, Haukenes G, Holtet L, Bennett M, Mehl R, Moens U, Olsvik O, Traavik T (1998) Characteristics of four cowpox virus iso- lates from Norway and Sweden. *APMIS* 106: 623–635

[56] Buller RML (1985) The BALB/c mouse as a model to study orthopoxviruses. *Curr Top Microbiol Immunol* 122: 148–153

[57] Miller CG, Justus DE, Jayaraman S, Kotwal GJ (1995) Severe and prolonged inflam- matory response to localized cowpox virus infection in footpads of C5- deficient mice: investigation of the role of host complement in poxvirus patho- genesis. *Cell Immunol* 162: 326–332

[58] Quenelle DC, Collins DJ, Wan WB, Beadle JR, Hostetler KY, Kern ER (2004) Oral treat- ment of cowpox and vaccinia virus infections in mice with ether lipid esters of cidofovir. *Antimicrob Agents Chemother* 48: 404–412

[59] Martinez MJ, Bray MP, Huggins JW (2000) A mouse model of aerosol-trans- mitted orthopoxviral disease: morphology of experimental aerosol-transmitted orthopoxviral disease in a cowpox virus-BALB/c mouse system. *Arch Pathol Lab Med* 124: 362–377

[60] de Clercq E (2002) Cidofovir in the treatment of poxvirus infections. *Antiviral Res* 55: 1–13

[61] Smee DF, Sidwell RW (2003) A review of compounds exhibiting anti-orthopox- virus activity in animal models. *Antiviral Res* 57: 41–52

[62] Bray M, Martinez M, Kefauver D, West M, Roy C (2002) Treatment of aerosol- ized cowpox virus infection in mice with aerosolized cidofovir. *Antiviral Res* 54: 129–142

[63] Roy CJ, Baker R, Washburn K, Bray M (2003) Aerosolized cidofovir is retained in the respiratory tract and protects mice against intranasal cowpox virus chal- lenge. *Antimicrob Agents Chemother* 47: 2933–2937

[64] Smith KC, Bennett M, Garrett DC (1999) Skin lesions caused by orthopoxvirus infection in a dog. *J Small Anim Pract* 40: 495–497

[65] Crouch AC, Baxby D, McCracken CM, Gaskell RM, Bennett M (1995) Serological evidence for the reservoir hosts of cowpox virus in British wildlife. *Epidemiol Infect* 115: 185–191

[66] Tryland M, Sandvik T, Arnemo JM, Stuve G, Olsvik Ø, Traavik T (1998) Antibodies against orthopoxviruses in wild carnivores from Fennoscandia. *J Wildl Dis* 34: 443–450

[67] Sandvik T, Tryland M, Hansen H, Mehl R, Moens U, Olsvik O, Traavik T (1998)

Naturally occurring orthopoxviruses: potential for recombination with vaccine vectors. *J Clin Microbiol* 36: 2542–2547

[68] Christensen LS, Nielsen EB, Nowicki J, Anderson J, de Stricker K (2005) Påvisning af kokoppevirus (cowpoxvirus) i. Danmark. *Ugeskr Læger* 167: 1646–1647

[69] Lvov SD, Gromashevskyi VL, Marrenikova SS, Bogoyavlenskyi GV, Bajluk FN, Butenko AM, Gushchian E, Shelukhina EM, Thukova OA, Morozova TN (1988) [Poxvirus isolation from Microtus oeconomus Pal. 1776 in Colsky pen- insula] [in Russian]. *Vopr Virusol* 1: 92–94

[70] Marrenikova SS, Wojnarowska I, Bochanek W, Dziok AF, Sheluckhina EM (1984) [Cowpox in man] [Article in Russian]. *Zh Mikrobiol Epidemiol Immunbiol* 8: 64–69

[71] Marennikova SS, Ladnyj ID, Ogorodinikova ZI, Shelukhina EM, Maltseva NN (1978) Identification and study of a poxvirus isolated from wild rodents in Turkmenia. *Arch Virol* 56: 7–14

[72] Nowotny N (1994) The domestic cat: a possible transmitter of viruses from rodents to man. *Lancet* 343: 921

[73] Canese MG, Lavazza A, Massone A, Galeano F, Boldini M (1997) Feline pox- virus infection. *Schweiz Arch Tierheilkd* 139: 454–457

[74] Mahnel H (1991) [Catpox in Germany] [Article in German]. *Tierärztl Prax* 19: 419–422

[75] Ellenberger C, Schuppel KF, Mohring M, Reischauer A, Alex M, Czerny CP, Fercho A, Schoon HA (2005) Cowpox virus infection associated with a strep- tococcal septicaemia in a foal. *J Comp Pathol* 132: 101–105

[76] Pilaski J, Roesen-Wolff A (1988) Poxvirus infection in zoo-kept mammals. In: G Darai (ed): *Virus diseases in laboratory and captive animals*. Martinus Nijhoff Publishers, Boston, 83–100

[77] Wisser J, Pilaski J, Strauss G, Meyer H, Burck G, Truyen U, Rudolph M, Frolich K (2001) Cowpox virus infection causing stillbirth in an Asian elephant (*Elephas maximus*). *Vet Rec* 149: 244–246

[78] Mayr A, Lauer J, Czerny C-P (1995) [New facts on the distribution of orthopox viruses] [Article in German]. *Praktische Tierarzt* 11: 961–967

[79] Schaller K, Pilaski J (1979) [Pocks in white rhinoceroses (Ceratotherium s. simum) in Muenster zoo] [Article in German]. *Zool Garten NF* 49: 169–184

[80] Mueller T, Henning K, Kramer M, Czerny CP, Meyer H, Ziedler K (1996) Seroprevalence of orthopox virus specific antibodies in red foxes (*Vulpes vulpes*) in the Federal State Brandenburg. *J Wildl Dis* 32: 348–353

[81] Boulanger D, Crouch A, Brochier B, Bennett M, Clement J, Gaskell RM, Baxby D, Pastoret PP (1996) Serological survey for orthopoxvirus infection of wild mammals in areas where a recombinant rabies virus is used to vaccinate foxes. *Vet Rec* 138: 247–249

[82] Wolfs TF, Wagenaar JA, Niesters HG, Osterhaus AD (2002) Rat-to-human transmission of cowpox infection. *Emerg Infect Dis* 8: 1495–1496

[83] Coras B, Essbauer S, Pfeffer M, Meyer H, Schröder J, Stolz W, Landthaler M, Vogt T (2004) A cowpox microepidemic, transmitted by a domestic cat. *Lancet* 365: 9457

[84] Heilbronner C, Harzic M, Ferchal F, Pothier A, Charara O, Beal G, Bellaiche M, Lesca C, Foucaud P (2004) [Cowpox virus infection in a child]. *Arch Pediatr* 11: 335–339

[85] Hawranek T, Tritscher M, Muss WH, Jecel J, Nowotny N, Kolodziejek J, Emberger M, Schaeppi H, Hintner H (2003) Feline orthopoxvirus infection transmitted from cat to human. *J Am Acad Dermatol* 49: 513–518

[86] Oosterling RJ, Diepersloot RJ (2002) [Diagnostic image (75). A veterinary assistant with a swelling on the neck. Cowpox]. *Ned Tijdschr Geneesk D* 146: 262

[87] Schupp P, Pfeffer M, Meyer H, Burck G, Kolmel K, Neumann C (2001) Cowpox virus in a 12-year-old boy: rapid identification by an orthopoxvirus-specific polymerase chain reaction. *Br J Dermatol* 145: 146–150

[88] Feuerstein, B, M Jurgens, E Schnetz, Fartasch M, Simon M (2000) [Cowpox/ Catpox. Two clinical cases] [Article in German]. *Hautarzt* 51: 852–856

[89] Stewart KJ, Telfers S, Bown KJ, White MI (2000) Cowpox infection: not yet consigned to history. *Br J Plast Surg* 53: 348–350

（吴国华　朱学亮　译）

第 5 章　软疣痘病毒属

Joachim J. Bugert

（卡迪夫大学医学院　威尔士大学医学院、医学微生物学系病毒学高级讲师，
英国卡迪夫 . 希思帕克，邮编：CF14 4XN）

摘要

　　传染性软疣（Molluscum contagiosum, MC）是一种常见的肉赘样皮肤传染病，患病人群主要是儿童，是由传染性软疣病毒（Molluscum contagiosum virus, MCV）引起的。MCV 具有典型痘病毒粒子形态和基因组结构，因此在分类学上将其归类为痘病毒科的成员，它是软疣病毒属的唯一成员。MCV 1 型的基因组（MCV 1/80）测序已经完成（基因库登录号 U60315）。在 182 个预测的 MCV 开放读码框（> 45 个氨基酸）中，只有 35 个与其他痘病毒显著同源。MCV 独特的基因包括 mc159（细胞凋亡抑制因子 vFLIP），mc054（病毒 IL-18 结合蛋白）、mc148（可溶性 IL-8 拮抗因子）及 mc162（肝细胞生长因子 – 调节酪氨酸激酶基质结合蛋白）。MCV 没有编码表皮生长因子（EGF）同源蛋白的基因。MCV 仅与副痘病毒和禽痘病毒有许多相同的基因，且演化史与所有其他痘病毒不同。这体现在许多使 MCV 区别于其他痘病毒的独特生物特征上：MCV 体内复制仅限于人类上皮棘细胞层角质细胞。MCV 诱导增强角质细胞有丝分裂速度，这可能是通过 EGF 受体上调及干扰正常表皮细胞分化程序实现的。未出现局部炎症，典型 MCV 病变产生珍珠外观。MCV 感染会在人类皮肤中持续多年。自发或创伤诱导的炎症反应经常会导致 MCV 病变突然全部消失。MCV 感染的局限性、亚急性和增生性质，使 MCV 与一群引起缓慢发展皮肤肿瘤的动物痘病毒密切相关。MCV 在免疫缺陷小鼠的异体移植皮肤上复制效率低。现在，无用于 MCV 体外复制的细胞或组织培养系统。

引言

　　在消灭天花病毒后，在人类中引起患病率高的痘病毒只有传染性软疣病毒（Molluscum

contagiosum virus，MCV），软疣痘病毒属的代表成员。MCV 主要在儿童和免疫缺陷人群中引起良性皮肤肿瘤。病变仅限于上皮，可持续数年，且仅表现为轻微的炎症症状[1]。从组织病变角度看，MCV 病变归类为棘皮瘤：良性增生过程仅限于皮肤表皮层。

表 5-1　MCV 的表型总结

属的成员	MCV 1-4 型
宿主范围	人类
病毒粒子形态学（形状和大小）	砖形，210~360 nm
基因组大小（% GC 含量）	190 215 bp 约 ± 100（63% G+C）
分离株的基因型和基因库登录号	MCV 1 型；U60315
主要的生物学特征	1. 人类宿主（目前无细胞培养系统） 2. 表皮组织嗜性（获取了细胞基因） 3. 免疫逃避（弱炎症反应） 4. 诱导表皮去分化 5. 诱导表皮过度增生 6. 诱导角质细胞表面受体上调（EGF 和转铁蛋白受体） 7. 与人类乳头状瘤病毒类似

分类学

根据其痘病毒样的形态学，MCV 最初被报道为未分类的痘病毒科成员[2, 3]。1991 年，在认识到其与痘病毒一样的基因组结构，尤其是末端反向重复，与其他痘病毒基因组无显著的杂交反应[5, 6]，国际病毒分类学委员会（ICTV）重新将之分类为软疣病毒属代表成员[4]。在透射电子显微镜下进行观察发现 MCV 粒子有球形、椭圆形、砖形、微型和不完整型 MCV[7]（表 5-1 和图 5-1）。

历史

Thomas Bateman（1778—1821 年）最先使用名称"传染性软疣"描述中心凹陷且直径在 2~5 mm 的圆顶形肉色丘疹[8]。在 1841 年，W.Henderson 和 Robert Paterson 分别观察到了传染性软疣（MC）病变表皮组织的细胞内包涵体及软疣小体[9, 10]。M.Juliusberg 在 1905 年证实，无法通过尚柏朗滤器过滤清除 MC 病原体，暗示了病原体为病毒[11]。1911 年，Lipschutz 观察到软疣小体中"原质小体"，实质上为颗粒物质[12]。Goodpasture、King 和 Woodruff 在 1927 年验证了鸡痘病毒上 MC 原质小体和 Borrel 粒子的相似性，并推断出 MC 病原体一定是痘病毒[13, 14]。在电子显微镜下观察到的 MCV 粒子大小约为 360 nm × 210 nm[15, 16]。

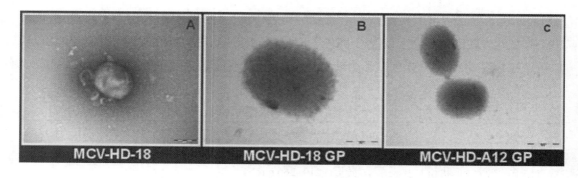

图 5-1　MCV 粒子阴性染色，采用钼酸铵技术

（A）使用 0.45μm 微孔过滤器（bar 200 nm）过滤后病毒粒子中松散的膜片段（MCV-HD 18 分离株）。（B）经过 Optiprep® 梯度纯化（bar 100 nm）的 MC 病毒粒子（MCV-HD 18 分离株）。（C）经过 Optiprep® 梯度纯化（bar 100 nm）的 MC 病毒粒子（MCV-HD A12 分离株）。电子显微镜观察：Bugert 和 Hobot，加迪夫大学医学院，2005 年。

疾病：临床症状、诊断和治疗

MC 感染的临床症状

MC 是一种常见感染，有可能成为公共健康问题，尤其是在卫生标准低的地区。此病毒通过接触感染，并能迅速在托儿所和幼儿园等地的儿童之间传播。尽管感染是良性的且病程自限，有 1/3 的儿童出现瘙痒、红疹及（偶尔）细菌双重感染等症状，伴随发炎和疼痛。出现瘙痒症状后，患者如抓挠也可引起病毒扩散[17]。MC 常出现在眼睑周围，治疗困难，且有时候会导致 MC 结膜炎[18, 19]。罕见的 MC 病例有婴儿背部和臀部出现大面积 MC，发炎变黑（可能出血），然后自发愈合[20]或形成与乳头状瘤病（寻常疣）相似的 MC[21]。大量临床现象显示 MCV 产生的症状有异位性皮炎[22]和其他皮肤特异和系统免疫功能障碍。非炎症和创伤炎症过程中会出现自发性 MCV 复原[23]。过去，在 HAART 和西多福韦用于人类巨细胞病毒（HCMV）预防之前[24]，人类免疫缺陷病毒（HIV）感染中 MC 非常常见（在 HIV 4 期感染患者中多达 30%）。

MCV 感染的诊断

MCV 的临床诊断，典型方法是病变组织活检切片的组织病理学观察[25]。据报道，不明病例可以用原位杂交和 PCR 等分子诊断[26-31]。此外，还有用 MCV ELISA 进行血清学调查的报道[32-34]。

MCV 感染的预防和治疗

最好的 MC 预防方法是避免接触。一旦染病，MC 的病损通常只限于自身，病变消失需要 6 个月到 5 年的时间。免疫机能紊乱或异位性皮肤状况的患者消除病变的难度大。直到现在，有关 MC 病变需要治疗还是自发愈合的争论仍未停止[35]。建议生殖器性的 MC 患者接受治疗，避免性传播，且应进行温和的皮肤护理和止痒，消除症状[17]。可用的治疗选项有：

（1）住院刮除术（外科手术）：经典的使用锐匙清除病变的方法，有时候会留下伤疤。成人可以忍受无麻醉病变刮除术，儿童需要局部麻醉或减轻疼痛的治疗方案。

（2）住院冷冻手术：最新技术将利多卡因/丙胺卡因表面麻醉与超焦距冷冻疗法组合起来。大部分接受治疗的病变部位康复后不会留下伤疤[36]。

（3）适用于大量病例的新型家庭无痛 MCV 治疗方案是用含有类视黄醇类物质、α-羟基酸和外用免疫调节剂他克莫司（如 0.1% 药膏）/吡美莫司、咪喹莫特或足叶草毒素（0.5% 药膏）的药膏。然而，外用免疫调节剂可能使患者皮肤容易感染[22, 37, 38]。尽管有多种此类在家治疗选项，在家治疗的效果不如住院进行外科手术治疗。

不适用于外用治疗或出院治疗的方案有：

（4）特异性抗 MCV DNA 聚合酶的抗病毒活性剂，如无环核苷类似物（HPMPC：西多福韦，Vistide；PMEA：adefovir dipivoxil，Hepsera；及 PMPA：tenofovir，Viread）。这些药物可内服，可以治疗多种 DNA 病毒感染[39]。

有坊间证据表明，静脉注射和外用西多福韦可以预防 MCV；然而，尚无全面的临床研究[24]。目前可用的抗病毒替代药物并没有针对病毒的拓扑异构酶进行治疗：lamellarin H[40]、库马霉素 A1（50% 抑制因子浓度，32 μM）和 cyclic depsipeptide sansalvamide A[41, 42]。

所有外科手术治疗都有一定程度的疼痛，还有留下伤疤的风险。免疫调节剂可能诱发细菌和真菌感染。应用特异性抗病毒药物是最昂贵的治疗方案。需要进一步进行大量临床试验，以增加目前关于 MC 预防、最佳治疗和长期预后的知识。

流行病学

MCV 分子流行病学

DNA 指纹图谱技术最早出现于 20 世纪 70 年代，它使用细菌 DNA 限制性内切酶，用来评估病毒基因组核酸的基因变化。此方法需要足够数量能够在琼脂糖胶上通过溴化乙锭染色可视化的病毒基因组。Pierie 及其同事[16] 首次报道了适用于此目的的 MCV DNA 纯化方法，他们发现可以从临床病变材料中分离大量的 MCV。1977 年，Parr 及其同事[43] 根据限制性内切酶类型的不同，首次观察到了 MCV 分离株之间的基因差异。之后 G. Darai 和 L. C. Archard 的研究工作[44-49] 根据 Bam HI 病毒基因组 DNA 限制性类型，确定了 2~3 个主基因类型及大量亚型。Porter 及其同事[47, 48] 在对伦敦医院患者进行的两项研究中显示，1 型 MCV 和 2 型 MCV 的比例约为 3：1。Darai 及其同事[45] 鉴定了 MCV 的

1 型、1 型变种（1v）、2 型及 2 型变种（2v），并接着鉴定了从苏格兰 Crampian 地区分离的 222 个 MCV 毒株。他们发现，在此人群中，MCV 1/1v 型的数量约为 2/2v 型的 40 倍，且同一名患者或在传染给接触人群（如家人）的 MCV 基因型不随时间变化（3 年以内）。

在澳大利亚进行的一项 MCV 研究中，首次在研究群体中发现了 HIV 感染。在 75 名澳大利亚患者中，有 59% 的 MCV 1 或 1v 出现了病变，29% 为 HIV 阳性，32% 携带 MCV 2 或 2v，4% 携带多个型的 MCV，然而 5% 的呈现病变的患者无法检测出 MCV DNA。MCV 1/1v 与 MCV 2/2v 的总比例为约 1.75∶1。总的来说，更容易检测到 MCV 2 型，尤其是对肛门 – 生殖器部位病变和免疫抑制（HIV- 阳性）患者[29]。一项日本的课题研究了 477 个 MCV 日本毒株的基因组，并分为四种 BamHI 限制性类型，其中一个类型为新检测出的（MCV 4 型）。MCV-1 变种的共性标记为 MCV-1p 的 D2 和 F 片段之间的 Bam HI 位点缺失而产生的 24kb 融合片段。MCV-1 的变种被分为三组（MCV-1va，MCV-1vb，MCV-1vc）它们之间的变化在于 MCV-1va 右端及 E 和 I 片段周围 Bam HI 位点的增加和缺失。MCV2 和 4 之间的许多 Bam HI 限制性位点被保留，表明它们之间密切相关。MCV 型 [MCV-1（MCV-1p）∶MCV2∶MCV-3∶MCV-4] 的发生比率为 436（0）∶13∶24∶4。因此，日本的 MCV 分子流行病学特征为无 MCV-1 欧洲原型，仅发现 MCV-1 且并未发现其他变种，MCV-3 的发生率高于 MCV2 及存在 MCV-4[50, 51]。一项对 171 名日本患者进行的独立研究检测了 MCV 类型发生是否存在地理差异及 MCV 类型与患者年龄、性别和临床状态是否相关。MCV 1 与 MCV 2 的比例为 13∶1。MCV 1 通常是在儿童（98%）和成年女性体内检测到（92%）。MCV 2 常能从成年男性（44%）及 HIV 感染患者（75%）体内分离到[52]。在一项对 147 名西班牙患者进行的研究中，97 名（66%）为不满 10 岁的儿童，其中 49% 患有异位性皮炎。异位性皮炎患者的病变更严重。MCV 1 与 MCV 2 的比例为 146∶1[53]。表 5–2 总结了 MCV 基因型的发生率。

表 5–2　MCV 基因型的发生率

MCV 型	英格兰[47]	苏格兰[45]	英格兰[48]	澳大利亚[29]	日本[50]	日本[52]	西班牙[53]
	$n = 46$	$n= 222$	$n= 93$	$n= 75$	$n= 477$	$n= 171$	$n= 147$
1 型	74%	96% 1p	76%	59% 1p	91% 1v+	92% 1p	99.4% 1p
2 型	26%	4%	24%	32%	3%	7%	0.6%
3 型					5%（?　1v）		
4 型					1%（?　2v）		

MCV 血清流行病学

一项早期研究使用从 MC 病变活组织检查得到的蛋白制剂，寻找 MCV 特异抗体[54]。

第一项全面性的研究（表 5-3）是 1992 年在澳大利亚用包被 MCV 的 ELISA 方法进行的，比较了 35 个 HIV- 阳性 MC 病例与 357 人组成的随机组（年龄，1 周龄至 69 岁）[55]。在出现 MC 病变的患者中，有 77% 检测到抗体：17/24 患者 HIV-1- 阴性及 10/ 11 患者 HIV-1 阳性。无证据证实血清学反应与病变数量或感染持续时间之间存在关系。群体调查表明整体血清阳性率为 23%。6 个月至 2 岁婴幼儿抗体发生率最低（3%），血清阳性率随年龄增加，在 50 岁人群中达到 39%，表明 MC 是一种非常常见的病毒感染[55]。为使用重组 MCV 抗原优化 ELISA，将一个 MCV 基因组片段文库转移到痘苗病毒表达系统中，并用 12 份 MC 患者血清进行筛选。使用免疫印迹检测到两个主要的抗原蛋白 70ku 和 34ku，并分别将之对应到开放阅读框 mc133L（70 ku 蛋白：MC133）和 mc084L（34 ku 蛋白：MC084）[56]。这在一项独立研究中得到了证实，该研究在病毒诱导的病变蛋白制剂中，检测到了三种具有免疫反应原性的蛋白 74/80ku、60ku 及 35ku。35ku 和 74/80ku 蛋白呈现病毒特异性，然而 60 ku 蛋白带为人类角蛋白混合物[53]。另外，发现 MC133L 和 MC084L 主要在感染重组病毒的 HeLa 细胞表面表达。此外，在 MC 病毒粒子表面也检测到 MC084R[56]。该研究小组还使用截短的 MC133L 重组病毒进行 ELISA，对 508 名 MCV 感染（有或无临床症状）的日本受试者进行了 MCV 抗体血清阳性率检测。MCV 抗体出现在 7/12（58%）的 MC 患者，7/108（6%）健康对照、7/76（9%）异位性皮炎患者及 7/39（18%）有全身性红斑狼疮患者体内有 MCV 抗体，然而未在后面三组中观察到临床 MCV 感染。在 7 名 HIV- 阳性的 MC 患者中，1 名（14%）抗体阳性，与之相比，在 266 名无 MC 的 HIV- 阳性患者中，仅 5 名（2%）血清阳性[57]。表 5-3 总结了不同地域和临床人群的 MCV 血清阳性率。

表 5-3　不同地域和不同临床疾病 人群中的 MCV 血清阳性率

临床状态	澳大利亚[55]	日本[28, 29]
	$n = 392$	$n = 508$
MC	77%	58%（12）
异位性皮肤炎	nd	9%（76）
SLE	nd	18%（39）
HIV	91%	2%~14%（273）
整体	23%	6%（108）
6 个月—2 岁	3%	nd
50 岁以上	39%	nd

病理学

MCV 发病机制

MCV 可能通过微病灶进入上皮。典型的 MCV 病变在淋巴结和脑叶中呈现增生上皮细胞聚集的情况，最后发展成为皮肤表面凹陷的中心。中心凹陷被细胞碎片和脂肪酸填充，且富含初级病毒粒子，产生了蜡质栓塞状结构。这种物质能将感染扩散到其他周围皮肤或污染目标（传染），整个过程与全浆分泌类似。整个病变外观为毛囊，毛发被含有病毒的栓塞取代[58]。MCV 病变外周的特征带有突出核的嗜碱性上皮细胞、大量异染色质、略嗜碱性细胞质及膜结构（比普通的基部角质细胞大）的可见性提高。这些增生细胞的分裂速度比普通的基底细胞快，细胞质含有大量液泡，且它们位于完好的基膜上面[59, 60]。因此，病变为严格的表皮内增生过程（棘皮瘤）。不同的痘病毒工厂（包涵体）距离基层基膜约四个细胞层[61]。包涵体生长并将包括细胞核在内的细胞器挤到一边。含有包涵体的细胞不再出现有丝分裂。产生 MCV 细胞的细胞质表现为角质化，这是角质细胞分化阶段的异常情况，表明角质化出现了异常分化[62]。因为没有免疫效应器细胞，MCV 病变显

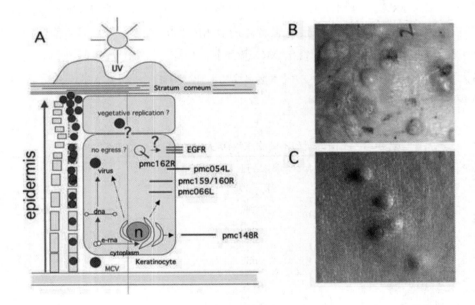

图 5-2 （A）上皮中 MCV 的复制

功能已知的 MCV 蛋白实例：（a）膜蛋白：MC054L-IL-18BP，MC162：Hrs 结合蛋白（可能影响细胞表面受体调节）；（b）细胞质蛋白：MC159/160-FLICE 抑制因子，MC066-谷胱甘肽过氧化物酶；（c）分泌蛋白：MC148R-趋化因子拮抗因子。病毒粒子显示为·圈，细胞表面受体使用三线表示=（例如 EGF 受体）。（B）免疫抑制患者的前额出现大量 MCV 病变：2/10 的面积，直径均为 5 cm。每个病变的直径在 0.5~3 mm。（C）免疫活性患者的不同 MCV 病变。每处病变的直径为 2 mm。照片由 NIH 皮肤病学服务中心和 NIAID 的 Turner 和 Bugert 于 1995 年拍摄。

著。实际上，这里的免疫细胞比周围未感染细胞的少，如没有循环组织的巨噬细胞，表明局部出现免疫逃避效应。MCV 感染细胞的表皮生长因子（EGF）受体和转铁蛋白受体表面密度上升[63]。MCV 可能使用植物的复制机制进行复制。图 5-2 总结了 MC 的发病机制。

MCV 组织和细胞嗜性

经典电子显微镜研究[59, 60]表明，MCV 是一种感染角质细胞的病毒。MCV 感染上皮颗粒细胞含有丝聚合蛋白（一种皮肤型角蛋白对（K1/K10））及毛透明蛋白（一种增生过度相关角蛋白对（K6/K16））[62]。近来，类似于痘病毒工厂的嗜酸性核包涵体被描述为黑素细胞内痣，应用人工进行的酶原位 PCR[64]确认其具有 MCV 特异性。后面这项调查结果至今尚未得到独立证实。

MCV 宿主范围

尽管研究者一致认为 MCV 仅限于人类宿主，两篇最新的文献介绍了马的 MCV 样感染：发现赞比亚钦戈拉地区的三匹马患上了缓慢进行性皮肤疾病，病变分布在全身各个部位，病变处直径 4~20mm。显微镜观察发现，细胞质包涵体含有很多痘病毒粒子。尝试培养病毒以失败告终[65]。另外，还有一篇《equine MCV》文献与人类 MCV 密切相关，文中使用人类 MCV 杂交探针进行原位杂交[66]。此报告未提供《equine MCV》的测序信息。

MCV 相关工作—分子生物学

对病毒进行分子生物分析需要一个可靠的扩增病毒（细胞培养系统或动物模型）或其基因组（基于 PCR 系统 / 测序）的体外系统。然而，多年来没有适用于 MCV 的该类系统。

细胞培养和动物系统

不育细胞培养系统

多年来，许多原代细胞和细胞系被尝试用于 MCV 的复制。MCV 未能在这些细胞中产生感染性子代病毒。不同属的其他脊索动物痘病毒非遗传性复活不适用于 MCV[16, 67-71]。只有人类成纤维细胞和角质细胞对 MCV 易感，且可以从不育感染细胞中分离出 MCV 早期 mRNA[72-74]。

早在 1967 年，Postlethwaite 及其在阿伯丁大学的同事[75]就报道了对 MCV 细胞培养的研究，最初采用的是小鼠胚胎成纤维细胞。同时，还使用相同的小鼠胚胎成纤维细胞和脑心肌炎病毒（EMCV）作为读出系统，进行了干扰素（IFN）活性生物分析[76]。发现之前感染 MCV 的小鼠胚胎成纤维细胞会干扰 EMCV 细胞病变作用发展，且与剂量相关。此外，观察到 MCV 似乎不会关闭宿主蛋白合成，且与痘苗病毒不同，似乎会抑制细胞 1 型 IFN 反应。

最近，这些人类细胞系观察结果得到确认。MCV 能诱导人类 MRC5 和 HaCaT 细胞表达 IFN-β，但是不诱导表达 IFN-α 或 IL-8。它仅诱导 A549 肺上皮细胞和人类 MM6 巨噬细胞中表达 IL-8，但是不诱导 MRC5 或 HaCaT 细胞表达 IL-8（Bulek 等人，未发表观察结果）。

MCV 病变核心和活检标本

现在，MCV 已从患者样本中分离到。从 MCV 病变碎屑核心或活检标本中纯化的 MCV 可用于感染研究、电子显微镜观察、病毒 DNA 提取及透性化病毒粒子体外转录合成的早期 mRNA 分析[77]。

包皮异种移植模型

在移植了人类包皮的无胸腺小鼠皮肤上观察到 MCV 复制。MCV 感染异种移植呈现的形态学与患者活检样本没有区别[78]。在一项独立方法中，感染 MCV 1 型和 2 型病毒粒子诱导转移到无胸腺小鼠肾小囊的人类包皮组织出现类似的组织学变化。在移植后 2~3 周观察到含有典型痘病毒粒子的细胞质包涵体。将病毒从一个感染植入物传递到另一个植入物的尝试以失败告终。Paslin 及其同事的研究确认了这些研究结果[79, 80]。

尽管异种移植模型似乎是在体内具有作用，MCV 感染移植发生效率低及形成 MCV 包涵体的长时间（146 天）延迟阻碍了"Buller 系统"。因为只有一只小鼠进行了感染包皮移植，未尝试进行传代感染。尽管"Fife 系统"的病变发展更快，但发现未产生感染性子代病毒。

基因组

尚无 MCV 复制的体外系统。然而，自 1985 年开始，可使用 DNA 和 PCR 的方法间接探索可能的 MCV 生物性质。基因组克隆和全基因组测序显示了 MCV 与其他痘病毒之间的相似性和巨大差异。

MCV 质粒克隆文库和前期有限的 MCV 基因组测序

通过选择性酶的 DNA 指纹和变性 / 再杂交研究，发现 MCV 基因组的 G+C 含量非常高，为 63%，这不同于痘苗病毒（G+C 含量为 30%），与疱疹病毒科很多病毒和副痘病毒相似[43, 44]。MCV 1 型基因组 DNA 和 DNA 杂交片段通过一种或两种酶酶切得到纯化的

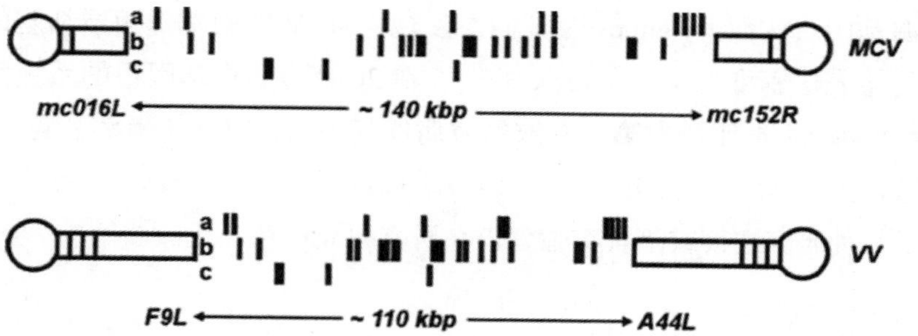

图 5-3　传染性软疣病毒（MCV）和痘苗病毒（VV）基因组排列示意图

MCV 基因组的中央保守部分（mc016L 至 mc162R：约 140kb）对应于痘苗蛋白 F9L 和 A44L 编码基因间的痘苗基因组约 110kb。具有氨基酸同源性的编码结构蛋白基因（a）、编码 DNA 表达蛋白基因（b）及编码复制机器蛋白基因（c）已经定位，但在两个痘病毒基因组中不一定在方向上保守。氨基酸同源性不显著的其他功能基因散布在基因组中。

DNA 限制片段和重组质粒克隆被用于确定病毒基因图谱[5, 6, 46, 47, 49, 81]，及使用 Klenow 酶对有限基因组进行测序、ss 噬菌体 DNA 文库构建及放射性 Sanger-ddNTP 测序。早期测序研究已经发现，末端区显然无中央保守的痘病毒基因分布[82]，没有重要的痘苗病毒标准基因组（哥本哈根毒株）的同源基因，也未发现任何已知的基因序列[83]。直到 1996 年才完成有限的测序工作[6, 44, 83-90]，当时 NIAID 的 LVD 实验室（马里兰州贝塞斯达 NIH）采用荧光标签测序，借助海德堡 Darai 实验室建立的重叠 MCV 基因组片段文库，测定了 MCV 1/80 型全基因组 DNA 序列。此文库在 2004 年已提供给 ATCC，现在已经准备发布。

MCV 全基因组序列和系统发育学

MCV 基因组为含有 190 289 bp（约 ± 50 bp）的双链 DNA，末端共价闭合，至少含有 182 个预测基因，编码 45 个或更长的氨基酸序列[91, 92]。位于 MCV 基因组中央部分的大部分预测蛋白表现出与其他痘病毒结构蛋白的高度同源性，然而在两端编码的所有蛋白及散布在 MCV 基因组中央的许多蛋白都是特有的（图 5-3）。

与其他痘病毒属（禽痘病毒，副痘病毒）蛋白同源的 MCV 蛋白的典型实例主要有衣壳蛋白 p37k[82, 93, 94] 和 MCV DNA 聚合酶[85, 87]。独特的 MCV 基因功能可以分为两类：① 编码应对宿主免疫系统的蛋白基因（宿主反应逃避因子）；② 编码支持 MCV 在宿主细胞或宿主组织（宿主细胞 / 组织调节因子）中复制的蛋白基因。许多研究者已经广泛综述了 MCV 特异性宿主反应逃避因子[95, 96]（细胞的痘病毒同源基因参见文献[97]）。特异性的 MCV 宿主细胞 / 组织调节因子为 MC066，含有抑制过氧化物和紫外调节细胞凋亡的硒代半胱氨酸的谷胱甘肽过氧化物酶，这种酶被认为是一种抑制 MCV 感染角质细胞中细胞凋亡的 FLICE 抑制因子。未在 MCV-1 基因组中发现与其他痘病毒表达的类似表皮生长因子的同源基因。然而，Nanney 及其同事发现，MCV 感染基部角质细胞的 EGF 受体和转铁蛋白受体表达密度比未感染皮肤高[98]。在 26 个痘病毒基因组的系统发育分析中，MCV 是脊索动物痘病毒亚科中第二发散的痘病毒基因组，仅次于禽痘病毒[99]。MCV 似乎与动植物演化史上非常古老的鳄鱼痘病毒具有高度同源性（G.Smith，私人交流）。下面的段落介绍了几种研究透彻或笔者实验室正在研究的 MCV 基因。

MCV SLAM 同源蛋白

Senkevich 及其同事[91]在 1996 年的基因组测序项目中鉴定了 MCV 基因 mc002、mc161 和 mc162，并将之命名为一个基因家族。预测此家族的基因编码一组彼此类似的带有 N- 末端氨基酸低同源性的 MCV 蛋白，并与人类 SLAM（信号淋巴细胞活化分子）蛋白 Ig 功能区同源[100]。作为 MCV SLAM 同源蛋白家族功能研究的第一步，Bugert 及其同事[101]分析了 MCV 感染皮肤组织和 MRC-5 成纤维细胞中 mRNA 转录，并建立了 cDNA 表达文库。MCV SLAM 同源蛋白 MC002 和 MC162 富含脯氨酸基序，也称为 PY 基序。有初步证据表明，这些 MCV 蛋白结合到 Nedd4- 家族 E3 泛激素连接酶 AIP4 和 Nedd4 上，并通过 PY 基序的酪氨酸残基调节相互作用。通过 Hgs/Hrs 的免疫共沉淀和早期内涵体抗原 1（EEA1）与转染人类上皮细胞中转铁蛋白受体的共定位，确认了与 Hgs/Hrs（肝细胞生长因子 - 调节酪氨酸激酶基质）进行的 PY 基序依赖性体外相互作用。MC162 可能参与内涵体分类机制（Melquiot 及其同事，未发表观察结果）。

MCV IL-18 结合蛋白

三个 MCV 预测蛋白 MC051L、MC053L 及 MC054L 中 20%~35% 氨基酸序列与自然产生的人类促炎性细胞因子 IL-18 拮抗因子（hIL-18BP）一致。

这三种蛋白中只有 MC054L 结合 hIL-18。hIL-18 是一种促炎性细胞因子，能够激活自然杀伤细胞，是诱导合成 IFN-γ 的 Th1 细胞反应所必需的。细胞弗林蛋白酶将重组 MC054L 裂解成两个亚蛋白单体。全长 MC054L 能够结合到细胞表面和细胞外基质上，但不是通过 N- 末端 IL-1 结合片段。全长 MC054 可能中和局部产生的 IL-18，然而 N-末端片段是可溶性的且能系统性地中和 IL-18[102-105]。这些数据已经得到证实，并与其他痘病毒 IL-18 结合蛋白特征进行了比较，包括痘苗病毒、鼠痘病毒和天花病毒编码的蛋白[106, 107]。

MCV 趋化因子拮抗因子

MC148R 编码一种无拮抗活性的竞争性 CCR8 受体拮抗因子。此 MCV 蛋白可能是在生物化学及进一步应用上研究最深入的。最初的研究表明，蛋白被分泌[108]后对多样化 β- 趋化因子受体[109]表现出抑制活性，且对人类造血干细胞具有抑制作用[110]。后来发现与 MC148 同源的人类基因位于染色体 9p13 上，该区域基因编码 IL-11Ra，因此将它命名为 IL-11Ra- 基因位点趋化因子（ILC）。ILC 是已知人类 CC 趋化因子中，与 MC148R 同源性最高的，且在人类皮肤中能高表达和选择性表达[111]。为了证明其有用性，MC148 被证实为调节小鼠心脏移植物存活率。人类疱疹病毒 8 型（HHV-8）编码拮抗病毒的巨噬细胞炎症蛋白 1（vMIP-1）具有相同的活性[112]。之后的研究表明，MC148 实际上是人类而不是鼠的 CCR8 受体高度选择性拮抗因子[113-115]。此选择性结合活性被用于竞争性拮抗 HHV-8- 编码的趋化因子 vMIP-1，拯救胸腺淋巴瘤细胞使其免受地塞米松诱导的细胞凋亡[116]。

MCV 拓扑异构酶

迄今为止研究的所有痘病毒均编码 1 B 型拓扑异构酶，该酶能使 DNA 出现暂时性切口，并进行 DNA 超螺旋解旋。Y.H Wang 鉴定了 MCV 拓扑异构酶（MC087）。MCV 拓扑异构酶仅裂解序列 5′-[T/C]CCTT-3′ 的 3′ 端。MCV 拓扑异构酶对库马霉素 A1（50% 抑制因子浓度，32 pM）的抑制作用敏感，且可能被环缩肽 sansalvamide A（一种从海洋提取物文库中鉴定得到的天然化合物，是微生物的自然产物）选择性地抑制。化学生产的环缩肽有可能成为有前景的 MCV 抗病毒药物替代品[41, 42, 117-119]。

MCV vFLIP 蛋白

MCV 开放阅读框 mc159 和 mc160 编码有凋亡效应功能区（DED）的蛋白，这种蛋白与衔接分子 Fas 相关死亡结构域蛋白（FADD）和启动凋亡蛋白酶类 FADD IL-1 β- 转化酶（FLICE；细胞凋亡蛋白酶 -8）中的 DED 本质上同源，后两者均为细胞凋亡调节器。两个实验室分别进行转染实验后确定，MC159 蛋白保护细胞，防止 Fas- 和 TNFR1 诱导的细胞凋亡[120, 121]。Shisler 和 Moss[122] 使用删除抗凋亡基因的痘苗病毒表达 MC159，发现 MC159 阻断 Fas 诱导的细胞凋亡。然而，FADD 和细胞凋亡蛋白酶 -8 结合到 MCV MC159 vFLIP 上，似乎不足以产生抗细胞死亡活性[123, 124]。近期，Wu 及其同事[125] 以 T 细胞特异方式表达 MC159。MC159 蛋白阻断胸腺细胞和外围 T 细胞中 CD95 诱导的细胞凋亡，尽管早期活化参数正常，但是还会损伤体外活化主要 T 细胞的活化后存活率。在一项分析 MC159L 与 PKR 关系的研究中，发现 MC159 并非直接与 PKR 相关，且不能阻断 PKR 诱导 eIF-2 α 磷酸化，因此预计感染细胞能产生 IFN-β。然而，发现 MC159L 可抑制 NF-kB 活化[126]。尽管免疫共沉淀研究发现 MC160 蛋白与 FADD 和 procaspase-8 有关，未识别与 Fas 诱导细胞凋亡有关的形态学或生物化学变化，且 MC160 蛋白可进行自身降解。MC159 及其他细胞凋亡蛋白酶抑制因子的共表达可防止 pmv160 蛋白的降解，表明这两种病毒蛋白之间存在功能关系[122]。

目前我们对 MCV 的认识引发了一系列有趣的问题，这些问题将形成对这种病毒进行研究的基础。如下我们选择了部分问题。

（1）MCV 宿主范围：仅人类？

马 MCV 是真的吗？ 现在，应重新评估报告此可能性的实验室活检样本，获取序列信息。

（2）从伦敦患者中分离的 MCV 2 型为什么比从苏格兰患者中分离出来的多（1987—1989 年两个英国人群的研究）？

Darai 和 Archard 实验室进行的流行病学研究发现的苏格兰和伦敦人群之间 MCV 1 型：MCV 2 型比例差异大的结果迄今仍未能解释。MCV 2 型比例较高可能是因为伦敦患者组中未知的 HIV 感染（在 20 世纪 80 年代晚期，不定时进行 HIV 检测）。对英国的这两个地区再进行一次研究可能能解决此问题。

（3）MCV2 是临床 / 基因不同的病毒？

显然，从 HIV- 阳性患者中分离出来的 MCV2 更多一些。此病毒的基因是否体现出此特征？ 1997 年海德尔堡的 MCV2 基因组的中央保守核心序列数据（60 kb）（Lohmuller 等人，未发表结果）表明基因变化很小。基因组中央部分的 *Bam* HI 限制性位点变化可以通过点突变解释。基因组的末端区尚未测序。然而，MCV2 型全基因组测序将是一项有趣的工作。

（4）MCV 诱导细胞因子反应和 TLR 信号是否与其他痘病毒的不同？

MCV 不诱导系统细胞因子 / 免疫反应。那么它为什么编码结合人类 IL-18 的蛋白（MC053）？ IL-18 是否诱导皮肤内不同细胞因子？ 与痘苗病毒不同，MCV 无已知的 TLR 信号（A52R）或 IFN 诱导和释放抑制因子（E3L、K3L）。将 MCV 作为无痘病毒 TLR 信号调节功能的模型也是一个有趣的课题。

（5）MCV 在皮肤组织中的命运？

明确 MCV 是否像角质细胞的筏式培养或多细胞表皮屏障模型（皮肤组织）一样，在分化角质细胞培养复制是个有趣的课题。MCV 采用植物方式复制，还是与人类乳头状瘤病毒类似的方式，分裂细胞是否形成 MCV 粒子？

（6）MC162 体外诱导 Hrs- 阴性细胞表型是否可以解释空泡化感染和 / 或宿主细胞的过度增生？

MC162 诱导 Hrs 结合是否会导致 MCV 感染细胞中表面受体重新分布，及 MC162 表达是否与基底层角质细胞 MCV 感染早期阶段的角质细胞空泡化有关？分化角质细胞模型最适合回答这些问题。

参考文献

[1]   Heng MC, Steuer ME, Levy A, McMahon S, Richman M, Allen SG, Blackhart B (1989)

Lack of host cellular immune response in eruptive molluscum conta- giosum. *Am J Dermatopathol* 11: 248–254

[2]　　Fenner F (1976) Classification and nomenclature of viruses. *Intervirology* 7: 115

[3]　　Matthews REF (1981) The classification and nomenclature of viruses: Summary of results of the meetings of the International Committee on Taxonomy of Viruses in Strasbourg. *Intervirology* 16: 53–60

[4]　　Francki RIB, Fauquet CM, Knudson DL, Brown F (1992) *ICTV: report*. Springer-Verlag, New York, 97

[5]　　Bugert J, Rosen-Wolff A, Darai G (1989) Genomic characterization of Molluscum contagiosum virus type 1: identification of the repetitive DNA sequences in the viral genome. *Virus Genes* 3: 159–173

[6]　　Bugert JJ, Darai G (1991) Stability of molluscum contagiosum virus DNA among 184 patient isolates: evidence for variability of sequences in the terminal inverted repeats. *J Med Virol* 33: 211–217

[7]　　Mihara M (1991) Three-dimensional ultrastructural study of molluscum con- tagiosum in the skin using scanning-electron microscopy. *Br J Dermatol* 125: 557–560

[8]　　Bateman T (1814) *A practical synopsis of cutaneous diseases*, 3rd edn. Longman Hurst Rees Orme & Brown, London

[9]　　Henderson W (1841) Notice of the molluscum contagiosum. *Edinb Med Surg J* 56: 213–218

[10]　Paterson R (1841) Causes and observations on the molluscum contagiosum of Bateman with an account of the minute structure of the tumors. *Edinb Med Surg J* 56: 279–288

[11]　Juliusberg M (1919) Molluscum Contagiosum. *Dtsch Med Wschr* 31: 1598

[12]　Lipschütz B (1919) Weitere Beiträge zur Kenntnis des Molluscum Contagiosum. *Arch Derm Syph* 107: 387–396

[13]　Goodpasture EW, King H (1927) A cytologic study of molluscum contagiosum. *Am J Pathol* 3: 385–394

[14]　Goodpasture EW, Woodruff CE (1931) A comparison of the inclusion bodies of fowlpox and molluscum contagiosum. *Am J Pathol* 7: 1–7

[15]　Fenner F, Burnett FM (1957) A short description of the poxvirus group (vac- cinia and related viruses). *Virology* 4: 305–314

[16]　Pirie GD, Bishop PM, Burke DC, Postlethwaite R (1971) Some properties of purified molluscum contagiosum virus. *J Gen Virol* 13: 311–320

[17]　Silverberg N (2003) Pediatric molluscum contagiosum: optimal treatment strat- egies.

Paediatr Drugs 5: 505–512

[18]　Ueyama Y, Osamura Y, Shimamura K, Nishimura M, Machida S, Tamaoki N (1985) Molluscum contagiosum occurring in an epidermal cyst on the eyelid. Light and electron-microscopic studies with literature review. *Acta Pathol Jpn* 35: 193–198

[19]　Khaskhely NM, Maruno M, Hoshiyama Y, Uezato H, Nonaka S (2000) Molluscum contagiosum appearing as a solitary lesion on the eyelid. *J Dermatol* 27: 68–70

[20]　Ogino A, Ishida H (1984) Spontaneous regression of generalized molluscum contagiosum turning black. *Acta Derm Venereol* 64: 83–85

[21]　Payne D, Yen A, Tyring S (1997) Coinfection of molluscum contagiosum with human papillomavirus. *J Am Acad Dermatol* 36: 641–644

[22]　Wetzel S, Wollenberg A (2004) Eczema molluscatum in tacrolimus treated atopic dermatitis. *Eur J Dermatol* 14: 73–74

[23]　Pierard-Franchimont C, Legrain A, Pierard GE (1983) Growth and regression of molluscum contagiosum. *J Am Acad Dermatol* 9: 669–672

[24]　Meadows KP, Tyring SK, Pavia AT, Rallis TM (1997) Resolution of recalcitrant molluscum contagiosum virus lesions in human immunodeficiency virus-infect- ed patients treated with cidofovir. *Arch Dermatol* 133: 987–990

[25]　Chan EL, Kingston MA, Carlin EM (2004) The laboratory diagnosis of com- mon genital viral infections. *J Fam Plann Reprod Health Care* 30: 24–25

[26]　Forghani B, Oshiro LS, Chan CS, Hurst JW, Dennis J, Darai G, Warford AL, Cohen RM (1992) Direct detection of Molluscum contagiosum virus in clinical specimens by *in situ* hybridization using biotinylated probe. *Mol Cell Probes* 6: 67–77

[27]　Hurst JW, Forghani B, Chan CS, Oshiro L, Darai G (1991) Direct detection of molluscum contagiosum virus in clinical specimens by dot blot hybridization. *J Clin Microbiol* 29: 1959–1962

[28]　Thompson CH, Biggs IM, Zwart-Steffe RT (1990) Detection of molluscum contagiosum virus DNA by *in situ* hybridization. *Pathology* 22: 181–186

[29]　Thompson CH, Zwart-Steffe RT, Biggs IM (1990) Molecular epidemiology of Australian isolates of molluscum contagiosum. *J Med Virol* 32: 1–9

[30]　Thompson CH (1997) Identification and typing of molluscum contagiosum virus in clinical specimens by polymerase chain reaction. *J Med Virol* 53: 205– 211

[31]　Nunez A, Funes JM, Agromayor M, Moratilla M, Varas AJ, Lopez-Estebaranz JL, Esteban M, Martin-Gallardo A (1996) Detection and typing of molluscum contagiosum virus in skin lesions by using a simple lysis method and poly- merase chain reaction. *J*

Med Virol 50: 342–349

[32]　Konya J, Thompson CH (1999) Molluscum contagiosum virus: antibody responses in persons with clinical lesions and seroepidemiology in a represen- tative Australian population. *J Infect Dis* 179: 701–704

[33]　Konya J, Thompson CH, Zwart-Steffe RT (1992) Enzyme-linked immunosor- bent assay for measurement of IgG antibody to Molluscum contagiosum virus and investigation of the serological relationship of the molecular types. *J Virol Methods* 40: 183–194

[34]　Thompson CH (1998) Immunoreactive proteins of molluscum contagiosum virus types 1, 1v, and 2. *J Infect Dis* 178: 1230–1231

[35]　Tyring SK (2003) Molluscum contagiosum: the importance of early diagnosis and treatment. *Am J Obstet Gynecol* 189 (3 Suppl): S12–S16

[36]　Bardenstein DS, Elmets C (1995) Hyperfocal cryotherapy of multiple Molluscum contagiosum lesions in patients with the acquired immune defi- ciency syndrome. *Ophthalmology* 102: 1031–1034

[37]　Berman B (2002) Imiquimod: a new immune response modifier for the treatment of external genital warts and other diseases in dermatology. Int *J Dermatol* 41 (Suppl 1): 7–11

[38]　Markos AR (2001) The successful treatment of molluscum contagiosum with podophyl- lotoxin (0.5%) self-application. *Int J STD AIDS* 12: 833

[39]　De Clercq E (2003) Potential of acyclic nucleoside phosphonates in the treat- ment of DNA virus and retrovirus infections. *Expert Rev Anti Infect Ther* 1: 21–43

[40]　Bailly C (2004) Lamellarins, from A to Z: a family of anticancer marine pyrrole alkaloids. *Curr Med Chem Anticancer Agents* 4: 363–378

[41]　Hwang Y, Wang B, Bushman FD (1998) Molluscum contagiosum virus topo- isomerase: purification, activities, and response to inhibitors. *J Virol* 72: 3401– 3406

[42]　Hwang Y, Rowley D, Rhodes D, Gertsch J, Fenical W, Bushman F (1999) Mechanism of inhibition of a poxvirus topoisomerase by the marine natural product sansalvamide A. *Mol Pharmacol* 55: 1049–1053

[43]　Parr RP, Burnett JW, Garon CF (1977) Ultrastructural characterization of the Molluscum contagiosum virus genome. *Virology* 81: 247–256

[44]　Darai G, Reisner H, Scholz J, Schnitzler P, Lorbacher DR (1986) Analysis of the genome of molluscum contagiosum virus by restriction endonuclease analysis and molecular cloning. *J Med Virol* 18: 29–39

[45]　Scholz J, Rosen-Wolff A, Bugert J, Reisner H, White MI, Darai G, Postlethwaite R

(1988) Molecular epidemiology of molluscum contagiosum. *J Infect Dis* 158: 898–900

[46]   Scholz J, Rosen-Wolff A, Bugert J, Reisner H, White MI, Darai G, Postlethwaite R (1989) Epidemiology of molluscum contagiosum using genetic analysis of the viral DNA. *J Med Virol* 27: 87–90

[47]   Porter CD, Muhlemann MF, Cream JJ, Archard LC (1987) Molluscum conta- giosum: characterization of viral DNA and clinical features. *Epidemiol Infect* 99: 563–567

[48]   Porter CD, Blake NW, Archard LC, Muhlemann MF, Rosedale N, Cream JJ (1989) Molluscum contagiosum virus types in genital and non-genital lesions. *Br J Dermatol* 120: 37–41

[49]   Porter CD, Archard LC (1992) Characterisation by restriction mapping of three subtypes of molluscum contagiosum virus. *J Med Virol* 38: 1–6

[50]   Nakamura J, Muraki Y, Yamada M, Hatano Y, Nii S (1995) Analysis of mollus- cum contagiosum virus genomes isolated in Japan. *J Med Virol* 46: 339–348

[51]   Nakamura J, Arao Y, Yoshida M, Yamada M, Nii S (1992) Molecular epidemio- logical study of molluscum contagiosum virus in two urban areas of western Japan by the in-gel endonuclease digestion method. *Arch Virol* 125: 339–345

[52]   Yamashita H, Uemura T, Kawashima M (1996) Molecular epidemiologic analysis of Japanese patients with molluscum contagiosum. *Int J Dermatol* 35: 99–105

[53]   Agromayor M, Ortiz P, Lopez-Estebaranz JL, Gonzalez-Nicolas J, Esteban M, Martin-Gallardo A (2002) Molecular epidemiology of molluscum contagiosum virus and analysis of the host-serum antibody response in Spanish HIV-nega- tive patients. *J Med Virol* 66: 151–158

[54]   Shirodaria PV, Matthews RS, Samuel M (1979) Virus-specific and anticellular antibodies in molluscum contagiosum. *Br J Dermatol* 101: 133–140

[55]   Thompson CH, Zwart-Steffe RT, Donovan B (1992) Clinical and molecular aspects of molluscum contagiosum infection in HIV-1 positive patients. *Int J STD AIDS* 3: 101–106

[56]   Watanabe T, Morikawa S, Suzuki K, Miyamura T, Tamaki K, Ueda Y (1998) Two major antigenic polypeptides of molluscum contagiosum virus. *J Infect Dis* 177: 284–292

[57]   Watanabe T, Nakamura K, Wakugawa M, Kato A, Nagai Y, Shioda T et al (2000) Antibodies to molluscum contagiosum virus in the general population and susceptible patients. *Arch Dermatol* 136: 1518–1522

[58]   Reed RJ, Parkinson RP (1977) The histogenesis of molluscum contagiosum. *Am J Surg Pathol* 1: 161–166

[59]   Vreeswijk J, Leene W, Kalsbeek GL (1977) Early host cell-Molluscum conta- giosum

virus interactions. *J Invest Dermatol* 69: 249–256

[60] Vreeswijk J, Leene W, Kalsbeek GL (1976) Early interactions of the virus Molluscum contagiosum with its host cell. Virus-induced alterations in the basal and suprabasal layers of the epidermis. *J Ultrastruct Res* 54: 37–52

[61] Shelley WB, Burmeister V (1986) Demonstration of a unique viral structure: the molluscum viral colony sac. *Br J Dermatol* 115: 557–562

[62] Manabe M, Yaguchi H, Butt KI, O'Guin WM, Sun TT, Ogawa H (1996) Expression of keratohyalin-trichohyalin hybrid granules in molluscum conta- giosum. *Int J Dermatol* 35: 106–108

[63] Viac J, Chardonnet Y (1990) Immunocompetent cells and epithelial cell modi- fications in molluscum contagiosum. *J Cutan Pathol* 17: 202–205

[64] Hahm GK, McMahon JT, Nuovo GJ, Pellegrini AE, Vadmal MS (2002) Eosinophilic intranuclear inclusion bodies in a melanocytic nevus. *Cutis* 69: 223–226

[65] Lange L, Marett S, Maree C, Gerdes T (1991) Molluscum contagiosum in three horses. *J S Afr Vet Assoc* 62: 68–71

[66] Thompson CH, Yager JA, Van Rensburg IB (1998) Close relationship between equine and human molluscum contagiosum virus demonstrated by *in situ* hybridisation. *Res Vet Sci* 64: 157–161

[67] Bugert JJ, Melquiot N, Kehm R (2001) Molluscum contagiosum virus expresses late genes in primary human fibroblasts but does not produce infectious prog- eny. *Virus Genes* 22: 27–33

[68] Brown T, Butler P, Postlethwaite R (1973) Non-genetic reactivation studies with the virus of Molluscum contagiosum. *J Gen Virol* 19: 417–421

[69] Postlethwaite R, Lee YS (1970) Sedimentable and non-sedimentable interfer- ing compo- nents in mouse embryo cultures treated with molluscum contagio- sum virus. *J Gen Virol* 6: 117–125

[70] Robinson HJ Jr, Prose PH, Friedman-Kien AE, Neistein S, Vilcek J (1969) The molluscum contagiosum virus in chick embryo cell cultures: an electron micro- scopic study. *J Invest Dermatol* 52: 51–56

[71] Shand JH, Gibson P, Gregory DW, Cooper RJ, Keir HM, Postlethwaite R (1976) Molluscum contagiosum – a defective poxvirus? *J Gen Virol* 33: 281–295

[72] Melquiot NV, Bugert JJ (2004) Preparation and use of molluscum contagiosum virus from human tissue biopsy specimens. *Methods Mol Biol* 269: 371–384

[73] McFadden G, Pace WE, Purres J, Dales S (1979) Biogenesis of poxviruses: transitory

expression of Molluscum contagiosum early functions. *Virology* 94: 297–313

[74] Bugert JJ, Lohmuller C, Darai G (1999) Characterization of early gene tran- scripts of molluscum contagiosum virus. *Virology* 257: 119–129

[75] Postlethwaite R, Watt JA, Hodgkiss W (1967) The virus of molluscum con- tagiosum and its adsorption to mouse embryo cells in culture. *J Gen Virol* 1: 269–280

[76] Postlethwaite R (1968) Analysis of molluscum-induced interference in mouse embryo cells: growth of encephalomyocarditis virus and dose-response rela- tionships in mollus- cum-inhibited cultures. *J Gen Virol* 2: 167–175

[77] Melquiot NV, Bugert JJ (2004) Preparation and use of molluscum contagiosum virus from human tissue biopsy specimens. *Methods Mol Biol* 269: 371–384

[78] Buller RM, Burnett J, Chen W, Kreider J (1995) Replication of molluscum contagiosum virus. *Virology* 213: 655–659

[79] Fife KH, Whitfeld M, Faust H, Goheen MP, Bryan J, Brown DR (1996) Growth of mol- luscum contagiosum virus in a human foreskin xenograft model. *Virology* 226: 95–101

[80] Paslin D, Krowka J, Forghani B (1997) Molluscum contagiosum virus grows in human skin xenografts. *Arch Dermatol Res* 289: 486–488

[81] Porter CD, Archard LC (1987) Characterization and physical mapping of Molluscum contagiosum virus DNA and location of a sequence capable of encoding a conserved domain of epidermal growth factor. *J Gen Virol* 68: 673–682

[82] Blake NW, Porter CD, Archard LC (1991) Characterization of a molluscum contagiosum virus homolog of the vaccinia virus p37K major envelope antigen. *J Virol* 65: 3583–3589

[83] Bugert JJ, Raab K, Rosen-Wolff A, Janssen W, Darai G (1993) Determination of the position of the boundaries of the terminal repetitive sequences within the genome of molluscum contagiosum virus type 1 by DNA nucleotide sequence analysis. *Virology* 192: 391–396

[84] Hadasch RP, Bugert JJ, Janssen W, Darai G (1993) Characterization of the genome of molluscum contagiosum virus type 1 between the genome coor- dinates 0. 045 and 0.075 by DNA nucleotide sequence analysis of a 5. 6-kb HindIII/MluI DNA fragment. *Intervirology* 36: 32–43

[85] Sonntag KC, Darai G (1996) Strategy for identifying the gene encoding the DNA polymerase of molluscum contagiosum virus type 1. *Virus Genes* 13: 31–44

[86] Sonntag KC, Clauer U, Bugert JJ, Schnitzler P, Darai G (1995) Identification and prop- erties of the genes encoding the poly(A) polymerase and a small (22 kDa) and the largest subunit (147 kDa) of the DNA-dependent RNA poly- merase of molluscum contagiosum

virus. *Virology* 210: 471–478

[87] Sonntag KC, Darai G (1995) Evolution of viral DNA-dependent RNA poly- merases. *Virus Genes* 11: 271–284

[88] Moratilla M, Agromayor M, Nunez A, Funes JM, Varas AJ, Lopez-Estebaranz JL, Esteban M, Martin-Gallardo A (1997) A random DNA sequencing, com- puter-based approach for the generation of a gene map of molluscum contagio- sum virus. *Virus Genes* 14: 73–80

[89] Martin-Gallardo A, Moratilla M, Funes JM, Agromayor M, Nunez A, Varas AJ, Collado M, Valencia A, Lopez-Estebaranz JL, Esteban M (1996) Sequence analysis of a Mollus- cum contagiosum virus DNA region which includes the gene encoding protein kinase 2 and other genes with unique organization. *Virus Genes* 13: 19–29

[90] Douglass NJ, Blake NW, Cream JJ, Soteriou BA, Zhang HY, Theodoridou A Archard LC (1996) Similarity in genome organization between Molluscum contagiosum virus (MCV) and vaccinia virus (VV): identification of MCV homologues of the VV genes for protein kinase 2, structural protein VP8, RNA polymerase 35 kDa subunit and 3beta-hydroxys- teroid dehydrogenase. *J Gen Virol* 77: 3113–3120

[91] Senkevich TG, Bugert JJ, Sisler JR, Koonin EV, Darai G, Moss B (1996) Genome sequence of a human tumorigenic poxvirus: prediction of specific host response-evasion genes. *Science* 273: 813–816

[92] Senkevich TG, Koonin EV, Bugert JJ, Darai G, Moss B (1997) The genome of mollus- cum contagiosum virus: analysis and comparison with other poxviruses. *Virology* 233: 19–42

[93] Sullivan JT, Mercer AA, Fleming SB, Robinson AJ (1994) Identification and characteri- zation of an orf virus homologue of the vaccinia virus gene encoding the major envelope antigen p37K. *Virology* 202: 968–973

[94] Calvert JG, Ogawa R, Yanagida N, Nazerian K (1992) Identification and func- tional analysis of the fowlpox virus homolog of the vaccinia virus p37K major envelope antigen gene. *Virology* 191: 783–792

[95] Moss B, Shisler JL, Xiang Y, Senkevich TG (2000) Immune-defense molecules of molluscum contagiosum virus, a human poxvirus. *Trends Microbiol* 8: 473– 477

[96] McFadden G (1998) Even viruses can learn to cope with stress. *Science* 279: 40–41

[97] Bugert JJ, Darai G (2000) Poxvirus homologues of cellular genes. *Virus Genes* 21: 111–133

[98] Nanney LB, Ellis DL, Levine J, King LE (1992) Epidermal growth factor recep- tors in

idiopathic and virally induced skin diseases. *Am J Pathol* 140: 915–925

[99] Gubser C, Hue S, Kellam P, Smith GL (2004) Poxvirus genomes: a phylogenetic analysis. *J Gen Virol* 85: 105–117

[100] Sidorenko SP, Clark EA (2003) The dual-function CD150 receptor subfamily: the viral attraction. *Nat Immunol* 4: 19–24

[101] Bugert JJ, Melquiot NV, Darai G (2000) Mapping of mRNA transcripts in the genome of molluscum contagiosum virus: transcriptional analysis of the viral slam gene family. *Virus Genes* 21: 189–192

[102] Xiang Y, Moss B (2003) Molluscum contagiosum virus interleukin-18 (IL-18) binding protein is secreted as a full-length form that binds cell surface glycos- aminoglycans through the C-terminal tail and a furin-cleaved form with only the IL-18 binding domain. *J Virol* 77: 2623–2630

[103] Xiang Y, Moss B (2001) Correspondence of the functional epitopes of poxvirus and human interleukin-18-binding proteins. *J Virol* 75: 9947–9954

[104] Xiang Y, Moss B (1999) IL-18 binding and inhibition of interferon gamma induction by human poxvirus-encoded proteins. *Proc Natl Acad Sci USA* 96: 11537–11542

[105] Xiang Y, Moss B (1999) Identification of human and mouse homologs of the MC51L-53L-54L family of secreted glycoproteins encoded by the Molluscum contagiosum poxvirus. *Virology* 257: 297–302

[106] Smith VP, Bryant NA, Alcami A (2000) Ectromelia, vaccinia and cowpox virus- es encode secreted interleukin-18-binding proteins. *J Gen Virol* 81: 1223–1230

[107] Esteban DJ, Nuara AA, Buller RM (2004) Interleukin-18 and glycosaminogly- can binding by a protein encoded by *Variola virus*. *J Gen Virol* 85: 1291–1299

[108] Bugert JJ, Lohmuller C, Damon I, Moss B, Darai G (1998) Chemokine homo- log of molluscum contagiosum virus: sequence conservation and expression. *Virology* 242: 51–59

[109] Damon I, Murphy PM, Moss B (1998) Broad spectrum chemokine antagonistic activity of a human poxvirus chemokine homolog. *Proc Natl Acad Sci USA* 95: 6403–6407

[110] Krathwohl MD, Hromas R, Brown DR, Broxmeyer HE, Fife KH (1997) Functional char- acterization of the C---C chemokine-like molecules encoded by molluscum contagiosum virus types 1 and 2. *Proc Natl Acad Sci USA* 94: 9875–9880

[111] Ishikawa-Mochizuki I, Kitaura M, Baba M, Nakayama T, Izawa D, Imai T, Yamada H, Hieshima K, Suzuki R, Nomiyama H et al (1999) Molecular clon- ing of a novel CC chemokine, interleukin-11 receptor alpha-locus chemokine (ILC), which is located on

chromosome 9p13 and a potential homologue of a CC chemokine encoded by molluscum contagiosum virus. *FEBS Lett* 460: 544–548

[112] DeBruyne LA, Li K, Bishop DK, Bromberg JS (2000) Gene transfer of virally encoded chemokine antagonists vMIP-II and MC148 prolongs cardiac allograft survival and inhibits donor-specific immunity. *Gene Ther* 7: 575–582

[113] Luttichau HR, Gerstoft J, Schwartz TW (2001) MC148 encoded by human molluscum contagiosum poxvirus is an antagonist for human but not murine CCR8. *J Leukoc Biol* 70: 277–282

[114] Luttichau HR, Lewis IC, Gerstoft J, Schwartz TW (2001) The herpesvirus 8-encoded chemokine vMIP-II, but not the poxvirus-encoded chemokine MC148, inhibits the CCR10 receptor. *Eur J Immunol* 31: 1217–1220

[115] Luttichau HR, Stine J, Boesen TP, Johnsen AH, Chantry D, Gerstoft J, Schwartz TW (2000) A highly selective CC chemokine receptor (CCR)8 antagonist encoded by the poxvirus molluscum contagiosum. *J Exp Med* 191: 171–180

[116] Spinetti G, Bernardini G, Camarda G, Mangoni A, Santoni A, Capogrossi MC, Napolitano M (2003) The chemokine receptor CCR8 mediates rescue from dexamethasone-induced apoptosis via an ERK-dependent pathway. *J Leukoc Biol* 73: 201–207

[117] Hwang Y, Rhodes D, Bushman F (2000) Rapid microtiter assays for poxvirus topoisomerase, mammalian type IB topoisomerase and HIV-1 integrase: appli- cation to inhibitor isolation. *Nucleic Acids Res* 28: 4884–4892

[118] Hwang Y, Park M, Fischer WH, Burgin A Jr, Bushman F (1999) DNA contacts by protein domains of the molluscum contagiosum virus type-1B topoisomer- ase. *Virology* 262: 479–491

[119] Hwang Y, Burgin A Jr, Bushman F (1999) DNA contacts stimulate catalysis by a poxvirus topoisomerase. *J Biol Chem* 274: 9160–9168

[120] Hu S, Vincenz C, Buller M, Dixit VM (1997) A novel family of viral death effector domain-containing molecules that inhibit both CD-95- and tumor necrosis factor receptor-1-induced apoptosis. *J Biol Chem* 272: 9621–9624

[121] Bertin J, Armstrong RC, Ottilie S, Martin DA, Wang Y, Banks S, Wang GH, Senkevich TG, Alnemri ES, Moss B et al (1997) Death effector domain- containing herpesvirus and poxvirus proteins inhibit both Fas- and TNFR1- induced apoptosis. *Proc Natl Acad Sci USA* 94: 1172–1176

[122] Shisler JL, Moss B (2001) Molluscum contagiosum virus inhibitors of apoptosis: The MC159 v-FLIP protein blocks Fas-induced activation of procaspases and degradation of

the related MC160 protein. *Virology* 282: 14–25

[123] Garvey T, Bertin J, Siegel R, Lenardo M, Cohen J (2002) The death effector domains (DEDs) of the molluscum contagiosum virus MC159 v-FLIP protein are not functionally interchangeable with each other or with the DEDs of cas- pase-8. *Virology* 300: 217–225

[124] Garvey TL, Bertin J, Siegel RM, Wang GH, Lenardo MJ, Cohen JI (2002) Binding of FADD and caspase-8 to molluscum contagiosum virus MC159 v- FLIP is not sufficient for its antiapoptotic function. *J Virol* 76: 697–706

[125] Wu Z, Roberts M, Porter M, Walker F, Wherry EJ, Kelly J, Gadina M, Silva EM, DosReis GA, Lopes MF et al (2004) Viral FLIP impairs survival of activated T cells and generation of CD8$^+$ T cell memory. *J Immunol* 172: 6313–6323

[126] Gil J, Rullas J, Alcami J, Esteban M (2001) MC159L protein from the poxvirus mollus- cum contagiosum virus inhibits NF-kappaB activation and apoptosis induced by PKR. *J Gen Virol* 82: 3027–3034

（吴国华 邓阳 译）

第6章　牙塔痘病毒属

Geoffrey L. Smith

（帝国理工学院圣玛丽校区医学院病毒学系，英国伦敦诺福克路，邮编 W2 1PG）

摘要

牙塔痘病毒是少数能感染人和灵长类动物的脊索动物痘病毒。牙塔痘病毒属有两种病毒，牙巴猴肿瘤痘病毒（Yaba monkey tumour virus,YMTV）和塔那痘病毒（Tanapox virus, TANV），因此称为牙塔痘病毒。第三种病毒称为亚巴样病病毒（Yaba-like disease virus, YLDV），与 TANV 密切相关，因此 YLDV 和 TANV 被视为是同种的毒株。在赤道非洲，TANV 和 YMTV 感染灵长类动物，这些感染可能通过昆虫叮咬传播给人类，成为人畜共患病。牙塔痘病毒的显著特征是在细胞培养中生长缓慢及 YMTV 有诱导灵长类动物出现肿瘤（组织细胞瘤）的能力。本章将介绍牙塔痘病毒属病毒的特性。

引言

在分类上，牙塔痘病毒属属于痘病毒科脊索动物痘病毒亚科。已经报道的牙塔痘病毒有三个种：牙巴猴肿瘤痘病毒（Yaba monkey tumour virus,YMTV）、塔那痘病毒（Tanapox virus, TANV）和亚巴样病病毒（Yaba-like disease virus,YLDV），尽管后面两种病毒被视为是同种毒株。与其他痘病毒一样，牙塔痘病毒体积大且在细胞质中复制，能编码许多转录和复制的酶，且具有超过 134 kb 的双链 DNA 基因组。TANV、YMTV 和 YLDV 均是从灵长类动物中分离的，血清学研究表明，在赤道非洲的灵长类动物中，牙塔病毒感染频繁。然而，并未确定灵长类动物是这些病毒的自然宿主还是储存宿主。牙塔痘病毒可以作为人畜共患病感染人类，这在肯尼亚的塔纳河流域和扎伊尔的扎伊尔河之间并不罕见。

牙塔痘病毒的发现

牙巴猴肿瘤痘病毒（YMTV）

1957 年，Bearcroft 和 Jamieson 在尼日利亚拉各斯的牙巴工作，他们在一只恒河猴（*Mucaca mulatta*）身上发现了皮肤肿瘤，不久后，又在从非洲相同动物群落的其他进口恒河猴身上发现了类似肿瘤[1]。肿瘤集中发生表明存在感染病原，之后 Andrewes 与其同事发现了病原体痘病毒[2, 3]，并根据其来源和诱导灵长类动物肿瘤的能力，将之命名为牙巴猴肿瘤痘病毒（YMTV）。YMTV 诱导亚洲猕猴的肿瘤是良性组织细胞瘤，会在 1~12 个月内自发溶解[4-6]。电子显微镜观察确认此病毒与其他痘病毒类似，如痘苗病毒（VACV）[7, 8]。然而，无法确定与 VACV、猴痘病毒（MPXV）和羊痘病毒的抗原关系，且之前感染过 VACV 或 MPXV 的动物仍对 YMTV 易感[3, 7, 9, 10]。类似的，尽管从 YMTV 感染动物采集的血清识别感染 YMTV 的细胞，但是这些血清不识别感染正痘病毒 VACV 或 MPXV 的细胞，且从感染 VACV 或 MPXV 的动物采集的血清并不识别感染 YMTV 的细胞。因刺伤意外感染之前接种过天花的人和故意感染之前接种过天花的志愿者可诱导皮肤病变，表明 YMTV 可感染人类，且之前接种过天花也不能预防这种感染[11-13]。

亚巴样病病毒（YLDV）

1966 年，美国三个灵长类动物群落（德州布鲁克斯空军基地、俄勒冈州地区灵长类中心及国家灵长类动物生物学中心，加州戴维斯）暴发了痘病毒感染。显然，这些被感染的灵长类动物都是被一家进口商进口的动物感染的。相关信息可参见综述[14]。在德州暴发期间，从感染猕猴的皮肤病变组织中分离到病毒[15]。对此病毒进行结构和抗原性质分析后确认其为痘病毒，且与 YMTV 有关联[15, 16]。然而，它与 YMTV 有两个不同之处：第一，来自 YMYV 感染动物的血清中和 YMTV 的效率比新病毒高 10 倍；第二，尽管这两种病毒在细胞培养中呈现缓慢诱导细胞病变效应（CPE），新病毒不诱导小型肿瘤特征而 YMTV 具有此特性[16]。因此，看似它代表了一种新病毒物种。从猕猴身上分离的病毒与从其他灵长类中心（俄勒冈州地区灵长类中心及国家灵长类动物生物学中心，加州戴维斯）分离的一致[14, 17]。来自俄勒冈州的病毒称为 1211 痘病毒[18]，来自德州的病毒称为牙巴猴肿瘤痘病毒相关（Yaba-related,Y-R）病毒[16]，及来自加州的病毒称为亚巴样病病毒（YLDV）[19]。所有这些病毒很可能代表同一毒种。

塔那痘病毒（TANV）

塔那痘病毒（TANV）是从 1957 年和 1962 年出现发热流行病的肯尼亚塔纳河盆地 Wapakomo 部落成员中分离的[20]。这两次流行病均与大规模洪水有关。洪水暴发后，人与野生和家养动物一起居住在被洪水包围的孤岛上。另外，洪水暴发时，有大量蚊虫，估计每人每 h 要被叮咬多达 600 次。因此，有研究者认为是通过昆虫叮咬这种机械方式将此病毒从动物（可能是灵长类动物）传染给人类的。感染患者出现发烧和一个或两个类似疹块的水疱病变，但恢复之后，没有脓疮产生[20]。此病原体是一种痘病毒，并根据其地理来源称为 TANV。TANV 与 YMTV 不同。然而，其生物和抗原性质及其诱导的人类疾病与 1966 年从美国的灵长类群落分离的病毒一致[21]，因此，TANV 和 YLDV 为同一病毒毒株。然而，病毒 DNA 分析表明，YLDV 和 TANV 的基因组限制性位点类型略有不同[22]，且比较病毒基因组靠近两端的中央部分 23.2 kb 发现，它们的核苷酸差异为 1.4%[23]。

流行病学

牙塔痘病毒的自然宿主目前尚不确定。最初发现，尽管亚洲猕猴（*Mucaca mulatta*、*Mucaca irus* 和 *Mucaca speciosa*）易感 YMTV，西非和中非的非洲猕猴（非洲绿猴、白额长尾猴和 *Cercopithecus fuliginosus*）看似对 YMTV 诱导肿瘤免疫。为检验此抵抗力是因为遗传因素或前期已感染 YMTV，还是与引起成年动物免疫力的相关病毒有关，对美国圈养出生的非洲猴子与非洲或亚洲猴子对 YMTV 实验感染的敏感性进行了比较。出生在美国的非洲动物 YMTV 诱导病变明显确认这些动物易感，试验也说明非洲猕猴有抵抗力可能是因为之前已感染此类相关的病毒[24]。反之，表明非洲猴可能广泛感染。

随后血清学研究调查了非洲绿猴（$n = 55$）和亚洲猕猴（$n = 166$）、恒河猴（$n = 14$）及冠毛猕猴（$n = 83$）广泛感染 YMTV 或 TANV 的原因[25]。非洲绿猴全部是在乌干达捕获的，冠毛猕猴和猕猴来自印度，食蟹猴来自柬埔寨、越南、菲律宾、印度尼西亚和马来西亚。亚洲猕猴、冠毛猕猴和猕猴的 YMTV 抗体检出率分别为 19.9%、8.4% 和 0。但是，非洲绿猴的检出率高达 76.4%[25]。与此相反，未在亚洲猕猴中检测到 TANV（1211痘病毒）抗体，且只有 5.5% 的非洲绿猴血清反应为阳性。这些数据表明，非洲绿猴是 YMTV 的自然宿主或经常会从其他来源受到感染。亚洲猕猴也被 YMTV 感染，但是概率低一些。无法从此调查中推断出 TANV 的宿主，但显然非洲绿猴不是经常被感染。

Downie 和 Espana 在 1972 年提出，TANV 的自然宿主可能是非洲猕猴，因为感染TANV 后其发病症状不明显[21]。然而，在洪水引起的异常条件下，人与动物密切接触，又有很多蚊虫，病毒可能通过昆虫叮咬的方式机械传播，成为一种动物传染病。类似的，提出非洲绿猴感染 YMTV 后无症状，但是当这些灵长类动物与猕猴圈养在一起后，病毒能传播，恒河猴身上长出了组织细胞瘤。从病理学角度看，病毒引起无症状感染的原因是其为自然宿主，然而能导致其他宿主患上严重疾病。黏液瘤病毒在欧洲兔中诱发黏液瘤的能力，但在它的自然宿主——南美兔中并没有引起疾病就是一个很好的例子。

人类在某些地理区域的感染也很常见。1971 年在塔纳河流域进行的一项对人类的血清学调查显示，16.3% 的人有 TANV 抗体。自记录的最后一次暴发时间 1962 年起，对新生儿携带的抗体检测表明，此地区仍有该病毒且感染仍在继续[25]。调查表明，传播途径可能为蚊虫叮咬，因为相同血清中西尼罗河病毒（一种通过蚊子叮咬传播的佛拉维病毒）抗体的发生率和分布与之非常类似。1976年，在塔那河沿线更广泛的地区进行的另一项研究发现，9.2%的人携带TANV中和抗体[27]。对扎伊尔进行的一项类似研究表明在1979—1983年期间，实验室共计确诊264例TANV感染患者。大部分病例出现在扎伊尔河附近，且50%为15岁以下儿童[28]。

前往赤道非洲旅游的人能被TANV感染，有时回家后症状才变得明显[29-31]。通过聚合酶链反应（PCR）可以诊断是否被TANV感染[31, 32]。

疾病和发病机制

尽管宿主范围类似且具有免疫学相关性，从染病角度看，YMTV和TANV是不同的。YMTV引起灵长类动物或人类出现的病变为增生性的，且涉及中胚层细胞。Downie和Espana（1973年）报道比较YMTV和TANV引起的感染时，YMTV感染诱导类似肿瘤的单核细胞团[33]。之后，淋巴细胞和多形核白细胞会浸润病损组织[3]。嗜曙红包涵体出现在感染细胞中。与此相反，TANV感染仅限于上皮，且表皮层会出现肿胀和肥大[28, 33]。

直接比较猕猴感染TANV和YMTV表明，这些病毒诱导的病变有很大的不同[33]。猕猴真皮内感染TANV会在3~4天内诱导明显的病变，并在一两周内达到最大（1.5 cm），然后开始恢复。与此相反，YMTV诱导病变更慢一些，在7~10天后才会出现明显的结节。之后，这些结节继续生长，并在3~6周后达到最大（直径4~5cm），成为凸起的肿瘤，需要2~3个月才能恢复。

分离的病变组织与人暴露的皮肤接触后，常会发生TANV感染，这与提出的昆虫叮咬传染不矛盾。经过潜伏期5~7天后，患者出现发烧和头疼，有时伴随背疼和虚脱。往往只有单一病变，且病变很少超过2个，这是TANV感染与天花和猴痘等其他痘病毒疾病的不同之处。病变最初为丘疹，生长变成凸起的脐状水疱，水疱不会变成脓疱[20]。活检标本的组织学检查表明，出现明显的真皮增生和细胞质嗜曙红包涵体，这是痘病毒感染的典型症状[20]。病变恢复往往需要4~6周。动物处理者感染YLDV的疾病进程无法区分，且大部分出现在手或前臂上，且往往位于伤口。

病毒结构

在电子显微镜下观察感染YLDV的细胞，可发现典型的痘病毒粒子，长220~310nm、宽125~175nm[16]。这些病毒粒子具有通常为哑铃型的电子致密核心，且周围是电子致密层和膜。这些病毒粒子与VACV的细胞内成熟病毒（IMV）相同。一项YMTV感染细胞分析报告称病毒粒子结构大体相同[34]。YMTV外表面含有螺纹状小管，但是这些都是不规则的[34]，且没有构成像羊痘病毒表面上所见到的方格图案[35]。与VACV相同，牙塔痘病毒会产生数种感染性病毒粒子。除 IMV 外，还有含额外膜的细胞内囊膜病毒（IEV）粒子。这些粒子是由细胞内质网扁囊包裹的 IMV 产生的 [16, 22, 34, 36]，且可以通过 CsCl 密度梯度离心法与 IMV 分开 [22, 36]。细胞通过胞外分泌释放的病毒比 IMV 多了一层额外脂质膜 [22, 36]。

基因组结构和系统发育关系

在 20 世纪 80 年代中期克隆了 YMTV 基因组，并绘制了限制性内切酶图谱 [37, 38]。YMTV 基因组质量为 95.0×10^3 ku，与其他痘病毒的一样，含有末端发夹 [37]。对 YMTV、YLDV 和 TANV 的比较表明，YLDV 和 TANV 的基因组非常相似，但是可区分，因为 YMTV 基因组更加发散 [22]。YLDV[23] 和 YMTV[39] 基因组的测序结果确认它们截然不同，只有 78% 的核苷酸相似性。

YLDV 基因组（戴维斯株）为 144.6 kb（不包含末端发夹），编码含有 60 个或更多密码子的 151 个基因，A+T 含量为 73%，且含有末端反向重复 1.88 kb[23]。与此不同，YMTV 基因组为 134.7 kb，有 140 个编码基因，且 A+T 含量为 70%[39]。YLDV 编码所有在 YMTV 中发现的基因。与其他痘病毒一样，中央区域编码复制和结构蛋白基因，而末端区编码宿主范围、毒力和免疫调节的非必需基因。有关 TANV 的序列信息很少，但是 TANV 左右末端区的 23.2 kb 序列表明，它与 YLDV 对应区域核苷酸相似性为 98.6% [23]。

系统发育比较表明，牙塔痘病毒属不同于其他脊索动物痘病毒属，且与羊痘病毒属、猪痘病毒属和兔痘病毒属的关系比正痘病毒属更接近 [23, 39, 40]。牙塔痘病毒 135~146 kb 之间的基因组比大部分脊索动物痘病毒都小。

复制周期

用于培养 YMTV 和其他牙塔痘病毒组织培养系统建立后，对这些病毒进行了更详细的表征 [41, 42]。YMTV 复制仅限于几种猴肾细胞系 [43, 44]。与其他痘病毒一样，大部分 YMTV 感染性保留在细胞内，且感染细胞形成细胞质、嗜曙红、包涵体 [16]。对 TANV 和 YLDV 的研究也得到类似的结果 [22, 36, 45]。另外，建立这些病毒的复制系统后，得以滴定感染动物或人体的中和抗体水平 [42]。与其他痘病毒相比，牙塔痘病毒生长缓慢，需要一周以上才能看到明显的蚀斑或病灶。在易感细胞系中，如 BSC-1，TANV 产生 CPE 的速率比 YMTV 快且病变不同。TANV 诱发病灶病变，且在集中前细胞为颗粒状。与此相反，YMTV 产生细胞堆积的小病灶 [33]、猴肾细胞 [46] 表面的改变及形成细胞质脂质液泡 [47]。

YMTV 诱导灵长类动物组织细胞瘤及细胞培养中形成病变的能力促使我们寻找与此类转化性质有关的基因组区域。紫外失活的 YMTV 诱导细胞转化后，在转化细胞中检测了 3.9、4.8、5.1 kb 的病毒 DNA 片段 [48]。这些细胞也表达 160、140、107 和 74 ku 的 YMTV 蛋白。

病毒的特异性酶

对纯化的 YMTV 病毒粒子中酶的研究表明，与 VACV 相同，YMTV 包装了一个 RNA 聚合酶、酸性脱氧核糖核酸酶、核苷酸磷酸水解酶（NTPase）和中性脱氧核糖核酸酶[49]。另外 YMTV 与宿主依赖条件性 VACV 致死突变株共同感染能恢复此病毒的蚀斑形成，表明 YMTV 中存在与 VACV 兼容的转录系统[50]。YLDV 和 YMTV 基因组测序[23, 39] 确证牙塔痘病毒含有其他痘病毒中存在的用于转录和 DNA 复制的酶，如 VACV。YMTV[51] 和 YLDV[23] 均能编码胸苷激酶。

DNA 复制

病毒 DNA 合成是在细胞质中进行的，从感染后（p.i.）3~9 h 开始，在约 18 h 达到峰值，并会持续至感染后 2~3 天，具体视所用的感染复数和细胞系而定[52, 53]。通过射线自显影成像技术和组织化学分析[6, 53, 54] 或使用酸性不可溶性放射性胸苷可以看到细胞质中的病毒 DNA[52]。后者的研究表明，在病毒形态形成期间，病毒 DNA 可以耐受脱氧核糖核酸酶，并在感染后第 4 天达到最大值[52]。细胞质中出现 B 型包涵体时，宿主细胞 DNA 合成受到抑制[6]。

形态形成

几个研究小组用电子显微镜技术研究了猴肾细胞中 YMTV 的形态形成过程[8, 34, 55]。这些分析揭示了一系列类似于 Dales 及其同事所描述的 VACV 的事件[56]。最初的结构为弧形（或新月形），是以添加微胶粒形成不成熟病毒粒子的方式生长的。在密闭病毒膜前，含有病毒 DNA 的电子致密材料被包裹在病毒粒子里面[34]。之后，核心缩合形成相当于 VACV IMV 的电子致密的感染性病毒粒子。在此浓缩期间，可以在病毒粒子中看到其他的结构，包括矩形核心，然后才会出现 IMV 粒子的哑铃型核心特征性的 IMV 粒子[34]。如上面病毒结构中所述，病毒的额外囊膜结构相当于 VACV IEV 和细胞外囊膜病毒（EEV），通过胞外分泌释放出来[22, 36]。在感染后 3 天产生细胞内最大滴度时，YLDV 细胞外病毒仅占总感染性的 3%[36]。

细胞间扩散

牙塔痘病毒的一个显著特征是在细胞培养中复制缓慢，TANV 和 YLDV 形成蚀斑需要约 10 天。感染 VACV 后，细胞表面上囊膜病毒粒子下面的厚肌动蛋白聚合会推动细胞间病毒扩散。缺失肌动蛋白聚合功能的 VACV 突变体形成小蚀斑；综述参见文献[57]。此外，VACV 蛋白 A36 是肌动蛋白聚合必需的，而且是一种 YLDV 基因组未编码的正痘病毒同源基因[23]。因此，发现 YLDV 感染细胞的确在细胞表面囊膜病毒下形成肌动蛋白尾着实让人惊讶[36]。然而，这些不足以使病毒快速在细胞间扩散。缺乏一种可识别的 A36 样蛋白，表明至少需要一种其他的 YLDV 蛋白来聚合肌动蛋白。在 EEV 形式的外囊膜上有一种糖蛋白，称为 B5。病毒形态形成[58, 59] 和 VACV EEV[60] 的进入都需要此蛋白。一种相关的蛋白 Y144，被 YLDV 编码在与 VACV B5R 相对应的 YLDV 基因组区域[23]，这也存在于 YLDV EEV 粒子[36] 中。然而，Y144 蛋白无法弥补 VACV B5 的缺失，所以在功能上也无法弥补[36]。

免疫调节

与其他脊索动物痘病毒一样，牙塔痘病毒表达几种免疫调节蛋白。报道的第一个为 TANV 感染细胞在感染早期分泌且与人类白介素（IL）-2、IL-5 和干扰素（IFN）-γ 结合的 38ku 蛋白[61]。感染 TANV 细胞的上清液中还含有在 TNF-α 亲和柱纯化的 TNF-α 抑制因子[62]，且发现为 45ku 糖蛋白。氨基酸测序和计算机分析将蛋白映射到 2L 基因[63]。2L 蛋白不结合 IL-2、IL-5 或 IFN-β，且与 Essani 等人在 1994 年识别的因子不同[63]。所有牙塔痘病毒都表达与 2L 有关的蛋白。显然，TANV 2L 结合并抑制人类 TNF-α，但是不会结合和抑制小鼠 TNF-α，与病毒的灵长类宿主范围一致。

YLDV 基因组测序预测了几种其他免疫调节因子[23]。这些包括与趋化因子受体有关的蛋白、一种 IFN- 结合型蛋白（一个 IL-10 家族成员）、一种 IL-18 结合蛋白和细胞凋亡细胞内抑制因子及 IFN 诱导抗病毒蛋白。其中的一些蛋白已经被鉴定。基因 7L 和 145R 编码与趋化因子受体 8（CCR8）有关的跨膜糖蛋白。Y7 蛋白结合趋化因子 CCL1（原来称为 I-309）[64]并在重组 VACV 表达中影响病毒病毒性[65]。YLDV 蛋白 Y134 与 IL-19、IL-20 和 IL-24、IL-10 细胞因子家族的所有成员有关。这种蛋白以单体糖蛋白的形式从细胞中分泌出来，并刺激 II 类细胞因子受体 IL-20Rα / IL-20Rβ（IL-20R 1 型）和 IL-22R/IL-20Rβ（IL-20R 2 型）的信号转导。与对照病毒相比，表达 Y134 的 VACV 重组病毒的毒力下降[66]。总之，与 VACV dsRNA- 结合蛋白 E3 相关的细胞内蛋白 Y34 已经被鉴定，且 N- 端区已经表达并结晶络合到 Z DNA[67]。

用作重组载体

牙塔痘病毒的复制周期慢，表明这些病毒将在长时间内继续表达抗原，因此它们可能是用于重组疫苗或癌症基因治疗的载体[68]。重组牙塔痘病毒的另一个优势在于，许多人都接种了天花疫苗，而人类对这些病毒是具有免疫力的。

未来的研究方向

牙塔痘病毒是正痘病毒中被鉴定比较少的病毒，它们具有一些有趣且不寻常的特性，应该进行进一步研究。其中包括导致病毒复制速度慢的原因、YMTV 诱导的组织细胞转化为灵长类动物组织细胞瘤的机制，以及这些病毒的新型免疫逃避的策略。

参考文献

[1] Bearcroft WG, Jamieson MF (1958) An outbreak of subcutaneous tumors in rhesus monkeys. *Nature* 182: 195–196

[2] Andrewes CH, Allison AC, Armstrong JA, Bearcroft WG, Niven JSF, Pereira HG (1959) A virus disease of monkeys causing large superficial growths. *Acta Unio internat contra cancrum* 15

[3] Niven JSF, Armstrong JA, Andrewes CH, Pereira HG, Valentine RC (1961) Subcutaneous growths in monkeys produced by a poxvirus. *J Pathol Bacteriol* 81: 1–14

[4] Feltz ET (1961) *Proc Amer Assoc Cancer Res* 3

[5] Sproul EE, Metzgar RS, Grace JT Jr (1963) The pathogenesis of Yaba virus- induced histiocytomas in primates. *Cancer Res* 23: 671–675

[6] Kato S, Tsuru K, Miyamoto H (1965) Autoradiographic studies on the Yaba monkey tumor virus and host cell interaction. *Biken J* 8: 45–53

[7] Owens G, Metzgar R, Grace JT, Jr. (1964) Ultrastructure and Related Immunologic Characteristics of the Yaba Virus. *J Surg Res* 26: 297–305

[8] De Harven E, Yohn DS (1966) The fine structure of the Yaba monkey tumor poxvirus. *Cancer Res* 26: 995–1008

[9] Ambrus CM, Feltz ET, Grace JT Jr, Owens G (1963) A virus induced tumor in primates. *Natl Cancer Inst Monogr* 10: 447–458

[10] Behbehani AM, Bolano CR, Kamitsuka PS, Wenner HA (1968) Yaba tumor virus. I. Studies on pathogenesis and immunity. *Proc Soc Exp Biol Med* 129: 556–561

[11] Grace JT Jr, Mirand EA, Millian SJ, Metzgar RS (1962) Experimental studies of human tumors. *Fed Proc* 21: 32–36

[12] Grace JT, Jr., Mirand EA (1963) Human susceptibility to a human tumor virus. *Ann NY Acad Sci* 108: 1123

[13] Grace JT Jr, Mirand EA (1965) Yaba virus infection in humans. *Exp Med Surg* 23: 213–216

[14] Espana C (1971) Review of some outbreaks of viral disease in captive nonhu- man primates. *Lab Anim Sci* 21: 1023–1031

[15] Casey HW, Woodruff JM, Butcher WI (1967) Electron microscopy of a benign epidermal pox disease of rhesus monkeys. *Am J Pathol* 51: 431–446

[16] Crandell RA, Casey HW, Brumlow WB (1969) Studies of a newly recognized poxvirus of monkeys. *J Infect Dis* 119: 80–88

[17] Hall AS, McNulty WP (1967) A contagious pox disease in monkeys. *J Am Vet Med Assoc* 151: 833–838

[18] Nicholas AH, McNulty WP (1968) *In vitro* characteristics of a poxvirus isolated from rhesus monkeys. *Nature* 217: 745–746

[19] Hull RN (1968) The simian viruses. In S Gard, C Hallauer, KF Meyer (eds): *Virology Monographs*. Springer-Verlag, Vienna, Volume 2, *Die Virusforschung in Einzeldarstellungen*, pp. 1–66

[20] Downie AW, Taylor-Robinson CH, Caunt AE, Nelson GS, Manson-Bahr PE, Matthews TC (1971) Tanapox: a new disease caused by a poxvirus. *Br Med J* 1: 363–368

[21] Downie AW, Espana C (1972) Comparison of Tanapox virus and Yaba-like viruses causing epidemic disease in monkeys. *J Hyg (Lond)* 70: 23–32

[22] Knight JC, Novembre FJ, Brown DR, Goldsmith CS, Esposito JJ (1989) Studies on Tanapox virus. *Virology* 172: 116–124

[23] Lee HJ, Essani K, Smith GL (2001) The genome sequence of Yaba-like disease virus, a yatapoxvirus. *Virology* 281: 170–192

[24] Ambrus JL, Strandstrom HV (1966) Susceptibility of Old World monkeys to Yaba virus. *Nature* 211: 876

[25] Tsuchiya Y, Tagaya I (1971) Sero-epidemiological survey on Yaba and 1211 virus infections among several species of monkeys. *J Hyg (Lond)* 69: 445–451

[26] Manson-Bahr PE, Downie AW (1973) Persistence of tanapox in Tana River valley. *Br Med J* 2: 151–153

[27] Axford JS, Downie AW (1979) Tanapox. A serological survey of the lower Tana River Valley. *J Hyg (Lond)* 83: 273–276

[28] Jezek Z, Arita I, Szczeniowski M, Paluku KM, Ruti K, Nakano JH (1985) Human tanapox in Zaire: clinical and epidemiological observations on cases confirmed by laboratory studies. *Bull World Health Organ* 63: 1027–1035

[29] Croitoru AG, Birge MB, Rudikoff D, Tan MH, Phelps RG (2002) Tanapox virus infection. *Skinmed* 1: 156–157

[30]   Dhar AD, Werchniak AE, Li Y, Brennick JB, Goldsmith CS, Kline R, Damon I, Klaus SN (2004) Tanapox infection in a college student. *N Engl J Med* 350: 361–366

[31]   Stich A, Meyer H, Kohler B, Fleischer K (2002) Tanapox: first report in a European traveller and identification by PCR. *Trans R Soc Trop Med Hyg* 96: 178–179

[32]   Zimmermann P, Thordsen I, Frangoulidis D, Meyer H (2005) Real-time PCR assay for the detection of tanapox virus and yaba-like disease virus. *J Virol Methods* 130: 149–153

[33]   Downie AW, Espana C (1973) A comparative study of Tanapox and Yaba viruses. *J Gen Virol* 19: 37–49

[34]   Rouhandeh H, Vafai A, Kilpatrick D (1984) The morphogenesis of Yaba mon- key tumor virus in a cynomolgus monkey kidney cell line. *J Ultrastruct Res* 86: 100–105

[35]   Nagington J, Newton AA, Horne RW (1964) The structure of Orf virus. *Virology* 23: 461–472

[36]   Law M, Hollinshead M, Lee HJ, Smith GL (2004) Yaba-like disease virus pro- tein Y144R, a member of the complement control protein family, is present on enveloped virions that are associated with virus-induced actin tails. *J Gen Virol* 85: 1279–1290

[37]   Kilpatrick D, Rouhandeh H (1987) The analysis of Yaba monkey tumor virus DNA. *Virus Res* 7: 151–157

[38]   Kilpatrick DR, Rouhandeh H (1985) Cloning and physical mapping of Yaba monkey tumor virus DNA. *Virology* 143: 399–406

[39]   Brunetti CR, Amano H, Ueda Y, Qin J, Miyamura T, Suzuki T, Li X, Barrett JW, McFad- den G (2003) Complete genomic sequence and comparative analysis of the tumorigenic poxvirus Yaba monkey tumor virus. *J Virol* 77: 13335–13347

[40]   Gubser C, Hue S, Kellam P, Smith GL (2004) Poxvirus genomes: a phylogenetic analysis. *J Gen Virol* 85: 105–117

[41]   Feltz ET (1964) *In vitro* culture of Yaba virus-induced tumour from monkeys. *Nature* 202: 625–626

[42]   Yohn DS, Grace JT Jr, Haendiges VA (1964) A quantitative cell culture assay for Yaba tumour virus. *Nature* 202: 881–883

[43]   Tsuchiya Y, Tagaya I, Tsuruhara T (1969) Titration and extensive serial pas- sages of Yaba virus *in vitro*. *Jpn J Microbiol* 13: 103–117

[44]   Olsen RG, Yohn DS (1970) Immunodiffusion analysis of Yaba poxvirus struc- tural and associated antigens. *J Virol* 5: 212–220

[45]   Mediratta S, Essani K (1999) The replication cycle of tanapox virus in owl mon- key kidney cells. *Can J Microbiol* 45: 92–96

[46] Rouhandeh H, Richards JC (1980) Surface membrane redistribution and sta- bilization of concanavalin A-specific receptors following Yaba tumor poxvirus infection. *Biochim Biophys Acta* 600: 301–312

[47] Rouhandeh H, Kilpatrick D, Vafai A (1982) The molecular biology of Yaba tumour pox virus: analysis of lipids, proteins and DNA. *J Gen Virol* 62: 207– 218

[48] Rouhandeh H, Vafai A (1982) A novel cell transformation with DNA-contain- ing cytoplasmic Yaba tumor poxvirus. *Virology* 120: 77–92

[49] Schwartz J, Dales S (1971) Biogenesis of poxviruses: identification of four enzyme activities within purified Yaba tumor virus. *Virology* 45: 797–801

[50] Tsuchiya Y, Tagaya I (1979) Plaque formation by a host range mutant of vac- cinia virus in non-permissive cells co-infected with Yaba virus. *J Gen Virol* 43: 193–202

[51] Amano H, Ueda Y, Miyamura T (1995) Identification and characterization of the thymidine kinase gene of Yaba virus. *J Gen Virol* 76: 1109–1115

[52] Rouhandeh H, Rouhandeh ML (1973) Nucleic acid synthesis in cytoplasm of Yaba monkey tumor virus-infected cells. *J Virol* 12: 1407–1413

[53] Yohn DS, Marmol FR, Olsen RG (1970) Growth kinetics of Yaba tumor poxvi- rus after *in vitro* adaptation to cercopithecus kidney cells. *J Virol* 5: 205–211

[54] Yohn DS, Haendiges VA, Grace JT Jr (1966) Yaba tumor poxvirus synthesis *in vitro*. I. Cytopathological, histochemical, and immunofluorescent studies. *J Bacteriol* 91: 1977–1985

[55] Tsuruhara T (1971) Immature particle formation of Yaba poxvirus studied by electron microscopy. *J Natl Cancer Inst* 47: 549–554

[56] Dales S, Mosbach EH (1968) Vaccinia as a model for membrane biogenesis. *Virology* 35: 564–583

[57] Smith GL, Vanderplasschen A, Law M (2002) The formation and function of extracellu- lar enveloped vaccinia virus. *J Gen Virol* 83: 2915–2931

[58] Engelstad M, Smith GL (1993) The vaccinia virus 42-kDa envelope protein is required for the envelopment and egress of extracellular virus and for virus virulence. *Virology* 194: 627–637

[59] Wolffe EJ, Isaacs SN, Moss B (1993) Deletion of the vaccinia virus B5R gene encoding a 42-kilodalton membrane glycoprotein inhibits extracellular virus envelope formation and dissemination. *J Virol* 67: 4732–4741

[60] Law M, Carter GC, Roberts KL, Hollinshead M, Smith GL (2006) Ligand- induced and nonfusogenic dissolution of a viral membrane. *Proc Natl Acad Sci USA* 103: 5989–5994

[61]   Essani K, Chalasani S, Eversole R, Beuving L, Birmingham L (1994) Multiple anti-cyto-
        kine activities secreted from tanapox virus-infected cells. *Microb Pathog* 17: 347–353

[62]   Paulose M, Bennett BL, Manning AM, Essani K (1998) Selective inhibition of TNF-al-
        pha induced cell adhesion molecule gene expression by tanapox virus. *Microb Pathog* 25:
        33–41

[63]   Brunetti CR, Paulose-Murphy M, Singh R, Qin J, Barrett JW, Tardivel A, Schneider P,
        Essani K, McFadden G (2003) A secreted high-affinity inhibitor of human TNF from
        Tanapox virus. *Proc Natl Acad Sci USA* 100: 4831–4836

[64]   Najarro P, Lee HJ, Fox J, Pease J, Smith GL (2003) Yaba-like disease virus protein 7L is
        a cell-surface receptor for chemokine CCL1. *J Gen Virol* 84: 3325–3336

[65]   Najarro P, Gubser C, Hollinshead M, Fox J, Pease J, Smith GL (2006) Yaba- like disease
        virus chemokine receptor 7L, a CCR8 orthologue. *J Gen Virol* 87: 809–816

[66]   Bartlett NW, Dumoutier L, Renauld JC, Kotenko SV, McVey CE, Lee HJ, Smith GL
        (2004) A new member of the interleukin 10-related cytokine family encoded by a
        poxvirus. *J Gen Virol* 85: 1401–1412

[67]   Ha SC, Lokanath NK, Van Quyen D, Wu CA, Lowenhaupt K, Rich A, Kim YG, Kim KK
        (2004) A poxvirus protein forms a complex with left-handed Z-DNA: crystal structure of
        a Yatapoxvirus Zalpha bound to DNA. *Proc Natl Acad Sci USA* 101: 14367–14372

[68]   Hu Y, Lee J, McCart JA, Xu H, Moss B, Alexander HR, Bartlett DL (2001) Yaba-like
        disease virus: an alternative replicating poxvirus vector for cancer gene therapy. *J Virol*
        75: 10300–10308

（吴国华　译）

第 7 章　副痘病毒属

Stephen B. Fleming 和 Andrew A. Mercer

(奥塔哥大学微生物学系，新西兰达尼丁坎伯兰大街 700 号，邮箱：56)

摘要

　　绵羊、山羊和牛的高度传染性脓疱皮肤感染可轻易地通过接触传播由动物传染给人，此病已在牧羊人、牧民及奶农之间传播了数个世纪。近来，我们认识到这些增生性脓疱病变可能是由一群被归类为副痘病毒属的人畜共患病毒引起的。除了感染上述有蹄类动物外，最近从海豹、骆驼、红鹿及驯鹿中分离出了副痘病毒属病毒，大部分被证实可以感染人类。副痘病毒属病毒是痘病毒科中基因组最小的病毒之一（140 kb），但是它们与毒力最强的病毒之间有超过 70% 的共有基因。与其他痘病毒一样，基因组的中央部分编码病毒转录和复制所需要的一些因子及结构蛋白，而末端区域编码一些辅助因子，使其具有其独有的特征。副痘病毒属病毒有一些基因是种属特异的，它们编码一些靶向炎症、先天性免疫反应及获得性免疫形成的因子。这些因子包括一种哺乳动物白介素（IL）-10 同源蛋白、一种趋化因子结合蛋白及一种粒细胞 – 巨噬细胞集落刺激因子 /IL-2 结合蛋白。即便是在初次感染期间诱导细胞调节记忆反应，此群病毒重新感染其宿主的能力可能与其趋上皮生态位及其产生的免疫调节因子有关。在此高度局限的环境中，分泌的免疫调节因子仅仅干扰局部的免疫反应，因此不会损伤宿主的免疫系统。血管内皮生长因子样基因的发现可能解释了副痘病毒病变的主要血管性质。有许多副痘病毒的基因不能编码与公共数据库中的蛋白序列有显著匹配的多肽，将此属与大部分其他哺乳动物痘病毒属区分开。这些基因似乎参与抑制细胞凋亡、操纵细胞周期进程及可能参与应激反应的细胞蛋白的降解，从而使病毒能够破坏细胞内的抗病毒机制并提高复制所需要的细胞分子的可利用性。副痘病毒与传染性软疣病毒一样，缺少许多其他痘病毒中高度保守的基因，包括核苷酸代谢因子、丝氨酸蛋白酶抑制因子和 kelch 样蛋白。显然，副痘病毒已演化出一整套独特的基因，从而能够适应上皮极特殊的环境。

分类学

副痘病毒的分类进行缓慢，对使用的命名法也非常混乱。脊索动物痘病毒亚科的此属成员现在称为副痘病毒，尽管早已被确认能引起痘病毒样疾病，但是直到 1956 年才被归类为痘病毒 [2]。目前，此属痘病毒的成员较少，包括引起绵羊和山羊的脓疱性皮炎及挤乳者结节病变的病毒。在 1964 年，Andrews 将三种目前被确认为副痘病毒的病毒列为"脊索动物病毒"中 II 群痘病毒 [3]。在本文中包括羊口疮（同义词：接触传染性脓疱性皮肤炎、羊接触传染性臁疮、羊口疮、羊口癣、接触传染性脓疱性口炎；传染性皮肤炎）、挤乳者结节（同义词：假牛痘、副痘苗）及丘疹性口炎（牛）。与这些疾病有关的病毒具有类似的形态学和报道的"线团样"外形。1971 年，国际病毒命名委员会将上述病毒归类为痘病毒中独特的一个属，但是除了牛丘疹性口炎病毒、挤乳者结节病毒和羊口疮病毒，此属还包括羚羊接触传染性臁疮病毒 [4]。1976 年，国际病毒分类学委员会（ICTV）介绍了病毒科内建属的方案，因此，这个亚群成为了痘病毒科副痘病毒属 [5]。该属被描述为感染人的有蹄动物病毒，以羊口疮病毒（ORFV）为代表种。现在，ICTV 的副痘病毒属分类包括 ORFV（同义词接触传染性脓疱性皮炎病毒和接触传染性臁疮病毒）、牛丘疹性口炎病毒（BPSV）[同义词牛丘疹（脓疱型）口炎病毒]、假牛痘病毒（PCPV）（同义词挤乳者结节病毒、副痘苗病毒）及近期在新西兰红鹿中发现的副痘病毒（PVNZ）[6]。此属的暂定种包括海豹副痘病毒、骆驼副痘病毒（骆驼接触传染性臁疮或 Ausdyk 疾病）及羚羊接触传染性臁疮病毒。最初，主要根据病毒粒子形态学，认为引起红松鼠出现致命疾病的痘病毒可能是一种副痘病毒。最新的 DNA 序列数据表明，此病毒不是一种副痘病毒，仍是一种未分类的痘病毒 [7]。

在对病毒进行分类时已被证明有用的特征包括：在电子显微镜下观察到的独特的病毒粒子形态学、基因组中高 G+C 含量及宿主范围。然而，现在每个与痘病毒相关而非副痘病毒相关的特征，需要进一步分析，尤其是 DNA 序列，来证实此属中包括的其他病毒。

副痘病毒的历史

Robinson 和 Lyttle [1] 综述了副痘病毒的历史，本文仅对此做一简述。虽然牧羊人早就认识到这是一种羊结痂性疾病 [8]，接触传染性脓疱性皮炎或 ORFV 在 1787 年首次被报道。又过了 100 年，ORFV 的传染性才被确认 [9]，并报道了人类对感染的易感性 [10]。在 1923 年，据报道，此疾病可以通过一种比大部分细菌还小的病原体在羊之间传播，且可归为"滤过性"病毒 [11]。Aynaud 还证明了 ORFV 不同于痘苗病毒（VACV），因为它不能提供交叉保护；他还描述了该病的自然病程，组织学外观、病毒对溶剂和化学制剂的敏感性、免疫形成与持续时间、血清被动转移无保护性及未致弱的 ORFV 活疫苗的制备。现在，预防 ORFV 的疫苗仍是未致弱的 ORFV 活疫苗，但其通常在细胞培养中才能增殖。

虽然我们现在知道假牛痘在 20 世纪 30 年代之前的很长一段时间内都在牛身上发生，但不易将之与牛痘区分开来。在一篇对早期文献的综述中，Bonnevie[12] 认为一些天花疫苗为"疫苗胭脂"，产生与真正的牛痘不同的病变，且以这些病变作接种物不会对牛痘起到保护作用。这种感染被称为假牛痘、副疫苗、挤乳者疣和挤乳者结节，对天花无保护作用。Lipschutz 将这种人类疾病称为副牛痘，并与其他人一起通过保罗试验（将传染性物质接种到兔子角膜上）对引起挤乳者结节与牛痘的病原进行区分[13]。与牛痘不同，挤乳者结节不产生病变。在 1963 年，通过细胞培养从奶牛乳头病变组织和挤乳者结节中分离到了病毒，通过电子显微镜观察病毒粒子，发现其类似于 ORFV 和 BPSV。

Griesemer 和 Cole[14] 对早期介绍 BPSV 引起疾病的文献进行了综述，而 Robinson 和 Lyttle 则对最近几年的文献进行了综述[1]。该病于 1884 年在比利时首次被报道，并将之命名为 "la stomatite papillaire ou papillomateuse"（丘疹或乳头状瘤口腔炎）[15]。Plowright 和 Ferris[16] 对牛丘疹性口炎的特征进行了明确描述，Griesemer 和 Cole[17] 报道了从细胞培养中分离病毒，以及在犊牛身上复制了该疾病。首次报道牛丘疹性口炎传染给人类的是 Carson 和 Kerr[18]。

关于骆驼[19-24]、海豹[25-33]、红鹿[34, 35] 及驯鹿[36-38] 的副痘病毒疾病报道直至 20 世纪 60 年代末期才出现；然而，这些疾病可能与上述副痘病毒已存在同样长的时间。

流行病学

ORFV、BPSV 及 PCPV 在世界范围的养羊和养牛国家中普遍存在[1, 39]。最近几年，骆驼和海豹副痘病毒报道增多，表明分布比之前预期的更广。有人认为，在每个物种中感染的传播和持续与环境中病毒粒子的抵抗力和对再次感染的短期免疫力有关[1]。

ORFV 主要感染不足 1 岁龄的动物，也感染羊羔和出生后不久及 3~4 个月的婴儿[40,41]。成人也有可能被感染，且在每年的任何时间都可出现疾病暴发。牛群和羊群的发病率可达到 90%，但死亡率较低。通过与被感染动物接触或脱落的痂皮，疾病可在牛群和羊群中迅速传播[41, 42]。羊羔可在哺乳时将病毒扩散到母羊乳房和乳头上[40]。病毒可在慢性感染动物体内存活[40, 43, 44]。

最近，日本鬣羚和日本鹿感染副痘病毒感染流行已被报道[45]。血清学调查表明日本鬣羚的副痘病毒在日本广泛存在。通过对日本鬣羚之间流行的分离株进行 DNA 鉴定，表明病原可能是 ORFV[46]。

骆驼的副痘病毒疾病称为 Ausdk 或骆驼接触传染性臁疮，1972 年在苏联首次被报道[19]。自那时起，蒙古国[20, 21]、索马里[47]、肯尼亚[22] 和利比亚[23] 都出现了这种疾病。在肯尼亚图尔卡纳地区仅检测到该病在幼驼（单峰骆驼）中[48]暴发。幼驼的死亡是养驼人面临的最严重问题之一。有证据表明骆驼副痘病毒为 ORFV。骆驼发生羊接触传染性臁疮已有报道[24]，最近在利比亚对感染的骆驼进行血清学分析表明，这些感染也是由

ORFV 引起[23]。

在芬兰和挪威也报道了有驯鹿感染副痘病毒。在 1992—1993 年冬季，芬兰出现了一次严重的副痘病毒疾病暴发，约 400 只驯鹿死亡，且 2800 只驯鹿表现出疾病临床症状[36]。并从那时开始，不时有疾病暴发的报道[37]。最近，有报道称，挪威的半家养驯鹿出现副痘病毒感染[37]。调查发现，挪威的副痘病毒感染可能是由 ORFV 引起的[49]。利用限制性片段长度多态性、随机扩增多态性 DNA 分析和部分特异基因 DNA 测序，对 ORFV 标准毒株 NZ2（$ORFV_{NZ2}$）与从驯鹿分离的毒株进行基因组比较分析，结果表明，驯鹿病毒与已知 ORFV 毒株高度相似。这表明，病毒可能从绵羊和山羊经人、设备及共用牧草和畜栏传播给驯鹿。对从芬兰驯鹿身上分离的病毒进行的分析表明，一种疾病的暴发是由 ORFV 引起和另一种由 PCPV 引起的[38]。

PVNZ 与其他已鉴定的副痘病毒毒株截然不同。奇怪的是，之前只有新西兰有报道[34,35]，而新西兰的红鹿是 19 世纪从欧洲引进的，且新西兰本土没有有蹄动物物种。这些观察结果表明，其他国家可能存在 PVNZ。最近对鹿痘病毒基因组测序，证实它可能代表一个新的属，且显然不是一种副痘病毒，并且不同于 PVNZ[50]。

现在，海豹和其他鳍足类动物显然普遍感染了副痘样病毒。首例报道是在 1969 年，描述了加利福尼亚海狮的感染[26]。自那时起，南美海狮[25]、德国北海海港海豹[27, 28]、北部海豹[29]、康沃尔海岸线[30]和世界其他地方[31, 32]的灰色海豹及南极洲毛德皇后威德尔海豹[33]也出现了副痘样病毒感染。之前报道的通常局限于病变组织病理学观察结果及病毒粒子电子显微镜观察结果。最近的报道包括用副痘病毒 - 特异性 DNA 探针的原位杂交试验及 PCR 产物的序列分析。出现的景象表明感染鳍足类动物的病毒很有可能形成了副痘病毒属中的一个或多个新种，尽管在鳍足类动物和目前认可的副痘病毒宿主（有蹄类动物）均有分离，也应引起关注。

发病机制

总的来说，哺乳动物副痘病毒感染病理学病变局限于上皮细胞和口腔黏膜。病毒通常通过皮肤磨损和损伤处感染，且在感染位点观察到的临床病理学变化一般为形成脓疱和疮痂[1, 17, 22, 26, 34, 39, 42]。几乎没有副痘病毒会全身扩散的报道[1]。

副痘病毒病变演变阶段为斑点、丘疹、水疱、脓疱、结痂和脱落。感染开始时接种位点周围发红肿胀，并在 24h 内形成小泡，然后发展成脓疱。脓疱的病变性质与多形核白细胞大量浸润有关。随着疾病发展，相邻病变可能融合，最终结痂。结痂病变组织下面的真皮层出现水肿和增生，产生肉芽肿样外观病变。揭去或刺破疮痂会导致出血。病变消退一般需要 4~6 周，但是，新西兰的东佛里西亚羊出现持续感染 ORFV 的病例，这些病例产生了大肿瘤样病损（未发表观察结果），还有一篇关于山羊羊羔出现严重的长期性接触传染性臁疮病例的报道，病程持续了 6 个月[51]。

在 ORFV 感染的绵羊和山羊中，病变常出现在鼻口和口腔前庭周围[1, 52]。ORFV 病变一般为良性的；然而，继发细菌或真菌感染会导致更加严重的并发症。ORFV 感染往往会使小羊羔或刚出生的小羊变得虚弱，影响其进食的能力。PCPV 病变一般出现在奶牛乳头上，并扩散到小牛口腔[1]。红鹿病变往往出现在鼻口和面部，且有驯鹿鹿茸上出现多病灶的结痂病变的记录[34]。小鹿副痘病毒感染可能更加严重，且除了面部和口部的硬壳外，病变遍布身体的 60%~90%[34]。对芬兰驯鹿的感染研究发现，口腔出现糜烂、丘疹、脓疱和溃疡[36, 38]。在港口海豹中，曾有皮肤和口腔黏膜病变的报道[28]，且在灰海豹感染中，皮肤痘疮不断发展，遍及大部分皮肤[53]。在威德尔海豹身上发现了直径 3cm 的皮肤损伤，包括部分半坏死组织和增生的乳头瘤样结构[33]。

自然感染和实验感染的 ORFV[1, 54-56]、PCPV[57] 和 BPSV[14, 17] 的组织病理学特征已有介绍，且很多特征是三种病毒所共有的。副痘病毒感染会出现显著的组织增生。感染上皮的特征有棘细胞层角质细胞空泡化和肿胀、网状变性、显著的表皮增生、表皮内微观囊肿和厚皮积累。在感染后 72h，能够在空泡样细胞中看到细胞质内的嗜酸性包涵体。表皮增生导致钉突显著延长。中性粒细胞迁移到网状变性区域，并随后形成表面破裂的微脓肿。形成一层厚壳，由角化过度皮肤、蛋白液体、退化中性粒细胞、细胞碎屑和细菌组成。真皮病变包括水肿、显著的毛细血管扩张及炎性细胞浸润。乳头状瘤增生由假性上皮瘤增生和肉芽肿形成，通常在自然或恶性感染中发生，并可能广泛存在[40]。

许多副痘病毒或也许是所有副痘病毒都会感染人类。目前已有人类感染 ORFV、BPSV 和 PCPV[1] 及从驯鹿[36] 和海豹[32] 分离的未分类副痘病毒的报道。尚无有关人类感染 PVNZ 的报道。挤乳者结节和人类 ORFV 感染已经出现数个世纪了。这种病毒经常感染与被感染动物密切接触的人的手部。ORFV 病变在养羊业工作的人群中比较常见；然而，最近有关于"伊斯兰古尔邦节"出现 ORFV 感染的报道，在节日期间，羊被徒手按住进行屠宰[58]。与动物 ORF 病变不同，它们主要在感染的局部形成病变。由 ORFV 引起的疾病从感染到消退可以分为六个阶段[1, 59]。斑丘疹阶段（第 1~7 天），特征为上皮细胞空泡化；靶向阶段（第 7~14 天）肉眼可见红点，周围是斑丘疹阶段细胞形成的白色圈，最外周是炎性红晕；急性阶段（第 14~21 天），上皮消失，且一些部位的毛囊和全部固缩细胞肿胀；再生阶段（第 21~28 天），上皮细胞再生；乳头状瘤阶段（第 28~35 天），特征为表皮突起，上皮像手指一样凸起，延伸到真皮下面；恢复阶段（消退期）（第 35 天后），皮肤恢复到正常厚度和外观，通常不会留疤。挤乳者结节的外观类似，病变开始为紫红色，凸起的结节变成大疱或脓疱，外周是炎性红晕。病变在 5~6 周后消失[60]。据报道，挪威的驯鹿和麝香牛的饲养员感染副痘病毒后主要表现为明显的肉芽肿，且与羊口疮和挤乳者结节不同，可能需要数个月才能愈合[61]。人类感染羊口疮后更严重的并发症为皮肤出现大量高度血管类肿瘤病变。这些肿瘤样病变多出现在免疫抑制人群[62, 63]，但也出现在免疫系统正常的人群中。ORFV 感染可能会引起并发症，如红疹多形性反应，且在这些病例中，患者的手背、腿部及脚踝上都会出现皮疹 [64-67]。有研究者报道了严重的多形性红疹病例，称为史蒂文斯－约翰逊综合征，黏膜和皮肤会出现皮疹 [68]。在免疫抑制个体中，会发展为严重的进行性疾病，并有报道显示病例出现了多种病变 [69]。还有研究者报道了使用西多福韦成功治疗免疫抑制患者不脱落的巨型 ORFV 病变的病例 [70]。对 ORFV 的免疫是短期的，动物和人类都容易受到再次感染。

病毒粒子结构

副痘病毒病毒粒子具有特征性的椭圆形结构，且此独特的形态是其包涵体形成的基础，成为痘病毒科中单独的一组 [1]。在电子显微镜下观察到 ORFV 为长约 260 nm，宽约 160 nm 的病毒粒子 [71-75]。负染的副痘病毒有两种形式。在胶囊形式中，染色剂渗入病毒粒子，内部无组织的核心周围是一层精细的膜，然而着色不可渗透的病毒粒子在其长轴方向，以十字交叉的方式形成了规则的管状结构排列 [73, 76]。如果病毒在细胞培养中增殖，培养基中的病毒粒子周围是 9~18 nm 厚的膜结构。研究表明，此膜与 VACV 类似，来自于高尔基体。显然，在电子显微镜下观察到的十字交叉图形是由于管式结构的重叠图像引起的，管状结构以螺旋方式缠绕在病毒粒子上，非常像一个毛线球。最近，使用超高分辨率扫描电子显微镜描述了 ORFV 的表面超微结构，可以从病毒粒子表面看到螺旋排列的凸起 [77]。

目前，几乎没有针对组成副痘病毒粒子多肽进行表征的研究。关于 ORFV 病毒粒子多肽 [78] 的初步鉴定显示，聚丙烯酰胺凝胶电泳可以分离多达 35 种多肽分子。使用 NP-40 和 2-巯基乙醇溶解 ORFV 病毒粒子多肽后进行的分析表明，在经过洗涤剂处理后，在制备的上清液中完整的病毒粒子可显示出 13/35 多肽条带。另外，发现多肽大量集中在 38.5 ku。其他 12 种多肽的富集程度不同。病毒中主要条带为 64.5 ku，且被认为是主要的核心多肽。其他研究者检测到约 30~40 种 ORFV 结构蛋白 [79-81]。对 PCPV 的研究表明，SDS-PAGE 最多可以呈现 40 种多肽 [82]。

抗 ORFV 粒子的单克隆抗体有助于鉴定组成病毒粒子结构的蛋白。大部分此类抗体与蛋白 65ku、39ku 或 22 ku 反应 [83, 84]。ORFV 编码具有免疫优势的 39ku 蛋白基因是 VACV H3L 基因的同源基因 [83-85]。VAC H3L 编码病毒粒子中具有免疫优势的 35 ku 膜蛋白 [86]，此蛋白是 C 端的一个锚定蛋白成员 [87]），具有介导病毒成熟 [88] 和细胞内成熟病毒（IMV）吸附到哺乳动物细胞的作用 [89]。有充分的证据证明一个约 40ku 多肽是表面微管的主要成分 [78-80, 82, 90]。

副痘病毒基因组 DNA 分析发现了 VACV 结构蛋白的其他同源基因。VACV 有两种感染形式：具有来自细胞中间隔室外膜的 IMV，及胞外囊膜病毒（EEV）—— 具有来自反面高尔基网外膜的 IMV 粒子（参见文献 [91]）。组成 VACV 膜的这些病毒编码蛋白已被鉴定。ORFV 和 BPSV 具有 IMV 相关蛋白的同源蛋白及几种 EEV 相关蛋白的同源蛋白（见下）。这些同源蛋白的发现并结合病毒形态学显示副痘病毒和 VACV 的结构和形态形成可能是相似的。

副痘病毒的免疫反应

大部分关于副痘病毒免疫的知识来自于对 ORFV 的研究。当前 ORFV 疫苗是未致弱的活病毒，激发的保护免疫能持续 6~8 个月 [92]。鉴于当前疫苗具有缺陷，一些实验室已经开始对 ORFV 的保护性免疫反应进行深入研究。

尽管目前的证据充分表明，细胞免疫可能在抵抗 ORFV 感染的保护性免疫中发挥重要作用，而抗体的保护作用尚不清楚。无论是自然感染还是实验感染病毒诱导的免疫保护都是短暂的，说明 ORFV 的保护性免疫机理较复杂。尽管普遍认为，ORFV 能再次感染其宿主，虽然出现的病变更小并且康复更快，但对体液免疫在预防再次感染或减轻再次感染期间病变严重程度的作用仍有很大的争议。有大量研究表明，抗体在免疫保护或感染恢复中的作用并不重要。1923 年 Aynaud 的早期研究表明，免疫动物的血清无保护性 [11]，且多年后，发现免疫母羊喂给羊羔的初乳不会对其提供保护力 [93-95]。还有一些研究表明，抗体滴度与病变严重程度无关。McKeever 等人 [80] 进行的实验表明，血清阳性的羊羔不能保护其免受感染。也有一些研究者对抗体不重要的观点提出质疑。Lloyd [41] 的研究表明，IgG2 与攻击感染后病变消退之间有很大的关系，这提示特异性抗体亚型在抗 ORFV 感染中非常重要。Lloyd 认为 IgG2 参与免疫反应可能可以解释 Buddle 和 Pulford 的观察结果 [93]，也即初乳中的抗体不能预防羊羔感染 ORFV，是因为 IgG1 而不是 IgG2 被选择性输送到反刍动物的母乳中。

其他检测 ORFV 感染后的炎性和免疫反应的方法涉及感染组织的组织学分析，也即分析浸润到病变的细胞类型 [55, 56, 96-99]。这些研究表明，中性粒细胞的富集呈现双相性，在感染 24h 出现初始流入，感染后第 4 天进入第二阶段，也即观察到表皮中出现病毒抗原 [55, 96]。嗜碱性粒细胞流入的同时伴随抗原出现。在感染的毛囊旁边和感染的退化上皮下面的坏死真皮形成 MHC II+ 类树突状细胞（DC）致密团块 [56]。真皮积累的 MHC II+ 类细胞为 CD1- 细胞（乙酰胆碱酯酶阴性），可以根据因子 VIII 的表达继续细分 [98]。这些细胞看似形成了一道侵入屏障，且可能参与免疫反应或伤口愈合 [56, 98]。尚无表皮朗汉氏细胞（CD1+，乙酰胆碱酯酶阳性）参与反应的证据 [56]。此外，不同种类的 T 细胞也在积累，包括 CD4+、CD8+ 和 T19/WC+ 细胞 [97]。Anderson 等人 [99] 的研究表明，在前 8 天积累的 CD4+ 细胞和 DC 数量比其他类型细胞多。CD4+ 细胞集中在乳突真皮层。CD8+ 细胞分布在整个真皮，偶尔出现在接近病毒感染上皮细胞的表皮中。对 ORFV 病变中 CD8+ T 细胞的研究表明，尽管这些细胞被募集到了病毒感染位点，它们被拦截在 ORFV 病变下面，且无法进入病毒感染细胞 [100]。尽管存在激活的细胞毒性 CD8+ T 细胞，病毒依旧能够连续复制几天。B 细胞常常被局限于病毒 - 感染上皮细胞下面的网状真皮层。T19+ 细胞则分布在整个真皮，偶尔分布在表皮。

通过测试感染部位传入和传出淋巴引流中的细胞和可溶性介质，研究了对 ORFV 感染局部免疫反应的动力学。这些研究涉及在绵羊的后臀感染部位，股骨前传入和传出淋巴管或腘淋巴结引流的计算[92, 101-105]。针对皮肤感染病原体的获得性免疫起始于外周淋巴结，抗原被抗原递呈细胞通过输入淋巴管携带到淋巴结，淋巴结产生的抗体和细胞毒性 T 细胞通过输出淋巴导管输出，并迁移到感染部位。此外，淋巴细胞从血液迁移到感染部位，通过淋巴结被动移动循环，并在此过程中被激活。再次感染的动物对 ORFV 的局部免疫反应是一种与 CD4+ T 细胞、CD8+ T 细胞、B 细胞和 DC（参见文献[92]）有关的双相淋巴细胞反应。研究表明，CD4+ T 细胞是输入淋巴中的主要淋巴细胞亚类，并在绵羊感染后的第 4 天和再次感染后的第 12 天达到峰值[104]。此外，还从在感染后各个时间收集的输入淋巴进行的淋巴细胞培养中发现粒细胞 - 巨噬细胞集落刺激因子（GM-CSF）、白介素 -1（IL-1）、IL-8、IL-2 和干扰素 - γ（IFN-γ）表现为类似的类型。研究表明，用失活的 ORFV 进行免疫后，再次感染动物产生很强的记忆反应，本质上为迟发型过敏反应，与 Buddle 和 Pulford 所报道的结果一致[93]。对 ORFV 感染组织进行的细胞因子分析表明，对于 ORFV 的免疫反应主要为 Th1 应答[99]。表达肿瘤坏死因子 - α（TNF-α）的细胞包括表皮细胞、血管内皮细胞和具有淋巴细胞形态学的未鉴定细胞。再次感染后，皮肤中这些细胞的数量快速上升。仅在再次感染后才检测到表达 IFN-γ mRNA 的细胞，且这些细胞具有淋巴细胞形态。

对 ORFV 免疫反应中重要的免疫反应成分的研究，以前是采用感染前用环孢菌素 -A 处理具有免疫抑制性的动物[106]，而最近是通过耗竭特异淋巴细胞亚型进行研究[107]。环孢菌素 -A 引起严重的 ORFV 病变，且与 IFN-γ 和 IL-2 的抑制有关。淋巴细胞耗竭研究表明，CD4+ T 细胞和抗体（次之）对 ORFV 的清除具有主要作用。CD4+ 细胞的耗竭与病毒持续感染相关，与之前研究关联后发现，CD4+ T 细胞是皮肤和引流淋巴结中的主要 T 细胞[108]。尽管在此研究中发现，CD8+ T 细胞的耗竭与 ORFV 病变大小及消退无关，也无法排除 CD8+ T 细胞的作用，因为并不是全部 CD8+ T 细胞都被耗尽。研究表明 CD4+ T 细胞作为抗体辅助细胞的作用可能很重要，因为抗体的滴度和病变的大小之间有关联。

从这些研究得到的结论是，绵羊对 ORFV 产生了正常的抗病毒免疫和炎症反应，尽管 ORFV 能够反复再次感染绵羊，并在短期内复制。另外，对之前感染 ORFV 抗原动物会导致迟发型过敏反应，表明存在一种记忆反应。ORFV 编码的免疫调节因子（见下）[109-114] 的发现可能解释了 ORFV 如何能逃避（至少暂时可以）宿主的免疫。越来越多的事实说明同属的副痘病毒的免疫逃避策略是类似的（文献[115]和未发表数据）。

分子生物学

基因组

关于副痘病毒分子分析的第一份报告显示，BPSV 基因组由约 135 kb 且末端交联的线性双链（ds）DNA 组成[116]。与此同时，确定了 BPSV、ORFV 和 PCPV 的 DNA 核苷酸组成，并发现与其他痘病毒相比，这些病毒的基因组富含 G+C，含量约为 63%[117]。其基因组的限制性核酸内切酶分析表明存在显著的变异性，尽管 DNA/DNA 杂交试验表明基因组中央区域内各区之间存在很高的种间同源性——表明尽管存在序列差异，他们的基因组基本上是保守的。由于副痘病毒基因组末端片段之间无交叉杂交反应，表明这些区存在显著差异[118, 119]。基因组学研究普遍支持将上述病毒作为单独的副痘病毒种的分类，迄今为止其分类都是根据宿主范围和病理学进行的。

在过去的二十年中，大部分副痘病毒基因结构研究都是利用 ORFV 进行的[39, 52, 120-124]。绘制了 16 株新西兰分离病毒株的详细限制性核酸内切酶图谱，并克隆了完整的 ORFV NZ2 毒株基因组[125-127]。ORFV$_{NZ2}$ 基因组的选择区域测序表明一些基因为 VACV 的同源基因，这些包括 dUTPase[128]、VACV H4L 同源基因（RNA 聚合酶 - 相关蛋白 RAP94）、H5R（35ku 病毒粒子包膜抗原）[123]、H6R（拓扑异构酶）[129] 和 14K 融合蛋白基因[130]。这些基因的分布表明 ORFV 和 VACV 共线性[123]。进一步对整个基因组的"特定部位测序"鉴定了其他 VACV 同源基因，并证明：ORFV 中的很多基因序列、方向及间距与 VACV 中的一致[124]。对末端区域测序发现了一些在 VACV 中没有的基因，这些基因可能与发病机制和毒力有关。这些基因包括血管内皮生长因子（VEGF）[112]、IL-10 同源基因[110]、趋化因子结合蛋白（CBP）[131] 及基因组右端的 GM-CSF/IL-2 抑制剂因子基因（GIF）[109]。另外，病毒的很多开放读码框并未与公共数据库中的蛋白序列匹配，其中一些具有锚蛋白重复序列[132]，还有一些似乎为 VACV 基因的同源基因，但功能尚未确定。此外，通过转录图谱分析，鉴定了早期和晚期启动子序列[123, 133-136]。在 VACV 中发现的早期转录终止基序 TTTTTNT 在 ORFV 中是保守的[133, 137]。另外，通过插入多基因 ORFV 片段的 VACV 重组体发现，早期 ORFV 基因能被正确转录，证实 ORFV 与正痘病毒之间在转录调节上具有保守性[134, 135]。此外，介绍了 ORFV$_{NZ2}$ 基因组末端反向重复（ITR）[112]。

最近才完成 ORFV（三个毒株）和 BPSV（BV-AR02 株）[115] 全基因组测序（参见表7-1）。基因组测序有助于更深入了解副痘病毒的独特特征，且能够进行属内比较及与脊索动物痘病毒亚科成员比较。

表 7-1　ORFV（三个毒株）和 BPSV（BV-AR02 株）全基因组测序

属成员	宿主范围	病毒粒子形态学	基因组大小	基因库登录号
羊痘病毒	绵羊，山羊，日本鬣羚，骆驼，人类	卵圆形 260~160 nm	138 kb 64% G+C	OV-NZ2，DQ184476，OV-IA82，AY386263，OV-SA00，AY386264
牛丘疹性口炎病毒	牛，人类	卵圆形 260~160 nm	134 kb	BV-AR02，AY386265
假牛痘病毒	牛，人类	卵圆形 260~160 nm		
新西兰红鹿副痘病毒	红鹿	卵圆形 260~160 nm		
海豹痘病毒（暂定）	海豹，人类	卵圆形 260~160 nm		
Ausdyk 病病毒（暂定）	骆驼	卵圆形		
驯鹿副痘病毒（暂定）	驯鹿，人类	卵圆形		
羚羊接触传染性臁疮病毒（暂定）	羚羊皮	卵圆形		

　　我们分析了 ORFV 基因组序列，在 138kb 基因组中预测了 132 个基因[138]，然而 BPSV 缺失了一个功能未知的 ORFV 基因，但它有两个额外的锚定蛋白 F-box 基因，共计有 133 个基因[115, 139]。PCPV 和 PVNZ 的单基因序列已发表；然而比较这些序列及尚未发表的部分基因组序列可以确认 ORFV、BPSV、PCPV 和 PVNZ 为副痘病毒属中的独立毒种[28, 38, 140]。令人奇怪的是，这些序列的系统发育分析表明 PCPV 和 ORFV 之间比 PCPV 与其他牛副痘病毒 BPSV 之间有更密切的关系。

　　ORFV 和 BPSV 基因组的中央核心区含有参与基因组复制和转录的 VACV 基因的同源基因及编码与结构和形态形成有关蛋白的基因，包括组成 IMV 和 EEV 膜蛋白的同源基因（图 7-1）。ORFV 和 BPSV 基因组的中央区域缺少所有其他脊索动物痘病毒中都有的两个基因（VACV D9R，一种推测的核苷三磷酸焦磷酸水解酶，及 VACV F15R，功能未知），表明脊索动物痘病毒基因组必需的基因至少有 88 个[141, 142]。

　　副痘病毒基因组的末端区约有 20% 的基因组与其他痘病毒有很大的变异（图 7-1）。例如，ORFV 基因组包括 31 个与 VACV 无明确匹配的基因，其中 17 个基因与所有其他痘病毒属基因无显著的同源性。很多这些基因位于 25 kb 区域的基因组右端，可能编码一些与发病机制和毒力有关的因子。对 PCPV 和 PVNZ 基因组中的这一长度为约 25 kb 进行序列分析表明，这两个毒种也存在延长的属 - 特异区域（未发表）。

　　对三株已完成测序的 ORFV 分离株的预测蛋白序列进行比较，发现存在一定程度的种

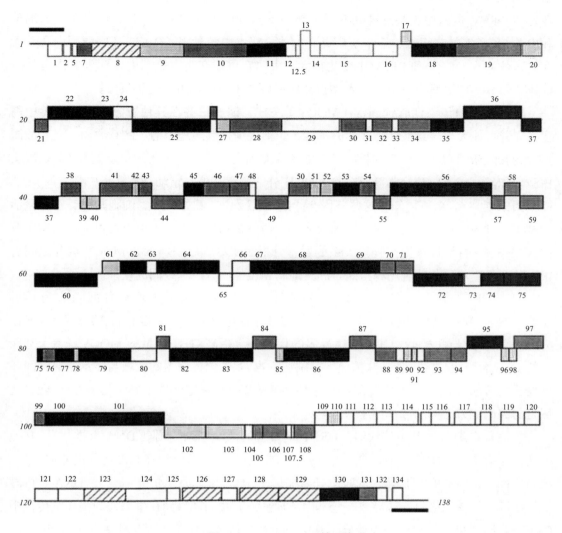

图 7-1 ORFV NZ2 基因图谱

图中框代表指定的 ORFV 开放读码框，而线代表基因组。线上面的框代表开放读码框向右转录，而线下面的框代表向左转录。如每条线左边斜体数字所示，除了最后一条线外，每条线对应于 20 kb。阴影框表示 VACV（哥本哈根毒株）直系同源基因的 BLASTP 近似评分。从最深到最浅的四个阴影对应于评分分别为大于 300、100~300、55~99 和 34~54。有斑点的框代表评分小于 34。白色框为未检测到与 VACV 蛋白有显著 BLASTP 匹配的 ORFV 基因。带有交叉阴影的白色框代表编码锚蛋白重复蛋白的基因（参见文本）。图摘自文献[138]。

间序列变异，这在脊索动物痘病毒中并不常见。例如，20 个变异基因中大部分的预测氨基酸序列同源性仅为 80%[138]。大多数这些基因在其他痘病毒中并不存在，且功能未知。然而，两个变异最大的蛋白是所有哺乳动物痘病毒（VACV A33R 和 A34R）囊膜糖蛋白的同源蛋白。A33R 被证实是中和抗体的靶标，从而可以推断种间变异可能为一种"逃避突变"，且可能与 ORFV 对感染动物的再次感染的能力有关[138]。此外，还有学者提出，在这些 ORFV 蛋白中观察到种间变异可能与不同毒种感染的宿主 - 特异性有关，如绵羊和山羊 [115]。山羊痘病毒、绵羊痘病毒和山羊痘病毒中转录因子 VLTF-4 同源蛋白几乎无变异，然而在 ORFV 和 BPSV 中变化很大，表明它可能在宿主范围中发挥重要作用 [115]。ORFV 和 BPSV 均编码一些参与 A 型包涵体形成的正痘病毒蛋白同源蛋白。

副痘病毒与传染性软疣病毒（MOCV）一样，缺少一些在其他脊索动物痘病毒中高度保守并可能参与核苷酸新陈代谢的基因，包括核糖核苷酸还原酶、胸苷激酶、鸟苷酸激酶、胸苷酸激酶和一个假定的核糖核苷酸还原酶辅酶。副痘病毒还缺少丝氨酸 / 苏氨酸蛋白激酶和丝氨酸蛋白酶抑制剂及在除 MOCV 外的所有其他脊索动物痘病毒中都有的 kelch 样基因家族 [115]。众所周知，这些基因会影响宿主反应，例如炎症、细胞凋亡、补体激活和凝集，且与致病性有关。这些基因的缺失，至少在副痘病毒中，可以通过一套与宿主调控的相关属 - 特异性基因来补偿。系统发育分析表明尽管副痘病毒和 MOCV 彼此之间有很大的差异，然而与哺乳动物痘病毒的其他属相比他们有一个共同的差别。

三个 ORFV 分离株和一个 BPSV 分离株的完整基因组的平均核苷酸组成为 64% G+C。然而，在本端区域，G+C 含量与平均值存在显著差异，并以独特而统一的方式作为标志。[138]。与此相反，其他痘病毒属的代表，包括高 G+C 含量的 MOCV，整个基因组的 G+C 含量更均一。在一些情况下，副痘病毒 G+C 含量偏差的区域与显示明显种间序列变异的区域一致。这些结果表明维持副痘病毒基因组特定区域中异常低的 G+C 含量区域是与编码能力无关的选择性压力。

当病毒在细胞培养中传代时，ORFV 基因组的末端序列会出现 DNA 重排 [143]。其他痘病毒也有类似的 DNA 重排 [144-147]。这种末端 DNA 重排已出现在高度传代的 $ORFV_{D1701}$ 致弱毒株中，与 ORFV 低传代的野生分离株相比，ITR 出现大幅变长 [39, 148]。DNA 重排导致一些基因出现双拷贝，还导致一些基因出现缺失。我们观察到在牛睾丸细胞连续传代中 $ORFV_{NZ2}$ 出现自发的转座缺失变异。其中一个突变体的表征揭示基因组左端 6.6 kb DNA 被右端的 19.3 kb 取代。这种转座导致编码三个基因和第四个基因末端序列左端的 3.3 kb DNA 出现了缺失 [143]。

毒力基因

毒力基因 IL-10 样基因

痘病毒中的 IL-10 样基因最初报道是在 ORFV 中发现的 [110]。自那时起，在其他副痘病毒属中也发现了 IL-10 样基因，包括 BPSV[115] 和 PVNZ（未发表）和牙塔痘病毒属病毒（亚巴样病病毒（YLDV））[149] 及羊痘病毒属病毒（牛结节疹病毒、山羊痘病毒和绵羊痘病毒）[150]。哺乳动物 IL-10 是一种多功能细胞因子，具有炎症抑制作用、抗病毒反应和 T 细胞辅助 1 型（Th1）效应器功能 [151]。对 Th1 应答的抑制作用是通过抗原提呈巨噬细胞和 DC 间接进行的。此外，IL-10 具有协同刺激功能，是与 Th2 应答、肥大细胞和 B 细胞相关的 T 淋巴细胞辅助刺激因子。

ORFV$_{NZ2}$-IL-10 为 186 氨基酸多肽，分子量为 21.7 ku，BPSV-IL-10 有 185 个氨基酸，致使副痘病毒 IL -10s 比其哺乳动物的对应基因略长。此基因为早期表达基因，两侧为典型的痘病毒早期转录序列[110]。ORFV$_{NZ2}$-IL-10 预测多肽序列与哺乳动物和疱疹病毒 IL-10 的同源性为：羊 80%，牛 75%，人 67%，小鼠 64%，爱泼斯坦巴尔二氏病毒（EBV）63% 和马疱疹病毒 267%。BPSV 与牛 IL-10 的同源性为 75%。从 ORFV-IL-10 和 BPSV-IL-10 的序列对比可以明显看出，它们与其自然宿主最接近。哺乳动物 IL-10 和副痘病毒 IL-10 在 C- 端 2/3 的多肽中氨基酸序列一致性最高，虽然核苷酸水平上的相关性不那么明显，但也反映了在一般情况下，副痘病毒基因组的密码子使用和高 G + C 含量的差异。奇怪的是，副痘病毒 IL-10 的 N- 端几乎与哺乳动物或疱疹病毒 IL-10s 完全不同[110]。

疱疹病毒 IL-10s 与其宿主之间的密切相似性表明病毒 IL-10 与其真核生物对应基因具有相似的选择压力，这在副痘病毒属病毒中也很明显。然而，在两个其他痘病毒属（牙塔痘病毒属和羊痘病毒属）的成员及疱疹病毒、巨细胞病毒中（CMV）中发现 IL-10 样基因与哺乳动物 IL-10 的相似性仅约 20%[152, 153]，似乎反驳了这种观点，尽管对这些 IL-10 突变体的功能特征进行的研究很少。一些病毒的 IL-10s 可能来自除 IL-10 之外捕获的宿主基因进化而来，这些基因产物结构上类似于哺乳动物的 IL-10。最近的研究表明，YLDV-IL-10 在功能上与 IL-24 的相似性高于 IL-10[154]。

迄今为止副痘病毒 IL-10 的功能表征都是使用 ORFV-IL-10 进行的。这些研究表明，其具有哺乳动物 IL-10 的几乎所有活性。通过用小鼠、绵羊和人类细胞进行研究，发现 ORFV-IL-10 能够抑制 LPS- 激活的巨噬细胞和 PMA/ 钙离子载体 - 激活的角质细胞生成 TNF-α 和 IL-8 并抑制伴刀豆球蛋白 A- 激活的外围血液淋巴细胞生成 IFN-γ 和 GM-CSF[122, 155]。此外，ORFV-IL-10 能共刺激肥大细胞和胸腺细胞增殖[110, 122, 155]。它可激活 APC 和抑制小鼠骨髓源 DC[156] 和人血源单核细胞 DC 的成熟和抗原呈递（Chan，Baird，Mercer，Fleming，未发表）。这些活性表明，副痘病毒 IL-10 在炎症抑制及先天性和获得性免疫形成发挥作用。

病毒 IL-10 样分子的研究揭示了细胞 IL-10 结构 - 功能方面的信息。哺乳动物 IL-10 的活性型是一种同型二聚体。另外，还确定了人类 IL-10 的三维结构[157-159] 及其在分子水平上与其受体的相互作用[160]。结果表明，IL-10 共计有 27 个氨基酸与 IL-10 受体的结合界面接触。这些氨基酸位于 IL-10 的 N- 末端和 C- 末端附近。对 ORFV-IL-10 的检测发现，其保留了人类 IL-10 中 16 个与受体结合的 N- 末端氨基酸中的 11 个，及 11 个 C- 末端残基中的 10 个。尽管 ORFV-IL-10 和 EBV-IL-10 类似于其宿主的对应基因，只有 ORFV-IL-10 具有哺乳动物 IL-10 的所有功能活性，然而 EBV-IL-10 只有一个活性亚型，并演化成更倾向于免疫抑制的形式[161-164]。原来认为 EBV IL-10 由于 N 端（含有免疫刺激功能区）存在差异，没有免疫刺激活性，但是，对 ORFV-IL-10 的研究发现，尽管其能共刺激胸腺细胞和肥大细胞，此功能区也不同[122, 155]。IL-10 具有多个功能区的概念已经被摒弃，我们认为大体有两个功能区与受体结合，一个功能区在 N 端附近，另一个功能区在 C 端[165]。有趣的是，ORFV 没有进化出更多免疫抑制作用的这种病毒基因，如 EBV IL-10。这可能表明 ORFV-IL-10 突变成潜在的更强免疫抑制的形式可能会损坏宿主和病毒的共存。

趋化因子结合蛋白

与正痘病毒和兔痘病毒一样，副痘病毒也编码 CBP[111, 115, 131, 166, 167]。趋化因子是一个大的分子家族，负责募集和激活在感染和炎症位点的免疫细胞[168, 169]。迄今为止，已在 ORFV、BPSV、PVNZ 中发现了一种 CBP（未发表）。鉴定的最清楚的是 $ORFV_{NZ2}$ 的 CBP，它是一种具有 286 个氨基酸的蛋白，预测分子量为 31.2 ku[111]。$ORFV_{NZ2}$-CBP 与正痘病毒或兔痘病毒的 CBP 具有非常低的相似性，氨基酸一致性仅为 16%。与其他痘病毒蛋白比较，副痘病毒 CBP 与 ORFV-GIF 在多肽水平更相似（氨基酸一致性约为 20%），这表明副痘病毒属、正痘病毒属和兔痘病毒属具有共同的祖先基因，在之后的演化中出现了变异，产生了不同的结合特异性[111]。正痘病毒和兔痘病毒的 CBP 具有高度的一致性，在这些 CBP 中，许多高度保守的序列区域在副痘病毒 CBP 中并不明显。此外，仅在副痘病毒 CBP 中发现了其他痘病毒 CBP 中出现的 6/8 半胱氨酸残基。痘病毒 CBP，包括疱疹病毒 CBP，与任何已知的 G- 蛋白耦联受体或哺乳动物蛋白之间无序列或结构同源性。

研究发现，ORFV-CBP 在痘病毒 CBP 中具有独特的结合特性，最重要的差异在于除了结合大量 CC 炎性趋化因子外，它还结合其他痘病毒不能结合的 C 类淋巴细胞趋化因子[111]。迄今为止，研究发现 ORFV-CBP 与 CC 嗜酸性粒细胞趋化因子、MCP-3、MCP-1、MIP-1b 和 MIP-1a 及 I309 和淋巴细胞趋化因子具有高亲和力。与其他痘病毒 CBP 一样，ORFV-CBP 不结合自稳性趋化因子 MDC 或 TARC。

应用 MCP-1 的单氨酸突变体，在分子水平研究了 ORFV-CBP 与人类 MCP-1 的结合位点。研究表明，ORFV-CBP 能结合对 MCP-1 与 CCR2b（MCP-1 受体）相互作用起关键作用的残基，证明 ORFV-CBP 以与其他痘病毒 CBP 相似的方式，封闭趋化因子受体结合位点[111]。研究结果表明，病毒 CBP 在体内可能作为竞争性抑制剂。此外，钙离子通量分析表明，ORFV-CBP 以剂量依赖的方式抑制趋化因子诱导的信号[111]。

ORFV-CBP 的结合活性表明，它能阻断单核细胞、巨噬细胞、DC、自然杀伤（NK）细胞和 T 细胞向感染部位募集。ORFV-CBP 不结合自稳性趋化因子，如单核细胞源性或胸腺 – 和激活 – 调节趋化因子，表明抑制炎性 CC- 趋化因子比抑制自稳性 CC- 趋化因子更重要。此外，淋巴细胞趋化因子也参与表达淋巴细胞趋化因子受体 XCR1 的 T 细胞，中性粒细胞和 B 细胞的趋化[111]。另外，ORFV-CBP 的结合特性表明，除了抑制趋化因子 – 诱导趋化性外，它还演化为靶向 Th1 抗病毒反应。MIP-1α、MIP-1β、RANTES 和淋巴细胞趋化因子可以与 IFN-γ 一起作用，Th1 细胞因子能够共刺激巨噬细胞并促进 NK 细胞和 CD8$^+$ T 细胞驱动 Th1 反应[111]。

GM-CSF/IL-2 抑制因子

在 ORFV 中发现的 GM-CSF/IL-2 抑制因子 (GIF) 在其他的任何病毒中都没有报道过[109, 170]。GIF 最初是在感染 ORFV 后绵羊皮肤角质细胞中作为一种活性产物鉴定的。尽管 GM-CSF 在转录水平上出现上调，但是在 ORFV 感染细胞培养上清液中检测不到分泌蛋白，而炎性细胞因子 IL-1β 和 TNF-α 却能被检测到。GIF 在 ORFV 毒株中高度保守。预测的 ORFV orf11 株、MRI 株编码的蛋白与 ORFV$_{NZ2}$ 的 GIF 相似性达 98%。近期，在 BPSV 和 PVNZ（未发表）中鉴定了 GIF 的同源蛋白[115]。GIF 的序列与痘病毒 CBP 相似（见上文），表明其与痘病毒祖先基因有广泛的差异。GIF 与 VACV A41L 蛋白有 32% 的氨基酸相似性，但是该蛋白不结合 GM-CSF、IL-2 或一些趋化因子，其似乎参与减少炎性细胞的迁移，但其功能尚不十分明确[171]。

GIF 以二聚体或四聚体的形式存在于溶液中，且两者都具有功能活性。研究表明，GIF 能分别以 369 pM 和 1.04 nMKd 的高亲和力结合绵羊 GM-CSF 和绵羊 IL-2；然而，它不结合人类的这些分子的同类物，彰显了 ORFV 对其绵羊宿主的适应性[109]。在生物学功能分析中，GIF 被证明能够在软琼脂骨髓细胞群落分析中抑制 GM-CSF 的造血活性，在 T 细胞增殖分析中发现其能够抑制绵羊 IL-2 活性[109]。另外，从 ORFV 感染绵羊传入淋巴中检测到其活性，其中检测到的最高 GIF 活性对应于病毒生长最快的时间[109]。IL-2 和 GM-CSF 的序列比较并未发现这些细胞因子存在潜在的结合域。唯一的共同特征是，它们为短链、四个 α 螺旋的细胞因子家族成员，该家族还包括 IL-4；但 GIF 不结合 IL-4[109]。

血管内皮生长因子

在 ORFV[112, 172-174]、BPSV[115]、PCPV[175] 及 PVNZ 中已经鉴定出了与哺乳动物 VEGF 同源的多肽编码基因（未发表数据）。病毒 VEGF 被认为能够解释在副痘病毒病变中出现的血管内皮细胞广泛增生、血管扩张及真皮肿胀。的确，早在 19 世纪 90 年代的报告就开始使用"容易出血"等词汇描述 ORFV 病变[9]。任何其他痘病毒都不编码 VEGF 样因子，一种潜在的病毒 VEGF 仅出现在两种密切相关的鱼类虹彩病毒中[176, 177]。

哺乳动物 VEGF 家族的成员是在胚胎和血管形成过程中形成新血管的主要调控因子。现在，此家族包括 VEGF-A、胎盘生长因子（PlGF）、VEGF-B、VEGF-C 和 VEGF-D[178]。这些因子通过酪氨酸激酶受体 VEGFR-1（Flt-1）、VEGFR-2（KDR/ Flk1）及 VEGFR-3

（Flt-4），介导内皮细胞增生、血管渗透性、血管形成和淋巴血管形成[179]。总之，VEG-FR-1 在造血细胞分化和迁移中发挥着作用，VEGFR-2 参与血管内皮细胞的有丝分裂，VEGFR-3 参与淋巴血管形成的调节。

病毒 VEGF 结合并诱导 VEGFR-2 的自动磷酸化，但是不结合 VEGFR-3，且几乎不识别 VEGFR-1[172, 174]。此受体结合特性与所有哺乳动物 VEGF 家族成员都不同，且病毒的 VEGF 被归类为家族的新亚群，称为 VEGF-E[172]。ORFV 和 PCPV VEGF 显示与哺乳动物 VEGF 都有二硫键连接的同源双体结构，促内皮细胞进行有丝分裂并诱导血管的通透性。

对不同 ORFV 毒株进行基因分析发现了 VEGF-E 的变异体。$ORFV_{NZ2}$ 编码一个 14.7 ku 多肽，然而 $ORFV_{NZ7}$ 编码一个 16 ku 多肽。两种形式的 VEGF-E 与哺乳动物 VEGF 的 氨基酸序列同源性都较低，$ORFV_{NZ2}$ VEGF-E 与人类 VEGF-A 的同源性为 35%，与 ORFVNZ7 为 25%。有趣的是，这两个病毒 VEGF 之间只有 41% 的同源性。PCPV 的 VEGF 与人类 VEGF-A 的氨基酸同源性为 27%，而与 ORFV NZ2 毒株和 NZ7 毒株编码的 VEGF 氨基酸同源性分别达 41% 和 61%[175]。在 BPSV[115] 和 PVNZ 的 VEGF 中发现了类似水平的序列相关性（未发表）。

此外，对 21 个 ORFV 分离株进行进一步序列分析，发现 NZ2 和 NZ7 VEGF 的序列存在差异[180]。发现大部分携带 NZ2 样模本，其氨基酸序列变化多达 31%。尽管序列存在变化，病毒 VEGF 预测的结构与 VEGF-A 的结构类似。此外，病毒 VEGF 都具有完全一样的丝裂原活性，能在体外刺激人内皮细胞增生和在绵羊体内真皮血管形成，与 VEGF-A 具有相同的作用[181]。分析表明，至少在 ORFV VEGF 中观察到的广泛序列差异主要可能是通过选择性与抗 VEGFR-1 结合以及与抗病毒反应有关细胞的募集和活化产生的[181]。

敲除了 VEGF 基因的重组 ORFV 已被用于评估此基因对感染绵羊血管反应中的作用。在感染 VEGF 缺失突变体的绵羊中，感染部位的真皮血管无显著增生；然而，早期阶段的病毒复制未受影响，但在感染后期出现降低[182]。表皮增生是 ORFV 感染的一种特征性病变，且 VEGF 缺失突变体感染后此特征也下降。ORFV 病变中表皮和血管反应与伤口愈合的持续反应有关，过度增生性 ORFV 病变在免疫系抑制的个体中已有报道。病毒 VEGF 的表达可能有助于维持再生反应，从而支持病毒的过度生长。副痘病毒不编码在几种其他痘病毒中发现了的表皮生长因子，该因子与局部细胞增殖有关。

病毒 VEGF 的另一种可能的作用与在 ORFV 病变中广泛的痂皮形成有关。从 ORFV 病变脱落的痂皮中含有大量的感染性病毒，痂皮还可以防止环境使病毒失活。通过这种方式，病毒在脱落后长达一年左右仍能够感染幼龄动物。病毒 VEGF 能够诱导血管通透性，且似乎有助于痂皮的形成，因为缺失 VEGF 的 ORFV 导致的病变基本上没有痂皮的形成[182]。

IFN 抗性基因

ORFV 对 1 型和 2 型 IFN 有抗性。VACV 抗 IFN 因子 E3L 的同源基因在 ORFV 中已有介绍[113, 114]，且之后在 BPSV 中也发现了该同源基因[115]。E3L 基因产物通过结合 dsRNA，阻止 dsRNA 依赖的 IFN 诱导蛋白激酶（PKR）的活化，从而抑制 IFN- 介导的蛋白合成的下调[183]。在抗病毒反应期间，PKR 使自身及翻译起始因子 eIF2-2 磷酸化，从而阻断蛋白翻译和病毒复制。从蛋白水平看，ORFV E3L 同源基因（ORFV 020）为早期表达基因，与 VACV E3L 的相同部分为 31%，而相似部分为 57%[113]。一个预测的 dsRNA 结合基序存在于 ORFV 020 中，且发现结合基序能够特异性结合 dsRNA 并竞争性抑制绵羊 dsRNA 相关 PKR 基因激活（磷酸化）。此外，ORFV- 感染细胞的裂解产物降低了 PKR 的磷酸化，在有阿糖胞苷时也能观察到这种现象，表明这种抑制活性是由早期基因编码的[114]。另外，ORFV 020 的瞬时表达能使塞姆利基森林病毒免受 IFN- α 的抑制。

预测的 BPSV E3L 同源蛋白（BPSV-020）蛋白序列与 ORFV 蛋白有 53% 的一致性，且包含一个预测的 dsRNA 结合基序。有证据显示，BPSV 和 ORFV 020 蛋白均具有 N- 末端 Z-DNA 结合区域，VACV E3L 则在小鼠感染模型中与致病性有关[184]。

抗细胞凋亡

最近，VACV 的抗 IFN 因子—E3L 蛋白显示具有抗细胞凋亡性质，且这些功能与作为一系列细胞基因转录反式激活因子的 N- 末端 Z-DNA 结合区域有关[185]。对 ORFV 和 BPSV 基因组的分析发现，VACV E3L 同源蛋白是唯一一种与其他痘病毒中的细胞凋亡抑制因子明显有关的副痘病毒蛋白。尽管如此，本实验室的研究显示 ORFV 是一种强效的细胞凋亡抑制剂，我们已经鉴定了靶向线粒体的 ORFV 蛋白，它可以阻断 UV 诱导的细胞凋亡，且与 Bcl-2 家族成员具有一定相似性（未发表）。在 BPSV、PCPV 和 PVNZ 中均有相关蛋白。

F-box 样锚蛋白重复

除了 MOCV 外，副痘病毒与其他脊索动物痘病毒一样，编码几种带有锚蛋白重复基序的蛋白。该基序是以细胞骨架蛋白锚蛋白命名的，锚蛋白含有 24 个拷贝基序。基序被认为是蛋白 - 蛋白相互作用的中间体。ORFV 编码 5 个该蛋白，而 BPSV 编码七个。ORFV 的每个这种基因都可以与 BPSV 中相应基因匹配，但是副痘病毒蛋白与其他脊索动物痘病毒锚蛋白重复基因的直接关系并不明确。事实上，任何一个副痘病毒锚蛋白重复蛋白与所有其他副痘病毒锚蛋白重复蛋白的相似性都高于其他痘病毒中的任何锚蛋白重复蛋白。然而，所有携带 C- 末端 F-box 样区域的五个 ORFV 和七个 BPSV 锚蛋白重复蛋白均出现在大部分痘病毒锚蛋白重复蛋白中，这表明，这些蛋白可能在泛素 - 蛋白酶体系统中作为细胞泛激素连接酶复合体的识别亚基发挥作用[139]。病毒锚蛋白-F-box蛋白靶向的蛋白可能参与调节细胞应激反应或细胞周期的调节[186, 187]。

副痘病毒与免疫逃避

从过去十年的研究可以明显看出，与其他痘病毒一样，副痘病毒编码一个"军火武器库"，从而使此类病毒能够暂时性地抑制宿主防御，从而创造出一个复制的机会窗口。迄今为止发现的免疫调节因子表明，这些因子能靶向作用于炎性过程、先天应答（如细胞凋亡）、NK细胞活性和IFN抗病毒作用及形成获得性免疫。尽管这些靶位几乎是所有痘病毒共同的，在很多情况下，副痘病毒编码的毒力因子是独特的。

如上所述，副痘病毒仅在上皮细胞内复制，而ORFV仅在角质细胞中复制。皮肤是机体最大的器官，已经演化成一个高度特异性防御系统，能对入侵的病原体做出快速应答。角质细胞是上皮内的主要的免疫细胞，并作为促炎信号传感器，通过分泌炎性细胞因子、趋化因子和粘附分子到表皮隔室细胞外体液中，对非特异性刺激做出反应[188]。在皮肤非特异炎症的初始阶段，角质细胞释放IL-1β和TNF-α。IL-1β和TNF-α激活真皮血管内皮细胞，上调粘附分子表达，参与白细胞向内皮募集。这些细胞因子与趋化因子组合后将白细胞从循环系统直接迁移到上皮。细胞IL-10在激活的角质细胞中下调TNF-α的表达[189]，表明在皮肤炎症的早期阶段，这些细胞生成的促炎性细胞因子可能为病毒IL-10的主要标靶。无证据表明副痘病毒产生了IL-1β和TNF-α的受体样同源蛋白来抑制这些细胞因子。另外，现在没有证据表明，副痘病毒能产生除IL-10（阻断病毒感染细胞中促炎性信号级联反应的诱导）外的因子。总的来说，痘病毒形成了多种策略来降低促炎性细胞因子的有害作用，但是几乎不编码病毒IL-10。也许以后会在病毒感染细胞中发现特异性靶向促炎性细胞因子诱导途径的副痘病毒因子。此外，迁移巨噬细胞和CD8⁺细胞分泌的促炎性细胞因子可能被病毒IL-10阻断。

各种细胞外诱导因素都会诱导细胞凋亡，包括TNF、FAS、IFN、NK细胞和细胞毒性T淋巴细胞（CTL）和紫外线、无血清生长因子和低氧条件以及细胞内大分子合成，如病毒dsRNA等。迄今为止，副痘病毒仅编码一种直接抑制细胞凋亡的因子，且有证据表明，它通过抑制线粒体释放细胞色素c发挥作用（未发表）。没有证据表明，副痘病毒能像其他痘病毒一样，产生结合半胱氨酸蛋白酶的因子及破坏TNF或FAS受体的细胞死亡作用域的因子[190-193]。另外，丝氨酸蛋白酶类也未被发现，例如保护细胞免受CTL和NK细胞诱导的穿孔素依赖性细胞凋亡的CrmA[194, 195]。

痘病毒抗细胞凋亡蛋白的活性与靶向IFN反应途径的各种细胞内元件的策略密切相关，包括PKR和2', 5'寡腺苷酸合成酶[196, 197]。这两种酶都是由dsRNA激活的。此外，众所周知，dsRNA能够启动抑制蛋白合成的级联反应，并通过激活细胞凋亡蛋白酶-8诱导细胞凋亡[198]。如上所述，已经证实，ORFV产生的VAC E3L同源蛋白可以结合

dsRNA 并阻断 PKR 激活。然而尚未证明，它能阻断已报道的 VAC E3L IFN 反应途径中的其他元件，如抑制 IFN-α / β 的诱导[199]，降低腺苷脱氨酶的编辑活性和调节病毒的宿主范围[200]。

ORFV-CBP（炎性 CC 趋化因子和淋巴细胞趋化因子）的结合活性[111]表明，副痘病毒具有阻断炎性细胞向感染部位募集的能力，尤其是对单核细胞、NK 细胞、T 细胞和 DC。此外，ORFV-CBP 与淋巴细胞趋化因子结合的能力表明淋巴细胞、B 细胞、DC 和 NK 细胞对副痘病毒的免疫反应尤为重要。尽管淋巴细胞趋化因子还是一种中性粒细胞趋化因子，ORFV 病变中的多态性的重度浸润表明这些细胞主要是被 CBP 不结合的 CXC 趋化因子募集到感染部位的。近期有报道称，通过转基因表达淋巴细胞趋化因子的 CD8$^+$ T 细胞，CD8$^+$ 毒性 T 细胞能浸润到肿瘤组织[201]。根据这一结果，需要指出的是，激活 CD8$^+$ 细胞似乎被阻止在 ORFV 病变下面[100]，这表明 CBP 对淋巴组织具有特异性或许能解释此结果。

一种分泌 ORFV GM-CSF/IL-2 结合蛋白的发现标志着这些细胞因子对副痘病毒免疫反应具有重要作用。多种细胞包括 T 细胞和角质细胞都会产生能刺激组织中中性粒细胞、单核细胞和嗜酸细胞的募集和 / 或激活[202]的 GM-CSF[109]。此外，GM-CSF 参与 DC 的成熟。IL-2 刺激 T 细胞和 NK 细胞的激活和增殖。它还可以刺激活化的 B 细胞增殖，且可能在感染部位对细胞毒性 T 细胞的存活发挥作用。我们推测 CD8$^+$ 细胞毒性 T 细胞为 ORFV 免疫调节因子的主要靶标，且其增殖、迁移、激活和存活都受这些因子的影响。此外，如下所述，GIF 还会干扰 DC 的成熟。

IFN-γ 与 Th1 抗病毒免疫反应相关，且所有痘病毒都已形成了限制其作用的机制[196]。IFN-γ 是由 CD4$^+$、CD8$^+$ 和 NK 细胞产生的，且对细胞有各种作用。它可刺激 B 细胞的 IgG2a 合成，抑制 Th2 细胞生长，激活巨噬细胞中 MHC I 类和 II 类分子以及 NK 细胞。大部分痘病毒通过生成可溶性 IFN-γ 受体样蛋白抑制细胞外 IFN-γ[197]。还无证据表明副痘病毒能编码这些因子。然而，由于此因子在 NK 细胞、CD4$^+$ Th1 细胞和 CD8$^+$ 细胞中被 IL-10 抑制，副痘病毒可能抑制 IFN-γ 的生成。除了在炎症中的作用外，TNF-α 和 IFN-γ 还参与抗病毒先天应答和早期特异性免疫应答。IFN-γ 协同增强 TNF-α 的抗病毒细胞毒活性及 IFN-α 和 IFN-β 的抗病毒活性。

副痘病毒的另外一个干预点可能涉及 APC，它在再次感染和持续感染期具有重要的作用。显然，宿主能对 ORFV 产生记忆反应[93, 104]，据此推断 ORFV 有能力暂时在免疫宿主中复制。问题是，在再次感染期间 ORFV 如何能破坏记忆 T 细胞的再激活。有证据表明，真皮 DC 或血液来源的 DC 参与启动对 ORFV 的免疫反应，因为朗罕氏细胞并未发挥作用[56]。在正常情况，DC 被募集到感染部位，捕获抗原，成熟，迁移到淋巴结对组成性趋化因子反应，在这里递呈抗原给未成熟 T 细胞或记忆 T 细胞。可能是 APC 而非 DC 参与了再次感染。副痘病毒可能在多个点干扰此过程。可能是病毒分泌一些免疫调节因子如

GIF、IL-10、CBP 及 VEGF，通过协同作用抑制此过程。据观察，DC 会在 ORFV 感染动物感染部位积聚[56]，另外还观察到，当 ORFV 复制量达到最多时，从表皮运输淋巴结的 DC 减少，这表明是病毒免疫调节因子在干预[92]。尽管 GIF 和病毒 IL-10 可能干扰抗原递呈及淋巴结中 CD4$^+$ 和 CD8$^+$ T 细胞激活，我们没有证据证实病毒细胞因子通过被动移动被携带到淋巴结。如果情况如此，病毒 IL-10 可能阻断获得性免疫应答的形成，且可能影响免疫记忆发展，如诱导 T 细胞耐受。GIF 的 IL-2 结合特性可能阻断 CD8$^+$ 细胞的克隆扩增，并且淋巴细胞趋化因子的抑制可能影响 Th1 反应的形成[131]。此外，还有报道称，在小鼠模型中，ORFV 通过 CD95 路径，诱导 APC 细胞凋亡[203]，且 CMV-IL-10 能够提高与 DC 成熟有关的细胞凋亡[204]。这可能是副痘病毒减少或延迟获得性免疫反应形成的另一个机制。此外，在感染的早期阶段，副痘病毒的 IL-10 可使免疫反应偏向 Th2 反应，如 CMV 通过 IL-10 的机理一样[204]，这可能与免疫耐受减少有关。这种反应可能可以解释副痘病毒的持续感染。

总之，越来越多的证据表明，副痘病毒已经进化为通过 Th1 免疫反应暂时延迟清除病毒。当病毒复制局部化且仅局限于特定组织（如皮肤上皮细胞）时，此策略才会成功。在这种情况下，病毒分泌的免疫调节因子的近距离作用不太可能如全身感染那样损坏宿主的免疫系统的整体完整性。

免疫治疗和重组疫苗中的副痘病毒

尽管 ORFV 可能编码免疫逃避因子，致弱株 D1701 具有多种免疫刺激性质[205-209]。再者，自然宿主病变周围大量 DC 聚集[98] 被认为是一些化学吸引活动。这些特点促使了所谓"旁免疫诱导物"（许可为免疫调节剂 Baypamun®）的研发[203, 205, 206]。近期对灭活的 ORFV$_{D1701}$ 的研究表明，它诱导复杂的自动调节细胞因子反应，涉及上调 IL-12、IL-18、IFN-γ 和其他 Th1 细胞因子及随后伴随 IL-4 的诱导出现下调[210]。D1701 的免疫增强作用可能可以应用于免疫治疗。ORFV 已经显示有抗病毒活性，且对小鼠感染单纯疱疹病毒 I 型的小鼠有效，在再发生殖疱疹疾病的几内亚猪模型和人类 HBV 复制的转基因老鼠模型中，无任何炎症或其他不良反应[210]。

副痘病毒作为重组疫苗的潜力和发展在易感宿主和非易感宿主中已有介绍[1, 211-215]。在易感宿主中副痘病毒优于其他病毒疫苗，是因为副痘病毒仅引起局部皮肤病变，且在数周内恢复，也不会引起全身性感染[1]。此外，即便在非易感宿主体内，ORFV 的免疫调节性质，使之成为有前景的新型疫苗载体候选对象[211]。重组副痘病毒载体能够诱导产生预防天鹅的致死性 α 疱疹病毒的保护性免疫，以及在非易感宿主小鼠模型中产生预防伪狂犬病病毒的保护免疫[215]。表达伪狂犬病病毒 gC 和 gD 糖蛋白的 ORFV$_{D1701}$ 重组病毒已经构建，研究表明，副痘病毒重组载体疫苗在非易感宿主体内可以产生针对病毒的保护性体液和细胞免疫机制的潜力。进一步的研究发现，表达博尔纳病病毒核蛋白 p40 的重组

ORFV$_{D1701}$ 通过肌内注射能够保护大鼠，大脑免于博纳病毒的感染 [211]。迄今为止的研究结果表明，重组副痘病毒非常可能成为新的疫苗载体。

参考文献

[1] Robinson AJ, Lyttle DJ (1992) Parapoxviruses: their biology and potential as recombinant vaccines. In: M Binns, GL Smith (eds): *Recombinant poxviruses*. CRC Press, Boca Raton, 285–327

[2] Downie AW, Dumbell KR (1956) Poxviruses. *Annu Rev* Microbiol 10: 237–252

[3] Andrewes C, Pereira (eds) (1964) *Viruses of vertebrates*. Baillière, Tindall, Cassell, London

[4] Wildy P (1971) Classification and nomenclature of viruses. First report of the International Committee on Nomenclature of Viruses. *Monogr Virol* 5: 28; cited in [1]

[5] Fenner F (1976) Classification and nomenclature of viruses. Second report of the International Committee on Taxonomy of Viruses. *Intervirology* 7: 1–115

[6] Fauquet CM, Mayo, MA, Maniloff J, Desselberger U, Ball LA (eds) (2005) *Virus Taxonomy. Eighth report of the International committee on Taxonomy of viruses*. Academic Press, Elservier, London, 117–133

[7] Thomas K, Tompkins DM, Sainsbury AW, Wood A, Dalziel R, Nettleton PF, McInnes CJ (2003) A novel poxvirus lethal to red squirrels (*Sciurus vulgaris*). *J Gen Virol* 84: 3337–3341

[8] Steeb (1787) Von der Schaf-Raude (Grind); cited in: H. Nürnberg: Über den ansteckenden Maulgrind der Schafe und Ziegen. Dr. med. vet. thesis, Friedrich- Wilhelms-Universität, Berlin

[9] Walley T (1890) Contagious dermatitis: "orf" in sheep. *J Comp Pathol Ther* 3: 357–360

[10] Hansen (1879) Tidsskr Vet 9: 298; cited in: Hodgson-Jones IS (1951) Orf in London. *Br Med J* 1: 795

[11] Aynaud M (1923) La stomatite pustuleuse contagieuse des ovins (chancre du mouton. *Ann Inst Pasteur (Paris)* 36: 498–527

[12] Bonnevie P (1937) Milker's warts: infection from "false cowpox" with a paravaccinia virus. *Br J Dermatol.* 49: 165; cited in: M Binns, GL Smith (eds): *Recombinant poxviruses*. CRC Press, Boca Raton

[13] Lipschutz B (1932) Paravaccine, Julius Springer, Berlin; cited in: M Binns, GL Smith (eds): *Recombinant poxviruses*. CRC Press, Boca Raton

[14] Griesemer RA, Cole CR (1960) Bovine papular stomatitis. I. Recognition in the United States. *J Am Vet Med Assoc* 137: 404–410

[15] Degive A (1884) Une affection-type ou maladie inedite – la stomatite papillaire ou papillomateuse – observee sur quatre genesis. *Ann Med Vet* 33: 369; cited in: M Binns, GL Smith (eds): *Recombinant poxviruses*. CRC Press, Boca Raton

[16] Plowright WR, Ferris RD (1959) Papular stomatitis of cattle. II. Reproduction of the disease with culture-passaged virus. *Vet Rec* 71: 828; cited in: M Binns, GL Smith (eds): *Recombinant poxviruses*. CRC Press, Boca Raton

[17] Griesemer RA, Cole CR (1961) Bovine papular stomatitis. II. The experimen- tally produced disease. *Am J Vet Res* 22: 473–481

[18] Carson CA, Kerr KM (1967) Bovine papular stomatitis with apparent transmis- sion to man. *J Am Vet Med Assoc* 151:183–187

[19] Rosliakov AA (1972) Comparative ultrastructure of viruses of camel pox, pox- like disease of camels (AUZDUK) and contagious ecthyma of sheep. *Voprosi Virusol* 17: 26–30

[20] Dashtseren T, Solovyev BV, Varejka F, Khokhoo A (1984) Camel contagious ecthyma (Pustular Dermatitis). *Acta Virol* 28:128–133

[21] Jezek Z, Kriz B, Rothbauer V (1983) Camelpox and its risk to the human popu- lation. *J Hyg Epidemiol Microbiol Immunol* 27: 29–42

[22] Munz E, Schillinger D, Reimann M, Mahnel H (1986) Electron microscopical diagnosis of Ecthyma contagiosum in camels (*Camelus dromedarius*). First report of the disease in Kenya. *Zentralbl Veterinarmed B* 33: 73–77

[23] Azwai SM, Carter SD, Woldehiwet Z (1995) Immune responses of the camel (*Camelus dromedarius*) to contagious ecthyma (*Orf*) virus infection. *Vet Microbiol* 47: 119–131

[24] Hartung J (1980) Contagious ecthyma of sheep (cases in man, dog, alpaca and camel). *Tieraerztl Prax* 8: 435–438

[25] Wilson TM, Poglayen-Neuwall I (1971) Pox in South American sea lions (Otaria byronia). *Can J Comp Med* 35: 174–177

[26] Wilson T, Cheville N, Karstad L (1969) Seal pox. *Bull Wild Dis Assoc* 5: 412– 418

[27] Wilson TM, Dykes RW, Tsai KS (1972) Pox in young, captive harbor seals. *J Am Vet Med Assoc* 161: 611–617

[28] Becher P, Konig M, Muller G, Siebert U, Thiel HJ (2002) Characterization of sealpox virus, a separate member of the parapoxviruses. *Arch Virol* 147: 1133–1140

[29] Hadlow WJ, Cheville NF, Jellison WL (1980) Occurence of pox in northern fur seal on

the Pribilof Islands in 1951. *J Wildl Dis* 16: 305 312

[30]　Simpson VR, Stuart NC, Stack MJ, Ross HA, Head JC (1994) Parapox infection in grey seals (*Halichoerus grypus*) in Cornwall. *Vet Rec* 134: 292–296

[31]　Osterhaus AD, Broeders HW, Visser IK, Teppema JS, Vedder EJ (1990) Isolation of an orthopoxvirus from pox-like lesions of a grey seal (*Halichoerus grypus*). *Vet Rec* 127: 91–92

[32]　Hicks BD, Worthy GA (1987) Sealpox in captive grey seals (*Halichoerus gry- pus*) and their handlers. *J Wildl Dis* 23: 1–6

[33]　Tryland M, Klein J, Nordoy ES, Blix AS (2005) Isolation and partial character- ization of a parapoxvirus isolated from a skin lesion of a Weddell seal. *Virus Res* 108: 83–87

[34]　Horner GW, Robinson AJ, Hunter R, Cox BT, Smith R (1987) Parapoxvirus infections in New Zealand farmed red deer. *NZ Vet J* 35: 41–45

[35]　Robinson AJ, Mercer AA (1995) Parapoxvirus of red deer: evidence for its inclusion as a new member in the genus parapoxvirus. *Virology* 208: 812–815

[36]　Buttner M, von Einem C, McInnes C, Oksanen A (1995) Clinical findings and diagnosis of a severe parapoxvirus epidemic in Finnish reindeer. *Tierarztl Prax* 23: 614–618

[37]　Tryland M, Josefsen TD, Oksanen A, Aschfalk A (2001) Parapoxvirus infection in Nor- wegian semi-domesticated reindeer (*Rangifer tarandus tarandus*). *Vet Rec* 149, 394–395

[38]　Tikkanen MK, McInnes CJ, Mercer AA, Buttner M, Tuimala J, Hirvela-Koski V, Neuvonen E, Huovilainen (2004) Recent isolates of parapoxvirus of Finnish reindeer (*Rangifer tarandus tarandus*) are closely related to bovine pseudocow- pox virus. *J Gen Virol* 85: 1413–1418

[39]　Buttner M, Rziha HJ (2002) Parapoxviruses: from the lesion to the viral genome. *J Vet Med B Infect Dis Vet Public Health* 49: 7–16

[40]　Reid HW (1991) Orf. In: WB Martin, ID Aitken (eds) *Diseases of sheep*. Blackwell, London, 265–269

[41]　Lloyd JB (1996) A study of the immune response of sheep to orf virus. *Ph.D thesis*, Department of Veterinary Pathology, University of Sydney, Sydney

[42]　Blood DC, Radostits OM, Henderson JA, Arundel JH, Gay CC (1983) *Veterinary medicine: a textbook of the diseases of cattle, sheep, goats and horses*. Bailliere Tindall, London, 945–946

[43]　Greig A, Linklater KA, Clark WA (1984) Persistent orf in a ram. *Vet Rec* 115: 149

[44]　McKeever DJ (1984) Persistent orf. *Vet Rec* 115: 334–335

[45]　Inoshima Y, Yamamoto Y, Takahashi T, Shino M, Katsumi A, Shimizu S, Sentsui H

(2001) Serological survey of parapoxvirus infection in wild ruminants in Japan in 1996–99. *Epidemiol Infect* 126: 153–156

[46] Inoshima Y, Murakami K, Wu D, Sentsui H (2002) Characterization of parapoxviruses circulating among wild Japanese serows (*Capricornis crispus*). *Microbiol Immunol* 46: 583–587

[47] Maollin AS, Zessin KH (1988) Outbreak of camel contagious ecthyma in cen- tral Somalia. *Trop Anim Health Prod* 20: 185

[48] Gitao CG (1994) Outbreaks of contagious ecthyma in camels (*Camelus drom- edarius*) in the Turkana district of Kenya. *Rev Sci Tech* 13: 939–945

[49] Klein J, Tryland M (2005) Characterisation of parapoxviruses isolated from Norwegian semi-domesticated reindeer (*Rangifer tarandus tarandus*). *Virol J* 2: 79

[50] Afonso CL, Delhon G, Tulman ER, Lu Z, Zsak A, Becerra VM, Zsak L, Kutish GF, Rock DL (2005) Genome of deerpox virus. *J Virol* 79: 966–977

[51] Abu Elzein EM, Housawi FM (1997) Severe long-lasting contagious ecthyma infection in a goat's kid. *Zentralbl Veterinarmed B* 44: 561–564

[52] Haig DM, Mercer AA (1998) Ovine diseases. Orf. *Vet Res* 29:311–326

[53] Nettleton PF, Munro R, Pow I, Gilray J, Gray EW, Reid HW (1995) Isolation of a parapoxvirus from a grey seal (*Halichoerus grypus*). *Vet Rec* 137: 562–564

[54] McKeever DJ, Jenkinson DM, Hutchison G, Reid HW (1988) Studies of the pathogenesis of orf virus infection in sheep. *J Comp Pathol* 99: 317–328

[55] Jenkinson DM, McEwan PE, Onwuka SK, Moss VA, Elder HY, Hutchison G, Reid HW (1990) The polymorphonuclear and mast cell responses in ovine skin infected with orf virus. *Vet Dermatol* 1: 71–77

[56] Jenkinson DM, Hutchison G, Onwuka SK, Reid HW (1991) Changes in the MHC class II dendritic cell population of ovine skin in response to orf virus infection. *Vet Dermatol* 2: 1–9

[57] Groves RW, Wilson-Jones E, MacDonald DM (1991) Human orf and milkers' nodule: a clinicopathologic study. *J Am Acad Dermatol* 25: 706–711

[58] Ghislain PD, Dinet Y, Delescluse J (2001) Orf in urban surroundings and religious practices: a study over a 3-year period. *Ann Dermatol Venereol* 128: 889–892

[59] Leavell UW, McNamara J, Muelling RJ, Landrum F (1965) Ecthyma contagio- sum virus (orf). *South Med J* 58: 239–243

[60] Becker FT (1940) Milkers nodules. *JAMA* 115: 2140–2144

[61] Falk ES (1978) Parapoxvirus infections of reindeer and musk ox associated with unusual

human infections. *Br J Dermatol* 99: 647–654

[62] Savage J, Black MM (1972) "Giant orf" of a finger in a patient with lymphoma. *Proc R Soc Med* 64: 766–768

[63] Tan ST, Blake GB, Chambers S (1991) Recurrent orf in an immunocompro- mised host. *Br J Plastic Surg* 44: 465–467

[64] Agger WA, Webster SB (1983) Human orf infection complicated by erythema multifor-mae. *Cutis* 31: 334–338

[65] Blakemore F, Abdussalam M, Goldsmith WN (1948) A case of orf (contagious pustular dermatitis): identification of the virus. *Br J Dermatol* 60: 404–409

[66] Fastier LB (1957) Human infections with the virus of ovine contagious pustular dermati-tis. *NZ Med J* 56: 121–123

[67] Mourtada I, Le Tourneur M, Chevrant-Breton J, Le Gall F (2000) Human orf and erythema multiforme. *Ann Dermatol Venereol* 127: 397–399

[68] Erickson GA, Carbrey EA, Gustafson GA (1975) Generalised contagious ecthyma in a sheep rancher: diagnostic considerations. *J Am Vet Med Assoc* 166: 262–263

[69] Sanchez RL, Hebert A, Lucia H, Swedo J (1985) Orf. A case report with his- tologic, electron microscopic, and immunoperoxidase studies. *Arch Pathol Lab Med* 109: 166–170

[70] Geerinck K, Lukito G, Snoeck R, De Vos R, De Clercq E, Vanrenterghem Y, Degreef H, Maes B. (2001) A case of human orf in an immunocompromised patient treated successfully with cidofovir cream. *J Med Virol* 64: 543–549

[71] Abdussalam M, Cosslett VE (1957) Contagious pustular dermatitis. *J Comp Pathol* 67:145–156

[72] Reczko E (1957) Electronenmikroskopische untersuchungen am virus der sto- matitis papulosa. *Zentralbl Bakteriol Abt Orig B* 169: 425–453

[73] Nagington J, Horne RW (1962) Morphological studies of orf and vaccinia viruses. *Virology* 16: 248–260

[74] Nagington J, Newton AA, Horne RW (1964) The structure of orf virus. *Virology* 23: 461–472

[75] Peters D, Muller G, Buttner D (1964) The fine structure of paravaccinia viruses. *Virology* 23: 609–611

[76] Mitchiner MB (1969) The envelope of vaccinia and orf viruses: an electron- cytochemi-cal investigation. *J Gen Virol* 5: 211–220

[77] Hiramatsu Y, Uno F, Yoshida M, Hatano Y, Nii S (1999) Poxvirus virions: their surface

ultrastructure and interaction with the surface membrane of host cells. *J Electron Microsc (Tokyo)* 48: 937–946

[78]   Ballasu TC, Robinson AJ (1987) Orf virus replication in bovine testis cells: kinetics of viral DNA, polypeptide, and infectious virus production and analysis of virion polypeptides. *Arch Virol* 97: 267–281

[79]   Buddle BM, Dellers RW, Schurig GG (1984) Heterogeneity of contagious ecthyma virus isolates. *Am J Vet Res* 45: 75–79

[80]   McKeever DJ, Reid HW, Inglis NF, Herring AJ (1987) A qualitative and quan- titative assessment of the humoral antibody response of the sheep to orf virus infection. *Vet Microbiol* 15: 229–241

[81]   Rosenbusch RF, Reed DE (1983) Reaction of convalescent bovine antisera with strain-specific antigens of parapoxviruses. *Am J Vet Res* 44: 875–878

[82]   Thomas V, Flores L, Holowczak JA (1980) Biochemical and electron micro- scopic studies of the replication and composition of milker's node virus. *J Virol* 34: 244–255

[83]   Housawi FM, Roberts GM, Gilray JA, Pow I, Reid HW, Nettleton PF, Sumption KJ, Hibma MH, Mercer AA (1998) The reactivity of monoclonal antibodies against orf virus with other parapoxviruses and the identification of a 39 kDa immunodominant protein. *Arch Virol* 143: 2289–2303

[84]   Czerny CP, Waldmann R, Scheubeck T (1997) Identification of three distinct antigenic sites in parapoxviruses. *Arch Virol* 142: 807–821

[85]   Scagliarini A, Ciulli S, Battilani M, Jacoboni I, Montesi F, Casadio R, Prosperi S (2002) Characterisation of immunodominant protein encoded by the F1L gene of orf virus strains isolated in Italy. *Arch Virol* 147: 1989–1995

[86]   Zinoviev VV, Tchikaev NA, Chertov O, Malygin EG (1994) Identification of the gene encoding vaccinia virus immunodominant protein p35. *Gene* 147: 209–214

[87]   da Fonseca FG, Wolffe EJ, Weisberg A, Moss B (2000) Characterization of the vaccinia virus H3L envelope protein: topology and posttranslational membrane insertion via the C-terminal hydrophobic tail. *J Virol* 74: 7508–7517

[88]   da Fonseca FG, Wolffe EJ, Weisberg A, Moss B (2000) Effects of deletion or stringent repression of the H3L envelope gene on vaccinia virus replication. *J Virol* 74: 7518–7528

[89]   Lin CL, Chung CS, Heine HG, Chang W (2000) Vaccinia virus envelope H3L protein binds to cell surface heparan sulfate and is important for intracellular mature virion morphogenesis and virus infection *in vitro* and *in vivo*. *J Virol* 74: 3353–3365

[90]   Yirrell DL, Vestey JP, Norval M (1994) Immune responses of patients to orf virus

infection. *Br J Dermatol* 130: 438–443

[91]　Smith GL, Vanderplasschen A (1998) Extracellular enveloped vaccinia virus. In: L Enjuanes, SG Siddell, W Spaan (eds): *Coronaviruses and Arteriviruses*. Plenum Press, London, 395–414

[92]　Haig DM, McInnes CJ (2002) Immunity and counter-immunity during infec- tion with the parapoxvirus orf virus. *Virus Res* 88: 3–16

[93]　Buddle BM, Pulford HD (1984) Effect of passively-acquired antibodies and vaccination of the immune response to contagious ecthyma virus. *Vet Microbiol* 9: 515–522

[94]　Robinson AJ, Mercer AA (1988) Orf virus and vaccinia virus do not cross-pro- tect sheep. *Arch Virol* 101: 255–259

[95]　Mercer AA, Yirrell DL, Reid HW, Robinson AJ (1994) Lack of cross-protec- tion between vaccinia virus and orf virus in hysterectomy-procured, barrier maintained lambs. *Vet Microbiol* 41: 373–382

[96]　Jenkinson D, McEwan PE, Onwuka SK, Moss VA, Elder HY, Hutchison G, Reid H W (1990) The pathological changes and polymorphonuclear and mast cell responses in the skin of specific pathogen-free lambs following primary and secondary challenge with orf virus. *Vet Dermatol* 1: 139–150

[97]　Jenkinson DM, Hutchison G, Reid HW (1992) The B and T cell responses to orf virus infection of ovine skin. *Vet Dermatol* 3: 57–64

[98]　Lear A, Hutchison G, Reid HW, Norval M, Haig DM (1996) Phenotypic charac- terisation of the dendritic cells accumulating in ovine dermis following primary and secondary orf virus infections. *Eur J Dermatol* 6: 135–140

[99]　Anderson IE, Reid HW, Nettleton PF, McInnes CJ, Haig DM (2001) Detection of cellular cytokine mRNA expression during orf virus infection in sheep: differential interferon-gamma mRNA expression by cells in primary versus reinfection skin lesions. *Vet Immunol Immunopathol* 83: 161–176

[100]　Haig DM, Hutchinson G, Thomson J, Yirrell D, Reid HW (1996) Cytolytic activity and associated serine protease expression by skin and afferent lymph CD8$^+$ T cells during orf virus reinfection. *J Gen Virol* 77: 953–961

[101]　Yirrell DL, Reid HW, Norval M, Entrican G, Miller HR (1991) Response of efferent lymph and popliteal lymph node to epidermal infection of sheep with orf virus. *Vet Immunol Immunopathol* 28: 219–235

[102]　Yirrell DL, Reid HW, Norval M, Miller HR (1991) Qualitative and quantitative changes in ovine afferent lymph draining the site of epidermal orf virus infec- tion *Vet Dermatol*

2: 133–141

[103]   Haig DM, Entrican G, Yirrell DL, Deane D, Millar HR, Norval M, Reid HW (1992) Differential appearance of interferon and colony stimulating activity in afferent versus efferent lymph following orf virus infection in sheep. *Vet Dermatol* 3: 221–229

[104]   Haig D, Deane D, Percival A, Myatt N, Thomson J, Inglis L, Rothel J, Heng- Fong S, Wood P, Miller HR, Reid HW (1996) The cytokine response of afferent lymph following orf virus reinfection of sheep. *Vet Dermatol* 7: 11–20

[105]   Haig DM, Hopkins J, Miller HR (1999) Local immune responses in afferent and efferent lymph. *Immunology* 96: 155–163

[106]   Haig DM, McInnes CJ, Hutchison G, Seow HF, Reid HW (1996) Cyclosporin A abrogates the acquired immunity to cutaneous reinfection with the parapoxvi- rus orf virus. *Immunology* 89: 524–531

[107]   Lloyd JB, Gill HS, Haig DM, Husband AJ (2000) *In vivo* T-cell subset depletion suggests that CD4$^+$ T-cells and a humoral immune response are important for the elimination of orf virus from the skin of sheep. *Vet Immunol Immunopathol* 74: 249–262

[108]   Haig DM, Deane DL, Myatt N, Thomson J, Entrican G, Rothel J, Reid HW (1996) The activation status of ovine CD45R$^+$ and CD45R$^-$ efferent lymph T cells after orf virus reinfection. *J Comp Pathol* 115: 163–174

[109]   Deane D, McInnes CJ, Percival A, Wood A, Thomson J, Lear A, Gilray J, Fleming S, Mercer A, Haig D (2000) Orf virus encodes a novel secreted protein inhibitor of granulocyte-macrophage colony-stimulating factor and interleu- kin-2. *J Virol* 74: 1313–1320

[110]   Fleming SB, McCaughan CA, Andrews AE, Nash AD, Mercer AA (1997) A homologue of interleukin-10 is encoded by the poxvirus orf virus. *J Virol* 71: 4857–4861

[111]   Seet BT, McCaughan CA, Handel TM, Mercer AA, Brunetti C, McFadden G, Fleming SB (2003) Analysis of an orf virus chemokine-binding protein: Shifting ligand specificities among a family of poxvirus viroceptors. *Proc Natl Acad Sci USA* 100: 15137–15142

[112]   Lyttle DJ, Fraser KM, Fleming SB, Mercer AA, Robinson AJ (1994) Homologs of vascular endothelial growth factor are encoded by the poxvirus orf virus. *J Virol* 68: 84–92

[113]   McInnes CJ, Wood AR, Mercer AA (1998) Orf virus encodes a homolog of the vaccinia virus interferon-resistance gene E3L. *Virus Genes* 17: 107–115

[114]   Haig DM, McInnes CJ, Thomson J, Wood A, Bunyan K, Mercer A (1998) The orf virus OV20.0L gene product is involved in interferon resistance and inhibits an interferon-inducible, double-stranded RNA-dependent kinase. *Immunology* 93: 335–340

[115]   Delhon G, Tulman ER, Afonso CL, Lu Z, de la Concha-Bermejillo A, Lehmkuhl HD,

Piccone ME, Kutish GF, Rock DL (2004) Genomes of the parapoxviruses ORF virus and bovine papular stomatitis virus. *J Virol* 78:168–177

[116] Menna A, Wittek R, Bachmann PA, Mayer A, Wyler R (1979) Physical charac- terisation of a stomatitis papulosa virus genome: a cleavage map for the restric- tion endonucleases HindIII and EcoRI. *Arch Virol* 59: 145–156

[117] Wittek R, Kuenzle CC, Wyler R (1979) High G+C content in parapoxvirus DNA. *J Gen Virol* 43: 231–234

[118] Wittek R, Herlyn M, Schumperli D, Bachmann PA, Mayr A, Wyler R (1980) Genetic and antigenic heterogeneity of different parapoxvirus strains. *Intervirology* 13: 33–41

[119] Gassmann U, Wyler R, Wittek R (1985) Analysis of parapoxvirus genomes. *Arch Virol* 83: 17–31

[120] Wood AR, McInnes CJ (2003) Transcript mapping of the ,early' genes of Orf virus. *J Gen Virol* 84: 2993–2998

[121] McInnes CJ, Wood AR, Nettleton PE, Gilray JA (2001) Genomic comparison of an avirulent strain of Orf virus with that of a virulent wild type isolate reveals that the Orf virus G2L gene is non-essential for replication. *Virus Genes* 22: 141–150

[122] Haig DM, Thomson J, McInnes CJ, Deane DL, Anderson IE, McCaughan CA, Imlach W, Mercer AA, Howard CJ, Fleming SB (2002) A comparison of the anti-inflammatory and immunostimulatory activities of orf virus and ovine interleukin-10. *Virus Res* 90: 303–316

[123] Fleming SB, Blok J, Fraser KM, Mercer AA, Robinson AJ (1993) Conservation of gene structure and arrangement between vaccinia virus and orf virus. *Virology* 195: 175–184

[124] Mercer AA, Lyttle DJ, Whelan EM, Fleming SB, Sullivan JT (1995) The estab- lishment of a genetic map of orf virus reveals a pattern of genomic organization that is highly conserved among divergent poxviruses. *Virology* 212: 698–704

[125] Robinson AJ, Ellis G, Ballasu T (1982) The genome of orf virus: restriction endonuclease analysis of viral DNA isolated from lesions of orf virus in sheep. *Arch Virol* 71: 43–55

[126] Robinson AJ, Barns G, Fraser K, Carpenter E, Mercer AA (1987) Conservation and variation in orf virus genomes. *Virology* 157: 13–23

[127] Mercer AA, Fraser K, Barns G, Robinson AJ (1987) The structure and cloning of orf virus DNA. *Virology* 157: 1–12

[128] Mercer AA, Fraser KM, Stockwell PA, Robinson AJ (1989) A homologue of retroviral pseudoproteases in the parapoxvirus orf virus. *Virology* 172: 665– 668

[129] Klemperer N, Lyttle D J,Tauzin D,Traktman P, Robinson AJ (1995) Identification and

characterization of the orf virus type I topoisomerase. *Virology* 206, 203–215

[130] Naase M, Nicholson BH, Fraser KM, Mercer AA, Robinson AJ (1991) An orf virus sequence showing homology to the 14K ,fusion' protein of vaccinia virus. *J Gen Virol* 72: 1177–1181

[131] Seet BT, McFadden G (2002) Viral chemokine-binding proteins. *J Leukoc Biol* 72: 24–34

[132] Sullivan JT, Fraser KM, Fleming SB, Robinson AJ, Mercer AA (1995) Sequence and transcriptional analysis of an orf virus gene encoding ankyrin-like repeat sequences. *Virus Genes* 93: 277–282

[133] Fleming SB, Fraser KM, Mercer AA, Robinson AJ (1991) Vaccinia virus-like early transcriptional control sequences flank an early gene in orf virus. *Gene* 97: 207–212

[134] Fleming SB, Mercer AA, Fraser KM, Lyttle DJ, Robinson AJ (1992) *In vivo* recognition of orf virus early transcriptional promoters in a vaccina virus recombinant. *Virology* 187: 464–471

[135] Vos JC, Mercer AA, Fleming SB, Robinson AJ (1992) *In vitro* recognition of an orf virus early promoter in a vaccinia virus extract. *Arch Virol* 123: 223–228

[136] Sullivan JT, Fleming SB, Robinson AJ, Mercer AA (1995) Sequence and tran-scriptional analysis of a near-terminal region of the orf virus genome. *Virus Genes* 11: 21–29

[137] Sullivan JT, Mercer AA, Fleming SB, Robinson AJ (1994) Identification and characteri-zation of an orf virus homologue of the vaccinia virus gene encoding the major envelope antigen p37K. *Virology* 202: 968–973

[138] Mercer AA, Ueda N, Friederichs SM, Hofmann K, Fraser KM, Bateman T, Fleming SB (2006) Comparative analysis of genome sequences of three isolates of Orf virus reveals unexpected sequence variation. *Virus Res* 116: 146–158

[139] Mercer AA, Fleming SB, Ueda N (2005) F-Box-Like domains are present in most poxvirus ankyrin repeat proteins. *Virus Genes* 31: 127–133

[140] Inoshima Y, Murakami K, Yokoyama T, Sentsui H (2001) Genetic heteroge-neity among parapoxviruses isolated from sheep, cattle and Japanese serows (*Capricornis crispus*). *J Gen Virol* 82: 1215–1220

[141] Upton C, Slack S, Hunter AL, Ehlers A, Roper RL (2003) Poxvirus orthologous clusters: toward defining the minimum essential poxvirus genome. *J Virol* 77: 590–600

[142] Gubser C, Hue S, Kella P, Smith GL (2004) Poxvirus genomes: a phylogenetic analysis. *J Gen Virol* 85: 105–117

[143] Fleming SB, Lyttle DJ, Sullivan JT, Mercer AA, Robinson AJ (1995) Genomic analysis

of a transposition-deletion variant of orf virus reveals a 3.3 kb region of non-essential DNA. *J Gen Virol* 76: 2969–2978

[144] Esposito JJ, Cabradilla CD, Nakano JH, Obijeski JF (1981) Intragenomic sequence transposition in monkeypox virus. *Virology* 109: 231–243

[145] Pickup DJ, Ink BS, Parsons BL, Hu W, Joklik WK (1984) Spontaneous deletions and duplications of sequences in the genome of cowpox virus. *Proc Natl Acad Sci USA* 81: 6817–6821

[146] Moyer RW, Rothe CT (1980) The white pock mutants of rabbit poxvirus. I. Spontaneous host range mutants contain deletions. *Virology* 102: 119–132

[147] Kotwal GJ, Moss B (1988) Analysis of a large cluster of nonessential genes deleted from a vaccinia virus terminal transposition mutant. *Virology* 167: 524–537

[148] Cottone R, Buttner M, Bauer B, Henkel M, Hettich E, Rziha HJ (1998) Analysis of genomic rearrangement and subsequent gene deletion of the attenuated Orf virus strain D1701. *Virus Res* 56: 53–67

[149] Lee HJ, Essani K, Smith GL (2001) The genome sequence of Yaba-like disease virus, a yatapoxvirus. *Virology* 281: 170–192

[150] Tulman ER, Afonso CL, Lu Z, Zsak L, Kutish GF, Rock DL (2001) Genome of lumpy skin disease virus. *J Virol* 75: 7122–7130

[151] Moore KW, De Waal Malefyte R, Coffman R, O'Garra A (2001) Interleukin-10 and interleukin-10 receptor. *Annu Rev Immunol* 19: 683–704

[152] Kotenko SV, Saccani S, Izotova LS, Mirochnitchenko OV, Pestka S (2000) Human cytomegalovirus harbors its own unique IL-10 homolog (cmvIL-10). *Proc Natl Acad Sci USA* 97: 1695–1700

[153] Lockridge KM, Zhou SS, Kravitz RH, Johnson JL, Sawai ET, Blewett EL, Barry PA (2000) Primate cytomegaloviruses encode and express an IL-10-like protein. *Virology* 268: 272–280

[154] Bartlett NW, Dumoutier L, Renauld JC, Kotenko SV, McVey CE, Lee HJ, Smith GL (2004) A new member of the interleukin 10-related cytokine family encoded by a poxvirus. *J Gen Virol* 85: 1401–1412

[155] Imlach W, McCaughan CA, Mercer AA, Haig D, Fleming SB (2002) Orf virus- encoded interleukin-10 stimulates the proliferation of murine mast cells and inhibits cytokine synthesis in murine peritoneal macrophages. *J Gen Virol* 83: 1049–1058

[156] Lateef Z, Fleming SB, Halliday G, Faulkner L, Mercer A, Baird M (2003) Orf virus-encoded interleukin-10 inhibits maturation, antigen presentation and migration of murine

dendritic cells. *J Gen Virol* 84: 1101–1109

[157] Zdanov A, Schalk-Hihi C, Gustchina A, Tsang M, Weatherbee J, Wlodawer A (1995) Crystal structure of interleukin-10 reveals the functional dimer with an unexpected topological similarity to interferon gamma. *Structure* 3: 591–601

[158] Zdanov A, Schalk-Hihi C, Wlodawer A (1996) Crystal structure of human interleukin-10 at 1.6 Å resolution and a model of a complex with its soluble receptor. *Protein Sci* 5: 1955–1962

[159] Walter MR, Nagabhushan TL (1995) Crystal structure of interleukin 10 reveals an interferon gamma-like fold. *Biochemistry* 34: 12118–12125

[160] Josephson K, Logsdon NJ, Walter MR (2001) Crystal structure of the IL-10/IL-10R1 complex reveals a shared receptor binding site. *Immunity* 15: 35–46

[161] MacNeil IA, Suda T, Moore KW, Mosmann TR, Zlotnik A (1990) IL-10, a novel growth cofactor for mature and immature T cells. *J Immunol* 145: 4167–4173

[162] Go NF, Castle BE, Barrett R, Kastelein R, Dang W, Mosmann TR, Moore KW, Howard M (1990) Interleukin 10, a novel B cell stimulatory factor: unrespon- siveness of X chromosome-linked immunodeficiency B cells. *J Exp Med* 172: 1625–1631

[163] Vieira P, de Waal-Malefyt R, Dang MN, Johnson KE, Kastelein R, Fiorentino DF, deVries JE, Roncarolo MG, Mosmann TR, Moore KW (1991) Isolation and expression of human cytokine synthesis inhibitory factor cDNA clones: homol- ogy to Epstein-Barr virus open reading frame BCRFI. *Proc Natl Acad Sci USA* 88: 1172–1176

[164] Suzuki T, Tahara H, Narula S, Moore KW, Robbins PD, Lotze MT (1995) Viral interleu- kin 10 (IL-10), the human herpes virus 4 cellular IL-10 homologue, induces local anergy to allogeneic and syngeneic tumors. *J Exp Med* 182: 477–486

[165] Fickenscher H, Hor S, Kupers H, Knappe A, Wittmann S, Sticht H (2002) The interleu- kin-10 family of cytokines. *Trends Immunol* 23: 89–96

[166] Smith C, Smith T, Smolak P, Friend D, Hagen H, Gerhart M, Park L, Pickup D, Torrance D, Mohler K et al (1997) Poxvirus genomes encode a secreted, soluble protein that preferentially inhibits beta chemokine activity yet lacks sequence homology to known chemokine receptors. *Virology* 236: 316–327

[167] Graham KA, Lalani AS, Macen JL, Ness TL, Barry M, Liu LY, Lucas A, Clark- Lewis I, Moyer RW, McFadden G (1997) The T1/35kDa family of poxvirus- secreted proteins bind chemokines and modulate leukocyte influx into virus- infected tissues. *Virology* 229: 12–24

[168] Rossi D, Zlotnik A (2000) The biology of chemokines and their receptors. *Annu Rev*

Immunol 18: 217–242

[169] Murphy PM, Baggiolini M, Charo IF, Hebert CA, Horuk R, Matsushima K, Miller LH, Oppenheim JJ, Power CA (2000) International union of phar- macology. XXII. Nomenclature for chemokine receptors. *Pharmacol Rev* 52: 145–176

[170] McInnes CJ, Deane D, Haig D, Percival A, Thomson J, Wood AR (2005) Glycosylation, disulfide bond formation, and the presence of a WSXWS-like motif in the orf virus GIF protein are critical for maintaining the integrity of Binding to ovine granulocyte-macrophage colony-stimulating factor and inter- leukin-2. *J Virol* 79: 11205–11213

[171] Ng A, Tscharke DC, Reading PC, Smith GL (2001) The vaccinia virus A41L protein is a soluble 30 kDa glycoprotein that affects virus virulence. *J Gen Virol* 82: 2095–2105

[172] Ogawa S, Oku A, Sawano A, Yamaguchi S, Yazaki Y, Shibuya M (1998) A novel type of vascular endothelial growth factor, VEGF-E (NZ-7 VEGF), preferen- tially utilizes KDR/Flk-1 receptor and carries a potent mitotic activity without heparin- binding domain. *J Biol Chem* 273: 31273–31282

[173] Meyer M, Clauss M, Lepple-Wienhues A, Waltenberger J, Augustin HG, Ziche M, Lanz C, Buttner M, Rziha HJ, Dehio C (1999) A novel vascular endothelial growth factor encoded by Orf virus, VEGF-E, mediates angiogenesis via sig- nalling through VEGFR-2 (KDR) but not VEGFR-1 (Flt-1) receptor tyrosine kinase. *EMBO J* 18: 363–374

[174] Wise LM, Veikkola T, Mercer AA, Savory LJ, Fleming SB, Caesar C, Vitali A, Makinen T, Alitalo K, Stacker SA (1999) Vascular endothelial growth factor (VEGF)-like protein from orf virus NZ2 binds to VEGFR2 and neuropilin-1. *Proc Natl Acad Sci USA* 96: 3071–3076

[175] Ueda N, Wise LM, Stacker SA, Fleming SB, Mercer AA (2003) Pseudocowpox virus encodes a homolog of vascular endothelial growth factor. *Virology* 305: 298–309

[176] He JG, Deng M, Weng SP, Li Z, Zhou SY, Long QX, Wang XZ, Chan SM (2001) Complete genome analysis of the mandarin fish infectious spleen and kidney necrosis iridovirus. *Virology* 291: 126–139

[177] Lu L, Zhou SY, Chen C, Weng SP, Chan S M, He JG (2005) Complete genome sequence analysis of an iridovirus isolated from the orange-spotted grouper, *Epinephelus coioides*. *Virology* 339: 81–100

[178] Ferrara N, Gerber HP, LeCouter J (2003) The biology of VEGF and its recep- tors. *Nat Med* 9: 669–676

[179] Stacker SA, Achen MG (1999) The vascular endothelial growth factor family: signalling for vascular development. *Growth Factors* 17: 1–11

[180] Mercer AA, Wise LM, Scagliarini A, McInnes CJ, Buttner M, Rziha HJ, McCaughan C A, Fleming SB, Ueda N, Nettleton PF (2002) Vascular endothe- lial growth factors encoded by Orf virus show surprising sequence variation but have a conserved, functionally relevant structure. *J Gen Virol* 83: 2845–2855

[181] Wise LM, Ueda N, Dryden NH, Fleming SB, Caesar C, Roufail S, Achen MG, Stacker SA, Mercer AA (2003) Viral vascular endothelial growth factors vary extensively in amino acid sequence, receptor-binding specificities, and the abil- ity to induce vascular permeability yet are uniformly active mitogens. *J Biol Chem* 278: 38004–38014

[182] Savory LJ, Stacker SA, Fleming SB, Niven BE, Mercer AA (2000) Viral vascu- lar endothelial growth factor plays a critical role in orf virus infection. *J Virol* 74: 10699–10706

[183] Chang HW, Watson JC, Jacobs BL (1992) The E3L gene of vaccinia virus encodes an inhibitor of the interferon-induced, double-stranded RNA-depen- dent protein kinase. *Proc Natl Acad Sci USA* 89: 4825–4829

[184] Vijaysri S, Talasela L, Mercer AA, McInnes CJ, Jacobs BL, Langland JO (2003) The Orf virus E3L homologue is able to complement deletion of the vaccinia virus E3L gene *in vitro* but not *in vivo*. *Virology* 314: 305–314

[185] Kwon JA, Rich A (2005) Biological function of the vaccinia virus Z-DNA-bind-ing protein E3L: Gene transactivation and antiapoptotic activity in HeLa cells. *Proc Natl Acad Sci USA* 102: 12759–12764

[186] Camus-Bouclainville C, Fiette L, Bouchiha S, Pignolet B, Counor D, Filipe C, Gelfi J, Messud-Petit F (2004) A virulence factor of myxoma virus colocalizes with NF-kappaB in the nucleus and interferes with inflammation. *J Virol* 78: 2510–2516

[187] Johnston JB, Wang G, Barrett JW, Nazarian SH, Colwill K, Moran M, McFadden G (2005) Myxoma virus M-T5 protects infected cells from the stress of cell cycle arrest through its interaction with host cell cullin-1. *J Virol* 79: 10750–10763

[188] Bos JD, Kapsenberg ML (1993) The skin immune system: progress in cutane- ous biology. *Immunol Today* 14: 75–78

[189] Becherel PA, LeGoff L, Frances C, Chosidow O, Guillosson JJ, Debre P, Mossalayi MD, Arock M (1997) Induction of IL-10 synthesis by human kerati- nocytes through CD23 ligation: a cyclic adenosine 3′,5′-monophosphate-depen- dent mechanism. *J Immunol* 159: 5761–5765

[190] Garvey TL, Bertin J, Siegel RM, Wang GH, Lenardo J, Cohen JI (2002) Binding of FADD and caspase-8 to molluscum contagiosum virus MC159 v-FLIP is not sufficient for its antiapoptotic function. *J Virol* 76: 697–706

[191] Garvey T, Bertin J, Siegel R, Lenardo M, Cohen J (2002) The death effector domains (DEDs) of the molluscum contagiosum virus MC159 v-FLIP protein are not functionally interchangeable with each other or with the DEDs of cas- pase-8. *Virology* 300: 217–225

[192] Shisler JL, Moss B (2001) Molluscum contagiosum virus inhibitors of apoptosis: The MC159 v-FLIP protein blocks Fas-induced activation of procaspases and degradation of the related MC160 protein. *Virology* 282: 14–25

[193] Thome M, Schneider P, Hofmann K, Fickenscher H, Meinl E, Neipel F, Mattmann C, Burns K, Bodmer J, Schroter M et al (1997) Viral FLICE-inhibi- tory proteins (FLIPs) prevent apoptosis induced by death receptors. *Nature* 386: 517–521

[194] Quan LT, Caputo A, Bleackley RC, Pickup DJ, Salvesen GS (1995) Granzyme B is inhibited by the cowpox virus serpin cytokine response modifier A. *J Biol Chem* 270: 10377–10379

[195] Ray CA, Black RA, Kronheim SR, Greenstreet TA, Sleath PR, Salvesen GS, Pickup DJ (1992) Viral inhibition of inflammation: cowpox virus encodes an inhibitor of the interleukin-1 beta converting enzyme. *Cell* 69: 597–604

[196] Sen GC (2001) Viruses and interferons. *Annu Rev Microbiol* 55: 255–281

[197] Johnston JB, McFadden G (2003) Poxvirus immunomodulatory strategies: cur- rent perspectives. *J Virol* 77: 6093–6100

[198] Gil J, Esteban M (2000) Induction of apoptosis by the dsRNA-dependent pro- tein kinase (PKR): mechanism of action. *Apoptosis* 5: 107–114

[199] Xiang Y, Condit RC, Vijaysri S, Jacobs B, Williams BR, Silverman RH (2002) Blockade of interferon induction and action by the E3L double-stranded RNA binding proteins of vaccinia virus. *J Virol* 76: 5251–5259

[200] Langland JO, Jacobs BL (2002) The role of the PKR-inhibitory genes, E3L and K3L, in determining vaccinia virus host range. *Virology* 299: 133–141

[201] Huang H, Bi XG, Yuan JY, Xu SL, Guo XL, Xiang J (2005) Combined CD4$^+$ Th1 effect and lymphotactin transgene expression enhance CD8$^+$ Tc1 tumor localization and therapy. *Gene Ther* 12: 999–1010

[202] McNiece I (1997) Interleukin-3 and the colony-stimulating factors. In: DG Remick, JS Friedland (eds): *Cytokines in health and disease*, 2nd edn. Marcel Dekker, Ann Arbor, 41–43

[203] Kruse N, Weber O (2001) Selective induction of apoptosis in antigen-present- ing cells in mice by Parapoxvirus ovis. *J Virol* 75: 4699–4704

[204] Chang WL, Baumgarth N, Yu D, Barry PA (2004) Human cytomegalovirus- encoded in-

terleukin-10 homolog inhibits maturation of dendritic cells and alters their functionality. *J Virol* 78: 8720–8731

[205] Buttner M (1993) Principles of paramunization. Option and limits in veterinary medicine. *Comp Immunol Microbiol Infect Dis* 16: 1–10

[206] Fachinger V, Schlapp T, Saalmuller A (2000) Evidence for a parapox ovis virus- associated superantigen. *Eur J Immunol* 30: 2962–2971

[207] Fachinger V, Schlapp T, Strube W, Schmeer N, Saalmuller A (2000) Poxvirus- induced immunostimulating effects on porcine leukocytes. *J Virol* 74: 7943– 7951

[208] Forster R, Wolf G, Mayr A (1994) Highly attenuated poxviruses induce func- tional priming of neutrophils *in vitro*. *Arch Virol* 136: 219–226

[209] Mayr A, Buttner M, Wolf G, Meyer H, Czerny C (1989) Experimental detec- tion of the paraspecific effects of purified and inactivated poxviruses. *Zentralbl Veterinarmed B* 36: 81–99

[210] Weber O, Siegling A, Friebe A, Limmer A, Schlapp T, Knolle P, Mercer A, Schaller H, Volk HD (2003) Inactivated parapoxvirus ovis (Orf virus) has anti- viral activity against hepatitis B virus and herpes simplex virus. *J Gen Virol* 84: 1843–1852

[211] Henkel M, Planz O, Fischer T, Stitz L, Rziha HJ (2005) Prevention of virus persistence and protection against immunopathology after Borna disease virus infection of the brain by a novel Orf virus recombinant. *J Virol* 79: 314–325

[212] Rziha H, Henkel M, Cottone R, Bauer B, Auge U, Gotz F, Pfaff E, Rottgen M, Dehio C, Buttner M (2000) Generation of recombinant parapoxviruses: non-essential genes suitable for insertion and expression of foreign genes. *J Biotechnol* 83: 137–145

[213] Rziha HJ, Henkel M, Cottone R, Meyer M, Dehio C, Buttner M (1999) Parapoxviruses: potential alternative vectors for directing the immune response in permissive and non-permissive hosts. *J Biotechnol* 73: 235–242

[214] Marsland BJ, Tisdall DJ, Heath DD, Mercer AA (2003) Construction of a recombinant orf virus that expresses an Echinococcus granulosus vaccine anti- gen from a novel genomic insertion site. *Arch Virol* 148: 555–562

[215] Fischer T, Planz O, Stitz L, Rziha HJ (2003) Novel recombinant parapoxvirus vectors induce protective humoral and cellular immunity against lethal herpes- virus challenge infection in mice. *J Virol* 77: 9312–9323

（吴国华　吴翔　朱学亮　译）

第8章　羊痘病毒属

Adama Diallo[1] 和 Gerrit J. Viljoen[2]

（1. 国际原子能机构 FAO/IAEA 农业和生物技术实验室动物产品课题组，

奥地利维也纳瓦克格拉马大街 5 号，邮编：1001400

2. 国际原子能机构 FAO/IAEA 联合办公室动物生产和动物卫生处，

奥地利维也纳 瓦克格拉马大街 5 号，邮编：1001400）

摘要

羊痘病毒属包括三种密切相关的病毒：山羊痘病毒（Goatpox virus, GTPV），绵羊痘病毒（Sheeppox virus, SPPV）和疙瘩皮肤病病毒（Lumpy skin disease virus, LSDV）。这三种病毒的自然宿主分别是山羊，绵羊和牛，驯化水牛对疙瘩皮肤病病毒同样敏感。三种病毒均可以引起交叉保护。但是，血清学方法无法区分这三种病毒。先前的分类方法仅仅依据其动物宿主来源，现在根据病毒基因组 DNA 限制酶酶切图谱或基因序列比较使病毒鉴别成为可能。尽管大多数病毒毒株在山羊、绵羊和牛体内稳定繁殖，但是由于宿主来源不同，病毒的致病性也不同。该属病毒引起的疾病特点包括发热、丘疹或皮肤上有结节或有时呈脓包状损伤。同样在内脏器官上，特别是肺脏，也存在结节。该属病毒可以诱导宿主细胞产生免疫抑制，由此促进继发性细菌感染并造成死亡率上升。以疙瘩皮肤病为例，其高发病率通常可通过经济指标来观察，如牛产奶量下降，公牛不育并伴随睾丸炎以及毛皮损伤。羊痘病毒属引起的疾病具有跨国界传播特点，是世界动物卫生组织（OIE）规定的必须通报的重要动物疾病。该属三种病毒的地理分布不同：绵羊痘病毒和山羊痘病毒分布在亚洲、中东和非洲赤道以南地区；疙瘩皮肤病病毒主要分布在撒哈拉以南的非洲地区。地理位置分布的差异可能表明山羊痘病毒和绵羊痘病毒是从疙瘩皮肤病病毒分别进化而来。

羊痘病毒属成员

作为脊索动物痘病毒亚科中 8 属之一的羊痘病毒属，包括 3 种重要的仅感染有蹄类动物的病原，即从牛、山羊和绵羊体内分别分离出来的疙瘩皮肤病病毒、山羊痘病毒和绵羊痘病毒。早期，该属病毒的电镜观察显示这三种病毒粒子结构之间存在大小差异 [1-5]。但是 Kitching 和 Smale[6] 发现这三种完整的病毒粒子之间并不存在显著的结构大小差异。所有的病毒粒子都具有卵圆形结构，平均大小为 294nm × 273 nm。由于该属病毒无法通过形态学和血清学来区分，因此主要依赖其宿主来源进行区分。

羊痘病毒属病毒基因组为双链 DNA 病毒，大小为 150kb，基因组两端存在末端重复序列。针对病毒基因组的早期分子研究表明限制性内切酶分析对于比较研究该属病毒不同毒株非常有用 [8, 9]。Hind III 消化该属病毒基因组 DNA 后所产生的片段类型相似，这表明该属病毒之间的联系紧密，但是结果仍存在特异性的和显著的差异，这种差异与其宿主来源相关。肯尼亚绵羊痘病毒分离株 KS1 是个特列，因为其随后被证明是疙瘩皮肤病病毒毒株 [8]。Kitching 等人通过 Hind III 酶消化病毒 DNA 发现撒哈拉以南非洲牛场分离的羊痘病毒属病毒在 30 年中非常稳定。现在，这三种病毒的部分毒株的基因组全长信息已经被公布 [10-12]。羊痘病毒属病毒基因组全长约为 151kb，预测编码 156 个基因。通过与脊索动物痘病毒亚科的其他成员序列比对发现，在基因组中央区域编码基因高度对应，且氨基酸一致性很高。鸡痘病毒基因组中部发生了几个基因的倒置，鸡痘病毒和传染性软疣病毒的基因组中央区域还存在几个插入基因 [13]。痘病毒家族中，羊痘病毒病毒属基因组 AT 含量最高，达到 73%~75%，传染性软疣病毒基因组 AT 含量只有 36%[13]。通过基因序列比对发现痘病毒科中的羊痘病毒属和兔痘病毒属具有较近的亲缘关系 [10, 14, 15]。最近的系统发育分析表明羊痘病毒属和猪痘病毒属、兔痘病毒属、牙塔痘病毒属聚成一簇，其中羊痘病毒属和猪痘病毒属亲缘关系最近，似乎从共同祖先进化而来 [13]。现有的基因组序列数据同样证明羊痘病毒属成员之间的高度相似性，因为这三种病毒之间核苷酸序列一致性达 96%~97%[11]。疙瘩皮肤病病毒和山羊痘绵羊痘病毒的主要区别是基因组末端区域编码的基因，这些基因可能涉及病毒毒力和决定宿主范围 [16]。疙瘩皮肤病病毒基因组末端编码的 9 个可能与毒力和宿主范围功能相关的基因实际上不是完整存在于山羊痘病毒和绵羊痘病毒基因组中的 [10, 11]。羊痘病毒属不同强毒和弱毒毒株之间的遗传学差异同样得到证实[11]。对于末端序列的详细研究对于开发有效疫苗是非常有帮助的。一项近期研究阐明了绵羊痘病毒和其宿主之间的关系，绵羊痘病毒可以阻止局部巨噬细胞的功能。感染晚期脾脏巨噬细胞和淋巴细胞反应均增强 [17]。绵羊痘病毒蛋白参与免疫调控机制的研究还未有报道。

羊痘病毒属感染的历史和流行病学

根据绵羊痘病毒和山羊痘病毒缺失或含有疙瘩皮肤病病毒基因的部分片段，Tulman 等人认为绵羊痘和山羊痘病毒起源于疙瘩皮肤病病毒样祖先，且适应于绵羊和山羊。如果这种推论正确，那么疙瘩皮肤病或疙瘩皮肤样疾病被忽视了多个世纪，直到 1929 年于赞比亚才出现关于疙瘩皮肤病的首次报道[18]。经过多次尝试分离病原体，终于从牛皮肤损伤部位的病料中分离出一株痘病毒并鉴定为是引起牛疙瘩皮肤病的病原体[5, 19, 20]。第一个毒株于南非成功分离，被人称为 Neethling 分离株或 LSDV 型 Neethling[19, 21]。疙瘩皮肤病病毒首发现于赞比亚，到 20 世纪 70 年代末期已经传播到几乎所有的撒哈拉沙漠以南的国家[22]。1988 年 5 月在埃及也发现该病毒[23, 24]。1954 年于马达加斯加发现该病毒[22]，1988 年于以色列奶牛和沙特阿拉伯大羚羊体内发现该病毒，但是疙瘩皮肤病病毒仍然主要是一种牛的病原体且主要在分布在非洲大陆[25, 26]。

与疙瘩皮肤病病毒相比，绵羊痘病毒是一种古老的病毒，在公元一世纪就有报道[27]。1902 年，Borrel 发现了一种病毒，1933 年 Bridre 首次在体外成功培养该病毒[28, 29]。但是目前仍不清楚山羊痘病毒历史和绵羊痘病毒是否相似[27]。1884 年于挪威汉森已发现山羊痘病毒，但大多数山羊痘病毒报道于 1884 年北非和西班牙，1898 年意大利。山羊痘病毒和绵羊痘病毒比疙瘩皮肤病病毒分布更加广泛，其流行区域从中国至阿富汗、土耳其、中东和赤道以北非洲国家。在 20 世纪 90 年代，保加利亚和希腊偶尔发生绵羊痘暴发事件。在非洲，羊痘病毒属存在三种流行病学模式：撒哈拉沙漠以南，赤道以北，三种疾病共存；南非只有疙瘩皮肤病，北非除了埃及外只有绵羊痘。山羊痘病毒属的流行病学分布，特别是肯尼亚南部绵羊痘和山羊痘的传播限制，仍然不清楚。

羊痘病毒属感染的流行病学比较复杂。就小反刍动物而言，多篇报道指出该属病毒感染绵羊或山羊，还有报道指出两种动物均被感染[30, 36]。实际上，羊痘病毒属毒株的宿主特异性不局限于山羊或绵羊，明显相互矛盾的关于山羊痘/绵羊痘暴发的报道可能更趋向于反映不同物种对于该病毒的毒力反应程度，如山羊分离毒株对绵羊损害较小，反之亦然[9, 35, -37]。因此，根据绵羊或山羊对该病毒的毒力反应程度可以判断山羊痘和绵羊痘可能由哪种病毒引起的。就疙瘩皮肤病病毒而言，唯一和绵羊痘暴发有联系的报道在肯尼亚。羊痘病毒属毒株 KS0240，也称之为 KS1，分离自肯尼亚绵羊体内，但通过基因组测序和比对分析发现该毒株是一株疙瘩皮肤病病毒[8, 11, 38]。在疙瘩皮肤病流行区域南非，绵羊或山羊体内既没有发现绵羊痘也没有山羊痘，这表明疙瘩皮肤病病毒不能在山羊和绵羊中引起严重疾病。进一步实验表明接种不同疙瘩皮肤病病毒毒株于绵羊和山羊体内只能在接种位点出现肉芽肿现象。埃及首次发现疙瘩皮肤病同时感染牛和驯化水牛，但是后者没有前者易感[23]。在野生动物中，只有在沙特阿拉伯发现阿拉伯长角羚发生自然感染[26]。早先，疙瘩皮肤病病毒对野生动物的易感性已经通过试验感染证实，血清学调查也证明一些动物体内存在羊痘病毒属病毒抗体[26, 40]。当 Davies 认为野生水牛可以作为疙瘩皮肤病病毒可能的储存宿主时，Hedger 和 Hamblin[40] 认为野生动物在疙瘩皮肤病病毒流行病学的角色微不足道，因为血清学检测到的阳性率很低。疙瘩皮肤病病毒的传播模式至今没有研究清楚。

迄今为止，LSDV 的传播模型尚未完全建立。一项调查显示通过接触的方式进行感染的效率很低，需要进行接种病毒才能感染[41]。在这些试验中，静脉注射是最有效的产生全身病变的方法。这些结果还显示 LSD 主要流行于潮湿的季节。因为此季节是昆虫数量最多且最活跃的季节，节肢动物可通过叮咬的方式在动物中进行机械传播。在此实验条件下，埃及伊蚊能将 LSDV 从感染动物向易感动物传播。尝试使用其他昆虫叮咬进行 LSDV 传播没有获得成功[42]。已有报道称螫蝇能够在绵羊或山羊间传播羊痘病毒[43, 44]。羊痘病毒似乎能以气溶胶的方式在绵羊和山羊中传播，此过程需要动物间紧密接触，而那些已经发展为严重临床疾病的动物，有多种外部病灶，成为感染性病毒的有效来源[33-36, 45]。病毒在痂皮中的持续存在可能是维持这种疾病在野外持续存在的主要因素[34]。

临床症状及病理变化

牛疙瘩皮肤病

牛被该病毒感染后经过 4~14 天的潜伏期出现临床症状，但是在某些情况下潜伏期可长达 4 周。发病之初高热 40~41℃，某些情况下可持续 2 周时间。同时，受到该病毒侵袭的动物可能表现精神萎靡、流涎、眼鼻分泌物增多。通常浅表淋巴结表现肿大，皮肤损伤出现在发病后的 4~10 天，最初表现为凸起的红斑样病灶且周围毛发呈现星样形状。随后，这些损伤迅速发展成为界限分明的结节，起初仅限于头和眼睛周围、颈部和会阴部；之后开始向四周蔓延，甚至遍布全身，严重时还会遍布腹部皮肤（见图 8–1）；也有可能见于黏膜表面，如鼻黏膜。结节呈圆形，直径 0.5~5cm；触摸坚实但无痛觉，由表皮和皮下组织组成。结节的数目因个体差异而呈现数个到数百个不等，数个结节融合可形成更大的结节板块。结节内有透明浆液，有时会含有脓性分泌物。有些结节持续数月不消退，有些则 3 周之内就干瘪坚硬结痂成黑色。随后痂皮从病灶处脱落，数周后损伤愈合。对于

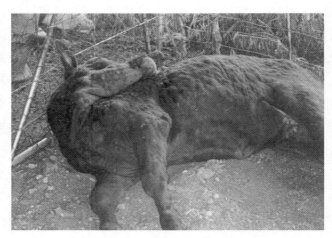

图 8–1　感染疙瘩皮肤病病毒的犊牛表现出全身不间断的疙瘩

（由南非安德斯博德兽医研究所 D. Wallace 提供）

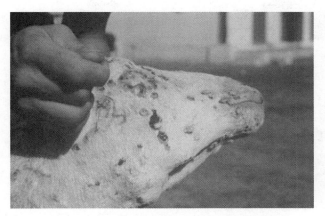

图 8-2　感染羊痘后处在脓疱和结痂期的山羊

（法国图卢兹国家兽医学院 J. Chantal 教授提供）

公牛，生殖器也会受到损伤，引发睾丸炎并且造成暂时性或永久性不育。对于奶牛，乳房和乳头部位的结节能够继发细菌感染导致乳房炎。镜下观察皮肤损伤病理切片表现表皮细胞空泡样病变、嗜酸性胞浆内包涵体、血管炎和血管周围纤维组织增生。

绵羊痘和山羊痘

　　绵羊痘病毒和山羊痘病毒引起的疾病临床上很难区分，因此将绵羊痘和山羊痘作为一个整体来描述。临床症状存在明显的差异，这取决于宿主敏感性和毒株的不同。如前面所述，相同的毒株对山羊和绵羊的致病性会存在差异。该病潜伏期为 6~12 天，但在实验条件下长则 3 周，短则 4 天。第一临床症状是直肠体温升高至 40℃ 或更高。超急性型病例出现皮肤损伤病灶之前可能会发生死亡的现象；急性病例，感染该病的动物通常会在 2~5 天出现皮肤损伤，这些损伤包括疹斑和仅在无颜色皮肤上可见的局部充血的小区域，一天后就可以发展成为丘疹或者直径 0.5~1cm 甚至可长达 3cm 的硬质肿胀。这些损伤可能会覆盖全身各个部分或者可能仅限于无毛区域，如腹股沟、腋下和会阴部的表面皮肤；也可能会出现在鼻子、眼睛、乳房、外阴、包皮和口部，发生在口部会使进食困难。到这个阶段丘疹会破裂，眼和鼻分泌物增多，最初为浆液性随后发展成为脓性，可以导致呼吸困难。此时感染的动物直肠体温逐渐恢复正常，浅表淋巴结表现肿大，处在此阶段的病畜如果不死亡大约 10 天丘疹发展成为脓疱，之后组织坏死结痂（图 8-2）。痂皮持续存在大约 6 周时间，最后从患处脱离。某些情况下，丘疹迅速硬化成为界限分明的结节，通常称为"石痘"，大小各异，有些直径长达 5cm（图 8-3）。

　　结节主要分布于头部、颈部、背部、腿部和尾部，有时见于羊的生殖器部位。这种症状的羊痘（山羊痘或绵羊痘）主要见于撒哈拉以南的非洲国家的山羊上，而未在北非国家发现 [27]。组织坏死后，痂皮脱离留下溃疡性病灶，大约 3 周后形成瘢痕。结节也可能先

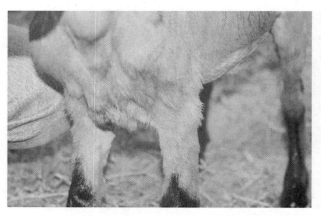

图 8-3　山羊感染羊痘表现出"石痘"样结构，大而界限分明的结节

（A. Diallo 拍摄）

收缩结痂然后形成瘢痕。

　　多数死亡病例发生在疾病的急性期，此时可继发细菌感染导致支气管肺炎。在疫区，多数羔羊会感染此病，死亡率 50%~70%[33, 34]。然而，大多数成年羊会耐过，死亡率大约 1%。尸体剖检可见淋巴结水肿增大，隔膜坏死性损伤，肺部多见多发性结节性病变（图 8-4），消化道器官、肾和肝也会见到丘疹。

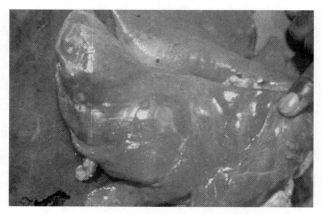

图 8-4　感染羊痘病毒后的山羊肺部出现结节样病变

（法国图卢兹国家兽医学院 J. Chantal 教授提供）

诊断

　　在羊痘病毒属病毒流行地区，由该属病毒引起的疾病的诊断是简单通过临床症状来判定的。但是，这样的临床诊断结果应该被视为推测性的，直到实验室确认后才能判定具体是哪种病毒引起。临床鉴别诊断包括：（a）就疙瘩皮肤病而言，区分由牛溃疡性乳头炎

病毒、牛 2 型疱疹病毒或牛疱疹乳头炎病毒引起的假性疙瘩皮肤病 [20, 31, 46-49]；(b) 就山羊痘和绵羊痘而言，区分传染性脓疱性皮炎（羊口疮）和小反刍兽疫，羊口疮会引起唇部蜕皮，小反刍兽疫会造成化脓性眼鼻分泌物排放和支气管炎，尽管在感染后期没有脓疱和结节出现。

关于羊痘病毒属病毒的不同实验室诊断技术已经被世界动物卫生组织 OIE 在《诊断测验手册》和《陆生动物疫苗》中进行了详细概述 [50]。检测羊痘病毒属病毒最快速的方法是电镜观察皮肤、淋巴结和肺活检样本。就牛感染该属病毒而言，该病毒粒子的结构显著不同于疱疹病毒（图 8-5），这允许我们对疙瘩皮肤病和假性疙瘩皮肤病进行区分。对于小反刍动物而言，需要的鉴别诊断方法是如何区分绵羊痘病和由呈卵圆形结构且比羊痘病毒属病毒要小的属于副痘病毒属的病毒引起的传染性脓疱性皮炎（羊口疮）。可以检测活检组织中羊痘病毒属病毒抗体的琼脂免疫扩散试验是一种简单的检测方法，可以在 48~72h 之内给出结果。而对流免疫电泳可以 45min 之内完成检测 [51]。但是该试验特异性不强且会和有相同沉淀抗原的副痘病毒属某些病毒出现交叉反应 [52]。夹心酶联免疫吸附试验检测羊痘病毒属病毒的方法也已研发 [53]，该方法依赖于使用抗羊痘病毒属病毒兔源血清来捕获样本中的病毒和使用豚鼠抗 P32 血清检测羊痘病毒属病毒的 P32 病毒蛋白，P32 是羊痘病毒属成员特有的，副痘病毒属病毒不编码 P32 蛋白。最灵敏的检测羊痘病毒属病毒的方法是 PCR。对 PCR 扩增的 DNA 产物进行测序可以快速鉴定毒株。与其他疾病一样，羊痘病毒检测的黄金标准是进行病原分离，然后进行后续鉴定。为了分离病毒，推荐使用原代或羔羊睾丸传代细胞或肾细胞。牛的细胞也可以作为备选。细胞感染病毒 1 周后可见细胞病变，经过多代盲传后，细胞出现病变需要 2~3 周以上。对于抗体检测，病毒中和试验是目前应用最为广泛的检测方法。用试验血清来滴定毒力一定的病毒或用梯度稀释的血清来滴定病毒，后者的试验结果被表示为中和指数。其他的检测试验如免疫荧

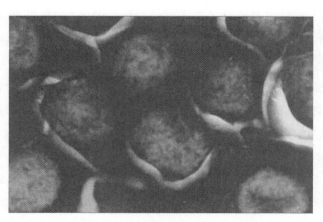

图 8-5　成簇的疙瘩皮肤病病毒粒子电镜照片（×75000）

（由南非开普敦大学 L.M. Stannard 提供）

光试验和 WB 试验也被用来检测抗羊痘病毒属病毒抗体 [57, 58]。最有前景的检测羊痘病毒属病毒的血清学方法是酶联免疫吸附试验，羊痘病毒属病毒间接酶联免疫吸附诊断试验中应用到重要的羊痘病毒属编码的蛋白是 P32 [59, 60]。因为宿主针对羊痘病毒属病毒的免疫力主要是细胞介导的，所以该属病毒引起的动物抗体应答反应有时会非常弱，因此会导致假阴性结果，但是动物仍能够抵抗强毒感染。

防控

疙瘩皮肤病、绵羊痘和山羊痘是非常重要的兽医传染病，对国际动物贸易造成负面影响。对于没有该疾病出现的国家，偶尔引进动物需要病毒消除程序处理。在流行地区，该属病毒造成的疾病通过疫苗进行控制，尽管这三种病毒亲缘关系足够近且能提供交叉保护 [61, 62]。各个实验室都独立开发了针对牛、绵羊或山羊的弱毒活疫苗 [63]。在南非，通过使用一种弱毒苗对疙瘩皮肤病进行防控，这株疫苗株的开发是 40 多年前由南非的一株疙瘩皮肤病病毒通过在鸡胚绒毛尿囊膜上连续传代致弱而成 [21, 64]。牛接种弱毒苗后仅仅会产生温和的局部反应，产生的抗体可以持续 3 年以上，对强毒感染形成保护力 [65]。不是所有的牛都可以产生循环抗体，但是仍然具有抵抗感染的能力，这证明了细胞介导的免疫的保护作用。这种弱毒苗现在通过细胞培养生产。对于绵羊痘病毒，最广泛使用的疫苗是绵羊痘罗马尼亚株，Ramyar 和 Hessami 在羔羊肾细胞连续培养致弱而成 [66]。一株山羊痘活疫苗迈索尔株，在山羊睾丸细胞多次传代致弱而成。肯尼亚 0240 疫苗，也称之为 KS1，来源于从肯尼亚绵羊分离出一株山羊痘病毒并在羔羊睾丸细胞弱化而来 [52]。通过基因组 NDA 分析发现这是一株疙瘩皮肤病病毒，尽管它是从绵羊体内分离而来 [8, 10]。这种疫苗被推荐用来防控绵羊和山羊感染羊痘病毒属病毒，但是不适用于牛，因为该疫苗对于牛有一定致病性 [50, 67]。

众所周知，羊痘病毒属病毒弱毒活疫苗诱导产生的保活性免疫力可以持续至少 3 年，但并不是终身的 [45, 50]。尽管山羊痘病毒属病毒的宿主范围局限于牛、绵羊、山羊或一些水牛，但是该属病毒的弱毒活疫苗是开发针对小反刍兽的多价重组疫苗的优秀候选者或针对其他宿主的非复制型疫苗。大量的使用 KS1 为载体的重组疫苗已经被研发出来。重组表达融合蛋白或牛瘟病毒血凝素基因的疫苗株成功用来为牛提供针对牛瘟和疙瘩皮肤病病毒的保护力 [68-72]。同样，在 KS1 疫苗株基因组中插入小反刍兽疫 H 和 F 基因的重组疫苗被证明是优秀的双价疫苗，可以保护动物免受小反刍兽疫和山羊痘病毒感染 [73, 74]。但是，表达蓝舌病毒主要核心结构蛋白 VP7 的 KS1 疫苗株重组毒只能为绵羊针对异型蓝舌病毒强毒提供部分保护力 [75]。与 KS1 毒株一样，西非疙瘩皮肤病病毒疫苗株 Neethling 同样也被用作载体表达外源性蛋白如狂犬病毒、牛流行热和裂谷热病毒糖蛋白 [76, 77]。尽管重组的疙瘩皮肤病病毒和狂犬病毒可以在易感细胞中复制并产生成熟病毒粒子，但是可以在兔和小鼠体内诱导产生保护性免疫 [78]。

参考文献

[1]　Abdussalam M (1957) Elementary bodies of sheep pox. *Am J Vet Res* 18: 614

[2]　Cohen J, Berehi A, Ribero M, Vincent, M (1971) Étude en microscopie électro nique de la morphogénèse du virus de la clavelée (variole ovine) en culture de tissu. *Ann Inst Pasteur* 121: 569–577

[3]　Ghaboussi B (1978) Morphology and physical characteristics of and goat pox viruses. *Arch Inst Razi* 30: 107–115

[4]　Tantawi HH, Falluji MM (1979) Laboratory characteristics of four strains of goat pox virus. *Acta Virol* 23: 455–460

[5]　Munz EK, Owen NC (1966) Electron microscopic studies on Lumpy Skin Disease virus type "Neethling". *Onderstepoort J Vet Res* 33: 3–8

[6]　Kitching RP, Smale C (1986) Comparison of the external dimensions of capri- poxvirus isolates. *Res Vet Sci* 41: 425–427

[7]　Gershon PD, Black DN (1987) Physical characterization of the genome of a cattle isolate of Capripoxvirus. *Virology* 160: 473–476

[8]　Black DN, Hammond JM, Kitching RP (1986) Genomic relationship between Capripox- viruses. *Virus Res* 5: 277–292

[9]　Kitching RP, Bhat PP, Black DN (1989) The characterisation of African strains of Capripoxvirus. *Epidemiol Infect* 102: 335–343

[10]　Tulman ER, Afonso CL, Lu Z, Zsak L, Kutish GF, Rock DL (2001) Genome of Lumpy Skin Disease Virus. *J Virol* 75: 7122–7130

[11]　Tulman ER, Afonso CL, Lu Z, Zsak L, Sur J-H, Sandybaev NT, Kerembekova UZ, Zaitsev GF, Kutish GF, Rock DL (2002) The genomes of sheepoox and goatpox viruses. *J Virol* 76: 6054–6061

[12]　Kara PD, Afonso CL, Wallace DB, Kutish GF, Abolnik C, Lu Z, Vreede FT, Taljaard LCF, Zsak A, Viljoen GJ, Rock DL (2003) Comparative sequence analysis of the South African vaccine strain and two virulent field isolates of lumpy skin disease virus. *Arch Virol* 148: 1335–1356

[13]　Gubser C, Hue S, Kellam P, Smith GL (2004) Poxvirus genomes: a phylogenetic analysis. *J Gen Virol* 85:105–117

[14]　Gershon PD, Black DN (1989) The nucleotide sequence around the Capripoxvirus thymidine kinase gene reveals a gene shared specifically with Leporipoxvirus. *J Gen*

Virol 70: 525–533

[15]   Gershon PD, Black DN (1989) A capripoxvirus pseudogene whose only intact homologs are in other poxvirus genomes. *Virology* 172: 350–354

[16]   Johnston JB, McFadden G (2003) Poxvirus immunomodulatory strategies: current perspectives. *J Virol* 77: 6093–6100

[17]   Abu-EL-Saad AA, Abdel-Moneim AS (2005) Modulation of macrophage functions by sheeppox virus provides clues to understand interaction of the virus with host immune system. *Virol J* 2005 2:22

[18]   Coetzer JAW (2004) Lumpy Skin Disease. In: JAW Coetzer, RC Tustin (eds): *Infectious Diseases of Livestock*, 2nd edn. Oxford University Press, Cape Town, 1268–1276

[19]   Alexander RA, Plowright W, Haig DA (1957) Cytopathogenic agents associated with Lumpy-skin Disease of Cattle. *Bull Epiz Dis Afr* 5: 489–492

[20]   Haig DA (1957) Lumpy skin disease. *Bull Epiz Dis Afr* 5: 421–430

[21]   Weiss KE (1963) Lumpy skin disease. Emerging diseases of animals. *FAO Agric Studies* 61: 179–201

[22]   Ordner G, Lefèvre PC (eds) (1987) *La dermatose nodulaire contagieuse des bovins*. Collection Etudes et Synthèse de l'IEMVT, Paris

[23]   Ali AA, Esmat M, Attia H, Selim A, Abdel-Hamid YM (1990) Clinical and pathological studies on Lumpy Skin Disease in Egypt. *Vet Rec* 127: 549–550

[24]   Hafez MAM, Tawfik AM, Maysa Shaker HM, El-Danaf NA (1992) Clinical and pathological studies on Lumpy Skin Disease firstly recorded in Egypt. *Bull Anim Prod Afr* 40: 225–233

[25]   Yeruham I, Nir O, Braverman Y, Davidson M, Grinstein H, Haymovitch M, Zamir O (1995) Spread of lumpy skin disease in Israeli dairy herds. *Vet Rec* 137: 91–93

[26]   Greth A, Gourreau JM, Vassart M, Nguyen-Ba-Vy, Wyers M, Lefevre PC (1992) Capripoxvirus Disease in an Arabian Oryx (Oryx leucoryx) from Saudi Arabia. *J Wild Dis* 28: 295–300

[27]   Lefèvre PC (ed) (1983) *La variole ovine (clavelée) et la variole caprine*. Collection Etudes et Synthèse de l'IEMVT, Paris

[28]   Borrel A (1902) *Expérience sur la filtration du virus claveleux*. CR Séanc Soc Biol Paris 54: 59–61

[29]   Bidre J (1935) Essais de culture *in vitro* du virus de la clavelée. Premiers résul- tats positifs. *CR Séanc Soc Biol Paris* 119: 502–503

[30]   Burdin ML, Prydie J (1959) Observations on the first outbreak of lumpy skin disease in

Kenya. *Bull Epiz Dis Afr* 7: 21–26

[31]　Capstick PB (1959) Lumpy Skin Disease – experimental infection. *Bull Epiz Dis Afr* 7: 51–62

[32]　Davies FG (1976) Characteristics of a virus causing a pox disease in sheep and goats in Kenya, with observations on the epidemiology and control. *J Hyg* (Camb) 76: 163–171

[33]　Garner MG, Sawarkar SD, Brett EK, Edwards JR, Kulkarni VB, Boyle DB, Singh SN (2000) The extent and impact of sheep pox and goat pox in the state of Maharashtra, India. *Trop Anim Health Prod* 32: 205–223

[34]　Hailat N, Al-Rawashdeh O, Lafi S, Al-Bateineh Z (1994) An outbreak of sheep pox associated with unusual winter conditions in Jordan. *Trop Anim Health Prod* 26: 79–80

[35]　Mondal B, Hosamani M, Dutta TK, Senthilkumar VS, Rathore R, Singh RK (2004) An outbreak of sheep pox on a sheep breeding farm in Jammu, India. *Rev Sci Tech Off Int Epiz* 23: 943–949

[36]　Kitching RP, Taylor WP (1985) Clinical and antigenic relationship between isolates of sheep and goat poxviruses. *Trop Anim Health Prod* 17: 64–74

[37]　Bidgeh K, Ganda K, Diguimbaye C (1990) Variole caprine au Tchad: étude du pouvoir pathogène du virus chez les ovins et les caprins. *Rev Elev Méd Vét Pays Trop* 44: 33–36

[38]　Kitching RP, Hammond JM, Taylor WP (1987) A single vaccine for the control of Capripox infection in sheep and goats. *Res Vet Sci* 42: 53–60

[39]　Young E, Basson PA, Weiss KE (1970) Experimental infection of game animals with Lumpy Skin Disease virus (prototype strain Neethling). *Onderstepoort J Vet Res* 37: 79–88

[40]　Hedger RS, Hamblin C (1983) Neutralising antibodies to Lumpy Skin Disease in African Wildlife. *Comp Immun Microbiol Infect Dis* 6: 209–213

[41]　Carn VM, Kitching RP (1995) An investigation of possible routes of transmission of lumpy skin disease virus (Neethling). *Epidemiol Infect* 114: 219–226

[42]　Chihota CM, Rennie LF, Kitching RP, Mellor PS (2003) Attempted mechanical transmission of lumpy skin disease virus by biting insects. *Med Vet Entomol* 17: 294–300

[43]　Kitching RP, Mellor PS. (1986) Insect transmission of Capripoxvirus. *Res Vet Sci* 40: 255–258

[44]　Mellor PS, Kitching RP, Wilkinson PJ (1987) Mechanical transmission of capripox virus and African swine fever virus by *Stomoxys calcitrans*. *Res Vet Sci* 43:109–112

[45]　Kitching RP (2004) Sheepox and goatpox. In: JAW Coetzer, RC Tustin (eds): *Infectious Diseases of Livestock*, 2nd edn. Oxford University Press, Cape Town, 1277–1281

[46] Burdin ML (1959) The use of histopathological examinations of skin material for the diagnosis of lumpy skin disease in Kenya. *Bull Epiz Dis Afr* 7: 27–36

[47] Prydie J, Coackley W (1959) Lumpy skin disease – tissue culture studies. *Bull Epiz Dis Afr* 7: 37–50

[48] Davies FG, Krauss H, Lund J, Taylor M (1971) The laboratory diagnosis of lumpy skin disease virus. *Res Vet Sci* 12: 123–127

[49] Woods JA, Herring JA, Nettleton PF, Kreuger N, Scott FMM, Reid, HW (1996) Isolation of bovine herpesvirus-2 (BHV-2) from a case of pseudo-lumpy skin disease in the United Kingdom. *Vet Rec* 138: 113–114

[50] OIE (2004) *Manual of Diagnostic Tests and Vaccines for Terrestrial Animals*, 5th edn. Office Internationale des Epizooties, Paris

[51] Sharma B, Negi BS, Pandey AB, Bandyopadhyay Shankar H, Yadav MP (1988) Detection of goat pox antigen and antibody by the counter immunoelectrophoresis test. *Trop Anim Health Prod* 20: 109–113

[52] Kitching RP, Hammond JM, Black DN (1986) Studies on the major common precipitating antigen of Capripoxvirus. *J Gen Virol* 67: 139–148

[53] Carn VM (1995) An antigen trapping ELISA for the detection of capripoxvirus in tissue culture supernatant and biopsy samples. *J Virol Methods* 51: 95–102

[54] Ireland DC, Binepal YS (1998) Improved detection of capripoxvirus in biopsy samples by PCR. *J Virol Methods* 74: 1–7

[55] Mangana-Vougiouka O, Markoulatos P, Koptopoulos G, Nomikou K, Bakandritsos N, Papadopoulos O (1999) Sheep poxvirus identification by PCR in cell cultures. *J Virol Methods* 77: 75–79

[56] Markoulatos P, Mangana-Vougiouka O, Koptopoulos G, Nomikou K, Papadopoulos O (2000) Detection of sheep poxvirus in skin biopsy samples by a multiplex polymerase chain reaction. *J Virol Methods* 84: 161–167

[57] Davies FG, Otema C (1978) The antibody response in sheep infected with a Kenyan sheep and goat pox virus. *J Comp Pathol* 88: 205–210

[58] Chand P, Kitching RP, Black DN (1994) Western blot analysis of virus-specific antibody responses for capripox and contagious pustular dermatitis viral infec- tions in sheep. *Epidemiol Infect* 113: 377–385

[59] Carn VM, Kitching RP, Hammond JM, Chand P (1994) Use of a recombinant antigen in an indirect ELISA for detecting bovine antibody to capripoxvirus. *J Virol Methods* 49: 285–294

[60]　Heine HG, Stevens MP, Foord AJ, Boyle DB (1999) A capripoxvirus detection PCR and antibody ELISA based on the major antigen P32, the homolog of the vaccinia virus H3L gene. *J Immunol Methods* 227: 187–196

[61]　Capstick PB, Coakley W (1961) Protection of cattle against lumpy skin disease. Trials with a vaccine against Neethling type infection. *Res Vet Sci* 2: 362–368

[62]　Kitching RP (1986) Passive protection of sheep against Capripoxvirus. *Res Vet Sci* 41: 247–250

[63]　Carn VM (1993) Control of Capripoxvirus infections. *Vaccine* 11: 1275–1279

[64]　Van Rooyen PJ, Munz EK, Weiss KE (1969) The optimal conditions for the multiplication of Neethling-type LSDV in embryonated eggs. *Onderstepoort J Vet Res* 36: 165–174

[65]　Weiss KE (1968) Lumpy Skin Disease virus. *Virol Monogr* 3: 111–131

[66]　Ramyar H, Hessami M (1968) Development of an attenuated live virus vaccine against sheep pox. *Arch Inst Razi* 20: 77–80

[67]　Yeruham I, Perl S, Nyska A, Abraham A, Davidson M, Haymovitch M, Zamir O, Grinstein H(1994) Adverse reactions in cattle to a capripox vaccine. *Vet Rec* 135: 330–332

[68]　Romero CH, Barrett T, Evans SA, Kitching RP, Gershon PD, Bostock C, Black DN (1993) Single Capripoxvirus recombinant vaccine for the protection of cattle against Rinderpest and Lumpy skin disease. *Vaccine* 11: 737–742

[69]　Romero CH, Barrett T, Kitching RP, Carn VM, Black DN (1994) Protection of cattle against rinderpest and lumpy skin disease with a recombinant capripoxvi- rus expressing the fusion protein gene of rinderpest virus. *Vet Rec* 135:152–154

[70]　Romero CH, Barrett T, Chamberlain RW, Kitching RP, Fleming M, Black DN (1994) Recombinant capripoxvirus expressing the hemagglutinin protein gene of rinderpest virus: protection of cattle against rinderpest and lumpy skin dis- ease viruses. *Virology* 204: 425–429

[71]　Ngichabe CK, Wamwayi HM, Barrett T, Ndungu EK, Black DN, Bostock CJ (1997) Trial of a capripoxvirus-rinderpest recombinant vaccine in African cattle. *Epidemiol Infect* 118: 63–70

[72]　Ngichabe CK, Wamwayi HM, Ndungu EK, Mirangi PK, Bostock CJ, Black DN, Barrett T (2002) Long term immunity in African cattle vaccinated with a recombinant capripox-rinderpest virus vaccine. *Epidemiol Infect* 128: 343–349

[73]　Diallo A, Minet C, Berhe G, Le Goff C, Black DN, Fleming M, Barrett T, Grillet C, Libeau G (2002) Goat immune response to capripox vaccine expressing the hemagglutinin protein of peste des petits ruminants. *Ann NY Acad Sci* 969: 88–91

[74] Berhe G, Minet C, Le Goff C, Barrett T, Ngangnou A, Grillet C, Libeau G, Fleming M, Black DN, Diallo A (2003) Development of a dual recombinant vaccine to protect small ruminants against peste-des-petits-ruminants virus and capripoxvirus infection. *J Virol* 77: 1571–1577

[75] Wade-Evans AM, Romero CH, Mellor P, Takamatsu H, Anderson J, Thevasagayam J, Fleming MJ, Mertens PPC, Black DN (1996) Expression of the major core structural protein (VP7) of bluetongue virus, by a recombinant capripoxvirus, provides partial protection of sheep against a virulent heterotypic bluetongue virus challenge. *Virology* 220: 227–231

[76] Aspden K, van Dijk AA, Bingham J, Cox D, Passmore J-A, Williamson A-L (2002) Immunogenicity of a recombinant lumpy skin disease virus (Neethling vaccine strain) expressing the rabies virus glycoprotein in cattle. *Vaccine* 20: 2693–2701

[77] Wallace DB, Viljoen GJ (2005) Immune responses to recombinants of the South African vaccine strain of lumpy skin disease virus generated by using thymidine kinase gene insertion. *Vaccine* 23: 3061–3067

[78] Aspden K, Passmore J-A, Tiedt F, Williamson A-L (2003) Evaluation of lumpy skin disease virus, a capripoxvirus, as a replication-deficient vaccine vector. *J Gen Virol* 84: 1985–1996

（朱学亮　吴国华　译）

第9章　兔痘病毒属

John W. Barrett 和 Grant McFadden

（西安大略省大学舒立科医学和牙科学院罗巴茨研究所和微生物学与免疫学系，
加拿大安大略省伦敦市，邮编：N6G 2V4)

摘要

兔痘病毒属的病毒感染只局限于兔类动物（家兔和野兔）和灰松鼠。此属共有四种认定的病毒，包括黏液瘤病毒（Myxoma virus, MYXV）——代表毒种：兔纤维瘤病毒（Rabbit fibroma virus, RFV）（也称为肖普纤维瘤病毒，Shope fibroma virus, SFV）、野兔纤维瘤病毒（Hare fibroma virus, FIBV）和松鼠纤维瘤病毒（Squirrel fibroma virus, SQFV）。通常，兔痘病毒发现于美洲（MYXV，SFV，SQFV）和欧洲（FIBV）。然而，自 20 世纪初起，MYXV 被一些国家用于控制欧洲野兔蔓延，现在已经成为澳大利亚和欧洲常见的地方性动物疫病。根据测序数据，一般兔痘病毒基因组约为 160 kb，编码 165 个（RFV/SFV）至 171 个（MYXV）基因。最具代表性的兔痘病毒为 MYXV。MYXV 感染其进化宿主——林兔，导致感染部位出现皮肤纤维瘤。此肿瘤可消退，但需要一个多月时间。与此相反，MYXV 感染其病理学宿主——穴兔，导致一种称为黏液瘤变性的致命疾病。这是一种毁灭性感染，在感染动物的皮肤、耳朵、面部及生殖部位产生大量肿瘤。全身性的黏液瘤变性在大多数时候都是致命的，且伴随宿主免疫系统的摧毁。正是这种病毒与宿主之间的密切相互作用使研究人员能够鉴定出大范围的针对宿主免疫途径的免疫逃避分子。截至目前，多种靶向宿主细胞因子、宿主细胞信号传递、细胞凋亡的 MYXV 免疫调节因子及大量前哨免疫分子被鉴定。

分类学

兔痘病毒属是痘病毒科脊索动物痘病毒亚科中八大属之一。此属由少数几种病毒组成，其宿主范围仅限于兔类动物（家兔和野兔）和灰松鼠（表 9–1），且名字 lepori 来自拉丁语 lepu 或 leporis，含义是兔。兔痘病毒属由四种公认的病毒组成，包括代表毒种黏液瘤病毒（Myxoma virus, MYXV）、兔纤维瘤病毒（Rabbit fibroma virus, RFV，也称为肖普纤维瘤病毒，Shope fibroma virus, SFV）、松鼠纤维瘤病毒（Squirrel fibroma virus, SQFV）和野兔纤维瘤病毒（Hare fibroma virus, FIBV）（表 9-1）[1]。此外，此属还包括 MYXV 与 RFV/SFV 的自然重组病毒，称为恶性兔纤维瘤病毒（MRV），目前尚未在野生动物中发现，但会引起与实验家兔的黏液瘤病非常相似的一种疾病 [2, 3]。MYXV 毒株有两类，分别称为南美 MYXV 和加利福尼亚 MYXV，它们在地理上是分开的，并在感染的家兔 [4] 中产生完全不同的症状 [4]。南美 MYXV（洛桑株）的测序已经完成 [5]，且最近的序列比较分析表明，南美毒株与加利福尼亚毒株之间的基因差异出现在加利福尼亚毒株基因组的左端重复序列上 [6]（稍后讨论）。

表 9-1　兔痘病毒的特征

病毒种	宿主范围	毒株	病毒粒子形态	病毒粒子大小	基因组 大小（核苷酸）	开放阅读框数量	%G-C	基因库登录号
黏液瘤病毒	兔类动物	洛桑，SLS，Tl，加利福尼亚	卵圆形或砖形	250~300 nm × 50	161774	171	43.6	AF170726
肖普纤维瘤病毒	东部棉尾兔	大镰，波尔拉格	卵圆形或砖形	250~300 nm × 250	159857	165	39.5	AF170722
松鼠纤维瘤病毒	灰松鼠	无	卵圆形或砖形	250~300 nm × 250	nr	9	nr	nr
野兔纤维瘤病毒	欧洲野兔	无	卵圆形或砖形	250~300 nm × 250	nr	9	nr	nr

nr：未报道

　　兔痘病毒呈现出典型的痘病毒特征，包含砖形病毒粒子，含有双链线性 DNA 基因组，带有共价闭合发夹末端和末端反向重复（ITRs）。MYXV 和 RFV/SFV（大镰株）的测序已经完成，且与预期的一样，基因高度保守 [5, 7]。与其他痘病毒成员一样，兔痘病毒仅在感染细胞的细胞质内复制 [8]。兔痘病毒会引起感染宿主出现一系列症状，从温和的良性病变到致命的系统性疾病（表 9-2）。

历史

　　由于种种原因，兔痘病毒令研究人员着迷。兔痘病毒是报道的第一个实验动物病毒病原体 [4]。19 世纪末，乌拉圭首次报道了一种名为"多发性黏液瘤"的毁灭性传染病 [9]，这种疾病对进口的欧洲兔是致命的。这种疾病的来源并不清楚，但在接下来的几十年里，南美的研究人员确认病原体 MYXV 是南美洲地区特有的，而自然宿主为南美野生兔林兔[10]。MYXV 感染其长期进化宿主南美林兔，在注射部位引起局部皮肤病变，而且这些肿瘤成为蚊虫传播的部位，叮咬这些肿瘤后再叮咬其他兔子，进行病毒传播[4]。尽管 MYXV 最初被认为是南美洲地方性动物疫病，之后确认在加利福尼亚州南部的商业养兔场和墨西哥的巴哈地区也存在[11]。从发病机制看，加利福尼亚毒株被认为是对欧洲兔更加致命的 MYXV 毒株。近期基因分析表明，南美 MYXV 和加利福尼亚 MYXV 的基因非常相似[6]。主要的基因组差异表现在，MYXV 加利福尼亚毒株的左侧 ITR 序列更长。南美洲 MYXV 毒株的右侧 ITR 附近有五个单拷贝的开放阅读框（ORF），然而在加利福尼亚 MYXV 毒株的右侧 ITR 附近这些开放阅读框是双拷贝的[12]。

表 9-2　兔痘病毒的疾病特征

疾病	病原	宿主	疾病特征	媒介昆虫	分布地区
黏液瘤	MYXV	欧洲野兔	致死，多种皮肤病变；免疫系统崩溃	蚊子，跳蚤	美洲，欧洲，新西兰，澳大利亚
纤维瘤	MYXV	南美林兔，灌木丛兔	皮肤纤维瘤；除幼兔外一般不致死	蚊子	美洲
兔纤维瘤	RFV（SFV）	东部棉尾兔	皮肤纤维瘤；持续多个月	蚊子，跳蚤	北美洲
松鼠纤维瘤	SQFV	东部和加利福尼亚灰松鼠	单或多种皮肤纤维瘤	蚊子，跳蚤	北美洲
野兔纤维瘤	FIBV	欧洲野兔，非洲野兔	单发性或多种皮肤肿瘤	昆虫	欧洲，非洲

ª 摘自 Kerr, P. 和 G.McFadden《兔痘病毒》。收录于："Springer 病毒索引"。http://oesys.springer.de/viruses/database.htm (2002)。

最初，MYXV 是作为尝试性用于根除业已成灾的澳大利亚欧洲野兔的病毒病原体[4, 13]。到 20 世纪 50 年代，为对付澳大利亚（1950 年）、法国（1952 年）和智利（1954 年）的欧洲野兔，MYXV 被作为生物控制病原被引入，随后病毒在四大洲引发成了动物流行病[4, 14]。

RFV/SFV 是第一个与传染性肿瘤相关的 DNA 病毒[15]。在 1983 年圣地亚哥实验室的兔子暴发一种类似黏液瘤的疾病后，MRV 首次被描述为一种新型的兔痘病毒[2]。MRV 后来被证明是 RFV / SFV 和 MYXV 之间的基因重组病毒，其中大部分编码区由 MYXV 序列组成，在 ITRs 中有较短的 RFV/SFV DNA 插入[3, 16]。在野兔种群中从未观察到 MRV。

SQFV 和 FIBV 是此属未被完全确认的病毒。SQFV 是在 1936 年鉴定的，由 Kilham

等人将之归类到兔痘病毒属[17]。SQFV 仅限于美国东部灰松鼠及加利福尼亚州西部的灰松鼠。兽医和野生动物管理者对此病毒抱有很大的兴趣，而且大部分报告都是关于感染北美松鼠的诊断，几乎没有对 SQFV 进行基础病毒学研究。FIBV 是在 1959 年报道出现在欧洲野兔中，且其生物学特性与 RFV 最相似。FIBV 是唯一一种在美洲境外自然发生的兔痘病毒。有报道称，肯尼亚的非洲野兔出现轻度真皮病变，进行的大体和组织病理学分析表明，肿瘤与 RFV/SFV 的最相似[18]。因此，FIBV 的宿主范围应该扩展到包括非洲兔类动物。

流行病学

美洲的林兔与几种纤维瘤样痘病毒进行着共演化[4]。例如，美洲东北部的棉尾兔是 RFV/SFV 的唯一自然宿主。位于北美西南部和中部的林兔经常感染加利福尼亚 MYXV 毒株，而林兔是南美洲 MYXV 毒株的宿主。之前，SQFV 和 FIBV 分别在北美洲和欧洲有报道，但是现在出现了有关痘病毒纤维瘤与在肯尼亚非洲野兔中发现的 RFV/SFV 和 FIBV 相似的报道[18]。非洲野兔的感染情况说明 FIBV 蔓延到了非洲，还是非洲大陆出现了新型地方性纤维瘤病毒的问题还有待探讨。毫无疑问的一点是，其他兔类动物的地理范围也会形成兔痘病毒属病毒引起的地方性动物疫病。

兔痘病毒感染表现为季节性，与媒介节肢昆虫在野生和家养宿主中的数量密切相关。有关这些流行的最佳资料来自在澳大利亚进行的持续 50 年的研究，该研究监控了在 20 世纪 50 年代释放 MYXV 后，MYXV 在野兔中的传播[4, 19-21]。在初始释放 MYXV 后观察到的意外结果是，MYXV 在野生动物体内的致弱相对快，同时野兔种群对病毒出现抗性[22-24]。随着 MYXV 的毒力降低，受感染的兔子存活时间延长，这使得更多的血液被蚊虫叮咬，并将病毒传播给更多宿主[22]。

组织嗜性

尽管兔痘病毒传播的原发媒介昆虫为蚊子，但是跳蚤等其他叮咬节肢动物媒介昆虫也可能传播疾病，且跳蚤被视为是英国 MYXV 传播的主要媒介[4]。在自然宿主中，兔痘病毒被节肢动物媒介引入真皮层，且病毒复制最初发生在上皮和皮下区域。一般情况下，病毒不会侵入其自然或演化宿主的继发位点，只有穴兔感染 MYXV 的情况除外，这时病毒会在淋巴细胞中有效扩散，并通过感染白细胞迁移到淋巴管，形成感染继发位点。MYXV 在兔群之间的传播主要依赖蚊子，但是跳蚤、蚋、扁虱和螨虫也有参与。大部分这些叮咬昆虫会进行季节性流行，疾病发生与时间之间存在一定关系。因为黏液瘤病毒曾被用作生物控制制剂，大量的研究已经证实了这种病毒的严格物种取向[4]。大量动物物种，包括人类，均进行了对 MYXV 的易感性测试。在 20 世纪 50 年代，在澳大利亚给挑选的人类志愿者注射 MYXV，确认了 MYXV 无法在人体内复制或引起人发病[25]。然而，近期实验表明，小鼠和人的原代纤维细胞抗 MYXV 感染屏障被冲破。在这些病例中，不管是通过干扰素应答中和试验检测抗病毒状态的阻断[26]，还是对以前曾具抗病毒状态的原代组织进行成功感染[27]，均证明 MYXV 能增殖性地感染正常情况下能抵抗该病毒感染的动物的原代细胞。实际上，很多人类癌症细胞兼具抗干扰素和完全容许 MYXV 复制的特性[28]。

疾病

分别使用兔痘病毒属的四种病毒感染其自然演化宿主，特征表现为皮肤病变和产生肿瘤。这些皮肤肿瘤存在临床和组织学相似性。林兔属动物感染 RFV/SFV 后形成的肿瘤几个月后将消退。与此对比，穴兔感染 RFV/SFV 后可以在几周内康复（表 9–2）。纤维瘤很少伴随其他症状，如发烧或进食减少，除非兔出现免疫功能损伤。健康的美洲林兔感染南美洲 MYXV 后产生皮肤纤维瘤，存在免疫损伤的兔子和幼龄兔子特别易感。美洲兔痘病毒很难跨越物种障碍。例如，RFV/SFV，会严重感染东部棉尾兔，但是通过无脊索动物媒介途径感染林兔或森林兔的效果差[4]。

与此相反，穴兔感染南美洲 MYXV 后出现致死性黏液瘤病[4]。此毁灭性系统感染可在感染动物的皮肤、耳朵、面部及生殖部位产生大量肿瘤。初始的肿瘤往往比较大、凸起呈紫色/黑色。在感染后 6~8 天，身体会出现许多继发病变。随着疾病的发展，免疫防御系统被破坏，自然感染的微生物群在动物体内大量繁殖，最终通过鼻子和眼睛排脓。头部肿胀导致呼吸困难，且进行性细菌感染导致充血。黏液瘤病导致穴兔几乎 100% 死亡，在感染的第一个时期，它的作用是抑制免疫反应，引起呼吸道继发革兰氏阴性菌感染。感染动物往往在 1~2 周内死亡。与此相反，加利福尼亚 MYXV 感染穴兔发病速度更快，只有轻微的外部特征，然而，感染动物往往会在感染后一周内死亡，因为加利福尼亚黏液瘤病往往与存活时间缩短，病变、震颤及抽搐减少有关，表明加利福尼亚黏液瘤病毒株具有神经毒力[4, 12]。

病理学

兔痘病毒导致林兔属兔子、灰松鼠和野兔出现增生性纤维瘤。在感染后，一种急性炎症反应发生在单核细胞和多形性核细胞的浸润，以及不确定来源的成纤维细胞样细胞的增生。纤维瘤由嵌入细胞内胶原蛋白纤维基质的多形性细胞组成。与很多其他 DNA 病毒诱导的转化细胞不同，来自痘病毒肿瘤的细胞不是永生的，不会单独蔓延。相反，肿瘤细胞似乎需要在病毒感染期间产生因子，以使其过度增殖。免疫细胞清除病毒感染和清除肿瘤的时间取决于病毒和宿主，可以从 1~2 周持续到 6 个月。

兔痘病毒在其演化宿主中引起的良性纤维瘤综合征及 MYXV 在穴兔中引起的毁灭性疾病之间的主要差异在于，后者在宿主淋巴细胞和迁移的白细胞中能有效传播，且能够避开由病毒感染引起的细胞介导的免疫应答（有关兔痘病毒免疫逃避的分子生物学信息参见下一节）。MYXV 可迁移到易感兔的继发位点感染免疫细胞，且可以在淋巴结和脾脏的网状组织细胞及结膜和肺泡上皮细胞中能检测到伴随的细胞增生[4]。

尽管有四种认可的兔痘病毒成员，但只有 MYXV 和 RFV/SFV 的基因和病理学信息比较多。MRV 被鉴定是 RFV/SFV（Boerlage 株）和 MYXV（毒株未知）的自然重组病毒，其中小部分 RFV/SFV 末端 DNA [在 S005（部分）、S006、S007 和 S 008 之间] 交换到 MYXV 的 ITR 中产生与 M005 融合的双拷贝[3, 16]。MRV 的发病机制与 MYXV 密切相关。

基因组学

痘病毒为编码能力强大的双链 DNA 病毒，此特征使痘病毒科病毒能够获得多样化的基因，从而使病毒能够逃避宿主免疫系统[29]。这些免疫逃避策略中的许多基因似乎都是由宿主细胞基因衍化出来，并被重新调配用于病毒保护[30]。兔痘病毒属的 MYXV 和 RFV/SFV 是最早完成测序的痘病毒基因组之一[5, 7]。MYXV 有一个略大的基因组并编码 171 个连续的基因，而 RFV/SFV 编码 165 个基因。兔痘病毒的 ITR 是痘病毒科中最长的。MYXV 的 1.5kb ITR 中编码 12 个 ORF，而 RFV/SFV 有约长 12.4 kb 的 ITR 编码 11 个 ORF[5, 7]。此外，这两个基因组的基因序列高度保守，基因一致性从中央保守核心的 87% 到末端的 70%。在 RFV / SFV 中，有 9 个基因与 MYXV 不同，其中 6 个 ORF 被分段，2 个 ORF 被截断，1 个 ORF 丢失[5]。RFV / SFV 的一种特征是 eIF2α 同源基因 (S008.2L / R) 为双拷贝，以及 kelch 蛋白基因 (S009L / S155R) 的部分为双拷贝[7]。相比之下，MYXV 仅包含单拷贝的 eIF2α 同源基因 (M156R)[5]。M156R 的结构已经确定，类似于痘苗病毒 K3L 的结构[31]。生化分析表明 M156R 可以与 eIF2α 进行蛋白激酶 PKR 的磷酸化[31]。MYXV 具有单拷贝的 S009 基因，称为 M009L，然而，有人指出 S155R 很可能是假基因[7]。

在完成 RFV/SFV 和 MYXV 基因组的测序后，发现了几种其他痘病毒没有的新型兔痘病毒基因[7]。然而，在随后的几年里，这些新型的兔痘病毒属病毒基因已被发现在其他痘病毒属的成员中也存在（表 9–3）。

尽管 MYXV 与美洲林兔共演化，然而它最著名的是其感染穴兔后所引起的疾病。因为黏液瘤病产生独特的疾病表型，病毒任何毒力的变化都可以检测出。宿主与病毒之间戏剧性相互作用加上靶向基因剔除病毒的使用，使许多介导免疫逃避、宿主范围和疾病发病机制的 MYXV 毒力基因的功能能被鉴定和表征[32]（表 9–4）。

表 9-3 新型兔痘病毒基因 [a]

兔痘病毒基因	功能	同源基因	预测功能	参考文献
S013L/M013L	Pyrin	YLDV 18L；TPV 18L；DPV83GP024；SPV014	抗炎症反应	[87]
S017L/ M017L		新基因	未知	
S023R/M023R	重命名为 S023.5L/ M023.5L	YMTV 028.5L，YLDV 028.5L，SPV026.5，LSDV028.5，VVF14L，MC022.1L		[79]
S119R/M119R		新基因	未知	
S125R/M125R		LSDV126；SPV126；SPPV121；DpV83gp136	EEV 糖蛋白	
S127L/M127L	光裂合酶；FAD 结合	禽痘病毒；昆虫痘病毒	光裂合酶	[69]
S130R/M130R		LSDV129；SPPV124；MPVI6L；SPV126；VARV K6L；CMLV073		
S138L/M138L	糖基转移酶	DpV83gp150	唾液转移酶	[80-82]
S141R/M141R	IgG 样	LSDV138，YMTV141；YLDV141；SPPV131	病毒 CD200	[57]

[a] 更新于文献[7] 的表 9-4。

免疫逃避

1896 年，MYXV 感染第一个物种欧洲兔时，感染迅速表现为一种称为黏液瘤病的新型病原体综合征 [4, 9]。当病毒穿过宿主 - 物种边界时在感染宿主中出现致病表型的剧烈变化具有不可预测的后果。然而，正是因为这种疾病表型的巨大变化，研究人员能够研究 MYXV 特异基因是如何对穴兔产生如此强的毒力 [33]。然而，许多关于 MYXV 的免疫逃避策略与其他痘病毒相同 [29]，在本书的其他章节中也有概述，这里我们只简单总结了兔痘病毒所用策略的主要特征。

表 9-4 兔痘病毒的毒力基因

蛋白	基因	作用	参考文献
M-T1	M001L/R	趋化因子结合蛋白；CC 趋化因子特异性的	[45]
M-T2	M002L/R	TNF 受体同系物；细胞凋亡抑制剂	[39，40]
M-T4	M004L/R	兔 T 淋巴细胞的细胞凋亡 ER- 局部抑制剂	[68]
M-T5	M005L/R	结合蛋白 1；改变细胞周期进程；兔 T 淋巴细胞细胞凋亡抑制剂；感染一些人类肿瘤细胞系所需要的	[28，65，66]

（续表）

蛋白	基因	作用	参考文献
M-T7	M007L/R	干扰素 - γ 结合蛋白；结合 GAG 结构域的趋化因子	[43，44，83]
Serp 1	M008.1L/R	丝氨酸蛋白酶抑制剂；在实验动物模型中阻断炎症	[47，48，55，84]
MGF	M010L	EGF 样生长因子	[46，85]
M11L	M011L	阻断兔 T 淋巴细胞的细胞凋亡；结合到 Bak 上，抑制人类细胞凋亡	[62，63，85，86]
M13L	M013L	阻断感染细胞内的炎症	[87]
CD47 样	M128L	下调 巨噬细胞	[56]
SOD	M131R，S131R	上调 SOD，抑制 Fas- 诱导的细胞凋亡并促进细胞增殖；保护病毒粒子	[71][72][70]
α-2,3 唾液酸转移酶	M138L	微毒力因子；感染期间唾液酸化所需要的	[80]
OX-2 同系物	M141R	下调巨噬细胞和 T 细胞激活	[57]
锌指环	S143R	抑制细胞凋亡	[88]
黏液瘤核因子	M150R	阻断 NF-kB 诱导炎症	[61]
Serp2	M151R	丝氨酸蛋白酶抑制剂；ICE 抑制剂	[59]
Serp3	M152R	丝氨酸蛋白酶抑制剂；	[60]
M153/MV-LAP	M153R	下调 MHC I 类、CD94 和 CD4 分子	[37，38]
eIF2α 同系物	M156R	抗干扰素	[31]

兔痘病毒的免疫调节策略（表 9-4）可以分为三类：病毒隐形、病毒模拟和病毒转导 [33, 34]。未成熟哺乳动物宿主依赖于先天免疫系统快速识别和清除病毒感染的细胞。例如，MYXV 感染导致了表面分子的下调，这通常是细胞异常的信号。MYXV 已经证实能够下调主要组织相容性复合体（MHC）I 类和 CD4——在先天免疫反应期间发出信号的两个前哨分子 [35, 36]。MYXV 基因 M153R 被鉴定为对这两个表面标记及 CD95 的降解很关键 [37, 38]。M153R 被证明是 E3 泛素连接酶，它诱导表面 CD4 分子的快速内化和溶酶体降解 [38]。

最初，通过对 RFV/SFV 和 MYXV 中 TNF-R 同源蛋白的鉴定，显示兔痘病毒 - 编码免疫逃避基因具有显著多样性 [39, 40]。MYXV TNF-R 模拟蛋白（命名为 M-T2）以物种特异性方式抑制 TNF 且具有抑制兔 T 淋巴细胞凋亡的功能 [41, 42]。紧接着 IFN- γ 受体的模拟蛋白在黏液瘤病毒中被鉴定 [43]，发现病毒免疫 - 调节剂具有双重功能。这些宿

主 - 相关调节蛋白由病毒编码，而相似的宿主受体被称为"病毒编码受体"[29]。TNF 和 IFN-γ 病毒编码受体在大部分痘病毒属成员中已被鉴定，且现在病毒编码受体家族还包括 IFN-α/β 抑制蛋白 [29, 34]。除了利用受体模拟蛋白外，痘病毒还编码细胞因子病毒模拟物或细胞因子结合蛋白或病毒因子 [29]。兔痘病毒能表达几种病毒因子，如两种趋化因子结合蛋白（CBP）CBP-Ⅰ和 CBP-Ⅱ。CBP-Ⅰ或低亲和力结合蛋白也是 MYXV IFN-γ-病毒编码受体（M-T7），是病毒调节蛋白具有双重抗宿主性质的另一个例子 [44]。Ⅱ型 CBP 的代表为 MYXV 的 M-T1 [45]。兔痘病毒还表达其他病毒因子，如黏液瘤生长因子（MGF）、SFV 相关生长因子（SGF）及 Serp-1。MGF 是一种毒力因子，能够促进感染和周围未感染细胞的增殖，从而改善病毒复制的细胞环境 [46]。MYXV 的 Serp1 是一种分泌丝氨酸蛋白酶抑制因子，相当于 MYXV 的毒力因子，然而 RFV/SFV 中 Serp1 基因是分段的 [7]，因此不表达 Serp1。分析表明，Serp1 能改变感染期间的炎症反应 [47, 48]，正是这一研究结果导致 Serp1 用作抗炎性药物，并建议临床使用，用于缓解同种异体移植血管病变 [49, 50]、类风湿性关节炎 [51] 和损伤血管病变 [52-54]。最近已有文献对这种病毒蛋白作为消炎药物的使用进行了综述 [55]。

业已证实，两种不同的 MYXV 毒力因子能够在感染期间下调巨噬细胞。M128L，一种细胞表面 CD47 同源蛋白，在整个发病机制中需要其参与，并在感染期间阻断单核细胞和巨噬细胞的激活 [56]。M141R，一种病毒 CD200 同源蛋白，能在感染期间阻断感染病变部位和引流淋巴结中的巨噬细胞的激活，导致 T 淋巴细胞活化下调 [57]。

细胞凋亡抑制因子

细胞凋亡已经演化成一种防止组织损伤或感染的先天性细胞防御机制。为了应对宿主这一策略，许多病毒已经进化或获得了编码调节蛋白的基因，这些基因可以使病毒避开宿主细胞监测或阻断触发细胞凋亡的细胞信号 [58]。兔痘病毒属病毒编码了许多在细胞凋亡通路不同方面发挥作用的分子。M151R 和 M152R 编码细胞内丝氨酸蛋白抑制蛋白（分别为 Serp2 和 Serp3），两者都是毒力因子，Serp2 的作用是抑制白介素 -1β- 转化酶，从而阻断炎症 [59]，在毒力方面还涉及 Serp3 [60]。M150R 或黏液瘤核因子（MNF）与细胞核中 NF-kB 共定位，并干扰 NF-KB 诱导促炎性通路 [61]。

另一种具有重要功能的 MYXV 调节蛋白是抗细胞凋亡分子 M11L [42]。M11L 靶向线粒体，在线粒体与外围安定受体相互作用，后者控制线粒体内膜电势 [62, 63]。通过控制线粒体膜完整性，M11L 可以阻止感染细胞出现线粒体相关细胞凋亡。最近，研究表明 M11L 能够结合细胞凋亡分子 Bak 并阻断细胞凋亡酶依赖的细胞凋亡 [64]。

MYXV 的 M-T5 基因被定义为宿主范围基因，因为删除此基因会导致宿主和病毒蛋白合成快速停止且感染兔 T 淋巴细胞后导致未成熟病毒死亡 [65]。兔成纤维细胞感染相同的 M-T5 敲除病毒后，并未观察到此现象。兔感染 vMyxT5KO 后 100% 恢复，几乎没有继发性病变和水肿。最近，研究表明，M-T5 结合到细胞 cullin-1 上，且可以驱动感染细胞通过细胞周期的 G2/M 期[66]。此外，已经证实 MYXV 感染一些人类癌症细胞需要 M-T5 的参与[28]。除了被用于阻断细胞凋亡的细胞质蛋白外，MYXV 还编码了一种 ER 滞留蛋白 M-T4，该蛋白能抑制兔 T 淋巴细胞凋亡[67, 68]。兔痘病毒的基因组还编码催化活性的光裂合酶来修复依赖光的 DNA 损伤[69]。仅在兔痘病毒属、禽痘病毒属和昆虫痘属病毒中发现了存在这种酶。最后，致瘤性兔痘病毒属病毒编码催化活性的 Cu、Zn 超氧化物歧化酶，调节细胞内氧化还原状态，刺激细胞增殖，抑制细胞凋亡[70-72]。

MYXV 对欧洲兔具有很强的毒力，在 20 世纪 50 年代早期，在澳大利亚将之用作生物控制制剂。尽管使用之初兔子数量急剧减少，但是时间不长。这不仅是因为兔子对病毒很快具备了抗性并重新在感染地区繁殖，而且还因为病毒毒株出现进行性致弱[4, 19-24, 73]。

疫苗策略

MYXV 是兔[74]和猫[75]体内抗原呈递的有效载体。澳大利亚当局已尝试将重组 MYXV 作为免疫避孕的输送系统载体，但成果有限[76, 77]。目前，基因敲除的 MYXV 被试验性用于预防兔黏液瘤的疫苗。此外，还研究了将 MYXV 用作溶瘤细胞的病毒平台[78]。

参考文献

[1]   McFadden G (1999) Poxviruses (Poxviridae): Leporipoxviruses and Suipoxviruses. In: RG Webster, A Granoff (eds): Encyclopedia of Virology, 2nd edn. Academic Press, *New York*, 1381–1388

[2]   Strayer DS, Cabirac G, Sell S, Leibowitz JL (1983) Malignant rabbit fibroma virus: Observations on the culture and histopathologic characteristics of a new virus-induced rabbit tumor. *J Natl Cancer Inst* 71: 91–104

[3]   Upton C, Macen JL, Maranchuk RA, DeLange AM, McFadden G (1988) Tumorigenic poxviruses: Fine analysis of the recombination junctions in malig- nant rabbit fibroma virus, a recombinant between Shope fibroma virus and myxoma virus. *Virology* 166: 229–239

[4]   Fenner F, Ratcliffe FN (1965) Myxomatosis. University Press, Cambridge

[5]   Cameron C, Hota-Mitchell S, Chen L, Barrett J, Cao J-X, Macaulay C, Willer D, Evans D, McFadden G (1999) The complete DNA sequence of myxoma virus. *Virology* 264: 298–318

[6]   Labudovic A, Perkins H, van Leeuwen B, Kerr P (2004) Sequence mapping of the

Californian MSW strain of Myxoma virus. Arch Virol 149: 553–570

[7]　Willer D, McFadden G, Evans DH (1999) The complete genome sequence of Shope (rabbit) fibroma virus. Virology 264: 319–343

[8]　Moss B (2001) Poxviridae: The viruses and their replication. In: DM Knipe, PM Howley (eds): *Fields Virology*. Lippincott Williams & Wilkins, Philadelphia, 2849–2883

[9]　Sanarelli G (1898) Das myxomatogene Virus. Beitrag zum Stadium der Krankheitserrege ausser halb des Sichtbaren. *Zentralbl Bakteriol* (Abt 1) 23: 865

[10]　Aragão HB (1927) Myxoma dos coelhos. Mem Inst Oswaldo Cruz 20: 225–247

[11]　Kessel JF, Prouty CC, Meyer JW (1931) Occurrence of infectious myxomatosis in Southern California. *Proc Soc Exp Biol* NY 28: 413

[12]　Ladudovic A, Perkins H, van Leeuwen B, Kerr P (2004) Sequence mapping of the Californian MSW strain of Myxoma virus. *Arch Virol* 149: 553–570

[13]　McFadden G (ed) (1994) Myxoma, rabbit fibroma, squirrel fibroma and swine- pox viruses. Sanders, *San Diego*, 1153–1160

[14]　Angulo E, Cooke B (2002) First synthesize new viruses then regulate their release? The case of the wild rabbit. *Mol Ecol* 11: 2703–2709

[15]　Shope RE (1932) A filterable virus causing a tumor-like condition in rabbits and its relationship to virus myxomatosum. *J Exp Med* 56: 803–822

[16]　Block W, Upton C, McFadden G (1985) Tumorigenic poxviruses: Genomic organization of malignant rabbit virus, a recombinant between Shope fibroma virus and myxoma virus. *Virology* 140: 113–124

[17]　Kilham L, Herman CM, Fisher ER (1953) Naturally occurring fibromas of grey squirrels related to Shope's rabbit fibroma. *Proc Soc Exp Biol NY* 82: 298

[18]　Karstad L, Thorsen J, Davies G, Kaminjolo JS (1977) Poxvirus fibromas on African hares. *J Wildl Dis* 13: 245–247

[19]　Merchant JC, Kerr PJ, Simms NG, Robinson AJ (2003) Monitoring the spread of myxoma virus in rabbit Oryctolagus cuniculus populations on the southern tablelands of New South Wales, Australia. I. Natural occurrence of myxomato- sis. *Epidemiol Infect* 130: 113–121

[20]　Kerr PJ, Merchant JC, Silvers L, Hood GM, Robinson AJ (2003) Monitoring the spread of myxoma virus in rabbit Oryctolagus cuniculus populations on the southern tablelands of New South Wales, Australia. II. Selection of a strain of virus for release. *Epidemiol Infect* 130: 123–133

[21]　Merchant JC, Kerr PJ, Simms NG, Hood GM, Pech RP, Robinson AJ (2003) Monitoring

the spread of myxoma virus in rabbit Oryctolagus cuniculus popu- lations on the southern tablelands of New South Wales, Australia. III. Release, persistence and rate of spread of an identifiable strain of myxoma virus. *Epidemiol Infect* 130: 135–147

[22] Kerr PJ, Best SM (1998) Myxoma virus in rabbits. *Rev Sci Tech* 17: 256–268

[23] Best SM, Kerr PJ (2000) Coevolution of host and virus: the pathogenesis of virulent and attenuated strains of myxoma virus in resistant and susceptible European rabbits. *Virology* 267: 36–48

[24] Best SM, Collins SV, Kerr PJ (2000) Coevolution of host and virus: cellular localization of virus in myxoma virus infection of resistant and susceptible European rabbits. *Virology* 277: 76–91

[25] Burnet M (1968) Changing Patterns: An atypical autobiography. Heinemann, Melbourne

[26] Wang F, Ma Y, Barrett JW, Gao X, Loh J, Barton E, Virgin HW, McFadden G (2004) Disruption of Erk-dependent type I interferon induction breaks the myxoma virus species barrier. *Nat Immunol* 5: 1266–1274

[27] Johnston JB, Nazarian SH, Natale R, McFadden G (2005) Myxoma virus infec- tion of primary human fibroblasts varies with cellular age and is regulated by host interferon responses. *Virology* 332: 235–248

[28] Sypula J, Wang F, Ma Y, Bell J, McFadden G (2004) Myxoma virus tropism in human tumor cells. *Gene Ther Mol Biol* 8: 103–114

[29] Seet BT, Johnston JB, Brunetti CR, Barrett JW, Everett H, Cameron C, Sypula J, Nazarian SH, Lucas A, McFadden G (2003) Poxviruses and immune evasion. *Annu Rev Immunol* 21: 377–423

[30] Bugert JJ, Darai G (2000) Poxvirus homologues of cellular genes. *Virus Genes* 21: 111–133

[31] Ramelot TA, Cort JR, Yee AA, Liu F, Goshe MB, Edwards AM, Smith RD, Arrowsmith CH, Dever Te, Kennedy MA (2002) Myxoma virus immunomodu- latory protein M156R is a structural mimic of eukaryotic translation initiation factor eIF2_. *J Mol Biol* 322: 943–954

[32] Johnston JB, McFadden G (2004) Technical knockout: understanding poxvi- rus pathogenesis by selectively deleting viral immunomodulatory genes. Cell Microbiol 9: 695–705

[33] Nash P, Barrett J, Cao J-X, Hota-Mitchell S, Lalani AS, Everett H, Xu X-M, Robichaud J, Hnatiuk S, Ainslie C, Seet BT, McFadden G (1999) Immunomodulation by viruses: The myxoma virus story. *Immunol Rev* 168: 103–120

[34] Johnston JB, McFadden G (2003) Poxvirus immunomodulatory strategies: cur- rent perspectives. *J Virol* 77: 6093–6100

[35] Boshkov LK, Macen JL, McFadden G (1992) Virus-induced loss of class I major histocompatibility antigens from the surface of cells infected with myxo- ma virus and malignant rabbit fibroma virus. *J Immunol* 148: 881–887

[36] Barry M, Lee SF, Boshkov L, McFadden G (1995) Myxoma virus induces exten- sive CD4 downregulation and dissociation of p56lck in infected rabbit CD4$^+$ T lymphocytes. *J Virol* 69: 5243–5251

[37] Guerin J-L, Gelfi J, Bouillier S, Delverdier M, Bellanger F-A, Bertagnoli S, Drexler I, Sutter G, Messud-Petit F (2002) Myxoma virus leukemia-associated protein is respon- sible for major histocompatibility complex class I and Fas- CD95 down-regulation and defines scrapins, a new group of surface cellular receptor abductor proteins. *J Virol* 76: 2912–2923

[38] Mansouri M, Bartee E, Gouveia K, Nerenberg BTH, Barrett J, Thomas L, Thomas G, McFadden G, Freu K (2003) The PHD/LAP-domain protein M153R of myxoma virus is a ubiquitin ligase that induces the rapid internalization and lysosomal destruction of CD4. *J Virol* 77: 1427–1440

[39] Smith CA, Davis T, Wignall JM, Din WS, Farrah T, Upton C, McFadden G, Goodwin RG (1991) T2 open reading frame from Shope fibroma virus encodes a soluble form of the TNF receptor. *Biochem Biophys Res Commun* 176: 335–342

[40] Upton C, Macen JL, Schreiber M, McFadden G (1991) Myxoma virus expresses a secreted protein with homology to the tumor necrosis factor receptor gene family that contributes to viral virulence. *Virology* 184: 370–382

[41] Schreiber M, Sedger L, McFadden G (1997) Distinct domains of M-T2, the myxoma vi- rus TNF receptor homolog, mediate extracellular TNF binding and intracellular apoptosis inhibition. *J Virol* 71: 2171–2181

[42] Macen JL, Graham KA, Lee SF, Schreiber M, Boshkov LK, McFadden G (1996) Expres- sion of the myxoma virus tumor necrosis factor receptor homo- logue (T2) and M11L genes is required to prevent virus-induced apoptosis in infected rabbit T lymphocytes. *Virology* 218: 232–237

[43] Upton C, Mossman K, McFadden G (1992) Encoding of a homolog of the inter- feron-a receptor by myxoma virus. *Science* 258: 1369–1372

[44] Lalani AS, Graham K, Mossman K, Rajarathnam K, Clark-Lewis I, Kelvin D, McFadden G (1997) The purified myxoma virus gamma interferon receptor homolog, M-T7,

interacts with the heparin binding domains of chemokines. *J Virol* 71: 4356–4363

[45] Graham KA, Lalani AS, Macen JL, Ness TL, Barry M, Liu L-Y, Lucas A, Clark- Lewis I, Moyer RW, McFadden G (1997) The T1/35kDa family of poxvirus secreted proteins bind chemokines and modulate leukocyte influx into virus infected tissues. *Virology* 229: 12–24

[46] Opgenorth A, Strayer D, Upton C, McFadden G (1992) Deletion of the growth factor gene related to EGF and TGF _ reduces virulence of malignant rabbit fibroma virus. *Virology* 186: 175–191

[47] Macen JL, Upton C, Nation N, McFadden G (1993) SERP-1, a serine proteinase inhibitor encoded by myxoma virus, is a secreted glycoprotein that interferes with inflammation. *Virology* 195: 348–363

[48] Upton C, Macen JL, Wishart DS, McFadden G (1990) Myxoma virus and malignant rabbit fibroma virus encode a serpin-like protein important for virus virulence. *Virology* 179: 618–631

[49] Miller L, Dai E, Nash P, Liu L, Icton C, Klironomous D, Fan L, Nation PN, Zhong R, McFadden G, Lucas A (2000) Inhibition of transplant vasculopa- thy in a rat aortic model after infusion of an anti-inflammatory viral serpin. *Circulation* 101: 1598–1605

[50] Hausen B, Boeke K, Berry GJ, Morris RE (2001) Viral serine proteinase inhibi- tor (Serp-1) effectively decreases the incidence of graft vasculopathy in hetero- topic heart allografts. *Transplantation* 72: 364–368

[51] Maksymowych WP, Nation N, Nash PD, Macen J, Lucas A, McFadden G, Russell AS (1996) Amelioration of antigen-induced arthritis in rabbits treated with a secreted viral serine proteinase inhibitor. *J Rheumatol* 23: 878–882

[52] Dai E, Guan H, Liu L, Little S, McFadden G, Vaziri S, Cao H, Ivanova IA, Bocksch L, Lucas A (2003) Serp-1, a viral anti-inflammatory serpin, regulates cellular serine proteinase and serpin responses to vascular injury. *J Biol Chem* 278: 18563–18571

[53] Lucas A, Liu L, Macen J, Nash P, Dai E, Stewart M, Graham K, Etches W, Boshkov L, Nation PN, Humen D, Hobman ML, McFadden G (1996) Virus- encoded serine proteinase inhibitor SERP-1 inhibits atherosclerotic plaque development after balloon angioplasty. *Circulation* 94: 2890–2900

[54] Lucas A, Dai E, Liu L, Guan H, Nash P, McFadden G, Miller I (2000) Transplant vasculopathy: viral anti-inflammatory serpin regulation of atherogenesis. *J Heart Lung Transplant* 19: 1029–1038

[55] Lucas A, McFadden G (2004) Secreted immunomodulatory viral proteins as novel

biotherapeutics. *J Immunol* 173: 4765–4774

[56] Cameron CM, Barrett JW, Mann M, Lucas A, McFadden G (2005) Myxoma virus M128L is expressed as a cell surface CD47-like virulence factor that con- tributes to the downregulation of macrophage activation in vivo. *Virology* 337: 55–67

[57] Cameron CM, Barrett JW, Liu L, Lucas AR, McFadden G (2005) Myxoma virus M141R expresses a viral CD200 (vOX-2) that is responsible for down-regula- tion of macrophage and T-cell activation in vivo. *J Virol* 79: 6052–6067

[58] Barry M, Wasilenko ST, Stewart TL, Taylor JM (2004) Apoptosis regulator genes encoded by poxviruses. *Prog Mol Subcell Biol* 36: 19–37

[59] Messud-Petit F, Gelfi J, Delverdier M, Amardeilh M-F, Py R, Sutter G, Bertagnoli S (1998) SERP-2, an inhibitor of the interleukin-1'-converting enzyme, is critical in the pathobiology of myxoma virus. *J Virol* 72: 7830–7839

[60] Guerin JL, Gelfi J, Camus C, Delverdier M, Whisstock JC, Amardeihl MF, Py R, Bertagnoli S, Messud-Petit F (2001) Characterization and functional analysis of Serp3: a novel myxoma virus-encoded serpin involved in virulence. *J Gen Virol* 85: 1407–1417

[61] Camus-Bouclainville C, Fiette L, Bouchiha S, Pignolet B, Counor D, Filipe C, Gelfi J, Messud-Petît F (2004) A virulence factor of myxoma virus colocal- izes with NF-kB in the nucleus and interferes with inflammation. *J Virol* 78: 2510–2516

[62] Everett H, Barry M, Lee SF, Sun XJ, Graham K, Stone J, Bleackley RC, McFadden G (2000) M11L: A novel mitochondria-localized protein of myxoma virus that blocks apoptosis in infected leukocytes. *J Exp Med* 191: 1487–1498

[63] Everett H, Barry M, Sun X, Lee SF, Frantz C, Berthiaume LG, McFadden G, Bleackley RC (2002) The myxoma poxvirus protein, M11L, prevents apoptosis by direct interaction with the mitochondrial permeability transition pore. *J Exp Med* 196: 1127–1139

[64] Wang G, Barrett JW, Nazarian SH, Everett H, Gao X, Bleackley C, Colwill K, Moran MF, McFadden G (2004) Myxoma virus M11L prevents apoptosis through constitutive interaction with Bak. *J Virol* 78: 7097–7111

[65] Mossman K, Lee SF, Barry M, Boshkov L, McFadden G (1996) Disruption of M-T5, a novel myxoma virus gene member of the poxvirus host range super- family, results in dramatic attenuation of myxomatosis in infected European rabbits. *J Virol* 70: 4394–4410

[66] Johnston JB, Wang G, Barrett JW, Nazarian SH, Colwill K, Moran M, McFadden G (2005) Myxoma virus M-T5 protects infected cells from the stress of cell cycle arrest through its interaction with host cell cullin-1. *J Virol* 79: 10750–10763

[67] Hnatiuk S, Barry M, Zeng W, Liu LY, Lucas A, Percy D, McFadden G (1999) Role of

the C-terminal RDEL motif of the myxoma virus M-T4 protein in terms of apoptosis regulation and viral pathogenesis. *Virology* 263: 290–306

[68] Barry M, Hnatiuk S, Mossman K, Lee S-F, Boshkov L, McFadden G (1997) The myxoma virus M-T4 gene encodes a novel RDEL-containing protein that is retained within the endoplasmic reticulum and is important for the productive infection of lymphocytes. *Virology* 239: 360–377

[69] Bennett CJ, Webb M, Willer DO, Evans DH (2003) Genetic and phyloge- netic characterization of the type II cyclobutane pyrimidine dimer photolyases encoded by Leporipoxviruses. *Virology* 315: 10–19

[70] Teoh ML, Turner PV, Evans DH (2005) tumorigenic poxviruses up-regulate intracellular superoxide to inhibit apoptosis and promote cell proliferation. *J Virol* 79: 5799–57811

[71] Cao JX, Teoh ML, Moon M, McFadden G, Evans D (2002) Leporipoxvirus CnZn super-oxide dismutase homologs inhibit cellular superoxide dismutase but are not essential for virus replication or virulence. *J Virol* 296: 125–135

[72] Teoh ML, Walasek PJ, Evans DH (2003) Leporipoxvirus Cu,Zn-superoxide dis-mutase (SOD) homologs are catalytically inert decoy proteins that bind copper chaperone for SOD. *J Biol Chem* 278: 33175–33184

[73] Saint KM, French N, Kerr P (2001) Genetic variation in Australian isolates of myxoma virus: an evolutionary and epidemiological study. *Arch Virol* 146: 1105–1123

[74] Kerr PJ, Jackson RJ (1995) Myxoma virus as a vaccine vector for rabbits: Antibody levels to influenza virus haemagglutinin presented by a recombinant myxoma virus. *Vaccine* 13: 1722–1726

[75] McCabe VJ, Tarpey I, Spibey N (2002) Vaccination of cats with an attenuated recombi-nant myxoma virus expressing feline calicivirus capsid protein. *Vaccine* 20: 2454–2462

[76] Kerr PJ, Jackson RJ, Robinson AJ, Swan J, Silvers L, French N, Clarke H, Hall DF, Holland MK (1999) Infertility in female rabbits (Oryctolagus cuniculus) alloimmunized with the rabbit zona pellucida protein ZPB either as a purified recombinant protein or expressed by recombinant myxoma virus. *Biol Reprod* 61: 606–613

[77] Kerr PJ, Twigg LE, Silvers L, Lowe TJ, Forrester RI (1998) Serological moni- toring of the epidemiology of myxoma virus to assess the effects of imposed fertility control of female rabbits on myxomatosis. *Wildlife Res* 25: 123–131

[78] Lun XQ, Yang WQ, Alain T, Shi ZS, Muzik HM, Barrett JW, McFadden G, Bell J, Hamilton MG, Senger DL, Forsyth PA (2005) Myxoma virus is a novel oncolytic virus with significant anti-tumor activity against experimental human gliomas. *Cancer Res* 65:

9982–9990

[79] Brunetti CR, Li X, Barrett J, Amano H, Yoshiaki U, Miyamura T, Suzuki T, McFadden G (2003) The complete genome sequence and comparative analysis of the tumorigenic poxvirus Yaba monkey tumor virus. *J Virol* 77: 13335– 13347

[80] Jackson RJ, Hall DF, Kerr PJ (1999) Myxoma virus encodes an alpha 2,3-sialy- transferase that enhances virulence. *J Virol* 73: 2376–2384

[81] Nash P, Barry M, Seet BT, Veugelers K, Hota S, Heger J, Hodgkinson C, Graham K, Jackson RJ, McFadden G (2000) Post-translational modification of the myxoma virus anti-inflammatory serpin, SERP-1 by a virally encoded sialyltransferase. *Biochem J* 347: 375–382

[82] Sujino K, Jackson RJ, Chan NWC, Tsuji S, Palcic MM (2000) A novel viral alpha 2,3-sialyltransferase (v-ST3Gal I): transfer of sialic acid to fucosylated accep- tors. *Glycobiology* 10: 313–320

[83] Mossman K, Nation P, Macen J, Garbutt M, Lucas A, McFadden G (1996) Myxoma virus M-T7, a secreted homolog of the interferon-a receptor, is a criti- cal virulence factor for the development of myxomatosis in European rabbits. *Virology* 215: 17–30

[84] Nash P, Whitty A, Handwerker J, Macen J, McFadden G (1998) Inhibitory speci- ficity of the anti-inflammatory myxoma virus serpin, SERP-1. *J Biol Chem* 273: 20982–20991

[85] Opgenorth A, Graham K, Nation N, Strayer D, McFadden G (1992) Deletion analysis of two tandemly arranged virulence genes in myxoma virus, M11L and myxoma growth factor. *J Virol* 66: 4720–4731

[86] Wang G, Barrett JW, Nazarian SH, Everett H, Gao X, Bleackley C, Colwill K, Moran MF, McFadden G (2004) Myxoma virus M11L prevents apoptosis through constitutive interaction with Bak. *J Virol* 78: 7097–7111

[87] Johnston JB, Barrett JW, Nazarian SN, Goodwin M, Ricuttio D, Wang G, McFadden G (2005) A poxvirus-encoded pyrin domain protein interacts with ASC-1 to inhibit host inflammatory and apoptotic responses to infection. *Immunity* 23: 587–598

[88] Brick DJ, Burke RD, Schiff L, Upton C (1998) Shope fibroma virus Ring finger protein N1r binds DNA and inhibits apoptosis. *Virology* 249: 42–51

（吴国华　李杨　译）

第 10 章　猪痘病毒属

Gustavo A.Delhon[1,3]，Edan R.Tulman[2]，Claudio L.Afonso[4] 及 Daniel L.Rock[1]

（1. 伊利诺伊州立大学兽医学院病理学系，兽医基础科学大楼 2522 室，
美国伊利诺伊州乌尔班纳林肯南路 2001 号，邮编 61802；
2. 康涅狄格州立大学卓越疫苗研究中心，美国康涅狄格州斯托斯，邮编 06269；
3. 布宜诺斯艾利斯大学兽医科学学院病毒学系，阿根廷布宜诺斯艾利斯，邮箱 1427；
4. 美国农业部农业研究服务局东南家禽研究实验室，美国佐治亚州雅典城，邮编 30605）

摘要

猪痘病毒（SWPV）已被归类为脊索动物痘病毒亚科猪痘病毒属的唯一成员。猪是目前所知的唯一 SWPV 宿主；成年猪感染这种病毒后往往引起轻微的自限性疾病。感染发生在皮肤磨损处，病毒在棘细胞层表皮角质细胞中复制。除皮肤外的组织几乎不会受到感染。SWPV 感染能诱导保护性免疫。

目前，已经获得 SWPV 的全基因组序列（17077-99 毒株）。基因组含有一个中央编码区和两个相同的末端反向重复区。150 个预测的基因中有四个似乎是此病毒特有的。与其他病毒免疫调节蛋白的相似性分析及预测的序列分析显示许多 SWPV 蛋白可能参与了对宿主免疫反应的干扰或调节。SWPV 的毒力和宿主范围基因互补的独特特性表明它是 SWPV 宿主特异性的成因之一。因为其宿主范围受限，SWPV 可以用作疫苗表达载体。

分类学

根据病毒抗原特性和宿主范围 [1-4] 及交叉保护和 DNA 交叉杂交数据 [1-3, 5]，SWPV 被归类为脊索动物痘病毒亚科猪痘病毒属唯一成员 [6]。系统发育和基因组分析证实了此分类，分析结果表明 SWPV 与羊痘病毒属和兔痘病毒属成员的关系最密切 [7, 8]（图 10–1 ）。

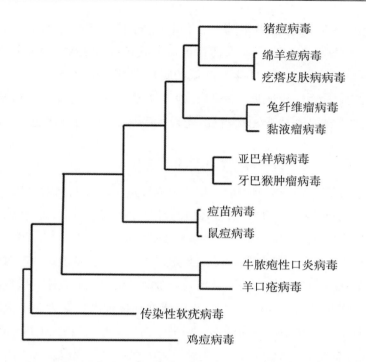

图 10-1　归入脊素动物痘病毒属的猪痘病毒系统发育关系，使用保守蛋白序列的连续数据集及最大似然法得到系统发生树。条代表估算的每个氨基酸残基的变化。

历史

首例 SWP 报道出现在 1842 年，发病地点在欧洲，之后在非洲和美洲也出现此疾病[9, 10]。Poenaru[11] 使用从表现出临床 SWP 的猪身上采集的血液和丘疹感染健康猪，复制此疾病，发现此疾病是由可滤过制剂引起的。主要病原体的特性难以确定，因为发现猪特异性痘病毒和痘苗病毒（VACV）都会诱导猪出现痘样疾病[1, 5, 12-14]。早在 20 世纪 60 年代，就开始在原代猪细胞中培养 SWPV，并根据其免疫学和宿主范围性质，将之与 VACV 区分开[1, 2, 4, 5, 15]。在 2002 年获得了 SWPV 全基因组序列[7]。

流行病学

猪是目前所知的唯一 SWPV 宿主。与 VACV 不同，SWPV 不能实验感染一些哺乳动物和禽类[1, 5]，只有一份关于家兔皮内接种后发生 SWPV 感染的报告[4]。此受限的宿主范围表明，从本质上看，猪为 SWPV 的储存宿主。现在，全世界都有 SWP，来自欧洲的有限血清学调查数据表明，8%~19% 的猪血清样品含有 SWPV 抗体[2, 16]。幼龄猪最易受感染，但成年猪很少患上这种临床疾病[10, 15]。本病的发病率高（高达 100%），但是死亡率一般可忽略（低于 5%）[2]。

目前，SWP 的自然传播途径尚不清楚，但往往与卫生状况差有关。SWP 与虱子（*Haematopinus suis*）感染有关。虱子能够通过机械方式传播 SWPV，并被认为影响皮肤损伤的程度和分布（往往发生在角质化程度低的腹部和腹股沟区域）[5, 13, 15]。然而，也有 SWP 的传播不需虱子参与的证据，表明其他昆虫载体也会传播，亦或出现水平传播[1, 2, 16, 17]。SWPV 的垂直传播表现在偶发性的先天性感染引起全身性病变导致死胎[7, 16, 18]。

疾病

SWP 是一种急性疾病，特征为典型的痘病毒出疹性皮炎。3 月龄以内的动物最容易感染这种临床疾病，而成年动物往往只会出现轻微的自限性疾病。通常，会在感染动物的胁腹、腹部、腿内侧、耳朵及面部（少见）产生多种皮肤病变[1, 2, 10, 17, 19, 20]。另外，病变还会出现在母猪乳头和乳猪面部、唇部及舌部[20]。在先天感染中，会发现病变遍布整个身体及口腔[16, 18]。当病毒传播与机械载体有关时，疾病分布似乎反映优势载体的摄食区域。

在田间条件下，潜伏期为 4~14 天[2, 10]，皮内或静脉接种潜伏期为 3~5 天[1, 21]，但是也有潜伏期更长的报道[5]。初始病变为圆形、扁平、白色斑疹，直径为 3~5 mm，2 天后发展成为厚 1~2mm、直径 1~2cm 的丘疹，部分还会出现融合的现象。丘疹出现可能伴随体温轻微的短暂上升及食欲减退的情况[15, 21]。没有真正的水疱阶段或水疱阶段持续很短时间[4, 18, 21, 22]。病变往往会变成脐状，并在出现后一周内收缩，然后结痂和脱落，留下脱色斑点[21]。感染后 15~30 天才能完全康复，但是如果继发细菌感染，康复会延迟[1, 2, 10, 23]。

病理学

SWPV 感染引起的最显著的组织学变化是棘细胞层角质细胞的水肿变性[1, 10, 16, 18, 20-22, 24, 25]。表皮细胞增生没有其他哺乳动物的痘病毒感染那么显著，这可能与 SWPV 不编码痘病毒表皮生长因子样基因的同源基因有关[1, 7, 10]。感染细胞的细胞质变亮变大，含有与痘病毒 B 型包涵体相似的嗜曙红包涵体[25]，能与病毒抗原的抗体发生强烈反应[26]。在毛囊外根鞘细胞中可观察到水肿变性和包涵体[21, 22]。感染细胞的细胞核表现出核染色质边集现象，及一种与在绵羊痘病毒感染角质细胞中观察到的类似的中央大"液泡"[10, 21, 22, 24, 25, 27]。未发现角质细胞之间有大量积液。顶端角质细胞在感染的后期坏死。在真皮下面观察到白细胞浸润，且感染上皮出现少量的含有病毒抗原的真皮巨噬细胞[26]。腹股沟淋巴结受感染时，出现水肿、充血、增生及少量含有病毒抗原且可能含有感染病毒的细胞[21, 24]。

从超微结构上看，感染细胞角蛋白前体（张力丝）显著减少，且棘细胞层无细胞间成束特征性[24, 25]。每个包涵体由电子致密中央核心及周围的板层小体和成熟的病毒粒子（病毒原质）组成[19, 24, 25, 28, 29]。更准确地说，界限明显的核"液泡"是一个电子密度低的区域，周围没有膜，且含有与在细胞质中发现的类似的横纹纤维。

发病机制

SWPV 可能通过皮肤磨损处进入宿主，并在棘细胞层表皮角质细胞中复制[22]。尽管在表皮基底细胞中观察到成熟病毒粒子[25]，并在真皮巨噬细胞中检测到病毒抗原[26]，但无直接证据表明在体内这些细胞支持病毒复制。除了浅表部位淋巴结出现中度变化，包括水肿、充血及增生，其他组织很少会受到影响。在真皮内接种后 3 天，能从感染动物皮肤中分离到感染的病毒，但是只有在皮肤病变变得严重后，才能从区域淋巴结中分离出病毒[21]。有研究人员称，在病毒血症阶段病毒从原发位置扩散到皮肤中的继发位点进行复制，且病毒血症阶段也会导致胎儿感染；然而，尚未从感染动物的血液中分离出病毒[5,16,18,21]。

尚未对 SWPV 发病机制进行功能研究。SWPV 的毒力和宿主范围基因互补的特性表明宿主免疫反应调节和细胞凋亡可能影响了发病机制[7,30,31]。

康复猪对 SWPV 有抵抗力，表明感染能诱导保护性免疫[1,2,5,15,32]。然而，与保护相关的免疫机理尚不清楚。在感染后 7 天，猪血清就出现 SWPV 中和活性；然而，据报道，在感染后 50 天，出现低中和抗体滴度、抗体反应的动力学延迟及无中和抗体[5,15,22,33]。尽管乳猪可能获得母源抗体的保护[13]，然而感染的新生仔猪死亡率会很高[20]。从实验感染猪的外围血单核细胞中观察到有丝分裂原减少及 SWPV 诱导的增殖反应[33]。

基因组

通过对 17077-99 毒株的测序获得了 SWPV 全基因组的核苷酸序列，该毒株是在内布拉斯加州 SWP 暴发期间分离的（基因库登录号 AF410153）[7]。含有 146,454 碱基对（bp）、富含 A+T 的 SWPV 基因组（表 10–1）具有一个独特并占基因组 95% 的中央编码区域，另外有两个相同的末端反向重复（ITR）区。SWPV 含有 150 个预测的基因（SPV001-SPV150），其中 4 个基因（SPV018、SPV019、SPV020 及 SPV026）在痘病毒中没有发现同源基因。中央核心保守的 106 个基因（SPV021 -SPV125）大都与其他哺乳动物痘病毒基因组共线性，且含有许多已被阐明的 VACV 基因的同源基因（在 F9L 至 A38L 之间），它们参与了基本的痘病毒复制功能，包括病毒转录、DNA 复制及病毒粒子组装和成熟[7]。末端基因组区含有调节或逃避宿主免疫反应、调节或抑制宿主细胞凋亡以及细胞或组织嗜性方面功能的基因[7,30]。很多潜在的 SWPV 宿主范围基因均与其他痘病毒中基因为同源基因。然而，SWPV 确实包含了这些基因的一种独特的补体，它们在确定其受限的宿主范围时很重要。

许多 SWPV 蛋白可能为分泌或膜结合的，且可能参与宿主免疫反应的破坏或调节，与其他病毒免疫 – 调节蛋白类似且存在预测的信号肽或跨膜序列（表 10–2）[7,30]。潜在的分泌免疫调节蛋白包括 IFN-γ 受体（SPV008）、IFN-α/β 结合蛋白（SPV132）、IL-18

结合蛋白（SPV011）及一种新型的亚巴样病病毒 MHC 的 TNF-α 结合蛋白（SPV003/SPV148）的同源蛋白[34]。SWPV 编码的潜在膜 - 结合免疫调节蛋白包括在细胞内七次跨膜的 G- 蛋白耦合 CC 趋化因子受体（SPV005 和 SPV146）、CD47（SPV125）及 MARCH 家族泛激素连接酶[30, 35, 36] 的同源蛋白。SPV005（尽管是截短的）及 SPV146 类似于细胞和病毒 CC 趋化因子受体同源蛋白，包括亚巴样病病毒 7L，在病毒感染时表达于细胞表面，且在结合趋化因子后，能够激活细胞外信号调节激酶（ERK1/2）[37]。SPV009 含一个 LAP/PHD/RING-CH 区，其类似于细胞和（或）病毒的 MARCH 家族的膜结合泛激素连接酶，该酶能通过 M153R、MARCH 连接酶和黏液瘤病毒毒力因子下调宿主免疫调节的细胞表面糖蛋白的表达，包括 MHC I 类、Fas-CD95 和 CD4[35,38,39]。

表 10-1　猪痘病毒的一般特征

项　目	指　标
属成员	猪痘病毒（SWPV）
宿主范围	猪
病毒粒子形态学	砖形；320 × 240 nm
基因组大小和 G+C 含量	146kb；27.5% G+C

一些 SWPV 蛋白可能有细胞内宿主范围或免疫逃避功能（表 10-2）。这些蛋白包括 VACV 双链 RNA 相关蛋白激酶抑制因子（SPV010 和 SPV032）同源蛋白，这些抑制因子能够耐受 IFN 的抗病毒作用并影响病毒宿主范围[40]。众所周知，痘病毒丝氨酸蛋白酶抑制因子（丝氨酸蛋白抑制蛋白）能够起到抗炎性作用，且 SWPV 中编码的丝氨酸蛋白酶抑制因子基因（SPV145）与 LSDV149、YLDV 149R 和 MYXV M151R 类似[30]。显然，SPV001、SPV007、SPV133、SPV135 和 SPV150 与痘病毒基因家族类似，此家族包括 VACV A52R（家族 5[41]）。尽管大部分该类基因的功能尚不清楚，但 VACV A52R 毒力因子和与其他具有相似于 A52R 序列的 VACV 蛋白能够下调宿主细胞 IL-1R/Toll 样受体（TLR）超基因家族重要的信号机能，如诱发先天性免疫和炎症反应[42-44]。

SWPV 编码已知的影响病毒毒力、病毒在特异细胞型中的生长和 / 或 细胞凋亡的几种其他痘病毒蛋白的同源蛋白。这些蛋白包括 MYXV M011L 细胞凋亡调节蛋白（SPV012）、VACV A14.5L 毒力蛋白（SPV103）及 VACV C7L 宿主范围蛋白（SPV064）的同源蛋白，一种 SWPV 蛋白在与兔痘病毒属、牙塔痘病毒属和羊痘病毒属中的同源蛋白被编码于相同的中央定位位点[7, 45-47]。SPV138 编码与正痘病毒 p28（一种巨噬细胞体外鼠痘病毒复制和体内毒力需要的 E3 泛激素连接酶）类似的蛋白，该蛋白与羊痘病毒属、兔痘病毒属及牙塔痘病毒属成员编码的同源蛋白的类似[48-50]。SWPV 还编码含有锚蛋白 - 重复基序的四种蛋白（SPV141-SPV144），多基因家族中的大部分脊索动物痘病毒都编码这些基序。痘病毒基因编码锚蛋白 - 重复基序与宿主范围功能、病毒诱导细胞凋亡抑制、毒力及病

毒 / 宿主相互作用有关，有研究者认为其组成了特异的基因补体，从而影响病毒的宿主范围 [51-57]。类似的，SPV006、SPV015 和 SPV136 编码痘病毒 Kelch 样蛋白同源蛋白。痘病毒 Kelch 样蛋白的突变与体外宿主范围变化 、体内免疫病理学变化或病毒致弱有关 [58-60]。SWPV 多基因家族基因补体的独特性表明其决定着 SWPV 宿主的特异性。

表 10-2　猪痘病毒 ORF 和预测的宿主范围及免疫调节因子功能 [7]

ORF[a]	在基因组中的位置		长度[b]	预测的结构和 / 或功能[c]
SPV001	736	−287	150	A52R 家族蛋白
SPV003	2452	−1433	340	MHC 样 TNF 结合蛋白，TM
SPV005	3630	−2824	269	趋化因子受体样蛋白，TM
SPV006	5285	−3696	530	Kelch 样蛋白
SPV007	6038	−5331	236	A52R 家族蛋白
SPV008	6885	−6064	274	IFN-γ- 受体，SP
SPV009	7385	−6921	155	LAP/PHD- 指形蛋白，TM
SPV010	7705	−7448	86	elF2γ 样 PKR 抑制因子
SPV011	8146	−7745	134	IL-18 结合蛋白，SP
SPV012	8672	−8172	167	细胞凋亡调节剂，TM
SPV015	11205	−9604	534	Kelch 样蛋白
SPV032	25909	−25379	177	PKR 抑制因子，宿主范围
SPV064	56225	−56779	185	宿主范围蛋白
SPV103	98184	−98026	53	毒力因子，TM
SPV125	116661	−115783	293	CD47 样蛋白，SP，TM
SPV132	126727	−127758	344	IFN-α/β 结合蛋白，SP
SPV133	127790	−128326	179	A52R 家族蛋白
SPV135	129411	−129974	188	A52R 家族蛋白
SPV136	129994	−131715	574	Kelch 样蛋白，TM
SPV138	132666	−133403	246	N1R/p28 样宿主范围蛋白
SPV141	135128	−137032	635	锚蛋白重复蛋白
SPV142	137100	−138554	485	锚蛋白重复蛋白，TM
SPV143	138662	−139951	430	锚蛋白重复蛋白
SPV144	140003	−141481	493	锚蛋白重复蛋白
SPV145	141494	−142453	320	丝氨酸蛋白酶抑制因子
SPV146	142522	−143631	370	趋化因子受体样蛋白，TM
SPV148	144003	−145022	340	MHC 样 TNF 结合蛋白，TM
SPV150	145719	−146168	150	A52R 家族蛋白

[a] 猪痘病毒 ORF 的编号。
[b] 密码子中 ORF 的长度。
[c] 功能是从与已知基因相似性及功能位点推断出来的。TM，跨膜；SP，N- 末端信号肽。

在 SWPV 基因组末端区编码具有调节病毒/宿主相互作用的其他蛋白包括一些与细胞酶类似的痘病毒蛋白的同源蛋白，包括 SPV128（类固醇脱氢酶）、一个羊痘病毒属和兔痘病属病毒都没有的基因及 SPV129（超氧化物歧化酶）、SPV130（DNA 连接酶）和 SPV140（酪氨酸蛋白激酶）[7]。SWPV 编码参与核苷酸新陈代谢的独特酶补体，包括一种羊痘病毒属、兔痘病毒属及牙塔痘病毒属病毒中都没有的核糖核苷酸还原酶大亚基。SWPV 还编码天花病毒（孟加拉国毒株）B22R 的同源蛋白（SPV131，1959 个氨基酸），它是一种功能未知的预测膜蛋白。

显然，SWPV 中缺失与病毒密切相关且已知会影响病毒/宿主相互作用的同源基因。其中包括 VACV F1L 和黏液瘤病毒 M-T4 抗细胞凋亡蛋白的同源蛋白、VACV C23L 35-ku CC 趋化因子抑制因子、病毒 IL-1 和 TNF 受体、病毒表皮生长因子样蛋白及细胞 CD200/Ox-2 的病毒同源蛋白。另外，与羊痘病毒属、兔痘病属及牙塔痘病毒属病毒类似，SWPV 中无位于 VACV A26L 基因位点且涉及形成不可溶性 A 型包涵体的同源基因[7]。

分子生物学

对 SWPV 的分子生物学研究有限，只有少数几份报告描述了所选病毒基因的特性和表达[61-63]。有研究者将 SWPV 的 VACV F13L 同源蛋白 P37（SPV025）作为细胞外囊膜病毒粒子的组分进行鉴定；然而，无法对 VACV 复制中 F13L 进行功能补充[62]。尽管 SPV010 和 VACV k31 编码的 eIF2α 样蛋白在序列上有差异，但两者都可作为 PKR 的伪底物抑制因子[61]。在体外对猪细胞内的 SWPV 复制的动力学研究表明，DNA 复制、RNA 转录和蛋白表达相对于 VACV 有大幅度的延迟，达到可检测浓度至少需要原来两倍的时间[3]。总的来说，初始分离的 SWPV 在猪细胞内培养过程中复制性差，需要经过多次传代才能诱导细胞病变效应（CPE）[15, 16, 21, 22, 32]。虽然 SWPV 已被报道在牛、兔和猫的培养细胞中不诱导 CPE 和/或复制[15, 32, 64]，在培养的猪源细胞中能良好复制，但在培养的非猪源细胞上复制有限[65, 66]。

因为其有限的宿主范围，有研究者提出将 SWPV 作为疫苗表达载体[67, 68]。表达伪狂犬病病毒病毒（PrV）和猪瘟病毒抗原的基因工程 SWPV 载体已经构建完成，并以 PrV 为例，在猪体内能诱发免疫反应[66, 69]。SWPV 能够在非猪源细胞中表达抗原，并对非猪类物种可呈现为安全的宿主范围受限的疫苗载体[64, 65]。细胞免疫共刺激分子也在重组 SWPV 中表达作为基于 SWPV 疫苗的实验性佐剂[70]。

参考文献

[1]　　Schwarte LH, Biester HE (1941) Pox in swine. *Am J Vet Res* 2: 136–140

[2]　de Boer GF (1975) Swinepox, virus isolation, experimental infections and the differentia-tion from vaccinia virus infections. *Arch Virol* 49: 141−150

[3]　Massung RF, Moyer RW (1991) The molecular biology of swinepox virus. II. The infectious cycle. *Virology* 180: 355−364

[4]　Datt NS (1964) Comparative studies of pigpox and vaccinia viruses. I. Host range pathogenicity. *J Comp Pathol* 74: 62−69

[5]　Shope RE (1940) Swine pox. *Arch Ges Virusforsch* 1: 457−467

[6]　Moyer RW, Arif B, Black DN, Boyle DB, Buller RM, Dumbell KR, Esposito JJ, McFad-den G, Moss B, Mercer AA et al (2000) Family Poxviridae. In: MHV van Regenmortel, CM Fauquet, DHL Bishop, EB Carstens, MK Estes, SM Lemon, J Maniloff, MA Mayo, DJ McGeoch, CR Pringle, RB Wickner (eds) *Virus tax- onomy*. Academic Press, New York

[7]　Afonso CL, Tulman ER, Lu Z, Zsak L, Osorio FA, Balinsky C, Kutish GF, Rock DL (2002) The genome of swinepox virus. *J Virol* 76: 783−790

[8]　Schnitzlein WM, Tripathy DN (1991) Identification and nucleotide sequence of the thymidine kinase gene of swinepox virus. *Virology* 18: 727−732

[9]　Spinola M (1842) Krankheiten der Schweine. Ed A Hieschwald, Berlin, p204

[10]　McNutt SH, Murray C, Purwin P (1929) Swine pox. *Am Vet Med Assoc* 74: 752−761

[11]　Poenaru J (1913) Recherches sur le virus filtrant dans la variole des porcelets. *Bull Soc Cent Med Vet* 67: 148

[12]　Akazawa S, Matsumura J (1937) *Rep Govt Inst Vet Res (Fusan)* X: p8

[13]　Manninger R, Csontos J, Salyi J (1940) Über die ätiologie des pockenartigen Ausschlag-es der Ferkel. *Arch Tierheilkunde* 75: 159−179

[14]　Blakemore F, Abdussalam M (1956) Morphology of the elementary bodies and cell inclusions in swine pox. *J Comp Pathol* 66: 373−377

[15]　Kasza L, Bohl EH, Jones DO (1960) Isolation and cultivation of swine pox virus in primary cell cultures of swine origin. *Am J Vet Res* 21: 269−273

[16]　Paton DJ, Brown IH, Fitton J, Wrathall AE (1990) Congenital pig pox: A case report. *Vet Rec* 127: 204

[17]　Jubb TF, Ellis TM, Peet RL, Parkinson J (1992) Swinepox in pigs in northern Western Australia. *Aust Vet J* 69: 99

[18]　Borst GH, Kimman TG, Gielkens AL, van der Kamp JS (1990) Four sporadic cases of congenital swinepox. *Vet Rec* 127: 61−63

[19]　Kim JCS, Luong LC (1975) Ultrastructure of swine pox. *Vet Med Small Anim Clin* 70:

1043–1045

[20] Olufemi BE, Ayoade GO, Ikede BO, Akpavie SO, Nwufoh KJ (1981) Swine pox in Nigeria. *Vet Rec* 109: 278–280

[21] Kasza L, Griesemer RA (1962) Experimental Swine Pox. *Am J Vet Res* 23: 443–450

[22] Meyer RC, Conroy JD (1972) Experimental swinepox in gnotobiotic piglets. *Res Vet Sci* 13: 334–338

[23] Miller RC, Olson LD (1980) Experimental induction of cutaneous streptococ- cal abscesses in swine as a sequela to swinepox. *Am J Vet Res* 41: 341–347

[24] Cheville NF (1966) The cytopathology of swine pox in the skin of swine. *Am J Pathol* 49: 339–352

[25] Teppema JS, De Boer GF (1975) Ultrastructural aspects of experimental swine- pox with special reference to inclusion bodies. *Arch Virol* 49: 151–163

[26] Cheville NF (1966) Immunofluorescent and morphologic studies on swinepox. *Pathol Vet* 3: 556–564

[27] Plowright W, Ferris RD (1958) The growth and cytopathogenicity of sheep-pox virus in tissue cultures. *Br J Exp Pathol* 39: 424–435

[28] Conroy JD, Meyer RC (1971) Electron Microscopy of swinepox virus in germ- free pigs and in cell culture. *Am J Vet Res* 32: 2021–2032

[29] Smid B, Valicek L, Mensik J (1973) Replication of swinepox virus in the skin of natural- ly infected pigs. Electron microscopic study. *Zentralbl Veterinarmed B* 20: 603–612

[30] Massung RF, Jayarama V, Moyer RW (1993) DNA sequence analysis of con- served and unique regions of swinepox virus: identification of genetic elements supporting pheno- typic observations including a novel G protein-coupled receptor homologue. *Virology* 197: 511–528

[31] Kawagishi-Kobayashi M,Cao C,Lu J,Ozato K,DeverTE (2000) Pseudosubstrate inhibi- tion of protein kinase PKR by swine pox virus C8L gene product. *Virology* 276: 424–434

[32] Garg SK, Meyer RC (1972) Adaptation of swinepox virus to an established cell line. *Appl Microbiol* 23: 180–182

[33] Williams PP, Hall MR, McFarland MD (1989) Immunological responses of cross- bred and in-bred miniature pigs to swine poxvirus. *Vet Immunol Immunopathol* 23: 149–159

[34] Brunetti CR, Paulose-Murphy M, Singh R, Qin J, Barrett JW, Tardivel A, Schneider P, Essani K, McFadden G (2003) A secreted high-affinity inhibitor of human TNF from Tanapox virus. *Proc Natl Acad Sci USA* 100: 4831–4836

[35] Bartee E, Mansouri M, Hovey Nerenberg BT, Gouveia K, Fruh K (2004) Downregulation of major histocompatibility complex class I by human ubiqui- tin ligases related to viral immune evasion proteins. *J Virol* 78: 1109–1120

[36] Sanderson CM, Parkinson JE, Hollinshead M, Smith GL (1996) Overexpression of the vaccinia virus A38L integral membrane protein promotes Ca^{2+} influx into infected cells. *J Virol* 70: 905–914

[37] Najarro P, Lee HJ, Fox J, Pease J, Smith GL (2003) Yaba-like disease virus protein 7L is a cell-surface receptor for chemokine CCL1. *J Gen Virol* 84: 3325–3336

[38] Guerin JL, Gelfi J, Boullier S, Delverdier M, Bellanger FA, Bertagnoli S, Drexler I, Sutter G, Messud-Petit F (2002) Myxoma virus leukemia-associated protein is respon-sible for major histocompatibility complex class I and Fas- CD95 down-regulation and defines scrapins, a new group of surface cellular receptor abductor proteins. *J Virol* 76: 2912–2923

[39] Mansouri M, Bartee E, Gouveia K, Hovey Nerenberg BT, Barrett J, Thomas L, Thomas G, McFadden G, Fruh K (2003) The PHD/LAP-domain protein M153R of myxomavirus is a ubiquitin ligase that induces the rapid internaliza- tion and lysosomal destruction of CD4. *J Virol* 77: 1427–1440

[40] Langland JO, Jacobs BL (2002) The role of the PKR-inhibitory genes, E3L and K3L, in determining vaccinia virus host range. *Virology* 299: 133–141

[41] Smith GL, Chan YS, Howard ST (1991) Nucleotide sequence of 42 kb of vac- cinia virus strain WR from near the right inverted terminal repeat. *J Gen Virol* 72: 1349–1376

[42] Bowie AG, Haga IR (2005) The role of toll-like receptors in the host response to viruses. *Mol Immunol* 42: 859–867

[43] Stack J, Haga IR, Schroder M, Barlett NW, Maloney G, Reading PC, Fitzgerald KA, Smith GL, Bowie AG (2005) Vaccinia virus protein A46R targets multiple toll-like-inter-leukin-1 receptor adaptors and contributes to virulence. *J Exp Med* 201: 1007–1018

[44] DiPerna G, Stack J, Bowie AG, Boyd A, Kotwal G, Zhang Z, Arvikar S, Latz E, Fitzger-ald KA, Marshalll WL (2004) Poxvirus protein N1L targets the I- gB kinase complex, inhibits signaling to NF-gB by the tumor necrosis factor superfamily of receptors, and in-hibits NF-gB and IRF3 signaling by Toll-like receptors. *J Biol Chem* 279: 36570–36578

[45] Everett H, Barry M, Lee SF, Sun X, Graham K, Stone J, Bleackley RC, McFadden G (2000) M11L: a novel mitochondria-localized protein of myxoma virus that blocks apoptosis of infected leukocytes. *J Exp Med* 191: 1487–1498

[46] Perkus ME, Goebel SJ, Davis SW, Johnson GP, Limbach K, Norton EK, Paoletti E

(1990) Vaccinia virus host range genes. *Virology* 179: 276–286

[47] Betakova T, Wolffe E, Moss B (2000) The vaccinia virus A14.5L gene encodes a hydrophobic 53-amino-acid virion membrane protein that enhances virulence in mice and is conserved among vertebrate poxviruses. *J Virol* 74: 4085–4092

[48] Senkevich TG, Koonin EV, Buller RM (1994) A poxvirus protein with a RING zinc finger motif is of crucial importance for virulence. *Virology* 198: 118–128

[49] Senkevich TG, Wolffe EJ, Buller RM (1995) Ectromelia virus RING finger protein is localized in virus factories and is required for virus replication in macrophages. *J Virol* 69: 4103–4111

[50] Nerenberg BT, Taylor J, Bartee E, Gouveia K, Barry M, Fruh K (2005) The poxviral RING protein p28 is a ubiquitin ligase that targets ubiquitin to viral replication factories. *J Virol* 79: 597–601

[51] Gillard S, Spehner D, Drillien R, Kirn A (1986) Localization and sequence of a vaccinia virus gene required for multiplication in human cells. *Proc Natl Acad Sci USA* 83: 5573–5577

[52] Mossman K, Lee SF, Barry M, Boshkov L, McFadden G (1996) Disruption of M-T5, a novel myxoma virus gene member of poxvirus host range superfamily, results in dramatic attenuation of myxomatosis in infected European rabbits. *J Virol* 70: 4394–4410

[53] Spehner D, Gillard S, Drillien R, and Kirn A (1988) A cowpox virus gene required for multiplication in Chinese hamster ovary cells. *J Virol* 62: 1297–1304

[54] Camus-Bouclainville C, Fiette L, Bouchiha S, Pignolet B, Counor D, Filipe C, Gelfi J, Messud-Petit F (2004) A virulence factor of myxoma virus colocal- izes with NF-gB in the nucleus and interferes with inflammation. *J Virol* 78: 2510–2516

[55] Johnston JB, Wang G, Barrett JW, Nazarian SH, Colwill K, Moran M, McFadden G (2005) Myxoma virus M-T5 protects infected cells from the stress of cell cycle arrest through its interaction with host cell cullin-1. *J Virol* 79: 10750–10763

[56] Antoine G, Scheiflinger F, Dorner F, Falkner FG (1998) The complete genomic sequence of the modified vaccinia Ankara strain: comparison with other ortho- poxviruses. *Virology* 244: 365–396

[57] Shchelkunov SN, Safronov PF, Totmenin AV, Petrov NA, Ryazankina OI, Gutorov VV, Kotwal GJ (1998) The genome sequence analysis of the left and right species-specific terminal region of a cowpox virus strain reveals unique sequences and a cluster of intact ORF for immunomodulatory and host range proteins. *Virology* 243: 432–460

[58] Kochneva G, Kolosova I, Maksyutova T, Ryabchikova E, Shchelkunov S (2005) Effects

of deletions of kelch-like genes on cowpox virus biological properties. *Arch Virol* 150: 1857–1870

[59]　Tulman ER, Afonso CL, Lu Z, Zsak L, Sur J-H, Sandybaev NT, Kerembekova UZ, Zaitsev VL, Kutish GF, Rock DL (2002) The genomes of sheeppox and goatpox viruses. *J Virol* 76: 6054–6061

[60]　Pires de Miranda M, Reading PC, Tscharke DC, Mur Phy BJ, Smith GL (2003) The vaccinia virus kelch-like protein C2L affects calcium-independent adhe- sion to the extracellular matrix and inflammation in a murine intradermal model. *J Gen Virol* 84: 2459–2471

[61]　Kawagishi-Kobayashi M,Cao C,Lu J,Ozato K,DeverTE (2000) Pseudosubstrate inhibi- tion of protein kinase PKR by swine pox virus C8L gene product. *Virology* 276: 424–434

[62]　Barcena J, Lorenzo MM, Sanchez-Puig JM, Blasco R (2000) Sequence and analysis of a swinepox virus homologue of the vaccinia virus major envelope protein P37 (F13L). *J Gen Virol* 81: 1073–1085

[63]　Feller JA, Massung RF, Turner PC, Gibbs EP, Bockamp EO, Beloso A, Talavera A, Vinuela E, Moyer RW (1991) Isolation and molecular characterization of the swinepox virus thymidine kinase gene. *Virology* 183: 578–585

[64]　Winslow BJ, Cochran MD, Holzenburg A, Sun J, Junker DE, Collisson EW (2003) Replication and expression of a swinepox virus vector delivering feline leukemia virus gag and env to cell lines of swine and feline origin. *Virus Res* 98: 1–15

[65]　Barcena J, Blasco R (1998) Recombinant swinepox virus expressing beta-galac- tosidase: investigation of viral host range and gene expression levels in cell culture. *Virology* 243: 396–405

[66]　Hahn J, Park S-H., Song J-Y, An S-H, Ahn B-Y (2001) Construction of recom- binant swinepox viruses and expression of the classical swine fever virus E2 protein. *J Virol Methods* 93: 49–56

[67]　Foley PL, Paul PS, Levings RL, Hanson SK, Middle LA (1991) Swinepox virus as a vector for the delivery of immunogens. *Ann NY Acad Sci* 646: 220–222

[68]　Tripathy DN (1999) Swinepox virus as a vaccine vector for swine pathogens. Adv Vet Med 41: 463–480

[69]　van der Leek ML, Feller JA, Sorensen G, Isaacson W, Adams CL, Borde DJ, Pfeiffer N, Tran T, Moyer RW, Gibbs EPJ (1994) Evaluation of swinepox virus as a vaccine vector in pigs using an Aujeszky's disease (pseudorabies) virus gene insert coding for glycoproteins gp50 and gp63. *Vet Rec* 134: 13–18

[70]   Winslow BJ, Kalabat DY, Brown SM, Cochran MD, Collisson EW (2005) Feline B7.1 and B7.2 proteins produced from swinepox virus vectors are natively pro- cessed and biologically active: Potential for use as non-chemical adjuvants. *Vet Microbiol* 111: 1–13

（吴国华　朱学亮　译）

第 11 章　禽痘病毒属

David B. Boyle

（澳大利亚联邦科学与工业研究组织畜牧业部，澳大利亚动物健康实验室，
澳大利亚维多利亚州吉朗市波塔灵顿路 5 号，邮编 3220）

摘要

　　在家养、宠物或野生禽类皮肤病变材料中鉴定的痘病毒分类中，大部分归类为痘病毒科脊索动物痘病毒亚科禽痘病毒属。禽痘病毒至少被鉴定为 23 个目的 232 种禽类疾病的病原体。致弱的禽痘病毒疫苗能在家禽生产中提供良好的保护，然而在大型集约化生产中，确实面临现有疫苗无效的风险。全基因组序列分析显示整个基因组结构和功能与脊索动物痘病毒亚科非常相似；然而，与脊索动物痘病毒亚科其他病毒相比，禽痘病毒基因组表现出与更广泛的基因家族和新型宿主范围基因进行了大规模的基因组重排。系统发育分析将禽痘病毒归入脊索动物痘病毒亚科，以后可能将禽痘病毒归入痘病毒科中单独的亚科。鸡痘病毒（Fowlpox virus, FWPV）和网状内皮组织增生病毒之间的存在独特的关系。所有 FWPV 毒株均携带冗长的长末端重复序列，而野生毒株携带了整合在 FWPV 基因组相同位置的接近全长的前病毒。随着构建表达外源疫苗抗原的痘病毒技术发展，在过去的 20 年中，禽痘病毒从默默无闻摇身变成重要的疫苗载体。对重组病毒递送疫苗抗原到非禽类物种的研究结果吸引了大量研究者的兴趣。在兽医领域，几种重组禽痘病毒已经成为得到商业许可的疫苗。最成功的是表达囊膜病毒糖蛋白抗原的疫苗，如禽流感、新城疫和西尼罗河病毒。几种重组病毒已经作为抗 HIV/AIDS 和疟疾实验疫苗或作为癌症患者治疗制剂进行了广泛的人体临床试验。现在，用作兽用和人类疫苗或治疗制剂的禽痘病毒重组病毒安全性已经确立。

引言

　　在家养、宠物或野生禽类皮肤病变材料中鉴定的痘病毒分类中，大部分归类为痘病毒

科脊索动物痘病毒亚科禽痘病毒属[1]。这种疾病的特征为皮肤增生病变，症状轻的为小结节，严重的会发展成为肿瘤或疣状团，还有很少的病例会出现呼吸道、口腔和食道黏膜增殖或白喉膜病变。禽痘病毒通常根据携带该病毒并分离出病毒或至少在光学或电子显微镜下看到病变的禽类物种进行命名。我们对这些禽痘病毒与其他痘病毒之间的关系及与代表种——鸡痘病毒（Fowlpox virus，FWPV）之间关系仅是初步了解，因为现在只有两个FWPV 分离株[2, 3] 和一种分离的金丝雀痘病毒（Canarypox virus，CNPV）的详细基因组信息[4]。FWPV 和 CNPV 的详细研究主要受其作为家禽和人类疫苗载体推动的[5]。

禽痘病毒被认为是广泛的禽类物种疾病病原体，现有文献综述显示，至少 23 个目的232 种禽类出现自然感染[6]。在某些情况下，这些感染对濒危物种或捕获的人工繁殖恢复项目物种造成威胁。FWPV 会导致家禽发病，但对商业家禽饲养来说不是一个严重疾病，在遇到适宜的传播条件（主要是蚊子机械传播）时，会引起严重问题。FWPV 和其他禽痘病毒的致弱毒株被成功并广泛用于为疾病控制的易感物种接种。

对分子病毒学和禽痘病毒关系的详细了解主要限于具有完整基因组序列的 FWPV 和CNPV[2-4]。这些研究发现了具有大的双链 DNA 基因组（FWPV 为 266~288 kb，CNPV 为365 kb）的特征性痘病毒形态学、具有基因表达调节元件（脊索动物痘病毒也有）的细胞质复制及编码超过 250 个预测基因的基因组。与脊索动物痘病毒的其他成员相比，禽痘病毒基因组表现为大规模基因组重排、更广泛的基因家族和新型宿主范围基因。FWPV 与禽人工进行的病毒——网状内皮组织增殖病病毒（Reticuloendotheliosis virus，REV）之间存在着独特的关系。所有 FWPV 疫苗毒株均携带冗余的长末端重复序列（LTR），而野生毒株的相同位置为接近全长 LTR 的前病毒[7]。当 FWPV 感染易感禽类时，前病毒会引起REV 感染。未在其他禽痘病毒中检测到 REV 序列。

对禽痘病毒最大的兴趣可能是将之用作疫苗载体，首先将疫苗抗原递送到禽类，然后探索将之作为非禽类物种的疫苗载体[5]。现在，许多为研发正痘病毒重组病毒建立的技术，在对细胞基质和筛选方法进行适当改进后，已用于构建禽痘病毒重组病毒。约有十亿剂量重组 FWPV（rFWPV）– 禽流感 H5 疫苗在墨西哥用于控制禽流感[8, 9]。FWPV 和CNPV 感染广泛的哺乳动物细胞，但没有增殖性复制，基因表达水平足以诱导抗体、细胞和对重组抗原的保护性免疫反应，这是将禽痘病毒作为非禽类物种（包含人类）疫苗载体的主要推动因素[10]。禽痘病毒疫苗载体的应用已经扩大到初免 - 加强免疫接种策略[11] 及递呈治疗机制的癌症和免疫刺激 / 调节分子[12]。大量禽痘病毒重组病毒已经进行了大量临床前和临床试验，包括控制 HIV/AIDS 和疟疾的候选疫苗[13, 14]。目前，这些重组病毒的安全性也已明了[15, 16]。

分类学和起源

禽痘病毒被归类为痘病毒科脊索动物痘病毒亚科禽痘病毒属[17]。代表毒株是已被鉴定并深入了解的 FWPV；很多不同的 FWPV 分离株已被报道，包括全球广泛在售的商业疫苗株。现在，此属中有十种正式毒种，还有几种暂定毒种（表 11-1）[1]。毒种划分很不明确，但标准包括疾病特征、宿主来源、在鸡胚尿囊膜或禽类细胞培中的生长特性、对经典 FWPV 的交叉保护性、基因组 DNA 和相互杂交及限制性内切酶分析。鉴于禽痘病毒在基因组和病毒粒子水平的大小和复杂性，我们对正式和暂定毒种关系范围和性质的了解都是初步的。选择保守基因核苷酸序列分析可提供一种假定的分类方式，而且 4b 基因已被尝试用于此分析 [18, 19]。然而，据此基础定义的关系未考虑在演化期间基因损失和获得引起的基因含量变化 [20, 21]。禽痘病毒可能是脊索动物痘病毒属中最大的也是最多样化的病毒 [6]。尽管对禽类起源存在争议，它们可能以该形式保持了至少 1.5 亿年。禽痘病毒几乎与其宿主共演化，并在此过程中从宿主获得协助病毒对抗宿主细胞和免疫反应的基因 [20, 21]。被认定的禽痘病毒种是那些在实验室已培养成功的病毒。

表 11-1　痘病毒科脊索动物痘病毒亚科禽痘病毒属

禽痘病毒属	典型种	其他物种	病原缩写	全基因组序列：毒株和登录号
	鸡痘病毒		FWPV	FP9 -AJ581527[a] FPV -AF198100[b]
		金丝雀痘病毒	CNPV	CNPV -AY318871[c]
		灯芯草雀痘病毒	JNPV	
		八哥痘病毒	MYPV	
		鸽子痘病毒	PGPV	
		鹦鹉痘病毒	PSPV	
		鹌鹑痘病毒	QUPV	
		麻雀痘病毒	SRPV	
		惊禽痘病毒	SLPV	
		火鸡痘病毒	TKPV	
暂定物种		乌鸦痘病毒	CRPV	
		孔雀痘病毒	PKPV	
		企鹅痘病毒	PEPV	

[a] 鸡痘病毒 FP9：蚀斑纯化，组织培养适应，致弱的欧洲毒毒 [3]。[b] 鸡痘效检病毒；动物健康检查服务兽医生物中心，爱荷华州埃姆斯 [2]。[c] CNPV 毒株 Wheatley；美国典型培养物保藏中心（ATCC VR-111）[4]。

家禽生产中的疾病

在鸡和火鸡生产中，FWP 是一种慢速传播的疾病，伴有特征性皮肤病变，从小结节到肿瘤或类疣团，大小不等，这些病变主要发生在无羽毛的皮肤上，如头部和腿部[22]。死亡率低；然而，产蛋禽类的产蛋量会骤然大幅下降。幼禽的生长速率也会受到严重影响[23, 24]。FWPV 基因组中前病毒引起的 REV 感染在 FWP 表达中的作用尚不清楚。然而，不能低估 REV 感染的潜在影响，因为众所周知，REV 感染会引起免疫抑制[25]。严重白喉型 FWP 导致鼻、喉和气管区的增生病变，导致呼吸困难和更高的死亡率[23]。

疾病控制 – 免疫接种和传播控制

禽痘病毒引起的疾病控制最好通过阻断传播途径和免疫接种的方式进行[23, 24]。发生感染后，无合适或特殊治疗手段。叮咬昆虫传播，尤其是蚊子，可能与疾病的季节和地理发病率有关，因此在商业生产中采取合适的筛查方法和昆虫控制计划可以降低疾病的感染。在疾病暴发后，控制饲养密度和场地消毒可以减少通过皮肤伤口或吸入感染。FWPV可以在干痂中长时间存活（即便不到一个月，也有数周），因此为有效预防疾病，需要注意禽舍、饲料和水的卫生。FWP 在全球家禽中传播，每个地理区域的发病率不同，与管理和卫生规范、蚊虫控制及预防接种有关。

在商业禽类饲养中，为控制 FWP 进行预防接种已经有很长一段历史了[22]。Beaudette在 1949 年详细记录了 FWP、鸽痘病毒（PGP）、火鸡痘病毒（TKP）和 CNP 的疫苗早期历史[22]；此参考文献为早期尝试接种预防禽痘及理解禽痘病毒之间的关系提供了有意义的见解。在 20 世纪 60 年代末期和 20 世纪 70 年代早期，全球大部分地区开始使用现代商业疫苗控制 FWP。特殊地区还有其他疫苗，如抗 TKP、鹌鹑痘（QUP）、CNP 和 PGP 的疫苗[23]。在疫苗中使用的病毒株是通过将田间分离毒株在鸡胚或鸡胚衍生细胞培养中传代得到的。根据与原始野毒株比较免疫原性 (攻毒保护) 和较弱程度 (降低致病性) 以及无其他禽类病原体进行选择筛选，发现疫苗可广泛用于控制禽痘疾病。因为商业因素或信息丢失，很多已命名疫苗毒株的来源和历史都很模糊[22]。

禽痘疫苗最有效的使用方式为使用单针或双针刺种器进行翼膜接种。因为每只禽都需要处理，这使得疫苗在商业家禽中管理的费用昂贵。在接种后 5~10 天检查接种部位，看是否形成特征性痘病变，评估接种是否成功。使用其他途径给药，如饮水或喷雾，诱导保护免疫，效果差很多，达到可接受的保护水平需要的病毒浓度更高[22, 26, 27]。在接近孵化日期使用高度致弱的或 rFWPV 毒株进行卵内接种，可能是给每只鸡接种的有效替代方式[28, 29]。为保持对产蛋鸡的保护或在蚊虫大量繁殖出现时，可能需要重复接种。FWPV疫苗毒株有多种，有适用于给 1 日龄鸡接种的高度致弱的疫苗，也有具有残余致病性的疫苗，建议对 3~6 周龄鸡进行首次接种，或在开始产蛋前重新接种。

FWPV 疫苗对 TKPV、QUPV 和 CNPV 的保护作用，即便有也微乎其微，因此有必要使用合适的疫苗对这些病种进行疾病控制[22, 23]。交叉保护效果不佳可能与这些病毒之间的抗原差异有关。有时，为限制疾病进一步在禽群中扩散，在少部分禽出现患病迹象时会进行选择接种。

尽管体液和细胞调节免疫反应在免疫中发挥了重要的作用，然而目前尚未对此进行透彻的研究[30, 31]。可以通过 ELISA 或病毒中和试验评估体液反应[32]。尽管使用商业化禽类疫苗控制其他禽类物种的痘病毒疾病存在疑问，然而有时尝试使用它。这种使用并不是没有风险的，因为疫苗本身总是被视为具有引起接种物种发病的潜力。

很多商业 FWPV 和 CNPV 疫苗毒株作为基础，用于开发其他禽类疾病或非禽类物种疾病控制的重组痘病毒载体疫苗[5]。因为明显的疫苗污染，FWPV 疫苗与疏忽造成的 REV 扩散有关。现代禽类疫苗采用健全的质量保证程序，几乎没有扩散病原的风险[24]。然而，FWPV 与 REV 的关系变得独特：REV 前病毒整合到 FWPV 基因组中[7]。获得了一株 FWPV 和一株 CNPV 的完整基因组序列，为研发新禽痘疫苗或提高特异免疫原性（在禽痘病毒用于递呈抗原和 / 或免疫调节剂给禽类和非禽类宿主）通过合理致弱成为可能[5]。最近，我们从 FWPV 疫苗和野生毒株中删除了整合的 REV 前病毒，以产生新疫苗毒株（D. Boyle，未发表）。

新毒株的出现

全球商业禽类生产的规模和密度导致新疾病的出现，这些疾病主要是由病毒及现有病毒突变株引起的。此情况的出现为开发新疫苗或为选择新毒株纳入疫苗中带来了压力。大部分挑战来自 RNA 基因组病毒 [如传染性支气管炎病毒、传染性法氏囊病病毒（IBDV）和禽流感病毒]；然而，与之前很多疫苗相比，马立克氏病病毒（MDV）发生了很多变化，对新型 MDV 毒株的保护作用差或有限[33]。另外，有报道，新出现的 FWPV 毒株引起异常疾病模式或疾病，现有疫苗可能无效[34-36]。出现新 FWPV 毒株或其他禽痘病毒扩散到商业禽类生产系统中的可能性真实存在；然而，这些病毒出现的时间和后果无法预测。

野生禽类和濒危禽类物种疾病

禽痘病毒被鉴定为广泛的禽类疾病的病原体（综述参见[6]）。据报道携带高致病性毒株的鸽子、鹌鹑和金丝雀的死亡率接近 80%～100%[22-24]。野生和笼养禽自然发病，有的表现为脚部和无毛区皮肤轻微的病变，也有的表现为与皮肤和白喉疾病有关的严重疾病和高死亡率。在夏威夷、加拉帕戈斯群岛和加那利群岛的鸟类中，痘病毒感染和禽疟被认为是限制和威胁濒危和独特种群的重要因素[37, 38]。在其他情况下，人工养殖濒危禽类物种出现痘病毒感染是一个严重的问题[39]。

一般情况下，痘病毒感染可以通过临床症状、组织病理学（如感染细胞中特征性细胞质包涵体）及病变组织中病毒的电子显微镜检测[24]。只有通过鸡胚接种或禽类细胞培养分离出病毒，才能进行深入研究[23, 24]。这些研究通常涉及与 FWPV 比较进行交叉保护和

鸡的发病机制研究 [37]、基因组 DNA 的限制性核酸内切酶分析 [37, 39-42] 或 PCR 扩增大基因组片段的测序 [18, 19]。FWPV 与禽痘病毒之间的复杂关系模式表现为，禽痘病毒很少对鸡致病、对 FWPV 攻击的交叉保护差、基因组的限制性核酸内切酶图谱存在显著差异 [23]。只能推测感染广泛禽类物种的痘病毒感染来源；病毒感染可能为地方性动物疫病，且仅在应激或其他环境因素下才会表现为疾病；病毒和疾病可能从相关物种或家禽扩散出来；而且，一些禽类物种中的皮肤似疣病变可能导致长时间持续感染病毒 [43]。因为栖息地破坏或昆虫传播，痘病毒从一个禽类物种扩散到另一种物种时，有可能在新感染物种中引起严重疾病。这些禽痘病毒的全部性质和关系复杂性只能通过更大范围分离毒株的详细基因组序列分析才能得以解析。

全基因组序列

已能获得致病性的 FWPV US 毒株 (FWP 效检病毒，爱荷华州艾姆斯动物健康检疫署兽医生物制品中心)，一个经蚀斑纯化的、组织培养适应的并致弱的欧洲病毒 FWPV(FP9) 和 CNPV 强毒株 (Wheatley C93，美国典型培养物保藏中心 VR-111) 的基因组序列、推定基因的功能和关系的分析等信息 [2-4]。此外，FWPV US 与 FP9 之间的基因组差异已在 HP1 毒株（FP9 的原始毒株）中表现出来 [3]。FWPV 基因组大小在 266 kb（FP9）至 288 kb（FWP 效检毒株 FWPV US）之间。CNPV 基因组（365 kb）比 FWPV 基因组大 80-100 kb。鉴于基因组的大小和复杂性，未对单个基因和它们的关系进行详细的研究。读者最好参考原始文献来进行这个层次的分析。

FWPV US 的全基因组结构和功能与脊索动物痘病毒科病毒类似，拥有一个位于中央的保守基因核心，这些基因的功能是参与基本的复制机制，如病毒转录和 RNA 修饰、基因组复制和病毒结构及成熟病毒粒子的组装；有 65 个保守的基因同源物参与这些功能 [2]。FWPV US 基因组含有长度达 10 kb 的末端反向重复序列。基因表达调节元件，如早期、中期和晚期启动子，含有典型脊索动物痘病毒序列。早期痘病毒转录终止序列（T_5NT）在很多预测的早期基因的转录终止密码子附近是可识别的。然而，与脊索动物痘病毒相比，在基因组的共线性方面具有显著差异，FWPV US 毒株中存在基因易位和倒置、多个大的基因家族及新的细胞同源基因。FWPV US 毒株和其他脊索动物痘病毒之间的显著大小差异主要来自于大量的细胞同源基因和 10 个多基因家族。最明显的是，FWPV US 毒株中锚蛋白重复家族（有 31 个基因）、N1R/p28 家族（有 10 个基因）和 B22R 家族（有 6 个基因）约占基因组总量的 32%[2]。有许多推测的细胞同源基因参与免疫逃避、细胞凋亡、细胞生长和组织嗜性。其他细胞同源基因参与类固醇生物合成、抗氧化功能及囊泡运输。所有这些都表明，在病毒感染发生后，宿主细胞功能发生了实质性的改变 。另外，还表明存在 FWPV US 编码的光复活 DNA 修复路径。通过水平转移获得基因可能在 FWPV US 适应其禽类宿主中发挥了重要作用 [2]。

将组织培养致弱的欧洲 FP9 毒株与 FWPV US 毒株进行比较，鉴定了 118 个基因差异；71 个基因被删除（1-9334 bp 的有 26 个）、插入（1-108 bp 的有 15 个）、取代、终止或移码[3]。FWPV FP9 是欧洲 FWPV HP1 强毒株的衍生物，是在鸡胚和鸡胚成纤维细胞培养中传代（400 多代）得到的。针对 FP9 毒株和 FWPV US 毒株存在差异的区域，再对 HP1 序列测定，结果表明，在 118 个差异区域中有 68 个与 FWPV 不同，但与 FP9 相同。两个地理上的 FWPV 谱系之间超过一半的差异代表了亲本强毒株 -HP1 和 FWPV US 毒株存在差异。因此，FWPV US 和 FP9 之间超过一半的差异说明两个地理来源的不同病毒之间存在差异。致弱的欧洲 FP9 与其亲本强毒株 FWPV HP1 的比较结果表明，在 118 个位点中有 50 个位点不同——表明在鸡胚和组织培养传代致弱中，出现了累计变化 / 突变。在 46 个开放阅读框中，有 12 个编码锚蛋白重复家族成员的开放阅读框受到明显的特定性传代突变的影响。目前这些突变引起致弱的机理尚不清楚[3]。

禽痘病毒基因组的限制性内切酶图谱显示基因组排列有显著变化，表明基因组含量可能存在显著差异[37, 40, 41]。从 CNPV 东京 CG-2 毒株得到的有限基因序列数据表明，尽管 CNPV 和 FWPV 看似都具有类似基因序列的区域，但在推导的氨基酸水平上存在显著差异。CNPV 与 FWPV 之间的基因同源性在 55% 到 74% 之间，此差异与在不同脊索动物痘病毒属之间观察到的相当[44]。CNPV 全基因组测序证实了 CNPV 与 FWPV 之间的巨大差异[4]。CNPV 基因组比 FWPV 大很多，大小分别为 365 kb 和 266~288 kb。CNPV 基因组的中央区域含有与基本的复制机制 (如病毒转录、RNA 修饰、病毒 DNA 复制、病毒结构和病毒粒子组装) 相关的脊索动物痘病毒基因的同源基因。研究发现，CNPV 与 FWPV 之间共有 106 个保守的脊索动物痘病毒基因，氨基酸同源性平均为 70%。有 39 个 CNPV 基因组编码的基因在 FWPV 基因组中没有或被分段，而 CNPV 缺少 FWPV 末端基因组区域内的 15 个基因。CNPV 和 FWPV 的内部基因组区域具有相当大的变化，与此相反，其他脊索动物痘病毒基因组中央区域相对保守。主要基因组变化位于其他脊索动物痘病毒基因组重排的交汇处附近。这些区域含有的基因可能参与病毒 - 宿主相互作用。从可比较的现有序列看，CNPV Wheatley C93 毒株在核苷酸（98%）和氨基酸（91%~100%）水平上与 CNPV 东京 CG-2 毒株之间有密切的关系[4, 44]。这证明了引起 CNP 不同分离株之间基因组保守，并支持禽痘病毒属 CNPV 毒种的命名。Tulman 等人[4] 的结论是，FWPV 和 CNPV "每个开放阅读框的基因组数据和系统发生分析支持与其他脊索动物痘病毒相关的两个禽痘病毒是起源于一个祖先"。FWPV 和 CNPV 之间的差异似乎与其他脊索动物痘病毒属的差异一样大。从禽痘病毒基因组[37, 39-42] 和 4b 基因核苷酸序列[18, 19] 的限制性核酸内切酶分析得到明显的差异支持了此结论，且表明报道的引起 23 目 232 种禽类疾病的病毒之间可能存在巨大和广泛的基因组多样性。通过大量的禽痘病毒的序列数据分析，我们认为禽痘病毒属有可能成为痘病毒科中单独的亚科。

与痘病毒的关系

20 种痘病毒的全基因组测序的完成，有助于基因组范围的系统发生学分析、基因组结构和演化路径分析等[20, 21]。除了 FWPV 和 CNPV，脊索动物痘病毒的基因序列和基因间距都高度保守[2, 4]。系统发育分析将 FWPV 归入脊索动物痘病毒（并假定为 CNPV，尽管无类似分析报道）。尽管整体基因组组成和结构保守，包含一个中央基因核心、末端反向重复及大量功能重要的直系同源基因，FWPV 和 CNPV 基因组表现出大规模基因组重排，与其他脊索动物痘病毒相比，具有更广泛的基因家族和新型宿主范围基因[2, 3]。基因丢失和获得看似是脊索动物痘病毒基因组演化的主要机理。很多基因都是通过从宿主的水平基因转移得到的。因为与脊索动物痘病毒自一个共同祖先的分化以来，FWPV 已经获得了 94 个基因[20]。脊索动物痘病毒与动物基因组共有 34 个基因家族，然而在 FWPV 中仅发现了 8 个[21]。通过水平基因转移是获取禽痘病毒进化新基因的主要来源。许多获取的基因能使病毒逃避细胞防卫和免疫防卫。在痘病毒生物学中，了解基因转移的速度和机制可能是一个重要的挑战。

FWPV 和 REV

禽类人工进行的酶病毒、REV 与 FWPV 之间存在独特的关系[7]。在大部分（如果不是全部）FWPV 病原分离株中的基因组中发现了近似全长、具有感染性的 REV 前病毒。至少一种疫苗株携带传染性前病毒，如 FPV-S，由于它是澳大利亚禽类 REV 的来源而被停止使用。其他已知的不会引起 REV 感染的 FWPV 疫苗株携带全部或部分 LTR[7, 45-49]。FWPV 疫苗株中出现全部或部分 LTR 可能是因为存在前病毒的串联重复 LTRs。这些结构本身在痘病毒基因组中不稳定，分子间或分子内重组会导致插入序列快速丢失[50, 51]。痘病毒中串联重复序列的不稳定性被用于通过基因瞬时表达筛选进行重组病毒构建[52, 53]。因为整合前病毒的 5′ 和 3′ LTRs 不同，当在 LTR 的重组事件中出现或缺少一个全长或部分 LTR 时，在 LTR 的重组中，将依赖于交叉位点，从而导致前病毒丢失[45, 48]。

大量 REV 特征被整合到 FWPV 基因组中表明发生过古老且独特的基因重组[46]。仅在检测的 FWPV 基因组位点（在 FPV201 和 FPV203 之间，FPV202 大部分被 LTR 序列覆盖）发现了前病毒和 LTR 序列[3]。在无前病毒整合时整合位点序列通常会出现重复。基因组 5′ LTR 是完整的，然而当存在接近长的前病毒时，3′ LTR 会出现基因删除和基因重排。在商业禽类生产中广泛使用 FWPV 疫苗前，就已在 FWPV 株中鉴定了前病毒或 LTR[46]。在 20 世纪 40 年代末期和 20 世纪 50 年代早期从澳大利亚分离的 FWPV 野生毒株均携带 REV 前病毒（内部资料）。现在，携带 REV 序列的 FWPV 毒株似乎已经遍布全球。

REV 重新整合或重组到携带 LTR 序列的疫苗株中看似不可能发生。有猜测认为这有可能导致从疫苗株中产生致病性 FWPV，且可能为疫苗失败找到合理的解释。鉴于 FWPV 基因组的复杂性及多基因产物在决定病毒毒力和致病性中的不可置疑的作用，仅重新整合 REV 看似不足以恢复 FWPV 疫苗毒株的全部病毒力，因为很多 FWPV 疫苗毒株在培养中经多次传代进行致弱，导致后续基因丢失、重排和破坏 [3]。目前无发生这种情况的证据，而且重要的是牢记 FWPV 和 REV 具有这种生物学特性。人工进行的病毒在感染细胞的细胞核中通过明确的路径发生整合。FWPV DNA 在感染细胞的细胞质中复制，且不可能是可轻松触及的 REV 整合靶位。由于在细胞 REV 和 FWPV 感染周期中存在物理的和功能上的隔离，FWPV 和 REV 共感染细胞后整合几乎不可能发生。通过共感染并在 CEF 细胞中传代试图使疫苗毒株 FPV-M3 和 REV 进行重新整合或重组的试验未获得成功（Boyle，未发表）。然而，难以建立可检测稀有重组的筛选方法。与此相反，在细胞培养中共感染 MDV 和 REV 或禽白血病病毒（ALV）引起 MDV 基因组中发生大量快速整合，表明在感染细胞的细胞核中复制的 MDV 可作为 REV 或 ALV 整合的现成靶标 [54]。

对其他禽痘病毒中的 REV 前病毒或 LTR 进行了一些研究。在完整的 CNPV 基因组序列中无 LTR 序列，与 FWPV REV 序列侧翼同源的序列被 64bp 的序列分隔开 [4]。USA FWPV 商用疫苗毒株（12 个疫苗株加上一个亲本毒株及一个重组 FWPV 毒株）及 3 个 PGPV 疫苗含有完整或部分 REV LTR 序列 [47]，然而 1 个 QUPV 毒株和 2 个 CNPV 疫苗毒株没有整合的 REV 序列 [47]。FWPV 疫苗毒株均不含 REV 前病毒。与此相反，在 1949 年至 1978 年间得到的 7 个 FWPV 野生分离株中有 6 个毒株含有整合的 REV 前病毒，剩下 1 个分离株只含有 LTR 残余序列 [46]。在这项研究中，发现在 1968 年分离的一个 CNPV 毒株和一个 PGPV 毒株缺少整合的 REV 序列。我们对从澳大利亚和新西兰本地禽类分离的 25 株禽痘病毒的研究结果（未发表）表明，这些病毒分离株不含 REV。通过对 LTR 和 gag 基因的序列进行 PCR 和杂交检测，结果表明，不仅仅是在 FWPV 中鉴定的同源位点没有 REV 序列，在整个基因组中都缺失了 REV 序列。从禽类（鸡、火鸡、鹅和鸽子）分离的澳大利亚禽痘病毒分离株携带前病毒或 LTR。

因为前面讨论的前病毒结构本身的不稳定性，所以在胚胎细胞培养中，田间分离株传代时 REV 前病毒会快速丢失。现有商业疫苗毒株在传代和筛选时可能出现这种情况。为了保持野生 FWPV 毒株中的 REV 前病毒，必须给携带 REV 前病毒的 FWPV 毒株赋予一种选择优势。鸡在感染携带 REV 前病毒的 FWPV 毒株后造成 REV 感染恢复的机理则让人耐人寻味。我们无法检测到疫苗毒株 FPV-S 中游离的 REV，然而将此病毒接种到鸡身上后，导致所有鸡出现 REV 感染 [7]。毫无疑问，其他 FWPV 分离株也被游离的感染性 REV 污染，可能体现出用于分离的鸡胚胎或细胞培养中 FWPV 和 REV 的共分离 [55]。整合了接近全长度的 REV 前病毒是具有感染性，因为 EcoRI 消化 FWPV DNA 后转染到 CEF 细胞，可导致感染性 REV 恢复 [7]。从前病毒 5′ LTR 启动子处不能启动 REV 基因组的表达，因为痘病毒转录机制不会识别该启动子。REV 蛋白的表达已有报道；然而，培养系统中 REV 和 FWPV 的共分离可能解释了携带整合 REV 前病毒的 FWPV 为何出现明显的 REV 基因表达 [45, 49]。

携带 REV 前病毒的 FWPV 毒株的选择性优势可能与并发的 REV 感染引起的免疫抑制有关 [25]，这将导致时间更长且更严重的 FWP 感染，从而延长通过接触或蚊子传播的期限。尽管研究表明广泛的 FWPV 免疫可能会为在 FWPV 中保留 REV 前病毒提供选择压力 [48]，这似乎不太可能，因为在禽类中广泛使用 FWVP 疫苗前，就在分离株中检测到了 REV 前病毒。两个删除 REV 前病毒的 FWPV 野生毒株和 FPV-S 疫苗株感染 3~4 周龄鸡所产生的疾病，未发现显著差异（Boyle，未发表）。

有些研究者认为，将 FWPV 毒株作为禽类疫苗或疫苗载体，需要删除 REV LTR [5]。在构建复杂的 FPV-M3/HIV 疫苗载体的过程中，我们利用此基因位点插入 HIV 疫苗抗原，并从 FPV-M3 中删除了残余的 LTR。我们未观察到这对病毒体外复制有任何明显的影响[53]。

FWPV 与 REV 之间的关系形成了人工进行的酶病毒通过痘病毒感染周期传播的机制，包含昆虫叮咬机械传播。早期关于通过昆虫叮咬来进行 REV 传播的研究应更好地解释为通过 FWPV 传播 REV。通过 FWPV，我们发现了一种痘病毒从另一种病毒获得基因信息的例子。REV 通过蚊子传播也具有显著优势。

禽痘病毒疫苗载体技术

随着构建重组痘苗病毒 [56,57] 以递呈异源抗原作为疫苗的技术的发展，对种属特异性痘病毒如 FWPV 和 CNPV 的潜在应用产生了浓厚兴趣。目前，由于缺少有关禽痘病毒分子生物学的信息，因此不能明确为痘苗病毒重组所开发的技术是否可以直接用于禽痘重组病毒的构建。第一次构建 rFWPV 和 rCNPV 的尝试是将之作为禽类疫苗的载体 [58, 59]。对 rFWPV 和 rCNPV 能侵入非禽类细胞、进行流产性（非增殖）复制周期、表达编码疫苗抗原的外源蛋白及诱导哺乳动物免疫反应等新发现使更多研究者对将禽痘病毒作为疫苗载体产生了兴趣 [10, 60-62]。公认的一点是，禽痘病毒只会引起禽类感染并导致疾病。早期研究表明，通过小鼠鼻内接种后，病毒不能进行复制并产生受限的病理学变化 [63]，且在细胞培养时病毒不能复制 [64]。对那些被检测的禽痘病毒来说，似乎普遍具有进入大多数非禽类细胞的能力；然而，复制被阻断的阶段视细胞类型而定 [65, 66]。

最近有一篇未经证实的关于 FWPV 可有效感染乳仓鼠肾细胞系 (BHK -21) 的报道[67]。流产性复制周期的结果是禽痘病毒重组病毒作为疫苗载体，与复制能力强的痘病毒如痘苗病毒载体相比，在用于递呈疫苗抗原至哺乳动物时，表现出显著的安全优势。现在有大量报道的 rFWPV 和 rCNPV 被设计用于表达疫苗抗原以递呈到哺乳动物。很多已经发展到兽医和人类临床试验阶段，包括抗 HIV/AIDS 和疟疾的候选疫苗 [13, 68]（表 11-2）。现在，这些重组病毒的安全性非常明了，因为有相当数量的重组已经在动物和人体进行了毒理学和安全试验，且没有严重不良反应的报道[69-71]。

表 11-2　rFWPV 和 rCNPV 递呈疫苗和治疗

禽疫苗	兽医疫苗（非禽类）	人类疫苗（非癌症）	癌症抗原和免疫刺激 / 调节分子
禽流感病毒 H5，H7，H9，N1，NP	牛呼吸合胞体病毒	巨细胞病毒糖蛋白 B	膀胱癌
禽造白细胞组织再生病毒	牛腹泻病毒	乙肝病毒	B7-1
球虫病	犬瘟热病毒	丙肝病毒	黑素瘤
鸭乙肝病毒	马疱疹病毒 1	HIV-1，HIV-2，SIV。SHIV	
火鸡出血性肠炎	猫冠状病毒	日本脑炎病毒	P53
传染性支气管炎病毒	猫白血病毒	疟疾	
（禽冠状病毒）	病毒	恶性疟原虫	前列腺抗原
		博氏疟原虫	
传染性法氏囊病毒	兔大出血疾病病毒	麻疹病毒	
马立克病病毒	狂犬病病毒	分枝杆菌 BCG	
鸡毒支原体			
新城疫病毒			
网状内皮组织增殖病病毒	西尼罗河病毒	狂犬病病毒	
火鸡鼻气管炎病毒			

有关表达这些抗原的禽痘病毒研究使用的详情可以在如下网站检索得到：http：//www.ncbi.nlm.nih.gov/entrez

构建技术

对正痘病毒分子生物学的深入了解对最初痘苗病毒重组病毒的构建起着至关重要的作用。结果表明，禽痘病毒与正痘病毒具有很多共同的基本特征，尤其是基因表达的调控方面，如启动子和转录终止序列。构建禽痘病毒重组病毒需要的必需条件总结为：① 用于基因表达的痘病毒启动子；② 在非必需基因中或在基因之间具有插入外源基因的位点；③ 合适的重组病毒鉴定和筛选方法。另外，谨慎的做法是考虑从将表达的基因中删除早期痘病毒转录终止子（T_5NT）序列，因为它们的存在可能会中止或显著地降低细胞中早期基因的表达。另外，也会影响对细胞介导的反应的诱导，因为已证实痘苗病毒晚期基因表达可导致细胞介导的免疫反应不能被诱导[72]；据我所知，这种影响在禽痘病毒的重组病毒中还未得到明确证实。对于 FWPV 晚期基因表达不太可能影响细胞介导的免疫应答的观点可能还存在争论，因为 FWPV 并没有如痘苗病毒那样关闭宿主细胞的蛋白合成[73]。抗原加工后进入 MHC Ⅰ类抗原递呈途径的过程被证实是痘苗病毒通过晚期基因表达产物抑制细胞介导的免疫反应的诱导[74]。

如果禽痘病毒重组病毒计划用于动物或人类临床试验，则必须使用符合法规的细胞基质。因此，必须在经认证的无特定病原体来源的鸡胚细胞培养中培养和蚀斑纯化。此外，在重组病毒构建和培养过程中使用的所有生物材料的完整文件和可追溯性程序需要获得监管部门的批准，以便在人类体内进行重组病毒试验——这项工作实际上需要在 GLP（良好的实验室管理规范）协议下进行。其他细胞基质，如鹌鹑转化细胞系，对于用于临床使用的疫苗来说是不可接受的，尽管它们适合用于研究目的的重组病毒的构建 [75, 76]。不应轻率地进行重组禽痘病毒的构建，因为与构建重组痘苗病毒只需要几周时间不同，构建重组禽痘病毒需要几个月。从时间差异也可以看出禽痘病毒的复制周期要比痘苗病毒长很多[77]。

启动子

一般来说，一种痘病毒的启动子序列适用于脊索动物痘病毒科中所有病毒属，保留了时序调节功能 [78]。启动子如痘苗病毒 P 7.5 早 / 晚期启动子，已被广泛用于构建重组痘病毒，包括 rFWPV 和 rCNPV。启动子的选择看似主要受便利性和可获得性的影响，内源性 FWPV 和 CNPV 启动子常与痘苗病毒中优化合成的早或早 / 晚启动子一起使用。目前，在重组禽痘病毒中，最优基因表达启动子的合理选择并不完全清楚，因为几乎没有关于比较启动子对基因表达水平影响的研究 [78-82]，且仅按照序列修饰优化了痘苗病毒的启动子。没有证据表明基因表达水平越高，免疫反应就越好。从特定抗原看，对免疫原性的影响更大的是重组禽痘病毒的抗原性质，而不是表达水平 [83]。

插入位点

插入位点的关键特征是，它们不会破坏可能影响体内或体外复制或基因表达的功能，而且可以通过蚀斑纯化获得稳定的重组病毒。禽痘病毒的基因组容量大 [2-4, 84]，表明有很多潜在的插入位点（比截至目前介绍的要多 [44, 85-87]），且单个位点或多个位点都具有大量携带多种基因插入的能力 [53]。FWPV 的胸苷激酶基因被用作重组病毒构建的插入位点；然而，在有些情况下，很难得到稳定的重组病毒 [88-90]。我们能够在胸苷激酶基因中插入外源基因并获得稳定的重组病毒，然而，这可能是因为 FWPV 毒株（FPV M3）和使用的细胞类型（鸡胚皮肤细胞）共同作用的结果 [58]。还有些研究表明，胸苷激酶基因失活会影响 rFWPV 的有效复制 [88]。最好避免使用胸苷激酶位点，因为可用位点有很多，包括胸苷激酶基因下游位置 [53]。我们构建了约 150 个重组病毒，在构建稳定的重组病毒时遇到的困难很少。尽管不稳定性看似与插入的基因有关，但是不稳定重组病毒数量太少因而难于鉴定引起不稳的一般因素。

重组病毒筛选

用亲本病毒感染细胞并转染正确构建的质粒进行重组后，可以通过基因杂交或基因表达来鉴定重组病毒；然而，重组病毒的比例较低（少于病毒数量的 1/1000），给重组病毒蚀斑纯化带来了挑战。共表达黄嘌呤核素核糖基转移酶基因的大肠杆菌具有霉酚酸抗性是一种方便的重组病毒扩增筛选标记 [58]。此外，Lac Z 基因的共表达可使在存在β - 半乳糖苷酶底物时蚀斑变成蓝色，便于识别重组病毒和蚀斑纯化 [53, 58]。采用显性筛选时，筛选基因和标记基因将保留在重组病毒中 [53]。用于人类临床试验的重组病毒中含有这些基因可能给监管审批阶段带来问题，尽管 rFWPVs 携带此类基因在人类临床试验的某些司法管辖区已经得到批准。当筛选基因和标记基因在最终的重组病毒中没有保留，并且筛选基因和标记基因可以在不同的位点上进行额外的插入时，应考虑使用瞬时显性筛选插入了疫苗基因或治疗基因的重组禽痘病毒 [53]。采用这种方法，可以构建携带多种抗原基因和免疫调节因子的复杂重组病毒。一般需要多轮蚀斑纯化（至少三次或四次）才能获得匀质稳定的重组病毒。随后，获得的重组病毒经过多次传代保持稳定将可用于制备种毒和工作种毒批次，并制备最后的试验疫苗批次用于人类临床试验 [91]。对于显性和瞬时性显性选择，质粒载体和一般选择和扩增技术的应用，有助于构建复杂的 rFWPVs 用于疫苗试验 [53, 91]。

用于从裸 DNA 中拯救其他痘病毒的禽痘病毒

利用细菌人工染色体载体构建痘苗病毒重组病毒依赖于利用 FWPV 从痘病毒 DNA 中拯救感染性痘苗病毒 [92, 93]。痘病毒 DNA 是非感染性的，然而也是非基因活化的，从而通过与一种不相关的痘病毒 (以不同的方式感染或灭活) 共感染，可以从灭活的痘病毒中拯救出感染性病毒，提供了从裸痘病毒 DNA 中拯救感染性病毒的机制 [94, 95]。由于有效的禽痘病毒感染局限于禽类细胞，在禽类或非禽类细胞中，FWPV 非基因活化的痘病毒为从裸 DNA 中拯救感染性痘病毒提供了一个简便的机制，即通过非禽类细胞的传代简单地清除污染的 FWPV[96]。截至目前，尚未证实从 DNA 中拯救出 FWPV；然而，有可能可以使用不容许在禽类细胞中进行复制或传染性基本失活的痘病毒进行病毒拯救。整个痘病毒属痘病毒启动子和转录元件保守表明此机制很容易解释。有些文章对 FWPV 进行了错误的描述，称其可以提供病毒包装或辅助病毒功能 [97]。

RNA 病毒的反向遗传学 –T7 系统

将 T7 RNA 聚合酶用于瞬时基因表达和负链 RNA 病毒拯救最先是使用痘苗病毒表达 T7 聚合酶 [98]。使用表达 T7 的 FWPV 取代痘苗病毒（野生型或改良型痘苗病毒安卡拉株）具有降低非禽类细胞的细胞病变作用，表达水平相当，处理安全和缺乏有效感染的优点。通过非禽类细胞传代可去除 FWPV -T7，因此简化了拯救病毒的回复突变 [99-103]。

禽类疫苗

禽流感

用表达 H5 或 H7 禽流感血凝素 (HA) 的 rFWPV 进行家禽疫苗接种，可预防高致病性禽流感 (HPAI) 的实验或自然感染 [59, 104-106]。即使疫苗接种后血凝抑制 (HI) 抗体很低或无法检测时，仍然可预防临床疾病或减少死亡率 [59, 104, 105]。表达流感核衣壳蛋白（NP）的 rFWPV 免疫接种后却未能提供对疾病保护 [105]。保护是由抗体介导的 [105] 且为 HA 型特异的 [104, 105]。有趣的是，一项最新的研究表明，rFWPV-H5-N1 能提供对 H5N1 和 H7N1 HPAI 的攻毒保护。推断交叉保护可能是通过对神经氨酸苷酶（N1）的免疫来介导的 [107]。接种此疫苗的禽类，通过呼吸道和肠道排出禽流感病毒的数量大大减少 [9]，从而降低了病毒扩散的可能性。攻毒后，对 HA 和 NP 的抗体反应快速上升，表明即便未发病，接种的病毒也可在体内大量复制 [104]。疫苗接种后仅产生针对 HA 的抗体，而病毒感染后可诱导产生高滴度的 HA 和 NP 抗体，这可用于区分免疫接种的禽类或禽群和可能已经感染禽流感（HPAI 或 LPAI）的禽类或禽群，因为后者体内有 HA 和 NP 抗体 ——即 DIVA 试验（区分感染与免疫动物）。为提供对 H5 禽流感的有效田间保护，可能不需要对 HA 插入基因片段进行优化，因为单一的 rFWPV-H5 重组病毒可以对过去 38 年中从四大洲分离的 H5 流感病毒毒株提供充足的保护作用 [108]。之前接种或感染了 FWPV 可能会限制 rFWPV- 流感疫苗的效果，因为在这种情况下，对禽流感的免疫保护是不一致的 [109, 110]。rFWPV-H5 单独或与其他禽流感疫苗一起被广泛用于墨西哥，使用的疫苗剂量达十亿头份 [109]。在亚洲，HPAI H5N1 对禽类生产产生了深远的影响，且现在被视为是引起人类流感大流行的最大威胁 [111]。rFWPV 流感疫苗可能在亚洲禽类接种中具有广阔的应用前景。迄今为止，仅将其用于鸡和火鸡。疫苗对鸭和水禽的效果有待验证。

新城疫

表达新城疫病毒（NDV）血凝素 - 神经氨酸苷酶（HN）和 / 或融合（F）蛋白的 rFWPV 和 rPGPV 能够抵抗 NDV 强毒的攻击 [86, 112-118]。在初免 – 加强免疫接种策略中，表达 HN 和 F 的 rFWPV 与 NDV 传统疫苗联合使用可以提高疫苗的免疫效果 [113]。在接种 rFWPV-HN 前接种 NDV 弱毒或灭活疫苗可使鸡体内 NDV HI 抗体反应显著提高（NDV HI 抗体滴度平均高 10~100 倍）。与此相反，先接种非重组 FWPV 疫苗后再接种 rFWPV-HN 则不能再诱导鸡产生 NDV（HI）抗体，且未能保护鸡抵抗 NDV 强毒的攻击。

其他禽类疫苗候选物

已对许多抗禽类病原体的 rFWPV 候选疫苗进行了评估（表 11–2）。获得成功的疫苗抗原主要来自囊膜病毒如禽白血病病毒、禽流感病毒、MDV、NDV、REV 及火鸡鼻气管炎病毒[119-126] 的糖蛋白。而火鸡传染性法氏囊病病毒（IBDV）和火鸡出血性肠炎病毒是例外，由 rFWPV 表达 VP2 蛋白或六邻体蛋白，结果显示能够诱导保护性免疫[127-131]。抗球虫病[132] 和传染性支气管炎病毒的 rFWPV 候选疫苗（文献[133] 和 Boyle，内部资料）的研究结果千差万别或仅获得有限的成功。已经证实宿主基因组学对 rFWPV 候选疫苗在抗鸡 IBDV[128] 和 MDV 的效果中有作用[121]。由于这些研究是利用自交系鸡进行的，目前还不清楚遗传效应对限制 rFWPV 候选疫苗在商业生产禽类中的效果上是否起作用。此外，rFWPV 候选疫苗效果的差异是否与抗原本身性质或 rFWPV 的抗原递呈有关尚不清楚。

rFWPV 增强型禽类疫苗

研究发现采用异源性初免 - 加强免疫接种策略和免疫 - 刺激因子 / 调节分子的共表达是提高基于 rFWPV 疫苗免疫原性的有利机理[12, 134]。在接种 rFWPV-HN 前接种 NDV 弱毒或灭活疫苗的鸡体内 NDV HI 抗体反应显著升高（NDV HI 滴度平均数高出 10~100 倍）[113]。依次接种重组 MDV 及表达 IBDV VP2 基因的 rFWPV 能显著提高对 IBDV 强毒攻击的保护，防止出现严重病理损伤[135]。据报道，共表达 IBDV VP2 基因和鸡 IL-18 的 rFWPV 能显著提高对 IBDV 的保护[5]。共表达鸡 I 型干扰素和 NDV HN 和 F 基因的 rFWPV 的进行卵内或刚孵出后的鸡疫苗接种可降低接种后体重减轻；然而，共表达干扰素会导致对 NDV 的抗体反应降低[136]。火鸡卵内接种共表达 NDV HN 和 F 及鸡 I 或 II 型干扰素 的 rFWPV 表明更早诱导产生 NDV 抗体，且对孵化不会产生任何不良反应。用表达鸡单核细胞生长因子（cMGF）的 rFWPV 接种易感鸡再进行 MDV 强毒攻击后，鸡的存活时间延长，体内病毒血症和肿瘤发生率下降。此外，rFWPV cMGF 还可提高火鸡疱疹病毒疫苗的保护效果。接种表达 cMGF 的 rFWPV 后，先天性和获得性免疫反应均得到提高[137, 138]。

重组禽痘病毒递呈的其他兽医疫苗

rFWPV 和 rCNPV 在递呈疫苗抗原至非禽类物种过程中所具有的安全性使之成为很多动物具有吸引力的疫苗载体（表 11–2）。在实验研究中，保护性免疫反应主要是由囊膜病毒的糖蛋白抗原诱导的。表达狂犬病、犬瘟热、猫白血病和西尼罗河病毒抗原的 rFWPV 和 / 或 rCNPV 为预防疾病提供了有效的保护[139-147]。接种表达狂犬病糖蛋白的 rFWP 可为小鼠、猫和狗的狂犬病预防提供保护[10, 139]。在一项用痘苗病毒、rFWPV 和 rCNPV 表达狂犬病糖蛋白的比较研究中显示，rCNPV 能更好地诱导中和抗体，且诱导保护性免疫反应的效果大约是 rFWPV 的 100 倍。免疫接种 rCNPV 所获得的免疫保护与具有复制能力的表达狂犬病糖蛋白重组痘苗病毒所诱导的免疫保护并没有显著差异[139]。尽管 rCNPV 诱导的狂犬病糖蛋白表达水平比 rFWPV 略高，但此差异并不足以诱导保护性免疫反应出现显著差异。rCNPV 的免疫效果比 FWPV 好，这可能是广泛应用 CNPV（ALVAC）作为疫苗载体而不使用 FWPV 作为疫苗载体的原因[148, 149]。目前，免疫原性的差异对 rCNPV 和 rFWPV 表达其他抗原是否适合尚不清楚。

犬瘟热是一种重要的疾病，并可用作其他麻疹病毒的疫苗研究模型，如牛瘟和麻疹。在雪貂攻毒模型和狗体内，表达犬瘟热病毒 HA 和 F 的 rCNPV（ALVAC）可以对有症状的疾病提供高水平保护[142, 143]。rCNPV 疫苗具有安全性，可以与其他犬类疫苗一起使用，不会对任何疫苗的性能产生副作用[143]。研究发现，口服疫苗是一种有效的接种途径，可诱导高易感西伯利亚黄鼠狼（可用作濒危雪貂的潜在疫苗模型）的保护免疫[150]。与非肠道给药相比，幼龄雪貂通过鼻内接种 rCNPV（ALVAC）和表达 HA 和 F 的重组痘苗病毒诱导的中和抗体水平低，且保护效果差[151]。rFWPV 及表达牛瘟 HN 和 F 基因的痘苗病毒疫苗对雪貂犬瘟热提供了中等水平的免疫保护，表明其具有对麻疹病毒产生交叉反应免疫的能力[152]。

1999—2000 年间，西尼罗河病毒传播到北美洲引起了严重的兽医和公共卫生问题。一种表达 prM/E 蛋白的 rCNPV 用于预防马西尼罗河疾病的有效疫苗被批准使用[145-147]。在用感染西尼罗河病毒的蚊子攻击后（疫苗接种后 26 天），尽管单剂量肌肉注射疫苗后有些马未检测到抗体反应，但是可以预防病毒血症的发生（8/9）[146]。接种双倍剂量疫苗至少可在 1 年内有效防止蚊子传播的病毒血症发生[145]。采用初免 - 加强免疫接种策略依次使用西尼罗河病毒弱毒疫苗对马进行初免随后用 rCNPV 疫苗进行加强免疫，检测到一个显著的记忆缺失抗体反应[147]。

表达猫白血病病毒 env 和 gag 基因的 rCNPV 可以对通过口鼻接种猫白血病病毒提供高水平保护[144, 153]。保护作用至少可以持续 1 年，即使在不能检测到 env 抗原抗体时也可以有效预防严重的接触感染发病。攻毒后，大部分猫没有形成隐性感染。与其他猫科动物疫苗组合使用时，rCNPV 疫苗或其他疫苗的免疫效果不受影响。

人类疫苗临床前和临床试验

寻找有效的 HIV/AIDS 疫苗可能是当今最大的生物医学研究挑战。也正是在这一领域，对 rFWPV 和 rCNPV 进行了详细的探究。一些专题综述已对此做了详尽的介绍，本文就此不再赘述[154]。此兴趣的背后是在非禽类宿主中使用禽痘病毒具有安全性[70, 155, 156]，研究表明外源抗原采用初免 – 加强免疫接种策略可以增强并介导对 DNA 疫苗和其他免疫原性弱的疫苗的免疫反应[11, 13, 157, 158]，且免疫刺激因子 / 调节分子的共表达能够增强或改变反应的本质[159-161]。rFWPV 和 rCNPV 在应用中的侧重点是在初免 - 加强免疫接种策略中使其产生增强的细胞免疫反应[13, 157]。在非人类灵长目动物的研究表明，这种方法可以提高细胞免疫水平，并对艾滋病毒 / SHIV 产生有效水平的免疫力，尽管不能预防感染，但能降低峰值和病毒载量。遗憾的是，迄今为止，用 DNA / rFWPV 采用初免 – 加强

免疫接种策略进行人体临床试验，结果令人失望[162, 163]。免疫刺激因子 / 调节分子与 HIV
抗原共表达具有吸引力，然而对我们来说将之用于非 HIV 感染者将面临严重的监管束
缚。在 HIV- 阳性患者 I/IIa 期治疗接种试验中，测试了表达 HIV 抗原和人类干扰素 - γ 的
rFWPV；然而，结果再次让我们感到失望[164]。与 HIV/AIDS 相反，在临床前和人类临床
试验中，有关疟疾的 DNA 疫苗和 rFWPV 的初免 – 加强免疫接种策略获得了有前景的 T
细胞调节免疫水平，包括恶性疟原虫[14, 71, 165, 166]。目前，rFWPV 和 rCNPV 已经被尝试用
于递呈抗巨细胞病毒、乙肝和丙肝病毒、日本脑炎病毒、麻疹病毒、狂犬病病毒和分枝杆
菌的疫苗（表 11–2）[5]。

　　在癌症治疗领域，rFWPV 和 rCNPV 被用于研究是否能够表达癌症抗原和免疫刺激
因子 / 调节分子，以研制新型治疗制剂[167-171]。这是一个正在发展的广阔研究领域，且介
绍这方面的专业文献很多。癌症治疗是一个可以使用免疫刺激因子 / 调节分子的领域，因
为没有任何其他的治疗方案，安全问题在一定程度上退居次要位置，采用更高风险的治
疗方案是可接受的。这包括直接肿瘤内注射表达肿瘤抗原和免疫刺激因子的 rFWPV 或
rCNPV，以提高自身对癌症的抵抗力。

结论

　　在过去的 20 年中，禽痘病毒从默默无闻摇身变成重要的疫苗载体，应用病毒输送疫
苗抗原到非禽类物种的开创性研究引起了研究人员极大的兴趣，用于研究艾滋病疫苗和癌
症治疗的 rFWPV 和 rCNPV 已经在人体进行了广泛的临床试验。用于禽类和非禽类的疫
苗载体的应用最为成功的是表达了囊膜病毒的糖蛋白抗原。由于其安全性、在初免 – 加强
免疫接种机制中能产生增强和直接的免疫反应及具有共表达免疫刺激因子 / 调节分子的能
力使研究者对其在人体的应用产生了兴趣。对禽痘病毒的基础分子病毒学的探索揭示了痘
病毒科的演化路径，在未来可能有必要将禽痘病毒属归类为痘病毒科一个独立的亚科，但
不在脊索动物痘病毒亚科内。FWPV 和 REV 之间有趣且独特的关系是我们研究此病毒得
到的有趣现象之一。

　　为保证一致性和准确性，此手稿采用了 ICTV：报告七使用的名称和缩写[1]。然而，
在提及病毒特异分离株或病毒株时，使用了描述分离株或株的出版物中采用的名称或缩
写，如 FPV-M3、FP1。

参考文献

[1]　　van Regenmortel MHV, Fauquet CM, Bishop DHL, Carstens EB, Estes MK, Lemon SM,
　　　　Maniloff J, Mayo MA, McGeoch DJ, Pringle CR, Wickner RB (2000) *Virus taxonomy:*
　　　　The Seventh Report of the International Committee on Taxonomy of Viruses. Academic

Press, New York

[2]   Afonso CL, Tulman ER, Lu Z, Zsak L, Kutish GF, Rock DL (2000) The genome of fowlpox virus. *J Virol* 74: 3815–3831

[3]   Laidlaw SM, Skinner MA (2004) Comparison of the genome sequence of FP9, an attenuated, tissue culture-adapted European strain of Fowlpox virus, with those of virulent American and European viruses. *J Gen Virol* 85: 305–322

[4]   Tulman ER, Afonso CL, Lu Z, Zsak L, Kutish GF, Rock DL (2004) The genome of canarypox virus. *J Virol* 78: 353–366

[5]   Skinner MA, Laidlaw SM, Eldaghayes I, Kaiser P, Cottingham MG (2005) Fowlpox virus as a recombinant vaccine vector for use in mammals and poultry. *Expert Rev Vaccines* 4: 63–76

[6]   Bolte AL, Meurer J, Kaleta EF (1999) Avian host spectrum of avipoxviruses. *Avian Pathol* 28: 415–432

[7]   Hertig C, Coupar BE, Gould AR, Boyle DB (1997) Field and vaccine strains of fowlpox virus carry integrated sequences from the avian retrovirus, reticuloen- dotheliosis virus. *Virology* 235: 367–376

[8]   Webster RG, Taylor J, Pearson J, Rivera E, Paoletti E (1996) Immunity to Mexican H5N2 avian influenza viruses induced by a fowl pox-H5 recombinant. *Avian Dis* 40: 461–465

[9]   Swayne DE, Beck JR, Mickle TR (1997) Efficacy of recombinant fowl poxvi- rus vaccine in protecting chickens against a highly pathogenic Mexican-origin H5N2 avian influenza virus. *Avian Dis* 41: 910–922

[10]   Taylor J, Weinberg R, Languet B, Desmettre P, Paoletti E (1988) Recombinant fowlpox virus inducing protective immunity in non-avian species. *Vaccine* 6: 497–503

[11]   Ramsay AJ, Leong KH, Ramshaw IA (1997) DNA vaccination against virus infection and enhancement of antiviral immunity following consecutive immu- nization with DNA and viral vectors. *Immunol Cell Biol* 75: 382–388

[12]   Leong KH, Ramsay AJ, Boyle DB, Ramshaw IA (1994) Selective induction of immune responses by cytokines coexpressed in recombinant fowlpox virus. *J Virol* 68: 8125–8130

[13]   Kent SJ, Zhao A, Best SJ, Chandler JD, Boyle DB, Ramshaw IA (1998) Enhanced T-cell immunogenicity and protective efficacy of a human immuno- deficiency virus type 1 vaccine regimen consisting of consecutive priming with DNA and boosting with recombinant fowlpox virus. *J Virol* 72: 10180–10188

[14]   Moorthy VS, Imoukhuede EB, Keating S, Pinder M, Webster D, Skinner MA, Gilbert

SC, Walraven G, Hill AV (2004) Phase 1 evaluation of 3 highly immuno- genic prime-boost regimens, including a 12-month rebooting vaccination, for malaria vaccination in Gambian men. *J Infect Dis* 189: 2213–2219

[15]　Tubiana R, Gomard E, Fleury H, Gougeon ML, Mouthon B, Picolet H, Katlama C (1997) Vaccine therapy in early HIV-1 infection using a recombinant canary- pox virus expressing gp160MN (ALVAC-HIV): a double-blind controlled ran- domized study of safety and immunogenicity. *AIDS* 11: 819–820

[16]　Salmon-Ceron D, Excler JL, Finkielsztejn L, Autran B, Gluckman JC, Sicard D, Mat- thews TJ, Meignier B, Valentin C, El Habib R et al (1999) Safety and immu- nogenicity of a live recombinant canarypox virus expressing HIV type 1 gp120 MN MN tm/gag/ protease LAI (ALVAC-HIV, vCP205) followed by a p24E-V3 MN synthetic peptide (CLTB-36) administered in healthy volunteers at low risk for HIV infection. AGIS Group and L'Agence Nationale de Recherches sur Le Sida. *AIDS Res Hum Retroviruses* 15: 633–645

[17]　Mayo MA, Maniloff J, Desselberger U, Ball LA, Fauquet CM (2004) *Virus Taxonomy: VIIIth Report of the International Committee on Taxonomy of Viruses*. Academic Press, New York

[18]　Luschow D, Hoffmann T, Hafez HM (2004) Differentiation of avian poxvirus strains on the basis of nucleotide sequences of 4b gene fragment. *Avian Dis* 48: 453–462

[19]　Weli SC, Traavik T, Tryland M, Coucheron DH, Nilssen O (2004) Analysis and comparison of the 4b core protein gene of avipoxviruses from wild birds: evidence for interspecies spatial phylogenetic variation. *Arch Virol* 149: 2035– 2046

[20]　McLysaght A, Baldi PF, Gaut BS (2003) Extensive gene gain associated with adaptive evolution of poxviruses. *Proc Natl Acad Sci USA* 100: 15655–15660

[21]　Hughes AL, Friedman R (2005) Poxvirus genome evolution by gene gain and loss. *Mol Phylogenet Evol* 35: 186–195

[22]　Beaudette FR (1949) Twenty years of progress in immunization against virus diseases of birds. *J Am Vet Med Assoc* 115: 234–244

[23]　Tripathy DN (1993) Avipox viruses. In: JB McFerran, MS McNulty (eds): *Virus infec- tions of birds*. Elsevier, London, 5–15

[24]　Tripathy DN (2004) *Fowl Pox. Manual of Diagnostic Tests and Vaccines for Terrestrial Animals*. OIE World Organisation for Animal Health, Paris

[25]　Walker MH, Rup BJ, Rubin AS, Bose HR Jr (1983) Specificity in the immu- nosuppres- sion induced by avian reticuloendotheliosis virus. *Infect Immun* 40: 225–235

[26] Nagy E, Maeda-Machang'u AD, Krell PJ, Derbyshire JB (1990) Vaccination of 1-day-old chicks with fowlpox virus by the aerosol, drinking water, or cutane- ous routes. *Avian Dis* 34: 677–682

[27] Deuter A, Southee DJ, Mockett AP (1991) Fowlpox virus: pathogenicity and vaccination of day-old chickens via the aerosol route. *Res Vet Sci* 50: 362–364

[28] Sharma JM, Zhang Y, Jensen D, Rautenschlein S, Yeh HY (2002) Field trial in commercial broilers with a multivalent *in ovo* vaccine comprising a mixture of live viral vaccines against Marek's disease, infectious bursal disease, Newcastle disease, and fowl pox. *Avian Dis* 46: 613–622

[29] Gagic M, St Hill CA, Sharma JM (1999) *In ovo* vaccination of specific-patho- gen-free chickens with vaccines containing multiple agents. *Avian Dis* 43: 293–301

[30] Tripathy DN, Hanson LE (1975) Immunity to fowlpox. *Am J Vet Res* 36: 541– 544

[31] Morita C (1973) Role of humoral and cell-mediated immunity on the recovery of chickens from fowlpox virus infection. *J Immunol* 111: 1495–1501

[32] Isa G, Pfister K, Kaaden OR, Czerny CP (2002) Development of a monoclonal blocking ELISA for the detection of antibodies against fowlpox virus. *J Vet Med B Infect Dis Vet Public Health* 49: 21–23

[33] Davison F, Nair V (2005) Use of Marek's disease vaccines: could they be driving the virus to increasing virulence? *Expert Rev Vaccines* 4: 77–88

[34] Singh P, Kim TJ, Tripathy DN (2000) Re-emerging fowlpox : evaluation of iso- lates from vaccinated flocks. *Avian Pathol* 29: 449–455

[35] Fatunmbi OO, Reed WM (1996) Evaluation of a commercial quail pox vaccine (Bio-Pox Q) for the control of "variant" fowl poxvirus infections. *Avian Dis* 40: 792–797

[36] Fatunmbi OO, Reed WM (1996) Evaluation of a commercial modified live virus fowl pox vaccine for the control of "variant" fowl poxvirus infections. *Avian Dis* 40: 582–587

[37] Tripathy DN, Schnitzlein WM, Morris PJ, Janssen DL, Zuba JK, Massey G, Atkinson CT (2000) Characterization of poxviruses from forest birds in Hawaii. *J Wildl Dis* 36: 225–230

[38] Smits JE, Tella JL, Carrete M, Serrano D, Lopez G (2005) An epizootic of avian pox in endemic short-toed larks (*Calandrella rufescens*) and Berthelot's pipits (*Anthus berthelotti*) in the Canary Islands, Spain. *Vet Pathol* 42: 59–65

[39] Kim TJ, Schnitzlein WM, McAloose D, Pessier AP, Tripathy DN (2003) Characterization of an avianpox virus isolated from an Andean condor (*Vultur gryphus*). *Vet Microbiol* 96: 237–246

[40] Ghildyal N, Schnitzlein WM, Tripathy DN (1989) Genetic and antigenic differ- ences between fowlpox and quailpox viruses. *Arch Virol* 106: 85–92

[41] Schnitzlein WM, Ghildyal N, Tripathy DN (1988) Genomic and antigenic char- acterization of avipoxviruses. *Virus Res* 10: 65–75

[42] Shivaprasad HL, Kim TJ, Woolcock PR, Tripathy DN (2002) Genetic and antigenic characterization of a poxvirus isolate from ostriches. *Avian Dis* 46: 429–436

[43] Kirmse P (1967) Host specificity and long persistence of pox infection in the flicker (*Colaptes auratus*). *Bull Wildlife Dis Assoc* 3: 14–20

[44] Amano H, Morikawa S, Shimizu H, Shoji I, Kurosawa D, Matsuura Y, Miyamura T, Ueda Y (1999) Identification of the canarypox virus thymidine kinase gene and insertion of foreign genes. *Virology* 256: 280–290

[45] Garcia M, Narang N, Reed WM, Fadly AM (2003) Molecular characterization of reticuloendotheliosis virus insertions in the genome of field and vaccine strains of fowl poxvirus. *Avian Dis* 47: 343–354

[46] Kim TJ, Tripathy DN (2001) Reticuloendotheliosis virus integration in the fowl poxvirus genome: not a recent event. *Avian Dis* 45: 663–669

[47] Moore KM, Davis JR, Sato T, Yasuda A (2000) Reticuloendotheliosis virus (REV) long ter- minal repeats incorporated in the genomes of commercial fowl poxvirus vaccines and pigeon poxviruses without indication of the presence of infectious REV. *Avian Dis* 44: 827–841

[48] Singh P, Schnitzlein WM, Tripathy DN (2003) Reticuloendotheliosis virus sequences within the genomes of field strains of fowlpox virus display variabil- ity. *J Virol* 77: 5855–5862

[49] Tadese T, Reed WM (2003) Detection of specific reticuloendotheliosis virus sequence and protein from REV-integrated fowlpox virus strains. *J Virol Methods* 110: 99–104

[50] Ball LA (1987) High-frequency homologous recombination in vaccinia virus DNA. *J Virol* 61: 1788–1795

[51] Kriajevska MV, Zakharova LG, Altstein AD (1994) Genetic instability of vaccinia virus containing artificially duplicated genome regions. *Virus Res* 31: 123–137

[52] Falkner FG, Moss B (1990) Transient dominant selection of recombinant vac- cinia viruses. *J Virol* 64: 3108–3111

[53] Boyle DB, Anderson MA, Amos R, Voysey R, Coupar BE (2004) Construction of re- combinant fowlpox viruses carrying multiple vaccine antigens and immu- nomodulatory molecules. *Biotechniques* 37: 104–111

[54] Isfort RJ, Qian Z, Jones D, Silva RF, Witter R, Kung HJ (1994) Integration of multiple

chicken retroviruses into multiple chicken herpesviruses: herpesviral gD as a common target of integration. *Virology* 203: 125–133

[55] Fadly AM, Witter RL (1997) Comparative evaluation of *in vitro* and *in vivo* assays for the detection of reticuloendotheliosis virus as a contaminant in a live virus vaccine of poultry. *Avian Dis* 41: 695–701

[56] Panicali D, Davis SW, Weinberg RL, Paoletti E (1983) Construction of live vac- cines by using genetically engineered poxviruses: biological activity of recom- binant vaccinia virus expressing influenza virus hemagglutinin. *Proc Natl Acad Sci USA* 80: 5364–5368

[57] Mackett M, Smith GL, Moss B (1982) Vaccinia virus: a selectable eukaryotic cloning and expression vector. *Proc Natl Acad Sci USA* 79: 7415–7419

[58] Boyle DB, Coupar BE (1988) Construction of recombinant fowlpox viruses as vectors for poultry vaccines. *Virus Res* 10: 343–356

[59] Taylor J, Weinberg R, Kawaoka Y, Webster RG, Paoletti E (1988) Protective immunity against avian influenza induced by a fowlpox virus recombinant. *Vaccine* 6: 504–508

[60] Taylor J, Paoletti E (1988) Fowlpox virus as a vector in non-avian species. *Vaccine* 6: 466–468

[61] Taylor J, Meignier B, Tartaglia J, Languet B, VanderHoeven J, Franchini G, Trimarchi C, Paoletti E (1995) Biological and immunogenic properties of a canarypox-rabies recombinant, ALVAC-RG (vCP65) in non-avian species. *Vaccine* 13: 539–549

[62] Baxby D, Paoletti E (1992) Potential use of non-replicating vectors as recombi- nant vaccines. *Vaccine* 10: 8–9

[63] Nelson JB (1941) The behaviour of poxviruses in the respiratory tract. IV. The nasal instillation of fowl pox virus in chickens and mice. *J Exp Med* 74: 203–211

[64] Burnett JW, Frothingham TE (1968) The cytotoxic effect of fowlpox virus on primary human amniotic cell cultures. *Arch Gesamte Virusforsch* 24: 137–147

[65] Somogyi P, Frazier J, Skinner MA (1993) Fowlpox virus host range restriction: gene expression, DNA replication, and morphogenesis in nonpermissive mam- malian cells. *Virology* 197: 439–444

[66] Stannard LM, Marais D, Kow D, Dumbell KR (1998) Evidence for incomplete replica- tion of a penguin poxvirus in cells of mammalian origin. *J Gen Virol* 79: 1637–1646

[67] Weli SC, Nilssen O, Traavik T (2004) Morphogenesis of fowlpox virus in a baby hamster kidney cell line. *Med Electron Microsc* 37: 225–235

[68] Webster DP, Dunachie S, Vuola JM, Berthoud T, Keating S, Laidlaw SM, McConkey SJ, Poulton I, Andrews L, Andersen RF et al (2005) Enhanced T cell-mediated protection

against malaria in human challenges by using the recombinant poxviruses FP9 and modified vaccinia virus Ankara. *Proc Natl Acad Sci USA* 102: 4836–4841

[69] De Rose R, Chea S, Dale CJ, Reece J, Fernandez CS, Wilson KM, Thomson S, Ramshaw IA, Coupar BE, Boyle DB et al (2005) Subtype AE HIV-1 DNA and recombinant Fowlpoxvirus vaccines encoding five shared HIV-1 genes: safety and T cell immunogenicity in macaques. *Vaccine* 23: 1949–1956

[70] Gilbert PB, Chiu YL, Allen M, Lawrence DN, Chapdu C, Israel H, Holman D, Keefer MC, Wolff M, Frey SE (2003) Long-term safety analysis of preventive HIV-1 vaccines evaluated in AIDS vaccine evaluation group NIAID-spon- sored Phase I and II clinical trials. *Vaccine* 21: 2933–2947

[71] Moore AC, Hill AV (2004) Progress in DNA-based heterologous prime-boost immuniza- tion strategies for malaria. *Immunol Rev* 199: 126–143

[72] Coupar BE, Andrew ME, Both GW, Boyle DB (1986) Temporal regulation of influenza hemagglutinin expression in vaccinia virus recombinants and effects on the immune response. *Eur J Immunol* 16: 1479–1487

[73] Prideaux CT, Boyle DB (1987) Fowlpox virus polypeptides: sequential appear- ance and virion associated polypeptides. *Arch Virol* 96: 185–199

[74] Townsend A, Bastin J, Gould K, Brownlee G, Andrew M, Coupar B, Boyle D, Chan S, Smith G (1988) Defective presentation to class I-restricted cytotoxic T lymphocytes in vaccinia-infected cells is overcome by enhanced degradation of antigen. *J Exp Med* 168: 1211–1224

[75] Niikura M, Narita T, Mikami T (1991) Establishment and characterization of a thymidine kinase deficient avian fibroblast cell line derived from a Japanese quail cell line, QT35. *J Vet Med Sci* 53: 439–446

[76] Cowen BS, Braune MO (1988) The propagation of avian viruses in a continu- ous cell line (QT35) of Japanese quail origin. *Avian Dis* 32: 282–297

[77] Prideaux CT, Boyle DB (1987) Fowlpox virus polypeptides: sequential appear- ance and virion associated polypeptides. *Arch Virol* 96: 185–199

[78] Prideaux CT, Kumar S, Boyle DB (1990) Comparative analysis of vaccinia virus promoter activity in fowlpox and vaccinia virus recombinants. *Virus Res* 16: 43–57

[79] Boyle DB (1992) Quantitative assessment of poxvirus promoters in fowlpox and vaccinia virus recombinants. *Virus Genes* 6: 281–290

[80] Srinivasan V, Schnitzlein WM, Tripathy DN (2003) A consideration of previ- ously uncharacterized fowl poxvirus unidirectional and bidirectional late promoters for inclusion in homologous recombinant vaccines. *Avian Dis* 47: 286–295

[81] Dhawale S, Beisel CE, Nazerian K (1990) Transient expression assay for quali- tative assessment of gene expression by fowlpox virus. *Virus Genes* 3: 213–220

[82] Kumar S, Boyle DB (1990) Activity of a fowlpox virus late gene promoter in vaccinia and fowlpox virus recombinants. *Arch Virol* 112: 139–148

[83] Vazquez-Blomquist D, Gonzalez S, Duarte CA (2002) Effect of promoters on cellular immune response induced by recombinant fowlpox virus expressing multi-epitope polypeptides from HIV-1. *Biotechnol Appl Biochem* 36: 171–179

[84] Coupar BE, Teo T, Boyle DB (1990) Restriction endonuclease mapping of the fowlpox virus genome. *Virology* 179: 159–167

[85] Boulanger D, Baier R, Erfle V, Sutter G (2002) Generation of recombinant fowlpox virus using the non-essential F11L orthologue as insertion site and a rapid transient selection strategy. *J Virol Methods* 106: 141–151

[86] Boursnell ME, Green PF, Campbell JI, Deuter A, Peters RW, Tomley FM, Samson AC, Emmerson PT, Binns MM (1990) A fowlpox virus vaccine vector with insertion sites in the terminal repeats: demonstration of its efficacy using the fusion gene of Newcastle disease virus. *Vet Microbiol* 23: 305–316

[87] Spehner D, Drillien R, Lecocq JP (1990) Construction of fowlpox virus vectors with intergenic insertions: expression of the beta-galactosidase gene and the measles virus fusion gene. *J Virol* 64: 527–533

[88] Scheiflinger F, Falkner FG, Dorner F (1997) Role of the fowlpox virus thymi- dine kinase gene for the growth of FPV recombinants in cell culture. *Arch Virol* 142: 2421–2431

[89] Nazerian K, Dhawale S (1991) Structural analysis of unstable intermediate and stable forms of recombinant fowlpox virus. *J Gen Virol* 72: 2791–2795

[90] Letellier C (1993) Role of the TK+ phenotype in the stability of pigeonpox virus recom- binant. *Arch Virol* 131: 431–439

[91] CouparBEH, Purcell DFJ, Thomson SA, Ramshaw IA, Kent SJ, Boyle DB (2006) Fowlpox virus vaccines for HIV and SHIV clinical and pre-clinical trials. *Vaccine* 24: 1378–1388

[92] Domi A, Moss B (2002) Cloning the vaccinia virus genome as a bacterial arti- ficial chromosome in *Escherichia coli* and recovery of infectious virus in mam- malian cells. *Proc Natl Acad Sci USA* 99: 12415–12420

[93] Domi A, Moss B (2005) Engineering of a vaccinia virus bacterial artificial chro- mosome in *Escherichia coli* by bacteriophage lambda-based recombination. *Nat Methods* 2: 95–97

[94] Hanafusa H, Hanafusa H, Kamahora J (1959) Transformation phenomena in the pox group virus. II. Transformation between several members of pox group. *Biken J* 2: 85–91

[95] Joklik WK, Woodroofe GM, Holmes IH, Fenner F (1960) The reactivation of poxviruses. I. Demonstration of the phenomenon and techniques of assay. *Virology* 11: 168–184

[96] Harley VR, Hudson PJ, Coupar BE, Selleck PW, Westbury H, Boyle DB (1990) Vaccinia virus expression and sequence of an avian influenza nucleoprotein gene: potential use in diagnosis. *Arch Virol* 113: 133–141

[97] Scheiflinger F, Dorner F, Falkner FG (1992) Construction of chimeric vac- cinia viruses by molecular cloning and packaging. *Proc Natl Acad Sci USA* 89: 9977–9981

[98] Fuerst TR, Niles EG, Studier FW, Moss B (1986) Eukaryotic transient-expres- sion system based on recombinant vaccinia virus that synthesizes bacterio- phage T7 RNA polymerase. *Proc Natl Acad Sci USA* 83: 8122–8126

[99] Das SC, Baron MD, Barrett T (2000) Recovery and characterization of a chi- meric rinderpest virus with the glycoproteins of peste-des-petits-ruminants virus: homologous F and H proteins are required for virus viability. *J Virol* 74: 9039–9047

[100] Casais R, Thiel V, Siddell SG, Cavanagh D, Britton P (2001) Reverse genetics system for the avian coronavirus infectious bronchitis virus. *J Virol* 75: 12359– 12369

[101] Britton P, Green P, Kottier S, Mawditt KL, Penzes Z, Cavanagh D, Skinner MA (1996) Expression of bacteriophage T7 RNA polymerase in avian and mam- malian cells by a recombinant fowlpox virus. *J Gen Virol* 77: 963–967

[102] Das SC, Baron MD, Skinner MA, Barrett T (2000) Improved technique for transient expression and negative strand virus rescue using fowlpox T7 recom- binant virus in mammalian cells. *J Virol Methods* 89: 119–127

[103] Evans S, Cavanagh D, Britton P (2000) Utilizing fowlpox virus recombinants to generate defective RNAs of the coronavirus infectious bronchitis virus. *J Gen Virol* 81: 2855–2865

[104] Boyle DB, Selleck P, Heine HG (2000) Vaccinating chickens against avian influ- enza with fowlpox recombinants expressing the H7 haemagglutinin. *Aust Vet J* 78: 44–48

[105] Webster RG, Kawaoka Y, Taylor J, Weinberg R, Paoletti E (1991) Efficacy of nucleopro- tein and haemagglutinin antigens expressed in fowlpox virus as vac- cine for influenza in chickens. *Vaccine* 9: 303–308

[106] Swayne DE (2003) Vaccines for List A poultry diseases: emphasis on avian influenza. *Dev Biol* 114: 201–212

[107] Qiao CL, Yu KZ, Jiang YP, Jia YQ, Tian GB, Liu M, Deng GH, Wang XR, Meng QW,

Tang XY (2003) Protection of chickens against highly lethal H5N1 and H7N1 avian influenza viruses with a recombinant fowlpox virus co-expressing H5 haemagglutinin and N1 neuraminidase genes. *Avian Pathol* 32: 25–32

[108] Swayne DE, Garcia M, Beck JR, Kinney N, Suarez DL (2000) Protection against diverse highly pathogenic H5 avian influenza viruses in chickens immu- nized with a recombinant fowlpox vaccine containing an H5 avian influenza hemagglutinin gene insert. *Vaccine* 18: 1088–1095

[109] Swayne DE, Beck JR, Kinney N (2000) Failure of a recombinant fowl poxvirus vaccine containing an avian influenza hemagglutinin gene to provide consistent protection against influenza in chickens preimmunized with a fowl pox vaccine. *Avian Dis* 44: 132–137

[110] Swayne DE, Perdue ML, Beck JR, Garcia M, Suarez DL (2000) Vaccines protect chickens against H5 highly pathogenic avian influenza in the face of genetic changes in field viruses over multiple years. *Vet Microbiol* 74: 165–172

[111] Aldhous P, Tomlin S (2005) Avian flu special: Avian flu: Are we ready? *Nature* 435: 399

[112] Boursnell ME, Green PF, Samson AC, Campbell JI, Deuter A, Peters RW, Millar NS, Emmerson PT, Binns MM (1990) A recombinant fowlpox virus expressing the hemag-glutinin-neuraminidase gene of Newcastle disease virus (NDV) protects chickens against challenge by NDV. *Virology* 178: 297–300

[113] Iritani Y, Aoyama S, Takigami S, Hayashi Y, Ogawa R, Yanagida N, Saeki S, Kamogawa K (1991) Antibody response to Newcastle disease virus (NDV) of recombinant fowlpox virus (FPV) expressing a hemagglutinin-neuraminidase of NDV into chickens in the presence of antibody to NDV or FPV. *Avian Dis* 35: 659–661

[114] Letellier C, Burny A, Meulemans G (1991) Construction of a pigeonpox virus recombinant: expression of the Newcastle disease virus (NDV) fusion glyco- protein and protection of chickens against NDV challenge. *Arch Virol* 118: 43–56

[115] Edbauer C, Weinberg R, Taylor J, Rey-Senelonge A, Bouquet JF, Desmettre P, Paoletti E (1990) Protection of chickens with a recombinant fowlpox virus expressing the Newcastle disease virus hemagglutinin-neuraminidase gene. *Virology* 179: 901–904

[116] Ogawa R, Yanagida N, Saeki S, Saito S, Ohkawa S, Gotoh H, Kodama K, Kamogawa K, Sawaguchi K, Iritani Y (1990) Recombinant fowlpox viruses inducing protective immunity against Newcastle disease and fowlpox viruses. *Vaccine* 8: 486–490

[117] Taylor J, Christensen L, Gettig R, Goebel J, Bouquet JF, Mickle TR, Paoletti E (1996) Efficacy of a recombinant fowl pox-based Newcastle disease virus vaccine candidate against velogenic and respiratory challenge. *Avian Dis* 40: 173–180

[118] Taylor J, Edbauer C, Rey-Senelonge A, Bouquet JF, Norton E, Goebel S, Desmettre P, Paoletti E (1990) Newcastle disease virus fusion protein expressed in a fowlpox virus recombinant confers protection in chickens. *J Virol* 64: 1441–1450

[119] Nazerian K, Yanagida N (1995) A recombinant fowlpox virus expressing the envelope antigen of subgroup A avian leukosis/sarcoma virus. *Avian Dis* 39: 514–520

[120] Heine HG, Foord AJ, Young PL, Hooper PT, Lehrbach PR, Boyle DB (1997) Recombinant fowlpox virus vaccines against Australian virulent Marek's disease virus: gene sequence analysis and comparison of vaccine efficacy in specific pathogen free and production chickens. *Virus Res* 50: 23–33

[121] Lee LF, Bacon LD, Yoshida S, Yanagida N, Zhang HM, Witter RL (2004) The efficacy of recombinant fowlpox vaccine protection against Marek's disease: its dependence on chicken line and B haplotype. *Avian Dis* 48: 129–137

[122] Nazerian K, Lee LF, Yanagida N, Ogawa R (1992) Protection against Marek's disease by a fowlpox virus recombinant expressing the glycoprotein B of Marek's disease virus. *J Virol* 66: 1409–1413

[123] Omar AR, Schat KA, Lee LF, Hunt HD (1998) Cytotoxic T lymphocyte response in chickens immunized with a recombinant fowlpox virus expressing Marek's disease herpesvirus glycoprotein B. *Vet Immunol Immunopathol* 62: 73–82

[124] Yanagida N, Ogawa R, Li Y, Lee LF, Nazerian K (1992) Recombinant fowlpox viruses expressing the glycoprotein B homolog and the pp38 gene of Marek's disease virus. *J Virol* 66: 1402–1408

[125] Calvert JG, Nazerian K, Witter RL, Yanagida N (1993) Fowlpox virus recom- binants expressing the envelope glycoprotein of an avian reticuloendotheliosis retrovirus induce neutralizing antibodies and reduce viremia in chickens. *J Virol* 67: 3069–3076

[126] Qingzhong Y, Barrett T, Brown TD, Cook JK, Green P, Skinner MA, Cavanagh D (1994) Protection against turkey rhinotracheitis pneumovirus (TRTV) induced by a fowlpox virus recombinant expressing the TRTV fusion glycopro- tein (F). *Vaccine* 12: 569–573

[127] Butter C, Sturman TD, Baaten BJ, Davison TF (2003) Protection from infec- tious bursal disease virus (IBDV)-induced immunosuppression by immuni- zation with a fowlpox recombinant containing IBDV-VP2. *Avian Pathol* 32: 597–604

[128] Shaw I, Davison TF (2000) Protection from IBDV-induced bursal damage by a recombi- nant fowlpox vaccine, fpIBD1, is dependent on the titre of challenge virus and chicken genotype. *Vaccine* 18: 3230–3241

[129] Boyle DB, Heine HG (1994) Influence of dose and route of inoculation on responses of

chickens to recombinant fowlpox virus vaccines. *Vet Microbiol* 41: 173–181

[130] Heine HG, Boyle DB (1993) Infectious bursal disease virus structural protein VP2 expressed by a fowlpox virus recombinant confers protection against dis- ease in chickens. *Arch Virol* 131: 277–292

[131] Cardona CJ, Reed WM, Witter RL, Silva RF (1999) Protection of turkeys from hemorrhagic enteritis with a recombinant fowl poxvirus expressing the native hexon of hemorrhagic enteritis virus. *Avian Dis* 43: 234–244

[132] Vermeulen AN (1998) Progress in recombinant vaccine development against coccidiosis. A review and prospects into the next millennium. *Int J Parasitol* 28: 1121–1130

[133] Wang X, Schnitzlein WM,Tripathy DN, Girshick T, Khan MI (2002) Construction and immunogenicity studies of recombinant fowl poxvirus containing the S1 gene of Massachusetts 41 strain of infectious bronchitis virus. *Avian Dis* 46: 831–838

[134] Boyle DB (1998) Diversified prime and boost protocols: the route to enhanced immune responses to recombinant DNA based vaccine? *Aust Biotechnol* 8: 96–98

[135] Tsukamoto K, Sato T, Saito S, Tanimura N, Hamazaki N, Mase M, Yamaguchi S (2000) Dual-viral vector approach induced strong and long-lasting protective immunity against very virulent infectious bursal disease virus. *Virology* 269: 257–267

[136] Karaca K, Sharma JM, Winslow BJ, Junker DE, Reddy S, Cochran M, McMillen J (1998) Recombinant fowlpox viruses coexpressing chicken type I IFN and Newcastle disease virus HN and F genes: influence of IFN on protective effi- cacy and humoral responses of chickens following *in ovo* or post-hatch admin- istration of recombinant viruses. *Vaccine* 16: 1496–1503

[137] Djeraba A, Musset E, Lowenthal JW, Boyle DB, Chausse AM, Peloille M, Quere P (2002) Protective effect of avian myelomonocytic growth factor in infection with Marek's disease virus. *J Virol* 76: 1062–1070

[138] York JJ, Strom AD, Connick TE, McWaters PG, Boyle DB, Lowenthal JW (1996) *In vivo* effects of chicken myelomonocytic growth factor: delivery via a viral vector. *J Immunol* 156: 2991–2997

[139] Taylor J, Trimarchi C, Weinberg R, Languet B, Guillemin F, Desmettre P, Paoletti E (1991) Efficacy studies on a canarypox-rabies recombinant virus. *Vaccine* 9: 190–193

[140] Taylor J, Tartaglia J, Riviere M, Duret C, Languet B, Chappuis G, Paoletti E (1994) Applications of canarypox (ALVAC) vectors in human and veterinary vaccination. *Dev Biol Stand* 82: 131–135

[141] Plotkin SA, Cadoz M, Meignier B, Meric C, Leroy O, Excler JL, Tartaglia J, Paoletti E,

Gonczol E, Chappuis G (1995) The safety and use of canarypox vectored vaccines. *Dev Biol Stand* 84: 165–170

[142] Stephensen CB, Welter J, Thaker SR, Taylor J, Tartaglia J, Paoletti E (1997) Canine distemper virus (CDV) infection of ferrets as a model for testing Morbillivirus vaccine strategies: NYVAC- and ALVAC-based CDV recombi- nants protect against symptomatic infection. *J Virol* 71: 1506–1513

[143] Pardo MC, Bauman JE, Mackowiak M (1997) Protection of dogs against canine distem- per by vaccination with a canarypox virus recombinant expressing canine distemper virus fusion and hemagglutinin glycoproteins. *Am J Vet Res* 58: 833–836

[144] Poulet H, Brunet S, Boularand C, Guiot AL, Leroy V, Tartaglia J, Minke J, Audonnet JC, Desmettre P (2003) Efficacy of a canarypox virus-vectored vac- cine against feline leukaemia. *Vet Rec* 153: 141–145

[145] Minke JM, Siger L, Karaca K, Austgen L, Gordy P, Bowen R, Renshaw RW, Loosmore S, Audonnet JC, Nordgren B (2004) Recombinant canarypoxvirus vaccine carrying the prM/E genes of West Nile virus protects horses against a West Nile virus-mosquito challenge. *Arch Virol* (Suppl) 18: 221–230

[146] Siger L, Bowen RA, Karaca K, Murray MJ, Gordy PW, Loosmore SM, Audonnet JC, Nordgren RM, Minke JM (2004) Assessment of the efficacy of a single dose of a recombinant vaccine against West Nile virus in response to natural challenge with West Nile virus-infected mosquitoes in horses. *Am J Vet Res* 65: 1459–1462

[147] Grosenbaugh DA, Backus CS, Karaca K, Minke JM, Nordgren RM (2004) The anamnes- tic serologic response to vaccination with a canarypox virus-vectored recombinant West Nile virus (WNV) vaccine in horses previously vaccinated with an inactivated WNV vaccine. *Vet Ther* 5: 251–257

[148] Paoletti E, Tartaglia J, Taylor J (1994) Safe and effective poxvirus vectors – NYVAC and ALVAC. *Dev Biol Stand* 82: 65–69

[149] Paoletti E, Taylor J, Meignier B, Meric C, Tartaglia J (1995) Highly attenu- ated poxvirus vectors: NYVAC, ALVAC and TROVAC. *Dev Biol Stand* 84: 159–163

[150] Wimsatt J, Biggins D, Innes K, Taylor B, Garell D (2003) Evaluation of oral and subcu- taneous delivery of an experimental canarypox recombinant canine distemper vaccine in the Siberian polecat (*Mustela eversmanni*). *J Zoo Wildl Med* 34: 25–35

[151] Welter J, Taylor J, Tartaglia J, Paoletti E, Stephensen CB (2000) Vaccination against canine distemper virus infection in infant ferrets with and without maternal antibody protection, using recombinant attenuated poxvirus vaccines. *J Virol* 74: 6358–6367

[152] Jones L, Tenorio E, Gorham J, Yilma T (1997) Protective vaccination of ferrets against canine distemper with recombinant pox virus vaccines expressing the H or F genes of rinderpest virus. *Am J Vet Res* 58: 590–593

[153] Tartaglia J, Jarrett O, Neil JC, Desmettre P, Paoletti E (1993) Protection of cats against feline leukemia virus by vaccination with a canarypox virus recombi- nant, ALVAC-FL. *J Virol* 67: 2370–2375

[154] Franchini G, Gurunathan S, Baglyos L, Plotkin S, Tartaglia J (2004) Poxvirus- based vaccine candidates for HIV: two decades of experience with special emphasis on canarypox vectors. *Expert Rev Vaccines* 3: S75–S88

[155] Belshe RB, Stevens C, Gorse GJ, Buchbinder S, Weinhold K, Sheppard H, Stablein D, Self S, McNamara J, Frey S et al (2001) Safety and immunogenicity of a canarypox-vectored human immunodeficiency virus Type 1 vaccine with or without gp120: a phase 2 study in higher- and lower-risk volunteers. *J Infect Dis* 183: 1343–1352

[156] de Bruyn G, Rossini AJ, Chiu YL, Holman D, Elizaga ML, Frey SE, Burke D, Evans TG, Corey L, Keefer MC (2004) Safety profile of recombinant canary- pox HIV vaccines. *Vaccine* 22: 704–713

[157] Robinson HL, Montefiori DC, Johnson RP, Manson KH, Kalish ML, Lifson JD, Rizvi TA, Lu S, Hu SL, Mazzara GP et al (1999) Neutralizing antibody-inde- pendent containment of immunodeficiency virus challenges by DNA priming and recombinant pox virus booster immunizations. *Nat Med* 5: 526–534

[158] Dale CJ, De Rose R, Stratov I, Chea S, Montefiori DC, Thomson S, Ramshaw IA, Coupar BE, Boyle DB, Law M, Kent SJ (2004) Efficacy of DNA and fowl- pox virus priming/boosting vaccines for simian/human immunodeficiency virus. *J Virol* 78: 13819–13828

[159] Leong KH, Ramsay AJ, Boyle DB, Ramshaw IA (1994) Selective induction of immune responses by cytokines coexpressed in recombinant fowlpox virus. *J Virol* 68: 8125–8130

[160] Dale CJ, De Rose R, Wilson KM, Croom HA, Thomson S, Coupar BE, Ramsay A, Purcell DF, Ffrench R, Law M et al (2004) Evaluation in macaques of HIV-1 DNA vaccines containing primate CpG motifs and fowlpoxvirus vaccines co- expressing IFNgamma or IL-12. *Vaccine* 23: 188–197

[161] Dale CJ, Zhao A, Jones SL, Boyle DB, Ramshaw IA, Kent SJ (2000) Induction of HIV-1-specific T-helper responses and type 1 cytokine secretion following therapeutic vaccination of macaques with a recombinant fowlpoxvirus co- expressing interfer-on-gamma. *J Med Primatol* 29: 240–247

[162] Kelleher AD, Puls RL, Bebbington M, Boyle D, Ffrench R, Kent SJ, Kippax S, Purcell

DFJ, Thomson S, Wand H et al (2006) A randomised, placebo-con- trolled Phase I trial of DNA prime, recombinant fowlpox virus boost prophy- lactic vaccine for HIV-1. *AIDS* 20: 294–297

[163] Cohen J (2004) AIDS vaccines. HIV dodges one-two punch. *Science* 305: 1545–1547

[164] Emery S, Workman S, Puls RL, Block M, Baker D, Bodsworth N, Anderson J, Crowe SM, French MAH, Aichelburg A et al on behalf of the NCHVR 01 study team (2005) Randomised, placebo-controlled, phase I/IIa evaluation of the safety and immunogenicity of fowlpox virus expressing HIG gag-pol and intereferon-gamm in HIV-1 infected subjects. *Human Vaccines* 1: 232–238

[165] Anderson RJ, Hannan CM, Gilbert SC, Laidlaw SM, Sheu EG, Korten S, Sinden R, Butcher GA, Skinner MA, Hill AV (2004) Enhanced CD8$^+$ T cell immune responses and protection elicited against *Plasmodium berghei* malaria by prime boost immunization regimens using a novel attenuated fowlpox virus. *J Immunol* 172: 3094–3100

[166] Prieur E, Gilbert SC, Schneider J, Moore AC, Sheu EG, Goonetilleke N, Robson KJ, Hill AV (2004) A *Plasmodium falciparum* candidate vaccine based on a six-antigen polyprotein encoded by recombinant poxviruses. *Proc Natl Acad Sci USA* 101: 290–295

[167] Hodge JW, Grosenbach DW, Schlom J (2002) Vector-based delivery of tumor- associated antigens and T-cell co-stimulatory molecules in the induction of immune responses and anti-tumor immunity. *Cancer Detect Prev* 26: 275–291

[168] Hodge JW, Grosenbach DW, Aarts WM, Poole DJ, Schlom J (2003) Vaccine therapy of established tumors in the absence of autoimmunity. *Clin Cancer Res* 9: 1837–1849

[169] Rosenberg SA, Yang JC, Schwartzentruber DJ, Hwu P, Topalian SL, Sherry RM, Restifo NP, Wunderlich JR, Seipp CA, Rogers-Freezer L et al (2003) Recombinant fowlpox viruses encoding the anchor-modified gp100 melanoma antigen can generate antitumor immune responses in patients with metastatic melanoma. *Clin Cancer Res* 9: 2973–2980

[170] Triozzi PL, Aldrich W, Allen KO, Lima J, Shaw DR, Strong TV (2005) Antitumor activity of the intratumoral injection of fowlpox vectors expressing a triad of costimulatory molecules and granulocyte/macrophage colony stimulating fac- tor in mesothelioma. *Int J Cancer* 113: 406–414

[171] Triozzi PL, Strong TV, Bucy RP, Allen KO, Carlisle RR, Moore SE, Lobuglio AF, Conry RM (2005) Intratumoral administration of a recombinant canarypox virus expressing interleukin 12 in patients with metastatic melanoma. *Hum Gene Ther* 16: 91–100

（吴国华　杨承槐　译）

第 12 章　昆虫痘病毒亚科

Marie N. Becker 和 Richard W. Moyer

（佛罗里达大学医学院分子遗传与微生物学系，美国佛罗里达盖恩斯维尔，邮编：32610）

摘要

　　昆虫痘病毒亚科是一个与痘病毒科相关但完全不同的家族。这些病毒虽然与脊索动物痘病毒共有许多生物学特征，但是它感染的是一些昆虫家族的幼虫。构成昆虫痘病毒的 3 个属是甲属痘病毒，感染甲虫；乙属痘病毒，感染蝴蝶、飞蛾、蚱蜢和蝗虫；以及丙属痘病毒感染苍蝇和蚊子。昆虫痘病毒，像脊索动物痘病毒一样，有一个以时间转录模式的双链线性 DNA 基因组。昆虫痘病毒被包含于类晶体的蛋白基质中，形成一个保护病毒免受环境影响的球状体。在昆虫痘病毒和脊索动物痘病毒基因之间存在许多保守基因，是定义脊索痘病毒的最小互补序列。昆虫痘病毒具有一些独特的分子特征。本篇综述涵盖了昆虫痘病毒的发病机制、转录和分子分析。

昆虫痘病毒的分类学和历史

　　痘病毒科由脊索动物痘病毒亚科和昆虫痘病毒亚科组成，分别感染脊索动物和昆虫。昆虫痘病毒（EVs）的分类依据其感染的昆虫宿主、病毒粒子的形态以及基因组的大小。最近，国际病毒分类委员会（ICTV）对昆虫痘病毒亚科中的种属进行了重新命名，并且重新定义了这些病毒的缩写词 [1]。A、B 和 C 属现在分别代表感染甲虫（鞘翅目）的甲属昆虫痘病毒、感染蝴蝶和飞蛾（鳞翅目）以及草蜢和蝗虫（直翅目）的乙属昆虫痘病毒和感染苍蝇（双翅目）、蚊子的丙属昆虫痘病毒。但是仍然有许多病毒没有进行分类。由于种属名称变为一个词的叙述语，现在由国际病毒分类委员会列出的病毒缩写词已经去除了"P"，因此 AmEPV 现在称为 AMEV。大量的昆虫痘病毒记录在文献中，但并没有列入国际病毒分类委员会的目录中，因此病毒的缩写词可能会变化。为了简洁，在下文介绍各种属时也会用到 α、β 和 γ。昆虫痘病毒会根据其感染的昆虫宿主命名。表 12–1 列出了本章节用到的一些病毒。

表 12-1　昆虫痘病毒属和选定的成员 [a]

种属	病毒名称	缩写词	宿主常用名称
Alphaentomopoxvirus 甲属昆虫痘病毒	Anomala cuprea entomopoxvirus 大绿丽金龟子痘病毒	ACEV	Cupreous chafer 丽金龟子
	Melolontha melolontha entomopoxvirus 西方五月鳃角金龟子痘病毒	MMEV	Common cockchafer 常见金龟子
	Othnonius batesi entomo-poxvirus 圣甲虫痘病毒	ObEPV	Scarab beetle 圣甲虫
	Ips typographus entomo-poxvirus 云杉八齿小蠹痘病毒	ItEPV	European spruce bark beetle 欧洲云杉树皮甲虫
Betaentomopoxvirus 乙属昆虫痘病毒	Amsacta moorei entomopoxvirus 'L' 桑灯蛾痘病毒	AMEV	Red hairy caterpillar 花生红灯蛾
	Choristoneura biennis entomopoxvirus 'L' 两年生色卷蛾痘病毒	CBEV	Two year cycle spruce budworm 两年生云杉色卷蛾
	Choristoneura fumiferana entomopoxvirus 'L' 云杉卷叶蛾痘病毒	CFEV	Spruce budworm 云杉色卷蛾
	Heliothis armigera entomopoxvirus 'L' 棉铃虫痘病毒	HAEV	Cotton bollworm 棉铃虫
	Ocnogyna baetica 'L' 灯蛾		
	Elasmopalpus lignosellus 'L' 南美玉米苗斑螟痘病毒	ElEPV	Lesser cornstalk borer 小玉米茎蛀虫
	Adoxophyes honmai 'L' 茶小卷叶蛾痘病毒	AhEPV	Smaller tea tortrix 茶小卷叶蛾
	Psuedaletia unipuncta 'L' 一星黏虫痘病毒	PuEPV	Army worm 黏虫
	Euxoa auxiliaris 'L' 原切根虫痘病毒	EAEV	Army cutworm 原切根虫
Gammaentomopoxvirus 丙属昆虫痘病毒	Chironomus luridus entomopoxvirus 淡黄摇蚊痘病毒	CLEV	Midge 蚊
	Goeldichironomus haloprasimus entomopoxvirus 绿盐摇蚊痘病毒	GHEV	Midge 蚊
Unassigned 未分类病毒	Melanoplus sanguinipes entomopoxvirus 'O' 黑蝗虫痘病毒	MSEV	Lesser migratory grasshopper 较少的迁徙蚱蜢

[a] 代表以粗体列出的病毒，它们是每个属的代表种。其他列表中的病毒可以在 ICTV 报告第八版 [1] 和下面的综述 [75] 中找到。

病毒粒子的大小和形状因各个种属而不同。甲属痘病毒粒子大约为 450nm × 250nm，有一个单面凹陷的髓芯和一个侧体。病毒体趋于卵形。通过电子显微镜和沉降速率测定的这些病毒的基因组大小为 260~370kb。该属的病毒在分子水平上并没有进行详细的测序或表征，部分是由于不能在细胞培养中操纵这些病毒。模式种是西方五月鳃角金龟子痘病毒（MMEV）。

乙属痘病毒感染鳞翅目和直翅目家族成员。这些病毒粒子形状为卵圆形，大小为 250nm × 350nm。具有一个圆柱形的髓芯，和一个"袖套状"侧体。其中一种已测序的病毒是从桑灯蛾幼虫中分离出的桑灯蛾痘病毒。AMEV 是此属的代表种。另一个已测序的昆虫痘病毒是从蚱蜢中分离的黑蝗虫痘病毒（MSEV）。虽然两种病毒最初都被归类为乙属痘病毒，正如下面进一步讨论的，由于对基因组序列的分析，国际病毒分类委员会已经将黑蝗虫痘病毒从乙属痘病毒中去除，并将其重新分类为昆虫痘病毒亚科的未分类成员。随着更多基因组测序数据的积累，可能需要进一步细分乙属痘病毒。

丙属痘病毒的病毒体是砖形而不是卵圆形。大小为 320nm × 230nm × 110nm，并且具有两个侧体和一个双凹形的髓芯。这些病毒感染苍蝇和蚊子，代表种是淡黄摇蚊痘病毒。

作为一个亚科，昆虫痘病毒是已知的与脊索动物痘病毒关系最远的亲缘物种。Vago 首先描述了昆虫中的痘样病毒[2]，他检查常见金龟子——鳃金龟（鞘翅目）的幼虫。随后，在不同的昆虫中发现了其他的昆虫痘病毒，并且根据电子显微镜下的形态，确定为痘病毒科成员。最近，两个昆虫痘病毒的基因组已经被测序，而且通过与亲缘物种脊索动物痘病毒（CV）进行分子比对，使得这些病毒可以明确地归类为痘病毒[3-6]。这为基本痘病毒生物学的几个重要方面提供了见解，即基因组组成、痘病毒所需的最小互补基因、以及宿主防御机制的差异，包括痘病毒不同亚科的免疫应答。

昆虫痘病毒基因组像脊索动物一样，由大的双链 DNA 分子组成。然而，昆虫痘病毒中缺少常见基因的中心共线性髓芯，即脊索动物痘病毒的标志性特征。相反，与脊索动物痘病毒相比，这些髓芯基因在整个基因组中是"分散的"[3,4,6]。脊索动物和昆虫痘病毒除了组成方式的不同，昆虫痘病毒的基因组序列数据证明在确定家族所有成员共有痘病毒基因的最小互补序列方面非常有用[6]。从昆虫痘病毒基因组序列中发现的第二个有趣的观点与普遍接受的概念有关，即脊索动物痘病毒基因组中大约 33% 的基因用于宿主反应偏向感染。这些基因对于细胞培养中的生长以及控制宿主范围并不重要。对昆虫痘病毒也是如此。然而，昆虫痘病毒"非必需"基因的性质与脊索动物痘病毒有很大差异，许多是完全独特的。昆虫痘病毒非必需基因的显著特征无疑反映出昆虫对感染的反应完全不同，在某种意义上说比哺乳动物宿主更为原始，涉及初始的先天免疫。

昆虫痘病毒在感染细胞的胞质内复制并且具有所有痘病毒都有的基因表达时间特异性调节。昆虫痘病毒复制过程与大部分脊索动物痘病毒不同的是其复制过程会在宿主细胞的细胞质内形成类晶体包涵体（OBs），也称作球状体。这种现象与大部分正痘病毒相似，例如可以形成 A 型包涵体的牛痘病毒，不同的是它不是类晶体 [7]。许多昆虫痘病毒的病毒粒子被单个蛋白组成的球状体结构所包裹。昆虫可以通过摄取球状体而感染病毒，并使病毒在不同的宿主之间进行传播，球状体可以保护病毒免受外界条件变化的影响。非常有趣的是昆虫痘病毒类晶体包涵体呈碱性，在被昆虫摄入包涵体以后可以在昆虫体内降解，然而与球状体功能相似的正痘病毒的 A 型包涵体却是对酸十分敏感。包涵体病毒也在昆虫病毒的杆状病毒科内发现。

文献中描述了大量的昆虫痘病毒。然而，只有少数昆虫痘病毒适应细胞培养，这是促进分子水平研究所必需的一个特征。据报道，棉铃虫痘病毒，一种棉铃虫的昆虫痘病毒可以在细胞培养中生长 [8]，但只有桑灯蛾痘病毒（AMEV）能在培养细胞中高效增殖。桑灯蛾痘病毒通常在亚洲型舞毒蛾细胞系（Ld652）中生长 [9]，但也可以在来自顶灯蛾属的 EAA-BTI 细胞系中繁殖 [10]。这些病毒可以用于昆虫防治，这将需要其在受控环境中产生足够量的病毒的能力。

基因组大小和组成

像脊索动物痘病毒科一样，昆虫痘病毒有一个大的双链 DNA 基因组和反向末端重复（ITRs）。Langridge 和 Roberts[11] 通过电子显微镜检查了 AMEV、EAEV、ObEPV 和 GHEV（表 12–1）的 DNA，估计其分子量为 200×10^6（GHEV）、251×10^6（ObEPV）和 135×10^6ku（AMEV，EAEV）。通过沉积值估计 CBEV 的分子量为 142×10^6 [12]。沉降系数和 DNA 解链技术显示昆虫痘病毒中的 G + C 百分比在 16.3%~26%，显著低于痘苗病毒（VV）[12,13]。

昆虫痘病毒中较低的 G+C 含量表明，尽管与脊索动物痘病毒相关，但在 DNA 水平上同源性可能相对较小。事实上，Southern 杂交研究发现 VV 和 AMEV 或 MSEV 之间几乎没有杂交 [14,15]。AMEV 和 CBEV 之间没有杂交 [16]。但是，AMEV 与 EAEV 确实表现出一些同源性 [14]。使用斑点印迹，MSEV 与另外两个直翅目昆虫痘病毒杂交，但不能与来自其他宿主的昆虫痘病毒或 VV 进行杂交。AMEV、CBEV、EAEV、MSEV 和 ObEPV 的限制性内切酶图谱也不相同 [16]。

通过 AMEV 和 MSEV 基因组的测序可以获得更精确的信息。AMEV 基因组大小为 232 kb，G+C 含量为 17.8%[3]。MSEV 基因组大小测定为 236kb，G+C 含量为 18.3%[4]。在正痘病毒中，最中央的基因组"核心"由所有痘病毒生长所必需的共同保守基因的高度保守的共线集合组成 [6]。然而，比较 AMEV 或 MSEV 与 VV 的基因序列，发现这些核心基因虽然保守，但是它们是非线性的并且分散在整个基因组中 [3, 4]。此外，即使在两种测序的昆虫痘病毒之间也没有观察到保守基因的共同序列。这意味着昆虫痘病毒和脊索动物痘病毒在较早期就开始分化。事实上，当 Gubser 等人分析测序的痘病毒系统发育时，由于昆虫痘病毒和其他痘病毒之间较低的同源性，无法将昆虫痘病毒纳入分析。两种测序的乙属痘病毒之间缺乏对应性是 MSEV 不再归类于该属的原因之一，暂时被归类为"未分类的痘病毒"。

尽管有这些不同之处，但来自昆虫痘病毒的测序数据的价值不应该被低估。Upton 等人[6]确定在脊索动物痘病毒中有 90 个保守的基因家族，在整个痘病毒科有 49 个保守的基因家族。在这个序列分析中昆虫痘病毒的加入改进了定义痘病毒所需的最小基因列表。被认为可能非常重要的几个基因在 EV 中缺失同源基因。在 EV 中未发现中间转录因子 VITF1 和 VITF3 的一个亚基。两个晚期转录因子（VLTF1 和 VLTF4）在昆虫痘病毒基因组中也不存在。昆虫痘病毒转录的某些方面可能是由宿主元件控制的，而不是由病毒编码的。也许最有趣的是，两种测序的昆虫痘病毒中不存在 RNA 聚合酶复合物的几个成员。这些包括 RPO30、RPO22 和 RPO7[6]。

病理学

昆虫痘病毒通常是昆虫幼虫而不是成虫的病原体。然而，在实验室环境中已经有感染成虫的报道[18]，并且有一个关于昆虫痘病毒云杉八齿小蠹感染成年树皮甲虫的报道[19]。在幼虫中，感染的发病机理与所有已经检验的昆虫痘病毒相似。在自然界中，感染发生在幼虫吞噬球状体中。然后闭合的病毒通过昆虫肠道的碱性环境从球状体溶解。从球体释放的病毒粒子附着到中肠上皮并通过一种不明确的融合机制进入细胞。病毒复制的主要部位是脂肪体（图 12–1A）。在大多数被感染的昆虫中，可以在血淋巴中检测出球状体。一些昆虫痘病毒似乎感染血细胞，虽然其他人认为这可能是由于血细胞的吞噬作用（图 12–1B）所致[20]。随着疾病的进展，血淋巴充满球状体，使其变成乳白色，脂肪体开始分解，导致在整个昆虫中许多组织传播并引起广泛感染（图 12–1C、图 12–1D 和图 12–2）。淡黄摇蚊痘病毒（丙属痘病毒）球状体也可以在表皮、成虫的腿盘、生殖盘、肌肉和神经系统中找到[21]。

随着感染的继续，幼虫通常变得嗜睡、不辨方向、禁食。龄期之间的时间大大增加。在一些物种中，由于血淋巴中存在大量的球状体[22]，幼虫变白或出现白斑[18, 21]。据报道，AMEV 感染的顶灯蛾幼虫可以反流或排出含有球状体的物质[23]。许多幼虫在死亡之前瘫痪。死亡时间根据宿主和病毒的种类有很大的不同，受病毒初始感染剂量的影响很大。Lipa 等人[24]确定灯蛾昆虫痘病毒（鳞翅目）的半数致死量约为 6 700 个球状体[24]；然而，Mitchell 等人确定，南美玉米苗斑螟痘病毒球状体在小玉米螟幼虫（鳞翅目）中的半数致死量为 9 700，在早期和较小龄期的数目更低。云杉卷叶蛾痘病毒在四龄云杉色卷蛾中的半数致死量非常低，只有 2.4 个球状体，半数致死时间为 25.2 天[25]。

幼虫期延长和感染幼虫不能蛹化的原因尚不清楚。已经证明，CFEV 和茶小卷叶蛾痘病毒与未感染的幼虫相比，感染的幼虫中的保幼激素水平增加。这两种病毒都能降低蜕化类固醇水平[25,26]。

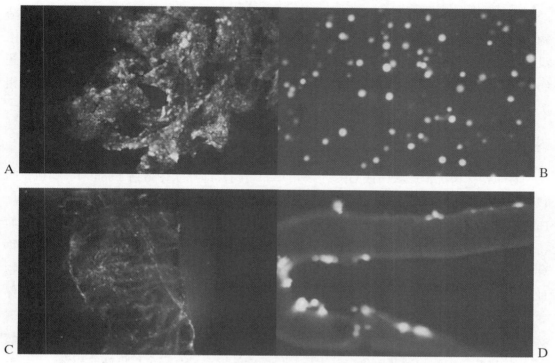

图 12-1　来自桑灯蛾幼虫的桑灯蛾痘病毒感染组织

　　所有照片均显示感染桑灯蛾痘病毒的组织，其包含在球蛋白启动子控制下的 GFP 基因。白色区域表示病毒的存在。（A）脂肪体。（B）血细胞。（C）丝腺（D）附有血细胞的气管。照片由 Basil Arif 和 Lillian Pavlik 提供。

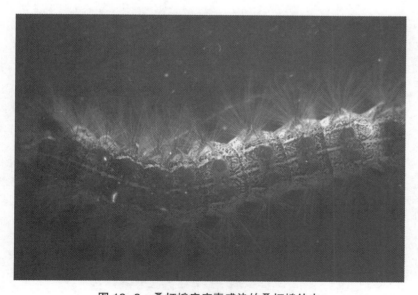

图 12-2　桑灯蛾痘病毒感染的桑灯蛾幼虫

　　幼虫感染桑灯蛾痘病毒表达绿色荧光蛋白。绿色荧光蛋白表达（白色区域）表示弥散性感染。照片由 Basil Arif 和 Lillian Pavlik 提供。

　　除了所有已知昆虫痘病毒形成的球状体之外，许多昆虫痘病毒还产生第二种类型的结构，称为纺锤体，主要由纺锤蛋白组成[16]。虽然它们可能被纳入到球状体中，但纺锤体没有病毒粒子。主要在甲属痘病毒和乙属痘病毒中找到，在 AMEV 中不存在。关于这些纺锤体的性质和功能的更多讨论将在后面的章节中进行阐述。一些昆虫痘病毒可以感染相关的宿主，而另一些则只能感染特定的宿主。MSEV 已被证明感染多种蚱蜢种类[27, 28]。

球状体

　　若非特殊情况，球状体或 OBs 主要由单一蛋白，即球状体蛋白（sph）[29] 构成（图12-3）。这种大蛋白（100~115ku）在感染后期产生，并且病毒粒子被纳入装配基质中。Hall 和 Moyer[30] 证明 sph 转录本具有 5′poly（A）头结构，这是痘苗转录本的特征。他们将启动子鉴定为具有几个上游早期终止信号的晚期启动子。在蛋白水平上来自相同宿主物种的昆虫痘病毒中的球状体蛋白具有显著的同源性（83%~94%）[31, 32]。来自不同宿主物种的球状体蛋白的同源性很低，为 22%~40%[31-33]。蛋白含有内部二硫键，并且有许多保守的半胱氨酸[33]。尽管与杆状病毒的多角体蛋白具有功能相似性，但是多角体蛋白和球状体蛋白几乎没有同源性[30]。球状体的作用被认为是保护和稳定病毒抵抗外部环境。然而，从 AMEV 中删除球状体蛋白基因后，仍然能够形成具有完全传染性的病毒[34,35]。一些电子显微镜研究表明感染性病毒成熟的最后步骤发生在球状体内。然而，对于 AMEV

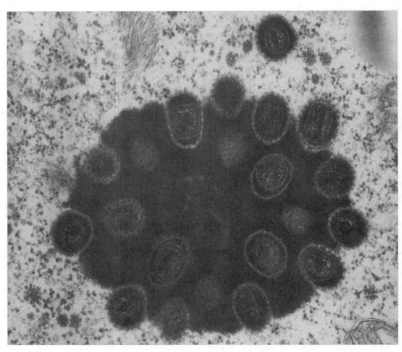

图 12-3　来自感染的顶灯蛾细胞的 AMEV 包涵体的电子显微照片（照片由罗伯特格拉纳多斯提供）

来说，情况并非如此，因为在感染的细胞培养上清液中可以很容易地发现具有完全感染性的非包涵体病毒[36, 37]，同时具有野生型和 sph 杂合链的病毒株。因为在重组杆状病毒系统中产生的球状体蛋白可以形成空球体，所以不需要所有的病毒粒子来形成球状体[38]。这一发现强烈地暗示了球状体蛋白是球状体主要的蛋白成分。

通过在高 pH 下处理碳酸钠和巯基乙酸盐，感染性病毒体可以从球状体中释放出来[15, 39]。球状体内发现的病毒粒子数量各不相同。缺乏病毒粒子在封闭体内的明确信息，但是这还没有被详细研究。

已经发现碱性蛋白酶与 AMEV[40]、CBEV、CFEV[29] 和 MSEV[41] 的球状体相关。这些蛋白酶的最适 pH 值范围为 8.6~11。Bilimoria 和 Arif[29] 假设这个蛋白酶可能是将球状体溶解在适当的环境所必需的如昆虫体内的碱性中肠。有趣的是，Langridge 和 Roberts[40] 报道，碱性蛋白酶与 AMEV 在细胞培养中的生长无关。这种蛋白酶是病毒还是细胞来源尚未确定。

纺锤蛋白 / 纺锤体 / 增强因子

许多昆虫痘病毒产生第二种大分子结构，称为纺锤体。它们通常存在于甲属痘病毒中，许多鳞翅目的乙属痘病毒也产生纺锤体。然而，在丙属痘病毒或直翅目昆虫痘病毒中很少见到纺锤体[42]。纺锤体不含病毒粒子，但可能会包含于球状体。病毒编码的蛋白——纺锤蛋白（38 ku）是结晶纺锤体的唯一组成部分。纺锤蛋白在感染后期合成并大量产生。值得注意的是，AMEV 虽然是一种乙属痘病毒，但是不形成纺锤体，也不编码纺锤蛋白基因。纺锤蛋白通过 N- 末端基序二聚化并进行糖基化[43, 44]。纺锤蛋白基因的序列比较显示，它们与杆状病毒的 gp37 蛋白有关[16, 44]，不同的纺锤蛋白基因在氨基酸水平上显示出约 40% 的同源性[16]。

纺锤蛋白被认为"增强"昆虫痘病毒感染。然而，AMEV 中没有纺锤蛋白和纺锤体，表明幼虫的成功感染不依赖于纺锤蛋白或纺锤体。大部分关于纺锤体功能的信息来自杆状病毒的研究。Xu 和 Hukuhara 首先认识到来自昆虫痘病毒 PsEPV 的纺锤体对一星黏虫杆状病毒的感染具有增强作用[45]。对于杆状病毒和昆虫痘病毒的不同组合，这种现象已经被重复观察到。由于难以从球状体制备纯化的纺锤体，目前尚不清楚昆虫痘病毒球状体是否具有杆状病毒感染的增强机制。许多研究结果已经确切表明，单独的纺锤体或纯化的纺锤蛋白[46, 47] 能够增强感染。纺锤蛋白也增加了非闭塞型杆状病毒多角体病毒的口服感染性[48]。一些研究人员提出，增强机制是通过纺锤蛋白辅助溶解昆虫中肠内非细胞性围食膜实现的。Mitsuhashi 和 Miyamoto 证实，如果幼虫被喂食纺锤体，然后立即解剖，发现围食膜变小或不存在[49]。如果昆虫在喂食含有纺锤体的饮食后允许恢复 24h，则该效果会减轻。其他人则提出纺锤蛋白可增加杆状病毒的量：细胞融合[46, 47]。纺锤体在昆虫痘病毒感染过程中的作用探索仍然相对较少。然而，来自 ACEV 的纺锤体确实提高了

ACEV 的感染性以及不产生纺锤体的丙属痘病毒的感染性 [50,51]。

昆虫痘病毒的分子生物学

我们对昆虫痘病毒的分子生物学认识大部分来自于 AMEV，主要是因为这种病毒可以在细胞培养基中生长，并有对病毒进行基因操作的方法 [35, 52]。此病毒生长周期在 26℃时为 18~24 h，与在 VV 中的时间不同。通过 35S 标记实验检测 AMEV 的蛋白表达谱 [9]，结果显示感染后 9h（hpi）宿主蛋白合成停止。DNA 合成通常在 6hpi 开始，但合成速率增加直到 12hpi [9, 53]。病毒蛋白表达具有时间性并且在感染过程中发生变化，在病毒 DNA 合成依赖性方式中表达模式发生重大变化。Winter 等人 [9] 研究了几种 AMEV 蛋白合成抑制剂的作用。AraC 通过阻断 AMEV 感染细胞中的 DNA 合成来抑制晚期蛋白合成。IBT 和 PAA 都能抑制 AMEV 病毒的产生。一些晚期蛋白在 42hpi 后仍然能够合成。AMEV 不能有效地感染哺乳动物细胞 [54]，但病毒结合并进入哺乳动物细胞，基因表达仅限于 AMEV 早期基因。同样，VV 不能有效地感染昆虫细胞，虽然基因表达（早期和晚期）看起来相对正常，但没有成熟的病毒形成 [55]。这些结果表明，在他们自己的系统内存在环境宿主特异性因素，它们控制两种病毒的复制性感染。

转录

虽然保守基因以及从 MSEV 和 AMEV 克隆的基因序列分析使人们能够预测其与脊索动物痘病毒的许多相似性，但 EV 的转录模式还没有被广泛研究。至少有两类转录本被明确定义。一类转录本（早期）在感染时开始，发生在 DNA 合成之前且独立于 DNA 合成；第二类转录本（后期）依赖于 DNA 合成转录。在 AMEV 中没有中间基因，但是大多数已知的 VV 中间基因在 AMEV 和 MSEV 中都具有同源性。VV 中鉴定的 7 个中间类基因是 G8R、A1L、A2L、H7R、D12L、A6L 和 A18R [56]。并非所有这些基因都具有确定的功能，然而，所有这些都参与了转录调控。在这个组中，G8R（一种晚转录因子）、H7R 和 A6L（两者都是未知功能）都在昆虫痘病毒中缺失。昆虫痘病毒确有中间基因，用于区分脊索动物痘病毒中晚期基因的形式定义也适用于昆虫痘病毒（关于痘病毒基因表达的阐述见 [56]）。

在 VV 中，早期基因在进入细胞时被转录。因为具有早期转录终止（T_5NT）的信号，启动转录的早期启动子的要求已经被定义。广泛研究的一种早期 AMEV 基因是编码胸苷激酶（TK）蛋白的基因。Northern 印迹分析表明该基因在 3~9hpi 转录 [57]。因此，AMEV TK 基因的行为与典型的痘病毒早期基因的预期相同。AMEV TK 可以功能性取代 VV 的 TK 基因 [58]。早期基因终止信号（T_5NT）存在于 TK 基因的 3′ 末端。早期基因启动子和 T_5NT 序列的结合一起用于预测 AMEV 和 MSEV 中的早期基因 [3, 4]。

晚期基因在 DNA 复制后被转录。昆虫痘病毒中的晚期启动子不像 VV 的晚期启动那样已被清楚确定。MSEV DNA 拓扑异构酶的预测晚期基因具有 TAAATG 的典型启动子和内部 T_5NT 早期终止信号[59]。嵌入型 T_5NT 早期转录终止序列有一个先例，在感染晚期通常被忽略，在 VV 晚期基因内也是如此[56]。AMEV sod 基因的启动子有一个 TAATG 基序，在感染后期表达[57]。在 VV 中，由于 3′ 变量扩展，大多数晚期转录本的长度是不均匀的[60]。相反，至少有一些随机检测的 AMEV 晚期基因在长度上是精确的和不连续的[57]。AMEV 晚期转录本中离散的 3′ 末端的存在引起关于 3′ 末端形成的有趣问题。在 VV 中，虽然很少见但已经注意到具有精确的 3′ 末端的转录本[61, 62]。对于至少两个这样的基因，VV F17L 和牛痘病毒 ATI 转录本，离散的末端通过较长的典型异质转录本转录后剪切而形成[61, 62]。在 AMEV 中，离散的晚期转录本似乎更常见，病毒可以使用与 VV 相似的转录后剪切机制。然而，第二个替代方案是离散的晚期终止信号的出现，由病毒编码的转录因子识别，目前还待确定。

值得特别提及的是，与牛痘病毒功能相对应的 ATI 基因是 sph 基因。观察这种 AMEV 基因的启动子序列（TAAATG）发现，球状体蛋白是晚期基因[30]。暗示了球状体蛋白基因由新的方式调节，这些研究表明，当基因及其预测的启动子序列被克隆到牛痘病毒中时，表达量非常低。检测产生的转录本发现使用几个替代的起始位点，而不是精确的 5′ 转录起始[35]。这些结果表明来自 AMEV 的纺锤蛋白启动子在正痘病毒感染的细胞中未被正确读出。后来显示，高效转录需要在基因的 5′ 编码区内的序列，另外经典的启动子序列在 AMEV 感染的细胞中能够高效转录[35]。然而，其他晚期启动子，如 MMEV 纺锤蛋白启动子，在 VV 感染的细胞中正常发挥功能[16]。sph 基因的转录本在感染后期比其他晚期基因表达更晚，表明其可能形成一类新的非常晚的转录本（M. N. Becker, R. W. Moyer M.N.，未发表的数据）。球状体蛋白合成不仅比典型的"晚期蛋白"晚开始，而且持续被合成，远远超过典型的晚期蛋白[9]。事实上，在细胞内大部分蛋白合成停止后，球状体蛋白水平还会持续上升很长时间。sph 基因表达异常迟滞的动力学使人想起杆状病毒中多角体基因表达的动力学。在这种情况下，为此目的合成一种新的杆状病毒 RNA 聚合酶[63]。通过对比，对于"非常晚"的球状体蛋白表达的一种解释是类似于杆状病毒多角体，球状体蛋白是由新的或修饰的 RNA 聚合酶合成的。昆虫痘病毒像所有其他痘病毒一样，鉴于痘病毒的细胞质性质，已经合成并包装病毒特异性 RNA 聚合酶，因此对这个问题的兴趣非常高。其他可能性包括合成晚期基因的特定子集所需的新转录起始因子或"核心"病毒 RNA 聚合酶本身的重建。

MSEV 和 AMEV 均含有保守的加帽酶的亚基，因此预测昆虫痘病毒信息的 5′ 末端具有帽子 1 结构。在 VV 中，晚期和中期转录本都具有 5′ poly（A）头结构。AMEV、MMEV 和 CFEV 的纺锤蛋白转录本也都显示出具有 5′ poly（A）头[30, 33, 64]。

昆虫痘病毒转录本的 3′ 末端是多聚腺苷酸化的（M. N. Becker, R. W. Moyer M.N.，未发表的结果）。多聚腺苷酸化是由在脊索动物痘病毒中通过由病毒编码的大小亚基组成的

异二聚体聚腺苷酸化酶实现的。病毒编码的 poly（A）聚合酶的小亚基和大亚基在 MSEV
和 AMEV 中都是保守的。poly（A）聚合酶的一个小亚基也已经从 HAVE 测序。然而，
AMEV 是独一无二的，似乎编码两个小亚基（AMV060 和 AMV115）而不是只有一个。
AMV060 亚基在氨基酸水平上显示与编码小亚基的 VV J3 蛋白稍微相似，但是 AMV060
和 AMV115 明显相关。VV J3 蛋白具有三种功能：作为连接大 poly（A）聚合酶亚基聚腺
苷酸化的持续因子；2' O- 甲基转移酶活性和转录延伸因子[65-67]。在 AMEV 中，这三种功
能可能在两个特定的亚基之间分开，或者一个亚基是一种新蛋白，或者在感染后不同时间
或在感染的不同组织中使用不同形式的 poly（A）聚合酶感染。

结构蛋白和酶

Langridge 和同事[15, 40, 53] 使用蛋白凝胶电泳确定 AMEV 毒粒中有 36~37 个结构蛋白，
MSEV 中有 39~45 个结构蛋白。通过结构蛋白前体的蛋白水解作用来阐述脊索动物痘病
毒的病毒粒子形态[68]。有趣的是，在 AMEV 感染的细胞中没有观察到结构蛋白的蛋白
水解作用。尽管在 AMV 感染的细胞中未能观察到蛋白水解作用，但是裂解所需要的酶，
I7L 和 G1L 同系物在 AMEV 基因组是保守的。在脊索动物痘病毒感染期间用于检测蛋白
加工的条件很可能不足以检测 AMEV 蛋白加工。

在 AMEV 和 MSEV 中发现的独特基因是 NAD + 依赖的 DNA 连接酶[69,70]。这两种
酶都缺少锌指基序，它们通常是在连接酶以及 C- 末端 BRCT（BRCA1 C- 末端结构域）
结构域中发现的。然而，这两种酶已被证明是功能性连接酶，并代表在真细菌外发现的
NAD+ 依赖性 DNA 连接酶的第一个例子。相比之下，VV 含有依赖 ATP 的 DNA 连接酶。

AMEV 控制宿主对感染的反应

昆虫痘病毒能调控宿主的免疫反应，但其方式可能与脊索动物痘病毒不同[71, 72]。
VV、牛痘病毒，黏液瘤病毒和其他脊索动物痘病毒含有多种基因来控制细胞免疫和体液
免疫。昆虫没有体液免疫，这些差异无疑反映在由脊索动物和昆虫痘病毒编码的"非必
需"基因互补中。例如，在许多脊索动物痘病毒中的丝氨酸蛋白酶抑制剂（丝氨酸蛋白酶
抑制剂）被认为控制与免疫应答和细胞凋亡相关的宿主反应，但在昆虫痘病毒中不存在。
昆虫痘病毒确实编码凋亡抑制因子基因（iap）。AMEV 包含一个 iap 基因，MSEV 编码
两个 iap 基因[4]。脊索动物痘病毒不编码 iap 基因。AMEV IAP 蛋白作为细胞凋亡抑制剂
起作用，但对病毒生长不是必不可少的，这表明在 AMEV 基因组内可能有另一种基因和/
或替代机制控制宿主细胞凋亡[73,74]。iap 基因的存在是典型的复杂的昆虫 DNA 病毒。脊
索动物痘病毒也编码靶向趋化因子和干扰素途径的基因。然而，在 EV 中缺少明显的同源
基因。

VV 和黏液瘤病毒编码非必需的非功能性超氧化物歧化酶（SOD）。AMEV 编码有完

整功能的 SOD，并可能用于克服昆虫肠道中的先天防御机制。该基因不是组织培养生长所必需的，也不影响对舞毒蛾幼虫的毒性 [57]。MSEV 不包含 *sod* 基因，这反映了这两个昆虫痘病毒的另一个区别，可能与它们的宿主有关。这些发现清楚地表明，尽管在所有痘病毒中控制宿主反应是重要的，但对于昆虫痘病毒来说最有可能靶向先天免疫反应，获得在两个系统中如何实现这一功能的细节，将为继续探索基础细胞生物学提供深刻见解。

总结

昆虫痘病毒提供了关于痘病毒进化和宿主反应控制的重要信息来源。这些病毒还为这个吸引人的病毒家族基础生物学提供了有趣的"曲折"，以及为痘病毒家族内适应逃避宿主防御机制提供独特见解。对转录调控、蛋白合成和病毒发病机制的进一步分析，应该能够证明它与痘病毒生物学的其他方面的相关性，以及昆虫宿主总体上如何抵抗复杂病毒的作用。

致谢

感谢康奈尔大学的 Robert Granados 博士；感谢 Basil Arif 博士和加拿大林业局的 Lillian Pavlik 女士；对于森林研究中心提供照片表示衷心感谢。

参考文献

[1]　Fauquet C, Mayo M, Maniloff J, Desselberger U, Ball L (2005) *Virus Taxonomy, VIIIth Report of the ICTV*. Elsevier/Academic Press, London, 117–133

[2]　Vago C (1963) A new type of insect virus. *J Insect Pathol* 5: 275–276

[3]　Bawden AL, Glassberg KJ, Diggans J, Shaw R, Farmerie W, Moyer RW (2000) Complete genomic sequence of the *Amsacta moorei* entomopoxvirus: analysis and comparison with other poxviruses. *Virology* 274: 120–139

[4]　Afonso CL, Tulman ER, Lu Z, Oma E, Kutish GF, Rock DL (1999) The genome of *Melanoplus sanguinipes* entomopoxvirus. *J Virol* 73: 533–552

[5]　Gubser C, Hue S, Kellam P, Smith GL (2004) Poxvirus genomes: a phylogenetic analysis. *J Gen Virol* 85: 105–117

[6]　Upton C, Slack S, Hunter AL, Ehlers A, Roper RL (2003) Poxvirus orthologous clusters: toward defining the minimum essential poxvirus genome. *J Virol* 77: 7590–7600

[7]　Patel DD, Pickup DJ, Joklik WK (1986) Isolation of cowpox virus A-type inclu- sions and characterization of their major protein component. *Virology* 149: 174–189

[8]　Fernon CA, Vera AP, Crnov R, Lai-Fook J, Osborne RJ, Dall DJ (1995) Replication of

Heliothis armigera entomopoxvirus *in vitro. J Invertebr Pathol* 66: 216–233

[9]   Winter J, Hall RL, Moyer RW (1995) The effect of inhibitors on the growth of the entomopoxvirus from *Amsacta moorei* in *Lymantria dispar* (gypsy moth) cells. *Virology* 211: 462–473

[10]   Granados RR, Naughton M (1975) Development of *Amsacta moorei* ento- mopoxvirus in ovarian and hemocyte cultures from *Estigmene acrea* larvae. *Intervirology* 5: 62–68

[11]   Langridge WH, Roberts DW (1977) Molecular weight of DNA from four ento- mopoxviruses determined by electron microscopy. *J Virol* 21: 301–308

[12]   Arif BM (1976) Isolation of an entomopoxvirus and characterization of its DNA. *Virology* 69: 626–634

[13]   Langridge WH, Bozarth RF, Roberts DW (1977) The base composition of ento- mopoxvirus DNA. *Virology* 76: 616–620

[14]   Langridge WHR (1984) Detection of DNA base sequence homology between ento- mopoxviruses isolated from lepidoptera and orthoptera. *J Invertebr Pathol* 43: 41–46

[15]   Langridge WHR, Oma E, Henry JE (1983) Characterization of the DNA and structural proteins of entomopoxviruses from *Melanoplus sanguinipes*, *Arphia conspirsa*, and *Phoetaliotes nebrascensis* (Orthoptera). *J Invertebr Pathol* 42: 327–333

[16]   Gauthier L, Cousserans F, Veyrunes JC, Bergoin M (1995) The *Melolontha melolontha* entomopoxvirus (Mmepv) fusolin is related to the fusolins of Lepidopteran Epvs and to the 37K baculovirus glycoprotein. *Virology* 208: 427–436

[17]   Gubser C, Hue S, Kellam P, Smith GL (2004) Poxvirus genomes: a phylogenetic analysis. *J Gen Virol* 85: 105–117

[18]   Sutter GR (1972) Pox virus of army cutworm. *J Invertebr Pathol* 19: 375–382

[19]   Wegensteiner R, Weiser J (1995) A new entomopoxvirus in the bark beetle *Ips typographus* (Coleoptera: Scolytidae). *J Invertebr Pathol* 65: 203–205

[20]   Henry JE, Nelson BP, Jutila JW (1969) Pathology and development of grass- hopper inclusion body virus in *Melanoplus sanguinipes*. *J Virol* 3: 605–610

[21]   Huger AM, Krieg A, Emschermann P, Gotz P (1970) Further studies on polypoxvirus Chironomi, an insect virus of pox group isolated from midge *Chironomus luridus*. *J Invertebr Pathol* 15: 253–261

[22]   Mitchell FL, Smith J (1985) Pathology and bioassays of the lesser cornstalk borer (*Elasmopalpus lignosellus*) entomopoxvirus. *J Invertebr Pathol* 45: 75–80

[23]   Roberts DW, Granados RR (1968) A poxlike virus from *Amsacta moorei* (Lepidoptera: Arctiidae). *J Invertebr Pathol* 12: 141–143

[24] Lipa JJ, Aldebis HK, Vargas-Osuna E, Caballero P, Santiago-Alvarez C, Hernandez-Crespo P (1994) Occurrence, biological activity, and host range of entomopoxvirus B from *Ocnogyna baetica* (Lepidoptera: Arctiidae). *J Invertebr Pathol* 63: 130–134

[25] Palli SR, Ladd TR, Tomkins WL, Shu S, Ramaswamy SB, Tanaka Y, Arif B, Retnakaran A (2000) Choristoneura fumiferana entomopoxvirus prevents metamorphosis and modulates juvenile hormone and ecdysteroid titers. *Insect Biochem Mol Biol* 30: 869–876

[26] Nakai M, Shiotsuki T, Kunimi Y (2004) An entomopoxvirus and a granulovirus use different mechanisms to prevent pupation of *Adoxophyes honmai*. *Virus Res* 101: 185–191

[27] Streett DA, Oma EA, Henry JE (1990) Cross infection of three grasshopper species with the *Melanoplus sanguinipes* entomopoxvirus. *J Invertebr Pathol* 56: 419–421

[28] Levin DB, Adachi D, Williams LL, Myles TG (1993) Host specificity and molec- ular characterization of the entomopoxvirus of the lesser migratory grasshop- per, *Melanoplus sanguinipes*. *J Invertebr Pathol* 62: 241–247

[29] Bilimoria SL, Arif BM (1979) Subunit protein and alkaline protease of entomo- poxvirus spheroids. *Virology* 96: 596–603

[30] Hall RL, Moyer RW (1991) Identification, cloning, and sequencing of a frag- ment of *Amsacta moorei* entomopoxvirus DNA containing the spheroidin gene and three vaccinia virus-related open reading frames. *J Virol* 65: 6516–6527

[31] Hernandez-Crespo P, Veyrunes JC, Cousserans F, Bergoin M (2000) The spheroidin of an entomopoxvirus isolated from the grasshopper *Anacridium aegyptium* (AaEPV) shares low homology with spheroidins from lepidopteran or coleopteran EPVs. *Virus Res* 67: 203–213

[32] Mitsuhashi W, Saito H, Sato M, Nakashima N, Noda H (1998) Complete nucleotide sequence of spheroidin gene of *Anomala cuprea* entomopoxvirus. *Virus Res* 55: 61–69

[33] Li X, Barrett JW, Yuen L, Arif BM (1997) Cloning, sequencing and transcriptional analysis of the *Choristoneura fumiferana* entomopoxvirus spheroidin gene. *Virus Res* 47: 143–154

[34] Palmer CP, Miller DP, Marlow SA, Wilson LE, Lawrie AM, King LA (1995) Genetic modification of an entomopoxvirus: deletion of the spheroidin gene does not affect virus replication *in vitro*. *J Gen Virol* 76: 15–23

[35] Hall RL, Li Y, Feller J, Moyer RW (1996) The *Amsacta moorei* entomopoxvirus spheroidin gene is improperly transcribed in vertebrate poxviruses. *Virology* 224: 427–436

[36] Langridge WH (1983) Detection of *Amsacta moorei* entomopoxvirus and vaccinia virus proteins in cell cultures restrictive for poxvirus multiplication. *J Invertebr Pathol* 42:

77–82

[37] Granados RR, Roberts DW (1970) Electron microscopy of a poxlike virus infecting an invertebrate host. *Virology* 40: 230–243

[38] Marlow SA, Wilson LE, Lawrie AM, Wilkinson N, King LA (1998) Assembly of *Amsacta moorei* entomopoxvirus spheroidin into spheroids following synthesis in insect cells using a baculovirus vector. *J Gen Virol* 79: 623–628

[39] McCarthy WJ, Granados RR, Sutter GR, Roberts DW (1975) Characterization of entomopox virions of the army cutworm, *Euxoa auxiliaris* (Lepidoptera: Noctuidae). *J Invertebr Pathol* 25: 215–220

[40] Langridge WHR, Roberts DW (1982) Structural proteins of *Amsacta moorei*, *Euxoa auxiliaris*, and *Melanoplus sanguinipes* entomopoxviruses. *J Invertebr Pathol* 39: 346–353

[41] Erlandson M (1991) Protease activity associated with occlusion body preparations of an entomopoxvirus from *Melanoplus sanguinipes*. *J Invertebr Pathol* 57: 255–263

[42] Arif BM, Kurstak E (1991) The Entomopoxviruses. In: E Kurstak (ed): *Viruses of Invertebrates*. Marcel Dekker, New York, 179–195

[43] Xu J, Hukuhara T (1994) Biochemical properties of an enhancing factor of an entomopoxvirus. *J Invertebr Pathol* 63: 14–18

[44] Mitsuhashi W, Saito H, Sato M (1997) Complete nucleotide sequence of the fusolin gene of an entomopoxvirus in the cupreous chafer, *Anomala cuprea* Hope (Coleoptera: Scarabaeidae). *Insect Biochem Mol Biol* 27: 869–876

[45] Xu J, Hukuhara T (1992) Enhanced infection of a nuclear polyhedrosis virus in larvae of the armyworm, *Pseudaletia separata*, by a factor in the spheroids of an entomopoxvirus. *J Invertebr Pathol* 60: 259–264

[46] Hukuhara T, Wijonarko A (2001) Enhanced fusion of a nucleopolyhedrovirus with cultured cells by a virus enhancing factor from an entomopoxvirus. *J Invertebr Pathol* 77: 62–67

[47] Hukuhara T, Hayakawa T, Wijonarko A (2001) A bacterially produced virus enhancing factor from an entomopoxvirus enhances nucleopolyhedrovirus infection in armyworm larvae. *J Invertebr Pathol* 78: 25–30

[48] Furuta Y, Mitsuhashi W, Kobayashi J, Hayasaka S, Imanishi S, Chinzei Y, Sato M (2001) Peroral infectivity of non-occluded viruses of *Bombyx mori* nucleopoly hedrovirus and polyhedrin-negative recombinant baculoviruses to silkworm larvae is drastically enhanced when administered with *Anomala cuprea* ento- mopoxvirus spindles. *J Gen Virol* 82: 307–312

[49] Mitsuhashi W, Miyamoto K (2003) Disintegration of the peritrophic membrane of silkworm larvae due to spindles of an entomopoxvirus. *J Invertebr Pathol* 82: 34–40

[50] Mitsuhashi W (2002) Further evidence that spindles of an entomopoxvirus enhance its infectivity in a host insect. *J Invertebr Pathol* 79: 59–61

[51] Mitsuhashi W, Sato M, Hirai Y (2000) Involvement of spindles of an entomopoxvirus (EPV) in infectivity of the EPVs to their host insect – Brief report. *Arch Virol* 145: 1465–1471

[52] Li Y, Hall RL, Yuan SL, Moyer RW (1998) High-level expression of *Amsacta moorei* entomopoxvirus spheroidin depends on sequences within the gene. *J Gen Virol* 79: 613–622

[53] Langridge WHR (1983) Virus DNA replication and protein synthesis in *Amsacta moorei* entomopoxvirus-infected *Estigmene acrea* cells. *J Invertebr Pathol* 41: 341–349

[54] Li Y, HallRL, Moyer RW (1997) Transient, nonlethal expression of genes in vertebrate cells by recombinant entomopoxviruses. *J Virol* 71: 9557–9562

[55] Li Y, Yuan S, Moyer RW (1998) The non-permissive infection of insect (gypsy moth) LD-652 cells by Vaccinia virus. *Virology* 248: 74–82

[56] Moss B (2001) Poxviridae: The Viruses and Their Replication. In: DM Knipe, PM Howley (eds): *Fields Virology*. Lippincott Williams & Wilkins, Philadelphia, 2849–2883

[57] Becker MN, Greenleaf WB, Ostrov DA, Moyer RW (2004) *Amsacta moorei* entomopox-virus expresses an active superoxide dismutase. *J Virol* 78: 10265– 10275

[58] Gruidl ME, Hall RL, Moyer RW (1992) Mapping and molecular characterization of a functional thymidine kinase from *Amsacta moorei* entomopoxvirus. *Virology* 186: 507–516

[59] Krogh BO, Cheng CH, Burgin A, Shuman S (1999) *Melanoplus sanguinipes* ento-mopoxvirus DNA topoisomerase: Site-specific DNA transesterification and effects of 5'-bridging phosphorothiolates. *Virology* 264: 441–451

[60] Condit RC, Niles EG (2002) Regulation of viral transcription elongation and termination during vaccinia virus infection. *Biochim Biophys Acta* 1577: 325–336

[61] D'Costa SM, Antczak JB, Pickup DJ, Condit RC (2004) Post-transcription cleavage generates the 3' end of F17R transcripts in vaccinia virus. *Virology* 319: 1–11

[62] Patel DD, Pickup DJ (1987) Messenger RNAs of a strongly-expressed late gene of cowpox virus contain 5'-terminal poly(A) sequences. *EMBO J* 6: 3787–3794

[63] Guarino LA, Xu B, Jin J, Dong W (1998) A virus-encoded RNA polymerase purified from baculovirus-infected cells. *J Virol* 72: 7985–7991

[64] Sanz P, Veyrunes JC, Cousserans F, Bergoin M (1994) Cloning and Sequencing of the spherulin gene, the occlusion body major polypeptide of the *Melolontha melolontha* entomopoxvirus (Mmepv). *Virology* 202: 449–457

[65] Schnierle BS, Gershon PD, Moss B (1992) Cap-specific mRNA (nucleoside-O2'-)-methyltransferase and poly(A) polymerase stimulatory activities of vaccinia virus are mediated by a single protein. *Proc Natl Acad Sci USA* 89: 2897–2901

[66] Latner DR, Xiang Y, Lewis JI, Condit J, Condit RC (2000) The vaccinia virus bifunctional gene J3 (nucleoside-2'-O-)-methyltransferase and poly(A) poly- merase stimulatory factor is implicated as a positive transcription elongation factor by two genetic approaches. *Virology* 269: 345–355

[67] XiangY, Latner DR, Niles EG, Condit RC (2000) Transcription elongation activity of the vaccinia virus J3 protein *in vivo* is independent of poly(A) polymerase stimulation. *Virology* 269: 356–369

[68] Lee P, Hruby DE (1993) Trans processing of vaccinia virus core proteins. *J Virol* 67: 4252–4263

[69] Sriskanda V, Moyer RW, Shuman S (2001) NAD$^+$-dependent DNA ligase encoded by a eukaryotic virus. *J Biol Chem* 276: 36100–36109

[70] Lu J, Tong J, Feng H, Huang JM, Afonso CL, Rock DL, Barany F, Cao WG (2004) Unique ligation properties of eukaryotic NAD(+)-dependent DNA ligase from *Melanoplus sanguinipes* entomopoxvirus. *Biochim Biophys Acta* 1701: 37–48

[71] Johnston JB, McFadden G (2003) Poxvirus immunomodulatory strategies: current perspectives. *J Virol* 77: 6093–6100

[72] Seet BT, Johnston JB, Brunetti CR, Barrett JW, Everett H, Cameron C, Sypula J, Nazarian SH, Lucas A, McFadden G (2003) Poxviruses and immune evasion. *Annu Rev Immunol* 21: 377–423

[73] Li Q, Liston P, Schokman N, Ho JM, Moyer RW (2005) *Amsacta moorei* Entomopoxvirus inhibitor of apoptosis suppresses cell death by binding Grim and Hid. *J Virol* 79: 3684–3691

[74] Li Q, Liston P, Moyer RW (2005) Functional analysis of the inhibitor of apoptosis (iap) gene carried by the entomopoxvirus of *Amsacta moorei*. *J Virol* 79: 2335–2345

[75] King LA, Wilkinson N, Miller DP, Marlow SA (1998) Entomopoxviruses. In: LK Miller, LA Ball (eds): *The Insect Viruses*. Plenum Publishing, New York, 1–29

（吴国华　卢昌　译）

第13章　痘病毒的免疫调节

Steven H. Nazarian, Grant McFadden

（西安大略大学舒立克医学与牙科学院微生物免疫系及罗巴茨研究所，

加拿大伦敦市，邮编：N6G 2V4）

摘要

　　像痘病毒这种大的 DNA 病毒可以编码大量的分泌蛋白和胞内蛋白，这些蛋白能够系统性地减弱病毒感染引起的各种宿主免疫反应。这些分泌蛋白主要作用于参与先天免疫的炎症因子，如干扰素、肿瘤坏死因子、白细胞介素、补体和趋化因子通路。痘病毒感染的细胞也保持低姿态，以逃避细胞调节的获得性免疫反应。调节这种"病毒隐形"的毒力因子一般在细胞内表达，影响宿主细胞的信号转导以及抗原递呈。痘病毒还通过调节细胞内的一些个关键节点来干扰细胞的凋亡。虽然许多痘病毒毒力因子与宿主蛋白有一定的序列关系，说明这些基因可能是从祖先宿主中获得的，但另一些基因却与已知的宿主基因没有明显的相似性。由于与宿主的密切共进化，痘病毒免疫调节因子在免疫学、病毒学以及细胞生物学研究的各个方面具有重要的作用。

引言

　　痘病毒由一大家族的双链 DNA 病毒组成，能够感染广泛的脊索动物（脊索动物痘病毒亚科）和昆虫（昆虫痘病毒亚科）宿主。它们的特点是有一个典型的大的砖形病毒粒子和在感染细胞的细胞质中进行复制，不依赖于宿主的复制系统。痘病毒的基因组大小在 135~290kb 范围内，含有 136~260 个开放性阅读框，且各阅读框之间没有重合（综合列表见 www. poxvirus.org）。位于基因组中央的基因序列在痘病毒中十分保守，是病毒复制或形态形成所必需的，然而位于基因组两端的基因变异性较大，编码大量参与病毒生存和宿主内复制的蛋白。在这些可变区域内是末端反向重复序列，位于痘病毒基因组的两端，通常包括很少的基因（少于 10 个）。可变区域编码的蛋白与病毒对宿主毒力有关，而且它们的功能非常多样化。这些蛋白有些是细胞相关的，有些是分泌型的，但是这些蛋白通常为糖基化蛋白。细胞内蛋白已被证明可以干扰各种细胞信号通路，包括细胞凋亡、细胞因子信号和抗病毒状态的建立。分泌型免疫调节蛋白包括细胞因子结合蛋白、受体同源蛋白、补体结合蛋白及病毒趋化因子调节因子。这些蛋白具有病毒因子 (细胞因子样) 或病毒受体 (受体样) 的特点。其中一些分泌型蛋白可以作为包括炎性细胞因子在内的许多重要的免疫调节因子的高亲和力抑制因子 [1]。

分泌型免疫调节因子：形成免疫微环境

在痘病毒感染后，为了清除体内的外来病原体，会发生一系列阶段性的宿主反应。在早期，触发的是非特异性先天免疫反应 [2]。早期炎性微环境的产生始于先天免疫细胞诱导产生趋化因子、细胞因子和干扰素（IFN）：尤其是中性粒细胞、巨噬细胞、树突状细胞(DC) 和自然杀伤细胞 (NK)。这些细胞类型可以产生重要的抗病毒细胞因子，包括肿瘤坏死因子 (TNF)、IFN、白细胞介素 (IL)-1β、IL -18 和趋化因子等。这一系列的细胞因子不仅对招募迁移的白细胞到病毒感染部位重要，而且还能诱导辅助性 T 细胞 1（Th1）反应，这对痘病毒的清除十分重要 [2]。Th1 反应是一个非常复杂的反应途径，涉及多个细胞类型，以响应来自许多重叠信号通路的信号。然而，痘病毒在很多情况下都能通过多种病毒毒力因子的协同作用对宿主免疫反应的关键环节进行微观管理 [1,3]。这些免疫调控蛋白的作用将在以下各节中进行概述。

| 型干扰素

Ⅰ 型干扰素（INF）是病毒感染后宿主细胞产生的第一类抗病毒蛋白。大部分细胞都能够分泌 IFN-α/β，这些蛋白可以使病毒感染的细胞以及周围组织进入抗病毒状态。这个过程是通过招募和激活 Janus 激酶（JAKs），磷酸化信号转导因子和转录激活因子来实现的，随后使这些蛋白转移至细胞核促使 IFN 刺激基因（ISGs）的表达，例如 IFN 诱导的 dsDNA 活化蛋白激酶（PKR）和 2'，5'- 三腺苷酸合成酶（OAS），从而有效地抑制病毒的复制 [4]。最近研究发现，仅感染兔的兔痘病毒属病毒黏液瘤病毒（MYXV）具有严格的种间屏障是由于 IFN 的作用。在该研究中，黏液瘤病毒在非兔细胞中完成复制的关键在于克服 Erk 依赖的 IFN 调控因子 3（IRF3）磷酸化以及随后 IFN-α/β 的表达和激活[5]。

为了克服 Ⅰ 型干扰素的影响，痘病毒编码了各种各样的细胞内（稍后讨论）和分泌蛋白来对抗 IFN- 诱导的抗病毒反应。分泌的抗 IFN 蛋白与细胞内 IFN 受体及 Ig 超家族成员在序列上有着一定的同源性，可以竞争性地与 Ⅰ 型干扰素结合从而抑制其抗病毒作用。痘苗病毒（VACV）WR 株 B18R 编码的分泌蛋白含有 Ig 结构域，可以结合并抑制各种不同哺乳动物细胞分泌的 IFN-α/β/δ/ω [6,7]。B18R 蛋白可以结合到感染的和未感染的细胞表面，这可能与维持病毒复制的微环境密切相关[8]。另外，在鼻内和颅内小鼠感染模型[9]中，B18R 缺失的 VACV 致病性减弱[9]，因此可以作为潜在的疫苗使用[10]。鼠痘病毒（ECTV）也编码一种 I 型 IFN 结合蛋白，可抑制人和小鼠的 IFN-α 以及人的 IFN-β[11]。

Ⅱ型干扰素

IFN-γ 是先天性免疫系统和获得性免疫系统中不可分割的组成成分，只有免疫系统中特定的免疫细胞才能分泌 IFN-γ，包括 NK 细胞、CD4⁺辅助 T 细胞和 CD8⁺细胞毒性 T 细胞。IFN-γ 缺乏的小鼠对痘病毒感染十分易感，但注射 IFN-γ 到 VACV 感染的小鼠可以提高它们的抗感染能力[12]。许多痘病毒都可以编码与 IFN-γ 结合的分泌型蛋白，抑制 IFN-γ 的功能。虽然人和小鼠的 IFN-γ 与其同源受体结合具有很高的种属特异性，正痘病毒的 IFN-γ 结合蛋白可以与多个种属分泌的 IFN 结合[13-15]。VACV、牛痘病毒（CPXV）和骆驼痘病毒分泌的 IFN-γ 结合蛋白以可溶性的二聚体形式存在，这可能可以增强其结合的亲和力以及活性[16]。VACV 的 B8R 可以编码 IFN-δ 结合蛋白，已在兔感染模型中证明 B8R 对发病机制具有重要的作用，但令人惊讶的是，B8R 缺失的 VACV 确实不能与小鼠的 IFN-γ 结合，它也在小鼠模型中被证明是毒力因子[10, 17, 18]。MYXV 的 M-T7 也可以编码 IFN-γ 结合蛋白。与正痘病毒 IFN-γ 结合蛋白不同的是，M-T7 以三聚体的形式存在，其结合方式是特异性的[19]。正如预期的那样，敲除 M-T7 的病毒感染兔后致病性减弱[20]。然而，由于 M-T7 也被证明与多种趋化因子相互作用（稍后讨论），因此分析变得更加复杂。

IL-1β

IL-1 家族成员包括一组强有力的促炎性因子，这些因子参与炎症反应的早期信号转导。IL-1β 和 IL-18 是该家族的成员，两者均以缺少信号肽的非激活前体形式（proIL-1β 和 proIL-18）存在[21]。与 proIL-18 相似，proIL-1β 可以被活化的半胱天冬酶 -1（此通路的抑制将稍后讨论）切割产生具有生物学活性的 IL-1β 并分泌。一些正痘病毒可以编码分泌型 IL-1 受体的同源蛋白。VACV（WR 毒株）的 B15R、ECTV 的 E191 和 CPXV 的 B14R 编码的分泌型蛋白可以与 IL-1β 结合，并抑制其功能[22-24]。这些蛋白既不能与 IL-1α 结合，也不能与宿主的 IL-1 受体拮抗剂结合，因此它们与 IL-1β 之间的相互作用具有很高的特异性。小鼠颅腔内注射 B15R 缺失的 VACV 以后致病性减弱，但是皮下注射其致病性没有明显的变化，然而鼻内感染的小鼠其临床症状更加严重[25, 26]。这些研究表明，IL-1β 作为主要的促炎性分子发挥功能而 B15R 的编码蛋白可以抑制其炎症反应。

IL-18

L-18 是一个关键的促炎细胞因子，以前被称为 IFN-γ 诱导因子，可以刺激 T 细胞、NK 细胞以及巨噬细胞[27]。L-18 通过 IL-18Rα 的结合链与 IL-18Rβ 的非结合信号链形成的异质受体复合体发挥作用。虽然 IL-18 被认为是主要参与 IFN-γ 的诱导表达，有越来越多的证据表明，这是一个非常多样化的效应分子。结果表明，已有研究表明 IL-18 可以上调 NK 细胞的 FasL 表达，进而调控 Fas-FasL 介导的细胞毒性。

ProIL-18 可以在静止的单核细胞的 RNA 和蛋白水平上检测到[28]。为了调节这种强力的细胞外炎性细胞因子，细胞要持续地表达 IL-18 结合蛋白（IL-18 BP），一种与细胞因子受体有明显区别的高亲和力 IL-18 拮抗剂[29]。在超过双倍摩尔量的情况下，该抑制剂可以完全抑制 IFN-γ 对 IL-18 的诱导活性[30]。

痘病毒的 IL18 BP 是脊索动物痘病毒亚科中最保守的毒力基因[1]。与哺乳动物相应的蛋白一样，这些病毒蛋白可以与 IL18 结合并抑制 IL18R 的信号通路。已有研究阐明了传染性软疣病毒参与 huIL-18 和 huIL-18 BP 高亲和力相互作用的关键氨基酸位点。传染性软疣病毒可以编码三种基因产物（MC51L、53L 和 54L），这些蛋白与人的（hu）IL-18 BP 在序列上有相似性，但是只有一个蛋白，54L 可以与 IL18 结合并抑制它的功能[30, 31]。这些位点同样地存在于 MC54L 和 ECTV IL-18 BP 并且是结合所必需的，但是不存在于 MC51L 和 53L 中[30, 32]。研究发现，MC54L 和天花病毒（VARV）中相应的蛋白还可以通过其 C 端尾部结构与糖胺聚糖（GAG）结合[33, 34]。有一项研究表明 MC054L 以两种形式存在，一种是弗林蛋白酶切割的形式，仅含有 IL-18 结合域[33]。这类毒力因子被证明在生物体内发挥着重要的作用。VACV 的 IL-18 BP（C12L）已被证明在小鼠鼻内接种模型中可以增强病毒的毒力[35]。此外，ECTV 的 IL-18 BP 对下调 NK 细胞的反应具有重要作用[36, 37]。

肿瘤坏死因子

TNF 是巨噬细胞分泌的强有力的促炎性分子，可以激活 T 细胞。TNF 可以分为三种：TNF-α、淋巴毒素（LT）α 和 LTβ。这些蛋白家族可以形成三聚体，并激活他们相应的受体 TNFRⅠ和 TNFRⅡ。通过这些受体的信号可以产生一系列的反应，例如抗病毒状态的诱导，细胞溶解和炎症反应，取决于信号的强度以及配体的类型[38, 39]。

痘病毒可以编码广泛的 TNF 抑制因子，这些抑制因子模拟细胞内的 TNF 受体[40]。然而，还有另一种痘病毒蛋白，由塔纳病毒(TANV)编码，它与任何已知的 TNF 受体或结合蛋白没有序列同源性[41]。在受体模拟分子中还有两个亚群：痘病毒表达的 T2 抑制因子家族和正痘病毒表达的细胞因子效应修饰物(crm)家族。TNF 受体模拟分子家族都与 TNFRⅠ和 TNFRⅡ存在着序列相似性，包括四个丝氨酸富集结构域（CRDs）。然而，这些病毒蛋白都没有在细胞受体中发现的任何跨膜结构域，并且以影响其活性的寡聚物形式表达 [40]。

MYXV T2（M-T2）为早期表达的糖蛋白，该蛋白可以与兔 TNFR 相似的亲和性特异性地与 TNF 结合 [42, 43]。此外，这种蛋白能在细胞内作为凋亡抑制因子（稍后讨论）。M-T2 基因突变的病毒感染兔的能力明显减弱 [44]。

正痘病毒可以编码一些 TNF 抑制因子，然而，它们并非都存在于同一种病毒中。crmB、C、D 和 E 是所有 TNF 家族的抑制因子（crmA 是一种细胞凋亡及细胞因子加工的抑制因子，稍后讨论）。crmB 属于早期蛋白，可以与 TNF 和 LTα 结合，并抑制他们的作用。crmC 可以抑制 TNF，而 crmD 可以抑制 TNF 和 LTα [40]。

crmC 在这群中较独特，缺少其他病毒编码的 TNFR（vTNFR）保守性 C 末端区 [45]。但它具有另外一个功能，能抑制 TNF 介导细胞裂解 [45]。有趣的是，大部分 CPXV 毒株没有 crmD，但是正痘病毒如果都没有 crmB 和 crmC 时，则存在 crmD [46]。crmE 可以抑制兔、小鼠和人的 TNF，但是其只能抑制人 TNF 诱导的细胞溶解 [47]。迄今为止，只有 CPXV 和 VACV USSR 毒株的 crmE 具有抑制 TNF 的功能 [47]。同样也显示 VACV USSR 株的 crmE 具有可溶性和细胞相关的 vTNFR 活性 [48]。VACV 的 Lister，USSR 和 Evans 株 A35R 编码的 crmC 都具有抑制 TNF 的功能 [49]。

TANV 编码的 TNF 结合蛋白与宿主的 TNF 受体或结合蛋白没有相似性 [41]。TANV 感染细胞的上清能够抑制 TNF 介导的 NF-kB 的诱导，上调细胞吸附分子的表达 [50, 51]。随后的研究利用人 TNF 蛋白来鉴定与 38 ku 糖蛋白相对应的高亲和力 TNF 结合蛋白。发现该蛋白由 TANV 2L 基因编码，与人 TNF 具有很高的亲和力 (Kd=43 pM)。它可以抑制人 TNF 介导的细胞裂解 [41]。总之，在 ECTV 中鉴定了一种 TNFR 超家族相关的 CD30 同源蛋白 [52]。

趋化因子

在病毒感染后可以迅速诱导趋化性细胞因子，趋化性细胞因子对血管内免疫细胞在感染组织中的聚集具有关键作用。为了证明这组蛋白的重要性，痘病毒编码了多种蛋白来抑制趋化因子介导的白细胞趋化作用。这些蛋白包括趋化因子结合蛋白、趋化因子受体模拟蛋白和趋化因子自身同源蛋白 [53, 54]。

低亲和力 CBP

如前所述，MYXV 的 M-T7 是分泌型 IFN-γ 结合蛋白，它具有额外的属性，可以结合并抑制广泛的 C、CC 和 CXC 型趋化因子 [55]。M-T7 通过其 C 端在许多趋化因子中都存在的肝素结合位点与细胞因子结合，可能干扰趋化因子与 GAGs 结合从而发挥其抑制作用。此外，IFN-γ 和趋化因子可能与 M-T7 相同的表面结合因为他们的相互作用是互

相排斥的 [55, 56]。

敲除 M-T7 的病毒在兔体内致病力减弱，特征性引起浸润性白细胞在感染部位聚集[56]。由于 M-T7 可以结合并抑制 IFN-γ 和趋化因子，很难将该属性进行特异性归类为哪种活性。然而，已有研究表明在啮齿类动物炎症反应和血管生成模型中 M-T7 可以降低炎症细胞的迁移 [57, 58]。这只能是由于 M-T7 的细胞因子结合作用，因为它不能结合或抑制鼠类的 IFN-γ。

高亲和力 CBP

这种类型的 CBP，称为 CBP-Ⅱ，普遍存在于痘病毒中，兔痘病毒属和副痘病毒属编码的 CBP-Ⅱ 可以与一些 CC 趋化因子结合并抑制其功能。这些蛋白的另一个特征是 CBP-Ⅱ 与已知的趋化因子受体以及任何真核细胞宿主蛋白不存在相似结构。CBP-Ⅱ 能够与许多不同的 CC 趋化因子结合可能是由于这些细胞的配体中存在着一些保守的氨基酸残基。CBP-Ⅱ 蛋白作用于与肝素结合位点不同的氨基酸残基，可以有效地抑制许多种类的 CC 趋化因子 [1]。然而，CBP-Ⅱ 不能结合并抑制所有的 CC 趋化因子。VACV 的 CBP-Ⅱ/35ku 蛋白可以与将近 80 种 CC 趋化因子结合 [59]。除了 CBP-Ⅱ 的趋化因子结合特性外，MYXV 的 CBP-Ⅱ/M-T1 可以与 GAGs 结合，使得该蛋白可与细胞表面分子结合的同时和趋化因子结合 [60]。MYXV 和兔痘病毒的感染需要 CBP-Ⅱ 来抑制早期的白细胞浸润，然而这些基因不能单独地改变最终的病程进展 [61]。CBP-Ⅱ 家族也被用于治疗各种依赖于趋化因子活动的炎症性疾病的动物模型 [62]。

趋化因子同源蛋白

令人吃惊的是，一些痘病毒可以编码宿主趋化因子的模拟蛋白。迄今为止，趋化因子的同源蛋白仅在鸡痘病毒（FWPV）和 MOCV 中被发现，只有 MOCV 趋化因子的同源蛋白被鉴定。

MC184R 与 IL-11 受体的 α-趋化因子（ILC）同源 [63]。该趋化因子只在表皮细胞中特异性表达，且与 MOCV 感染的组织分布相同。MC148R 与 CC 趋化因子的结构相似，缺少该蛋白家族的 N 末端结构。CC 趋化因子的 N 末端在 CC 基序之前，需要通过趋化因子受体传递信号。在机制上已经证明该蛋白属于分泌型蛋白，能够通过相应的受体抑制各种类型的 CC 和 CXC 趋化因子，导致不同白细胞的趋化性被抑制 [64]。已经证明该蛋白可以选择性地与人 CCR8 结合，通过占据的受体来抑制其信号通路 [65]。然而，MC184 在小鼠的同种异体移植排斥反应模型中也很有效，表明该蛋白可能存在别的功能 [62, 66]。

多细胞因子结合蛋白

引起绵羊、山羊和人传染性皮肤感染的副痘病毒属成员羊口疮病毒（ORFV）可以编码与 GM-CSF 和 IL-2 结合并抑制其功能的分泌蛋白[67]。这种蛋白被称为 GM-CSF/IL-2 抑制因子（GIF），可以形成二聚体和四聚体并与绵羊的 GM-CSF 和 IL-2 进行高亲和力结合，但是其不能与人和小鼠的 GM-CSF 和 IL-2 结合[68]。在体内，可以通过 IL-2 和 GM-CSF 分别检测嗜中性粒细胞和巨噬细胞的激活和成熟以及 DC 的抗原递呈，发现 GIF 可以影响宿主的细胞免疫反应（CMI）。GIF 与任何已知的哺乳动物细胞基因没有任何相似性，然而它与 A41L 和 CBP- Ⅱ类因子具有同源性[68]。

A41L 是 VACV 编码的相关毒力因子，参与抑制病毒的清除和减少感染部位炎症细胞的浸润。检测到了许多趋化因子和趋化因子受体，但是 A41L 的配体还未被鉴定[69]。TANV 可以表达多种细胞因子结合蛋白[50]。已分离到一个 38ku 的分泌型糖蛋白，它可以结合和抑制 TNF、IL-2、IL-5、IFN- γ[50, 51]。TANV 2L 也是 38ku 的糖蛋白，可以结合和抑制 TNF- α。然而 2L 不能与 IL-2、IL-5 或 IFN- γ 结合[41, 50]。能够与 IL-2、IL-5 和 FN- γ 这些细胞因子结合的病毒蛋白特性还需要进行进一步的鉴定。

细胞因子同源物

一些细胞因子转导的信号可以抑制促炎信号和 CMI。IL-10 是一种典型的 Th2- 型细胞因子，且与 CMI 应答的抑制有关[70]。亚巴样病病毒（YLDV）、ORFV 和疙瘩皮肤病病毒（LSDV）利用此特性并编码与 IL-10 同源的蛋白[1]。其中，ORFV IL-10 同源蛋白被首先鉴定和分析。它与来源于绵羊、牛、人和小鼠的 IL-10 最相似，也具有类似于绵羊 IL-10 的功能，可以刺激小鼠胸腺细胞增殖，肥大细胞生长，抑制巨噬细胞活化[71, 72]。最近，YLDV IL-10 同源蛋白已经被证实[73]。YLDV 134R 编码一个分泌型的单体糖蛋白，事实上这种糖蛋白与 IL-24 比 IL-10 更相似。纯化的蛋白可以刺激 Ⅱ 型细胞因子受体的信号转导。表达 134R 的 VACV 在小鼠鼻内模型中毒力出现减弱[73]。

抗炎症的丝氨酸蛋白酶抑制剂

丝氨酸蛋白酶抑制剂（serpins）具有高度保守的二级结构和三级结构。一般来说，丝氨酸蛋白酶抑制剂是一类非常多样化的蛋白，主要但不全是通过与蛋白酶发生不可逆结合，从而抑制蛋白酶[74]。丝氨酸蛋白酶抑制被认为是其目标蛋白酶的伪底物。丝氨酸蛋白酶抑制剂抑制蛋白酶的机制是基于它们的亚稳态构象。储存在蛋白构象中的大量能量使它能够像"捕鼠器"一样作用于目标蛋白酶。痘病毒是唯一已知的能编码功能性丝氨酸蛋白酶抑制蛋白的病毒，这些蛋白具有一系列不同的功能（crmA/Spi-2 丝氨酸蛋白酶抑制蛋白将稍后讨论）。MYXV 的分泌型 Serp-1 蛋白是一种 55~60ku 的糖蛋白，在病毒感染后期表达[75]。Sper-1 在体外可以形成稳定的复合体，抑制组织型的血纤维蛋白溶解原激活剂、胞浆素、凝血酶和尿激酶活性[76]。Sper-1 缺失的 MYXV 可以导致炎症细胞反应增强，毒性减弱，病毒被更快清除[77]。在正痘病毒属中，这些蛋白被命名为 Spi-3，起初与细胞间的融合抑制有关。然而，Spi-3 与 Serp-1 可以抑制相同范围的蛋白酶[78]。不过，Spi-3 不能与 Serp-1 进行功能互换[79]。这种功能差异的部分原因可能是因为 Spi-3 是早期表达的，而蛋白通过病毒编码的血凝素被拴在细胞上。

补体

补体系统是由一系列可溶性和细胞表面吸附蛋白组成的高度调控的级联反应。补体系统的激活会导致其早期成分的裂解和活化，而激活这一途径的净效应是形成膜攻击复合体 (MAC)，以及炎性和趋化性微环境。MAC 能够穿透磷脂膜上的孔，这是细胞内成熟病毒 (IMV) 和胞外囊膜病毒 (EEV) 中和的重要机制[80]。一些痘病毒表达抑制补体的分泌型蛋白。VACV 补体调控蛋白（VCP）、CPXV 炎性调控蛋白（IMP）和天花病毒补体酶抑制剂（SPICE）含有串联的短同源重复序列（SCR），并通过 C3b 和 C4b[1] 抑制补体通路。在感染过程中，VCP 被证明在病毒的发病机制中有重要作用。VCP 缺失的病毒产生的病变小于野生型病毒感染[81]。在体外，VCP 与 C3b 和 C4b 结合亲和力远远高于人 C4b 结合蛋白，它也可以作为辅助因子参与因子 I 引起的 C3b 和 C4b 的裂解和抑制，并提高经典途径和替代途径中 C3 转化酶的衰减速率[82-84]。CPXV 的 IMP 蛋白在发病机制中也有类似的作用，它在抑制单核细胞浸润、限制组织损伤和病变形成方面发挥作用。这些临床症状可能是由于抑制了补体系统中化学诱导物的释放和补体系统中 C4a、C3a、C5a 的炎性裂解片段[85]。此外，这些相互作用的有效性可能具有某些物种特异性，因为 SPICE 抑制人 C3b 和 C4b 的作用远远强于 VCP[86]。补体系统的其他免疫逃避机制包括与宿主蛋白的结合，如 CD55 和 CD59 可以在病毒包裹的磷脂膜调节补体。补体抑制剂在多种动物模型中也有抗炎作用[62]。

细胞内信号抑制

虽然细胞外信号的抑制对病毒复制至关重要，但病毒感染的细胞也需要被隐藏在已经被激活的免疫细胞中。对病毒感染细胞最具威胁的是先天性效应细胞，如 NK 细胞，以及获得性效应细胞，如 $CD8^+$ 细胞毒性 T 淋巴细胞 (CTLs)。为了逃避 CTLs 的攻击，痘病毒下调了将抗原递呈给 $CD8^+$ T 细胞的 MHC-Ⅰ类分子的表达。痘病毒可以在多大程度上发挥这一作用与 CMI 反应的下调有密切联系[87, 88]。例如，正痘病毒不能严重抑制 CMI 反应，仅能适度地下调 MHC Ⅰ类分子，而 MYXV 和兔纤维瘤病毒则可引起 MHC-Ⅰ类分子表达迅速消失和 CMI 反应的系统性减少[89]。在体外，MYXV 的 M153R 产物可以下调 MHC Ⅰ类分子的表达，兔感染 M153R 缺失株以后其临床症状有所减轻，感染部位的单核细胞浸润增加[90]。M153R 编码一种含有特殊基序的蛋白，称为植物同源域或白血病相关蛋白基序[90, 91]。M153R 的同源基因存在于 YLDV、LSDV、猪痘病毒（SWPV）和肖普纤维瘤病毒（SFV）中。作用机制与该蛋白通过跨膜域定位到内质网 (ER) 的能力直

接相关 [90]。据推测，M153R 作用于 MHC Ⅰ类分子是通过后期核内质 / 溶酶体途径对其进行滞留和降解，从而导致细胞表面 β2 微球蛋白相关的 MHC Ⅰ类分子水平降低 [90, 92]。这个下调策略的一个潜在的警告是，免疫系统已经有应急计划来处理失去 MHC Ⅰ类分子的细胞。NK 细胞能够非特异性地杀死无法提供 MHC Ⅰ类分子依赖的抑制性信号的细胞。MHC Ⅰ类分子的同源基因已在多种痘病毒的基因组中被鉴定，包括 MOCV 和 SWPV。MC80R 甚至被证明可以与 β2 微球蛋白形成稳定的复合体 [93]。

另一种针对 CMI 和体液反应的策略是下调 T 淋巴细胞对 CD4 的表达。T 细胞的 MYXV 感染能够以一种蛋白激酶 C 依赖的方式通过内化和降级受体来消耗 CD4 水平，从而下调 CD4+ 辅助性 T 细胞的功能 [92, 94]。

信号素

信号素是一个高度保守的调控分子家族的成员，最初被确定为可诱导轴突导向生长和生长冠萎 [95,96]。信号素普遍存在于无脊索动物和哺乳动物体内，大多数为分泌型或糖基磷脂酰肌醇锚定蛋白，或是作为跨膜分子。它们通过 SEMA 结构域进行定义，该结构域为蛋白的胞外区中的一个大（500 个氨基酸）区域。现在已知，信号素参与多种功能，包括：神经元发育、神经元可塑性和修复、免疫、血管生成和癌症 [97,98]。

已经确定许多痘病毒编码的蛋白含有 SEMA 结构域，包括 VACV、ECTV、CPXV 和 FWPV。除了鸡痘病毒以外，所有痘病毒编码的 SEMA 结构域蛋白都与 SemaA7A 具有相似的结构，SemaA7A 可以影响单细胞迁移、T 细胞激活、B 细胞存活、T 细胞、B 细胞与 DC 之间的相互作用 [1]。ECTV 编码的该蛋白诱导的单细胞聚集是由于 CD54(ICAM-1) 表达的上调 [99]。VACV 的 A39R 蛋白在鼻内感染模型中似乎没有起到重要的作用，然而将哥本哈根毒株 A39R 插入到 WR 毒株后，病灶变大，组织学表明该蛋白有炎症作用 [100]。该蛋白可以与表达于中性粒细胞和 DC 表面的丛状蛋白 C1 结合，在体外能抑制趋化因子诱导的 DC 的迁移 [101]。在一独立研究中，A39R 可以抑制中性粒细胞和 DC 的吞噬作用，抑制 CD8+ DC 摄取凋亡体的作用 [102]。

细胞凋亡的抑制

细胞凋亡是细胞死亡的调控形式，是先天免疫系统的重要组成部分。凋亡死亡过程的诱导可通过不同的刺激来触发。然而，在痘病毒已经发现级联反应中几个关键的节点。半胱氨酸依赖性天冬氨酸特异性蛋白酶（半胱天冬酶）和线粒体在诱导细胞凋亡中都是至关重要的。痘病毒用于靶向该途径的一种方法是直接抑制半胱天冬酶活化。半胱天冬酶 -8 通常靶向目标，也是 TNF 或 FasL 诱导的死亡信号的重要介质（图 13-1）。在连接时，TNF 受体和 Fas / CD95 / Apo-1 可以募集 Fas 相关的死亡结构域（FADD）效应分子。FADD 包括两个重要的结构域，一个是与死亡受体的细胞质相互作用的死亡结构域，另

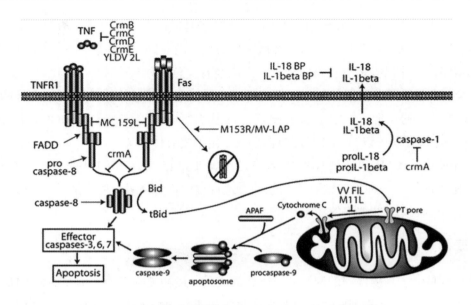

图 13-1　痘病毒蛋白对细胞促炎过程和细胞凋亡的抑制

　　细胞信号，例如 TNF 和 Fas 受体信号传导，可以通过募集半胱天冬酶原 -8 来激活促凋亡过程。半胱天冬酶 -8 可以切割 Bid 以启动凋亡途径的线粒体途径。半胱天冬酶 -1 具有细胞因子激活功能。一旦被激活，即分泌 IL-18 和 IL-1 β 并作为主要促炎性细胞因子起作用。图示为通过痘病毒毒力因子抑制这些过程的例子（可参见文献[1]以获得更详细的说明）。

一个是死亡效应结构域（DED）。该基序可以募集非活性前体半胱天冬酶 -8，它在前区域中包含一个 DED 基序。募集之后是半胱天冬酶 -8 的反式激活。在半胱天冬酶 -8 活化后，Bid 可被切割成 tBid 并通过该途径的线粒体途径开始诱导细胞凋亡[1, 103]。

半胱天冬酶抑制

　　MOCV 编码含有 DEDs 的两个毒力因子，命名为 MC159 和 MC160。这两种蛋白都被归类为结合 FADD 的病毒 FLICE（半胱天冬酶 -8）抑制蛋白（vFLIPs）和阻止其募集和随后活化的半胱天冬酶原 -8。大多数抗凋亡活性归因于 MC159；然而，当 MC159 不存在时，MC160 被半胱天冬酶降解。MC159 通过病毒 DED 基序结合 FADD 和半胱天冬酶 -8[104, 105] DED 区域内的突变将失去抗凋亡特性。令人惊讶的是，相邻疏水区的突变不会减弱与 FADD 或半胱天冬酶 -8 的结合，对 MC159 抑制凋亡的能力也没有不利影响，表明可能涉及其他蛋白相互作用[104, 105]。

　　半胱天冬酶抑制最常见的方法是通过与活化的酶直接相互作用。在用来自牛痘病毒的 CrmA 基因的研究之前，所有丝氨酸蛋白酶抑制剂最初被认为仅抑制丝氨酸蛋白酶[106]。CrmA 最初是通过检测突变导致的自发牛痘病毒白色疱疹突变体而被发现[107]。CrmA 的功能已经被广泛鉴定并且对半胱天冬酶 -8 和半胱天冬酶 -1 具有高亲和力的抑制，从而抑制由 proIL-1 β 和 proIL-18 的半胱天冬酶 -1 介导的细胞凋亡和炎症[108]。CrmA 还能与半

脱天冬酶 -4、-5、-8、-9 和 -10 形成复合体，在一些情况下也与粒酶 B 形成复合体。这种多功能的丝氨酸蛋白酶抑制剂可以阻止多种途径导致的细胞凋亡：包括血清剥夺、神经生长因子去除、细胞外基质分离、缺氧条件、TNF-α 和 Fas 连接 [1, 103]。

　　CrmA 是培养细胞中非常有效的细胞凋亡抑制剂，但其在病毒感染宿主中的作用尚不清楚。这种蛋白被认为对病毒的适应性非常重要，但令人惊讶的是 CrmA 的缺失仅导致在小鼠鼻内模型中致病性中度减弱并且炎症降低 [109]。类似的，CrmA/Spi-2 缺失的 VACV 在感染小鼠模型中，病毒的致病力和炎症反应几乎没有影响 [110]。来自痘苗病毒 VACV 的 CrmA / Spi-2 和 IL-1 可溶性受体（B15R）的双敲除表明抑制 IL-1 β 介导的发热是由 B15R 蛋白而不是 CrmA 调控的 [111]。然而，皮内接种 CrmA/Spi-2 缺失的 VACV 确实导致了病变大小的显著变化 [26]。相反，来自黏液瘤病毒 MYXV 的 Serp-2 在病毒的发病机制中起关键作用，但是在抑制半胱天冬酶方面效果相当差 [112]。病理学研究发现，淋巴结内淋巴细胞出现了快速的炎症反应和凋亡增加 [112]。这种差异表明抑制半胱天冬酶不足以解释这些病毒丝氨酸蛋白酶抑制剂在感染中的作用。

在线粒体节点的细胞凋亡抑制

　　线粒体是凋亡过程中的调节途径。当线粒体接受内在的（例如未折叠的蛋白应答、氧化应激或 DNA 损伤）或某些外在（例如死亡配体）信号时，它们就由 Bcl-2 家族的促细胞凋亡成员介导，即 bid、bak 和 bax。bak 和 bax 的多聚化可导致通透性转换孔（PTP）开放以及细胞色素 c 释放进入胞质溶质。细胞色素 c 与 Apaf-1 相互作用，这一复合体可以招募并激活半胱天冬酶 -9，导致细胞凋亡 [113]。

　　兔痘病毒和正痘病毒编码定位到线粒体和抑制凋亡的蛋白（分别为 M11L 和 F1L）。M11L 是体内重要的毒力因子，体外敲除则病毒无法在兔淋巴细胞中复制 [114]。M11L 功能机制被认为是与 PTP 复合体的组成成分 [115]，外周苯二氮受体，以及与 bak 的组成性相互作用有关 [116]。VACV F1L 由于其整体结构，基序和定位类似于 M11L，所以它的功能机制也与此模式相关 [117, 118]。

其他抗凋亡痘病毒蛋白

　　许多痘病毒蛋白靶向凋亡调控机制的其他途径。M-T4 是一种由 MYXV 表达的内质网滞留蛋白，被认为可抑制内质网中产生的未折叠的蛋白应答 [119]。此外，来自黏液瘤病毒 MYXV 的 TNFR、M-T2（先前讨论过）在细胞中也表现出抗凋亡特性。通过缺失突变，抗凋亡区域已经被定位到前两个 N 末端 CRDs，而 TNF 抑制被定位到前三个 CRD [120-122]。最近，研究证明 MYXV 蛋白 M-T5 与牛痘病毒 CPXV 的中国仓鼠卵巢细胞宿主范围蛋白具有同源性，并且具有抗凋亡特性，能够与人 Cullin-1 蛋白结合 [123]。已显示这种相互作用可以使细胞周期停留在 G0/G1 期间 [123]，使病毒感染的细胞免于细胞凋亡。广泛的抑制凋亡靶点表明其在抗病毒反应中具有重要作用。

干扰素抑制的细胞内机制

干扰素应答的抑制对于病毒存活十分重要。干扰素配体的有效抑制因子的分泌不足以完全钝化干扰素效应。许多痘病毒已经进化出了靶向干扰素反应的下游效应分子的蛋白[124]。痘病毒已被鉴定为靶标的两种主要的细胞内效应物是蛋白激酶，即为 dsRNA-激活的丝氨酸 / 苏氨酸蛋白激酶的 I 型干扰素诱导的基因，以及另一种 dsRNA-激活途径的 OAS / 核糖核酸酶 L。这两个效应器途径都具有抑制病毒和宿主蛋白合成的实际效果。PKR 通过磷酸化和失活 eIF-2α 介导其抑制作用，而 OAS / RNaseL 则介导 mRNA 降解[1]。

研究最为透彻的痘病毒抑制 IFN 反应的蛋白是 VACV 的 E3L 和 K3L。 VACV 中这些基因的缺失使病毒感染的细胞对干扰素敏感并严重减弱病毒的致病性[125-129]。E3L 是一种 dsRNA 结合蛋白，可以通过隔离 dsRNA 来阻止 PKR 和 OAS / RNaseL 的激活[130, 131]。E3L 也可以与 PKR 结合，降低其活性[132]，也可以与 IRF3 结合，阻断其激活随后上调 IFN-β。E3L 也可结合 IRF-7 和 SUMO-1[133, 134]。E3L 也显示出降低腺苷脱氨酶活性[135]。K3L 和来自 MYXV 的相关 M156R 是 eIF-2α 的假底物模拟蛋白，能够竞争性抑制 PKR 依赖性的 eIF-2α 磷酸化[136-138]。已经鉴定了在 VARV、YLDV、SWPV、ORFV、MYXV 和 SFV 中的同源基因。ECTV 仅编码 E3L 同源基因而不编码 K3L[1]。

一些痘病毒使用另外的策略来抑制细胞内干扰素信号传导。VACV H1L 编码作用于 STAT-1（一种干扰素作用所需的转录因子）的磷酸酶，从而恢复其活化[139]。先前描述为 vFLIP 的 MC159L 也可以抑制一些干扰素介导的活动，包括 PKR 诱导的凋亡和 NF-kB 的活化[140]。

结论

痘病毒操纵宿主免疫应答策略的数量在不断地增加，受影响的途径也越来越复杂。图 13-1 只说明了几种痘病毒蛋白如何操作细胞凋亡和炎症，但是对所有受影响宿主途径的全面介绍超出了本章的范围。然而，我们可以认为痘病毒是优秀的"抗免疫学家"，有理由相信还有更多的调节通路尚未被发现。

参考文献

[1]   Seet BT, Johnston JB, Brunetti CR, Barrett JW, Everett H, Cameron C, Sypula J, Nazarian SH, Lucas A, McFadden G (2003) Poxviruses and immune evasion. *Annu Rev Immunol* 21: 377–423

[2]　Smith SA, Kotwal GJ (2002) Immune response to poxvirus infections in various animals. *Crit Rev Microbiol* 28: 149–185

[3]　Alcami A, Koszinowski UH (2000) Viral mechanisms of immune evasion. *Immunol Today* 8: 447–455

[4]　Sen GC (2001) Viruses and interferon. *Annu Rev* Microbiol 55: 255–281

[5]　Wang F, Ma Y, Barrett JW, Gao X, Loh J, Barton E, Virgin HW, McFadden G (2004) Disruption of Erk-dependent type I interferon induction breaks the myxoma virus species barrier. *Nat Immunol* 5: 1266–1274

[6]　Symons JA, Alcami A, Smith GL (1995) Vaccinia virus encodes a soluble type I interferon receptor of novel structure and broad species specificity. *Cell* 81: 551–560

[7]　Vancova I, La Bonnardiere C, Kontsek P (1998) Vaccinia virus protein B18R inhibits the activity and cellular binding of the novel type interferon-delta. *J Gen Virol* 79: 1647–1649

[8]　Alcami A, Symons JA, Smith GL (2000) The vaccinia virus soluble alpha/beta interferon (IFN) receptor binds to the cell surface and protects cells from the antiviral effects of IFN. *J Virol* 74: 11230–11239

[9]　Colamonici OR, Domanski P, Sweitzer SM, Larner A, Buller RM (1995) Vaccinia virus B18R gene encodes a type I interferon-binding protein that blocks interferon alpha transmembrane signaling. *J Biol Chem* 270: 15974– 15978

[10]　Jackson SS, Ilyinskii P, Philippon V, Gritz L, Yafal AG, Zinnack K, Beaudry KR, Manson KH, Lifton MA, Kuroda MJ et al (2005) Role of genes that modulate host immune responses in the immunogenicity and pathogenicity of vaccinia virus. *J Virol* 79: 6554–6559

[11]　Smith VP, Alcami A (2002) Inhibition of interferons by ectromelia virus. *J Virol* 76: 1124–1134

[12]　Katze MG, He Y, Gale M Jr (2002) Viruses and interferon: a fight for supremacy. *Nat Rev Immunol* 2: 675–687

[13]　Mossman K, Upton C, Buller RM, McFadden G (1995) Species specificity of ectromelia virus and vaccinia virus interferon-a binding proteins. *Virology* 208: 762–769

[14]　Alcami A, Smith GL (1995) Vaccinia, cowpox, and camelpox viruses encode soluble gamma interferon receptors with novel broad species specificity. *J Virol* 69: 4633–4639

[15]　Bai HD, Buller RML, Chen NH, Green M, Nuara AA (2005) Biosynthesis of the IFN-gamma binding protein of ectromelia virus, the causative agent of mousepox. *Virology* 334: 41–50

[16]   Alcami A, Smith GL (2002) The vaccinia virus soluble interferon-g receptor is a homodi-mer. *J Gen Virol* 83: 545–549

[17]   Symons JA, Tscharke DC, Price N, Smith GL (2002) A study of the vaccinia virus inter-feron-gamma receptor and its contribution to virus virulence. *J Gen Virol* 83: 1953–1964

[18]   Sroller V, Ludvikova V, Maresova L, Hainz P, Nemeckova S (2001) Effect of IFN-gam-ma receptor gene deletion on vaccinia virus virulence. *Arch Virol* 146: 239–249

[19]   Mossman K, Upton C, McFadden G (1995) The myxoma virus-soluble interferon-a receptor homolog, M-T7, inhibits interferon-a in a species-specific manner. *J Biol Chem* 270: 3031–3038

[20]   Mossman K, Nation P, Macen J, Garbutt M, Lucas A, McFadden G (1996) Myxoma virus M-T7, a secreted homolog of the interferon-a receptor, is a criti- cal virulence factor for the development of myxomatosis in European rabbits. *Virology* 215: 17–30

[21]   Ghayur T, Banerjee S, Hugunin M, Butler D, Herzog L, Carter A, Quintal L, Sekut L, Talanian R, Paskind M et al (1997) Caspase-1 processes IFN-gamma- inducing factor and regulates LPS-induced IFN-gamma production. *Nature* 386: 619–623

[22]   Smith VP, Alcamí A (2000) Expression of secreted cytokine and chemokine inhibitors by ectromelia virus. *J Virol* 74: 8460–8471

[23]   Alcami A, Smith GL (1992) A soluble receptor for interleukin-1 beta encoded by vaccinia virus: a novel mechanism of virus modulation of the host response to infection. *Cell* 71: 153–167

[24]   Spriggs MK, Hruby DE, Maliszewski CR, Pickup DJ, Sims JE, Buller RM, VanSlyke J (1992) Vaccinia and cowpox viruses encode a novel secreted inter- leukin-1-binding protein. *Cell* 71: 145–152

[25]   Alcami A, Smith GL (1996) A mechanism for the inhibition of fever by a virus. *Proc Natl Acad Sci USA* 93: 11029–11034

[26]   Tscharke DC, Reading PC, Smith GL (2002) Dermal infection with vaccinia virus reveals roles for virus proteins not seen using other inoculation routes. *J Gen Virol* 83: 1977–1986

[27]   Dinarello CA (2000) Interleukin-18, a proinflammatory cytokine. *Eur Cytokine Netw* 11: 483–486

[28]   Puren AJ, Fantuzzi G, Dinarello CA (1999) Gene expression, synthesis, and secretion of interleukin 18 and interleukin 1 beta are differentially regulated in human blood mononuclear cells and mouse spleen cells. *Proc Natl Acad Sci USA* 96: 2256–2261

[29]   Novick D, Kim SH, Fantuzzi G, Reznikov LL, Dinarello CA, Rubinstein M (1999) Inter-

leukin-18 binding protein: a novel modulator of the Th1 cytokine response. *Immunity* 10: 127–136

[30]　Xiang Y, Moss B (1999) IL-18 binding and inhibition of interferon gamma induction by human poxvirus-encoded proteins. *Proc Natl Acad Sci USA* 96: 11537–11542

[31]　Xiang Y, Moss B (1999) IL-18 binding and inhibition of interferon a induction by human poxvirus-encoded proteins. *Proc Natl Acad Sci USA* 96: 11537–11542

[32]　Esteban DJ, Buller RML (2004) Identification of residues in an orthopoxvirus interleukin-18 binding protein involved in ligand binding and species specific- ity. *Virology* 323: 197–207

[33]　Xiang Y, Moss B (2003) Molluscum contagiosum virus interleukin-18 (IL-18) binding protein is secreted as a full-length form that binds cell surface glycos- aminoglycans through the C-terminal tail and a furin-cleaved form with only the IL-18 binding domain. *J Virol* 77: 2623–2630

[34]　Esteban DJ, Nuara AA, Buller RML (2004) Interleukin-18 and glycosaminoglycan binding by a protein encoded by variola virus. *J Gen Virol* 85: 1291–1299

[35]　Symons JA, Adams E, Tscharke DC, Reading PC, Waldmann H, Smith GL (2002) The vaccinia virus C12L protein inhibits mouse IL-18 and promotes virus virulence in the murine intranasal model. *J Gen Virol* 83: 2833–2844

[36]　Born TL, Morrison LA, Esteban DJ, VandenBos T, Thebeau LG, Chen N, Spriggs MK, Sims JE, Buller RM (2000) A poxvirus protein that binds to and inactivates IL-18, and inhibits NK cell response. *J Immunol* 164: 3246–3254

[37]　Reading PG, Smith GL (2003) Vaccinia virus interleukin-18 binding protein promotes virulence by reducing gamma interferon production and natural killer and T-cell activity. *J Virol* 77: 9960–9968

[38]　Smith CA, Farrah T, Goodwin RG (1994) The TNF receptor superfamily of cellular and viral proteins: Activation, costimulation and death. *Cell* 76: 959–962

[39]　Locksley RM, Killeen N, Lenardo MJ (2001) The TNF and TNF receptor superfamilies: integrating mammalian biology. *Cell* 104: 487–501

[40]　Cunnion KM (1999) Tumor necrosis factor receptors encoded by poxviruses. *Mol Genet Metab* 67: 278–282

[41]　Brunetti CR, Paulose-Murphy M, Singh R, Qin J, Barrett JW, Tardivel A, Schneider P, Essani K, McFadden G (2003) A secreted high-affinity inhibitor of human TNF from Tanapox virus. *Proc Natl Acad Sci USA* 100: 4831–4836

[42]　Schreiber M, McFadden G (1994) The myxoma virus TNF-receptor homologue (T2)

inhibits TNF _ in a species-specific fashion. *Virology* 204: 692–705

[43] Schreiber M, Rajarathnam K, McFadden G (1996) Mxyoma virus T2 protein, a tumor necrosis factor (TNF) receptor homolog, is secreted as a monomer and dimer that each bind rabbit TNF_, but the dimer is a more potent TNF inhibitor. *J Biol Chem* 271: 13333–13341

[44] Upton C, Macen JL, Schreiber M, McFadden G (1991) Myxoma virus expresses a secreted protein with homology to the tumor necrosis factor receptor gene family that contributes to viral virulence. *Virology* 184: 370–382

[45] Smith CA, Hu FQ, Smith TD, Richards CL, Smolak P, Goodwin RG, Pickup DJ (1996) Cowpox virus genome encodes a second soluble homologue of cellular TNF receptors, distinct from CrmB, that binds TNF but not LT alpha. *Virology* 223: 132–147

[46] Loparev VN, Parsons JM, Knight JC, Panus JF, Ray CA, Buller RM, Pickup DJ, Esposito JJ (1998) A third distinct tumor necrosis factor receptor of orthopoxviruses. *Proc Natl Acad Sci USA* 95: 3786–3791

[47] Saraiva M, Alcami A (2001) CrmE, a novel soluble tumor necrosis factor receptor encoded by poxviruses. *J Virol* 75: 226–233

[48] Reading PC, Khanna A, Smith GL (2002) Vaccinia virus CrmE encodes a soluble and cell surface tumor necrosis factor receptor that contributes to virus virulence. *Virology* 292: 285–298

[49] Alcami A, Khanna A, Paul NL, Smith GL (1999) Vaccinia virus strains Lister, USSR and Evans express soluble and cell-surface tumour necrosis factor receptors. *J Gen Virol* 80: 949–959

[50] Essani K, Chalasani S, Eversole R, Beuving L, Birmingham L (1994) Multiple anti-cytokine activities secreted from tanapox virus-infected cells. *Microb Pathog* 17: 347–353

[51] Paulose M, Bennett BL, Manning AM, Essani K (1998) Selective inhibition of TNF-alpha induced cell adhesion molecule gene expression by tanapox virus. *Microb Pathog* 25: 33–41

[52] Saraiva M, Smith P, Fallon PG, Alcami A (2002) Inhibition of type 1 cytokinemediated inflammation by a soluble CD30 homologue encoded by ectromelia (mousepox) virus. *J Exp Med* 196: 829–839

[53] Murphy PM (2001) Viral exploitation and subversion of the immune system through chemokine mimicry. *Nat Immunol* 2: 116–122

[54] Lalani AS, Barrett J, McFadden G (2000) Modulating chemokines: More lessons from viruses. *Immunol Today* 21: 100–106

[55] Lalani AS, Graham K, Mossman K, Rajarathnam K, Clark-Lewis I, Kelvin D, McFadden G (1997) The purified myxoma virus IFN-a receptor homolog, M-T7, interacts with the heparin binding domains of chemokines. *J Virol* 71: 4356–4363

[56] Mossman K, Nation P, Macen J, Garbutt M, Lucas A, McFadden G (1996) Myxoma virus M-T7, a secreted homolog of the interferon-gamma receptor, is a critical virulence factor for the development of myxomatosis in European rabbits. *Virology* 215: 17–30

[57] Liu LY, Lalani A, Dai E, Seet B, Macauley C, Singh R, Fan L, McFadden G, Lucas A (2000) The viral anti-inflammatory chemokine-binding protein M-T7 reduces intimal hyperplasia after vascular injury. *J Clin Invest* 105: 1613–1621

[58] Boomker JM, Luttikhuizen DT, Veninga H, de Leij LFMH, The TH, de Haan A, van Luyn MJA, Harmsen MC (2005) The modulation of angiogenesis in the foreign body response by poxviral protein M-T7. *Biomaterials* 26: 4874–4881

[59] Burns JM, Dairaghi DJ, Schall TJ (2001) Comprehensive mapping of poxvirus vCCI chemokine binding protein: expanded range of ligand interactions and unusual dissociation kinetics. *J Biol Chem* 277: 2785–2789

[60] Seet BT, Barrett J, Robichaud J, Shilton B, Singh R, McFadden G (2001) Glycosaminoglycan-binding properties of the myxoma virus CC-chemokine inhibitor, M-T1. *J Biol Chem* 276: 30504–30513

[61] Lalani AS, Masters J, Graham K, Liu L, Lucas A, McFadden G (1999) Role of the myxoma virus soluble CC-chemokine inhibitor glycoprotein, M-T1, during myxoma virus pathogenesis. *Virology* 256: 233–245

[62] Lucas A, McFadden G (2004) Secreted immunomodulatory viral proteins as novel biotherapeutics. *J Immunol* 173: 4765–4774

[63] Ishikawa-Mochizuki I, Kitaura M, Baba M, Nakayama T, Izawa D, Imai T, Yamada H, Hieshima K, Suzuki R, Nomiyama H, Yoshie O (1999) Molecular cloning of a novel CC chemokine, interleukin-11 receptor alpha-locus chemo- kine (ILC), which is located on chromosome 9p13 and a potential homologue of a CC chemokine encoded by molluscum contagiosum virus. *FEBS Lett* 460: 544–548

[64] Damon I, Murphy PM, Moss B (1998) Broad spectrum chemokine antagonistic activity of a human poxvirus chemokine homolog. *Proc Natl Acad Sci USA* 95: 6403–6407

[65] Luttichau HR, Stine J, Boesen TP, Johnsen AH, Chantry D, Gerstoft J, Schwartz TW (2000) A highly selective CC chemokine receptor (CCR)8 antagonist encoded by the poxvirus molluscum contagiosum. *J Exp Med* 191: 171–180

[66] DeBruyne LA, Li K, Bishop DK, Bromberg JS (2000) Gene transfer of virally encoded

chemokine antagonists vMIP-II and MC148 prolongs cardiac allograft survival and inhibits donor-specific immunity. *Gene Ther* 7: 575–582

[67]   Haig DM, McInnes C, Deane D, Reid H, Mercer A (1997) The immune and inflammatory response to orf virus. *Comp Immunol Microbiol Infect Dis* 20: 197–204

[68]   Deane D, McInnes CJ, Percival A, Wood A, Thomson J, Lear A, Gilray J, Fleming S, Mercer A, Haig D (2000) Orf virus encodes a novel secreted protein inhibitor of granulo-cyte-macrophage colony-stimulating factor and interleu- kin-2. *J Virol* 74: 1313–1320

[69]   Ng A, Tscharke DC, Reading PC, Smith GL (2001) The vaccinia virus A41L protein is a soluble 30 kDa glycoprotein that affects virus virulence. *J Gen Virol* 82: 2095–2105

[70]   Fickenscher H, Hor S, Kupers H, Knappe A, Wittmann S, Sticht H (2002) The interleu-kin-10 family of cytokines. *Trends Immunol* 23: 89–96

[71]   Fleming SB, McCaughan CA, Andrews AE, Nash AD, Mercer AA (1997) A homolog of interleukin-10 is encoded by the poxvirus orf virus. *J Virol* 71: 4857–4861

[72]   Fleming SB, Haig DM, Nettleton P, Reid HW, McCaughan CA, Wise LM, Mercer A (2000) Sequence and functional analysis of a homolog of interleukin- 10 encoded by the parapoxvirus orf virus. *Virus Genes* 21: 85–95

[73]   Bartlett NW, Dumoutier L, Renauld JC, Kotenko SV, McVey CE, Lee HJ, Smith GL (2004) A new member of the interleukin 10-related cytokine family encoded by a poxvirus. *J Gen Virol* 85: 1401–1412

[74]   Silverman GA, Bird PH, Carrell RW, Church FC, Coughlin PB, Gettins PGW, Irving JA, Lomas DA, Luke CJ, Moyer RW, Pemberton PA, Remold-O'Donnell E, Salvesen GS, Travis J, Whisstock JC (2001) The serpins are an expanding superfamily of structurally similar but functionally diverse proteins. *J Biol Chem* 276: 33293–33296

[75]   Macen JL, Upton C, Nation N, McFadden G (1993) SERP-1, a serine proteinase inhibitor encoded by myxoma virus, is a secreted glycoprotein that interferes with inflammation. *Virology* 195: 348–363

[76]   Nash P, Whitty A, Handwerker J, Macen J, McFadden G (1998) Inhibitory specificity of the anti-inflammatory myxoma virus serpin, SERP-1. *J Biol Chem* 273: 20982–20991

[77]   Nash P, Lucas A, McFadden G (1997) SERP-1, a poxvirus-encoded serpin, is expressed as a secreted glycoprotein that inhibits the inflammatory response to myxoma virus infection. In: FC Church, DD Cunningham, D Ginsburg, M Hoffman, SR Stone, DM Tollefsen (eds): *Chemistry and Biology of Serpins*. Oxford University Press, New York, 195–205

[78]   Turner PC, Baquero MT, Yuan S, Thoennes SR, Moyer RW (2000) The cowpox virus

serpin SPI-3 complexes with and inhibits urokinase-type and tissue-type plasminogen activators and plasmin. *Virology* 272: 267–280

[79] Wang YX, Turner PC, Ness TL, Moon KB, Schoeb TR, Moyer RW (2000) The cowpox virus SPI-3 and myxoma virus SERP1 serpins are not functionally interchangeable despite their similar proteinase inhibition profiles *in vitro*. *Virology* 272: 281–292

[80] Barrington R, Zhang M, Fischer M, Carroll MC (2001) The role of complement in inflammation and adaptive immunity. *Immunol Rev* 180: 5–15

[81] Isaacs SN, Kotwal GJ, Moss B (1992) Vaccinia virus complement-control pro-tein prevents antibody-dependent complement-enhanced neutralization of infectivity and contributes to virulence. *Proc Natl Acad Sci USA* 89: 628–632

[82] Sahu A, Isaacs SN, Soulika AM, Lambris JD (1998) Interaction of vaccinia virus comple-ment control protein with human complement proteins – factor I- mediated degradation of C3b to Ic3b(1) inactivates the alternative complement pathway. *J Immunol* 160: 5596–5604

[83] Rosengard AM, Alonso LC, Korb LC, Baldwin WM, 3rd, Sanfilippo F, Turka LA, Ahearn JM (1999) Functional characterization of soluble and mem- brane-bound forms of vaccinia virus complement control protein (VCP). *Mol Immunol* 36: 685–697

[84] Engelstad M, Howard ST, Smith GL (1992) A constitutively expressed vaccinia gene encodes a 42-kDa glycoprotein related to complement control factors that forms part of the extracellular virus envelope. *Virology* 188: 801–810

[85] Miller CG, Shchelkunov SN, Kotwal GJ (1997) The cowpox virus-encoded homolog of the vaccinia virus complement control protein is an inflammation modulatory protein. *Virology* 229: 126–133

[86] Rosengard AM, Liu Y, Nie Z, Jimenez R (2002) *Variola virus* immune evasion design: expression of a highly efficient inhibitor of human complement. *Proc Natl Acad Sci USA* 99: 8808–8813

[87] Barry M, Bleackley RC (2002) Cytotoxic T lymphocytes: all roads lead to death. *Nat Rev Immunol* 2: 401–409

[88] Buller RM, Palumbo GJ (1991) Poxvirus pathogenesis. *Microbiol Rev* 55: 80–122

[89] Boshkov LK, Macen JL, McFadden G (1992) Virus-induced loss of class I major histocompatibility antigens from the surface of cells infected with myxo- ma virus and malignant rabbit fibroma virus. *J Immunol* 148: 881–887

[90] Guerin JL, Gelfi J, Boullier S, Delverdier M, Bellanger FA, Bertagnoli S, Drexler I, Sutter G, Messud-Petit F (2002) Myxoma virus leukemia-associated protein is respon-

sible for major histocompatibility complex class I and Fas- CD95 down-regulation and defines scrapins, a new group of surface cellular receptor abductor proteins. *J Virol* 76: 2912–2923

[91] Fruh K, Bartee E, Gouveia K, Mansouri M (2002) Immune evasion by a novel family of viral PHD/LAP-finder proteins of gamma-2 herpesviruses and pox- viruses. *Virus Res* 88: 55–69

[92] Mansouri M, Bartee E, Gouveia K, Nerenberg BTH, Barrett J, Thomas L, Thomas G, McFadden G, Freu K (2003) The PHD/LAP-domain protein M153R of myxoma virus is a ubiquitin ligase that induces the rapid internalization and lysosomal destruction of CD4. *J Virol* 77: 1427–1440

[93] Senkevich TG, Moss B (1998) Domain structure, intracellular trafficking, and beta2-microglobulin binding of a major histocompatibility complex class I homolog encoded by molluscum contagiosum virus. *Virology* 250: 397–407

[94] Barry M, Lee SF, Boshkov L, McFadden G (1995) Myxoma virus induces extensive CD4 downregulation and dissociation of $p56^{lck}$ in infected rabbit $CD4^+$ T lymphocytes. *J Virol* 69: 5243–5251

[95] Spriggs MK (1999) Shared resources between the neural and immune systems: semaphorins join the ranks. *Curr Opin Immunol* 11: 387–391

[96] Tamagnone L, Comoglio PM (2000) Signalling by semaphorin receptors: cell guidance and beyond. *Cell Biol* 10: 377–383

[97] Spriggs MK (1999) Shared resources between the neural and immune systems: semaphorins join the ranks. *Curr Opin Immunol* 11: 387–391

[98] Tamagnone L, Comoglio PM (2000) Signalling by semaphorin receptors: cell guidance and beyond. *Trends Cell Biol* 10: 377–383

[99] Comeau MR, Johnson R, DuBose RF, Petersen M, Gearing P, VandenBos T, Park L, Farrah T, Buller RM, Cohen JI et al (1998) A poxvirus-encoded semaphorin induces cytokine production from monocytes and binds to a novel cel- lular semaphorin receptor, VESPR. *Immunity* 8: 473–482

[100] Gardner JD, Tscharke DC, Reading PC, Smith GL (2001) Vaccinia virus semaphorin A39R is a 50~55 kDa secreted glycoprotein that affects the outcome of infection in a murine intradermal model. *J Gen Virol* 82: 2083–2093

[101] Walzer T, Galibert L, Comeau MR, De Smedt T (2005) Plexin C1 engagement on mouse dendritic cells by viral semaphorin A39R induces actin cytoskeleton rearrangement and inhibits integrin-mediated adhesion and chemokineinduced migration. *J Immunol* 174:

51–59

[102] Walzer T, Galibert L, De Smedt T (2005) Poxvirus semaphorin A39R inhibits phagocyto-sis by dendritic cells and neutrophils. *Eur J Immunol* 35: 391–398

[103] Barry M, Wasilenko ST, Stewart TL, Taylor JM (2004) Apoptosis regulator genes encoded by poxviruses. *Prog Mol Subcell Biol* 36: 19–37

[104] Bertin J, Armstrong RC, Ottilie S, Martin DA, Wang Y, Banks S, Wang GH, Senkevich TG, Alnemri ES, Moss B et al (1997) Death effector domain- containing herpesvirus and poxvirus proteins inhibit both Fas- and TNFR1- induced apoptosis. *Proc Natl Acad Sci USA* 94: 1172–1176

[105] Hu S, Vincenz C, Buller M, Dixit VM (1997) A novel family of viral death effec-tor domain-containing molecules that inhibit both CD-95- and tumor necrosis factor receptor-1-induced apoptosis. *J Biol Chem* 272: 9621–9624

[106] Komiyama T, Ray CA, Pickup DJ, Howard AD, Thornberry NA, Peterson EP, Salvesen G (1994) Inhibition of interleukin-1 beta converting enzyme by the cowpox virus serpin CrmA. An example of cross-class inhibition. *J Biol Chem* 269: 19331–19337

[107] Martinez-Pomares L, Stern RJ, Moyer RW (1993) The ps/hr gene (B5R open reading frame homolog) of rabbitpox virus controls pock color, is a component of extracellular enveloped virus, and is secreted into the medium. *J Virol* 67: 5450–5462

[108] Zhou Q, Snipas S, Orth K, Muzio M, Dixit VM, Salvesen GS (1997) Target protease specificity of the viral serpin CrmA. Analysis of five caspases. *J Biol Chem* 272: 7797–7800

[109] Thompson JP, Turner PC, Ali AN, Crenshaw BC, Moyer RW (1993) The effects of serpin gene mutations on the distinctive pathobiology of cowpox and rab- bitpox virus following intranasal inoculation of Balb/c mice. *Virology* 197: 328–338

[110] Kettle S, Blake NW, Law KM, Smith GL (1995) Vaccinia virus serpins B13R (SPI-2) and B22R (SPI-1) encode M(r) 38.5 and 40K, intracellular polypeptides that do not affect virus virulence in a murine intranasal model. *Virology* 206: 136–147

[111] Kettle S, Alcami A, Khanna A, Ehret R, Jassoy C, Smith GL (1997) Vaccinia virus serpin B13R (SPI-2) inhibits interleukin-1beta- converting enzyme and protects virus-infected cells from TNF- and Fas- mediated apoptosis, but does not prevent IL-1beta-induced fever. *J Gen Virol* 78: 677–685

[112] Messud-Petit F, Gelfi J, Delverdier M, Amardeilh M-F, Py R, Sutter G, Bertagnoli S (1998) SERP-2, an inhibitor of the interleukin-1`-converting enzyme, is critical in the pathobiology of myxoma virus. *J Virol* 72: 7830–7839

[113] Barry M, Wasilenko ST, Stewart TL, Taylor JM (2004) Apoptosis regulator genes encoded by poxviruses. *Prog Mol Subcell Biol* 36: 19–37

[114] Everett H, Barry M, Lee SF, Sun X, Graham K, Stone J, Bleackley RC, McFadden G (2000) M11L: A novel mitochondria-localized protein of myxoma virus that blocks apoptosis in infected leukocytes. *J Exp Med* 191: 1487–1498

[115] Everett H, Barry M, Sun X, Lee SF, Frantz C, Berthiaume LG, McFadden G, Bleackley RC (2002) The myxoma poxvirus protein, M11L, prevents apoptosis by direct interaction with the mitochondrial permeability transition pore. *J Exp Med* 196: 1127–1139

[116] Wang G, Barrett JW, Nazarian SH, Everett H, Gao X, Bleackley C, Colwill K, Moran MF, McFadden G (2004) Myxoma virus M11L prevents apoptosis through constitutive interaction with Bak. *J Virol* 78: 7097–7111

[117] Stewart TL, Wasilenko ST, Barry M (2005) Vaccinia virus F1L protein is a tail-anchored protein that functions at the mitochondria to inhibit apoptosis. *J Virol* 79: 1084–1098

[118] Wasilenko ST, Stewart TL, Meyers AF, Barry M (2003) Vaccinia virus encodes a previously uncharacterized mitochondrial-associated inhibitor of apoptosis. *Proc Natl Acad Sci USA* 100: 14345–14350

[119] Hnatiuk S, Barry M, Zeng W, Liu L, Lucas A, Percy D, McFadden G (1999) Role of the C-terminal RDEL motif of the myxoma virus M-T4 protein in terms of apoptosis regulation and viral pathogenesis. *Virology* 263: 290–306

[120] Sedger L, McFadden G (1996) M-T2: A poxvirus TNF receptor homologue with dual activities. *Immunol Cell Biol* 74: 538–545

[121] Schreiber M, McFadden G (1996) Mutational analysis of the ligand binding domain of M-T2 protein, the tumor necrosis factor receptor homologue of myxoma virus. *J Immunol* 157: 4486–4495

[122] Schreiber M, Sedger L, McFadden G (1997) Distinct domains of M-T2, the myxoma virus TNF receptor homolog, mediate extracellular TNF binding and intracellular apoptosis inhibition. *J Virol* 71: 2171–2181

[123] Johnston JB, Wang G, Barrett JW, Nazarian SH, Colvill K, Moran M, McFadden G (2005) Myxoma virus M-T5 protects infected cells from the stress of cell cycle arrest through its interaction with host cell cullin-1. *J Virol* 79: 10750–10763

[124] Gil J, Esteban M (2004) Vaccinia virus recombinants as a model system to ana-lyze interferon-induced pathways. *J Interferon Cytokine Res* 24: 637–646

[125] Davies MV, Chang HW, Jacobs BL, Kaufman RJ (1993) The E3L and K3L vaccinia virus gene products stimulate translation through inhibition of the double-stranded

RNA-dependent protein kinase by different mechanisms. *J Virol* 67: 1688–1692

[126] Davies MV, Elroy-Stein O, Jagus R, Moss B, Kaufman RJ (1992) The vaccinia virus K3L gene product potentiates translation by inhibiting double-stranded-RNA-activated protein kinase and phosphorylation of the alpha subunit of eukaryotic initiation factor 2. *J Virol* 66: 1943–1950

[127] Kibler KV, Shors T, Perkins KB, Zeman CC, Banaszak MP, Biesterfeldt J, Langland JO, Jacobs BL (1997) Double-stranded RNA is a trigger for apoptosis in vaccinia virus-infected cells. *J Virol* 71: 1992–2003

[128] Langland JO, Jacobs BL (2002) The role of the PKR-inhibitory genes, E3L and K3L, in determining vaccinia virus host range. *Virology* 299: 133–141

[129] Brandt T, Heck MC, Vijaysri S, Jentarra GM, Cameron JM, Jacobs BL (2005) The N-terminal domain of the vaccinia virus E3L-protein is required for neurovirulence, but not induction of a protective immune response. *Virology* 333: 263–270

[130] Chang HW, Watson JC, Jacobs BL (1992) The E3L gene of vaccinia virus encodes an inhibitor of the interferon- induced, double-stranded RNA-depen- dent protein kinase. *Proc Natl Acad Sci USA* 89: 4825–4829

[131] Xiang Y, Condit RC, Vijaysri S, Jacobs B, Williams BRG, Silverman RH (2002) Blockade of interferon induction and action by the E3L double-stranded RNA binding proteins of vaccinia virus. *J Virol* 76: 5251–5259

[132] Sharp TV, Moonan F, Romashko A, Joshi B, Barber GN, Jagus R (1998) The vaccinia virus E3L gene product interacts with both the regulatory and the substrate binding regions of PKR: implications for PKR autoregulation. *Virology* 250: 302–315

[133] Smith EJ, Marie I, Prakash A, Garcia-Sastre A, Levy DE (2001) IRF3 and IRF7 phosphorylation in virus-infected cells does not require double-stranded RNA dependent protein kinase R or Ikappa B kinase but is blocked by Vaccinia virus E3L protein. *J Biol Chem* 276: 8951–8957

[134] Rogan S, Heaphy S (2000) The vaccinia virus E3L protein interacts with SUMO-1 and ribosomal protein L23a in a yeast two hybrid assay. *Virus Genes* 21: 193–195

[135] Liu Y, Wolff KC, Jacobs BL, Samuel CE (2001) Vaccinia virus E3L interferon resistance protein inhibits the interferon-induced adenosine deaminase A-to-I editing activity. *Virology* 289: 378–387

[136] Dar AC, Sicheri F (2002) X-ray crystal structure and functional analysis of vaccinia virus K3L reveals molecular determinants for PKR subversion and substrate recognition. Mol Cell 10: 295–305.

[137] Ramelot TA, Cort JR, Yee AA, Liu F, Goshe MB, Edwards AM, Smith RD, Arrowsmith CH, Dever TE, Kennedy MA (2002) Myxoma virus immunolodu- latory protein M156R is a structural mimic of eukaryotic translation initiation factor eIF2_. *J Mol Biol* 322: 943–954

[138] Langland JO, Jacobs BL (2004) Inhibition of PKR by vaccinia virus: role of the N- and C-terminal domains of E3L. *Virology* 324: 419–429

[139] Najarro P, Traktman P, Lewis JA (2001) Vaccinia virus blocks gamma interferon signal transduction: viral VH1 phosphatase reverses Stat1 activation. *J Virol* 75: 3185–3196

[140] Gil J, Rullas J, Alcami J, Esteban M (2001) MC159L protein from the poxvirus molluscum contagiosum virus inhibits NF-kappaB activation and apoptosis induced by PKR. *J Gen Virol* 82: 3027–3034

（吴国华　颜新敏　译）

第14章 灭活羊口疮病毒（ORFV）的免疫调节 – 治疗潜能

Olaf Weber[1], Percy Knolle[2] 和 Hans-Dieter Volk[3]

（1.拜耳医药保健有限公司产品研发部，德国伍珀塔尔，邮编42096；

2.波恩莱茵弗里德里希 - 威廉大学分子医学和实验免疫学研究所，

德国，波恩西格蒙德 - 佛洛依德大街25号，邮编：53105；

3.柏林洪堡大学夏洛蒂梅特校区医学免疫研究所，德国柏林，邮编：10098）

摘要

病毒通过避开免疫反应、抑制免疫反应或激活免疫系统等方式，来调控机体的免疫系统。

羊口疮病毒（ *Orf virus* ,ORFV）是一种嗜上皮 DNA 病毒，属于痘病毒科副痘病毒属。ORFV 反复感染宿主引起机体强烈的炎症反应及复杂的免疫反应。病毒基因组能编码多种免疫调节基因，如 IL-10 同源基因及哺乳动物血管内皮生长因子（ vascular endothelial growth factor， VEGF ）。

基于活痘病毒或灭活痘病毒的新型免疫调节剂具有针对各种免疫系统失衡疾病的潜在治疗作用；基于 ORFV 的药物在兽医领域已经用于动物疾病预防和治疗。

灭活的 ORFV 对人体免疫细胞的细胞因子分泌有很大的影响，其中包括炎症因子、Th1 相关的细胞因子以及抗炎因子和 Th2 相关的细胞因子的上调。这种抑制作用和刺激机制的结合可以作为治疗性免疫调节的新原则。

从目前不良反应少的临床前数据来看，还需要对 ORFV 进行进一步研究，以确定其作为一种新型免疫调节剂的潜在用途。

引言

免疫调节剂和药物已成功应用于医学几个世纪了。直到最近，由于其作用机理还不十分清楚，这使得它们的应用存在一些争议。产生此情况的原因有两个，一方面是免疫学知识的贫乏，另一方面是免疫调节剂作用方式的复杂性。然而，最近几年随着免疫学的发展及人们对关于免疫系统信号路径及其分子基础的深入研究，这些都促进了其作为免疫调节剂的使用。

这些年来免疫调节剂的数量不断增加。从传统的槲寄生植物[1-3]到重组细胞因子[4,5]，再到咪喹莫特或雷西莫特，药物的种类已多种多样。成熟的药物是 I 和 II 型干扰素（IFN）。一种创新性的策略是使用免疫刺激因子 CpG 寡核苷酸作为免疫调节剂。

通过使用 IFN-α 作为免疫调制剂，建立了抗病毒治疗的标准[6]。然而，尽管 IFN-α 被用作抗病毒和抗癌症药物，但是其不良反应值得引起我们注意。此外，病毒对 IFN-α 产生抗性或免疫逃避机制限制了 IFN-α 的使用，且应答率变化也较大[7, 8]。

最近，CpG 寡核苷酸作为一种新免疫调节疗法已经进入了试验阶段[9]。现在，正在研究将 CpG 寡核苷酸作为疫苗佐剂、抗感染药物和抗癌症药物。CpG 寡核苷酸可以被 TLR-9 识别，也可能被其他共受体识别。结合后，CpG 寡核苷酸诱导免疫级联反应，提高抗原的呈递，激活多种趋化因子的分泌，刺激 B 淋巴细胞、自然杀伤（NK）细胞、树突状细胞（DC）和巨噬细胞分泌多种细胞因子。"裸" DNA 的使用可能有增加不良反应的风险，如诱导自身 DNA 抗体产生及引起自身免疫性疾病[10]。此外，重复给药可能导致全身性炎症综合征[11]。其他研究者发现[12]小鼠高剂量长期使用 CpG 寡核苷酸治疗后，小鼠出现肝组织坏死和腹水症状。这些结果表明，CpG 寡核苷酸的使用可能存在争议。

因此，需要新型且安全的免疫疗法。

绵羊副痘病毒的免疫调节

病毒通过避开或抑制免疫反应及激活免疫系统等方式，调节机体免疫系统[13]。病毒感染可能对其他病原体感染的临床病程产生积极或消极的调节作用。人类免疫缺陷病毒（HIV）[14]、爱博斯坦巴尔病毒（EBV）[15]或巨细胞病毒（HCMV）感染[16, 17]引起免疫缺陷是很好的诠释。与此相反，其他病毒会对免疫系统产生刺激作用。临床前研究表明，腺病毒、小鼠 CMV 和淋巴细胞性脉络丛脑膜炎病毒等多种病毒可以激活感染乙肝病毒（HBV）的转基因小鼠的细胞免疫反应，抑制 HBV 的复制[18, 19]。重要的是，这些作用伴随有肝坏死性炎症反应。

痘病毒可以利用多种策略调控机体的免疫系统[20]。羊口疮病毒（ORFV）是一种嗜上皮性的 DNA 病毒，属于痘病毒科副痘病毒属。ORFV 在世界范围内感染绵羊和山羊，引起急性皮肤疾病 orf[21]。Fleming 和 Mercer 在本书的其他章节对这种病毒做了更加详细的介绍。

有趣的是，尽管存在强烈的炎症反应和复杂的宿主免疫反应，ORFV 可以反复感染宿主[22-24]。一些病毒和宿主因子影响了 ORFV 的免疫逃避机制[25]。病毒 IL-10 同源蛋白[26]

可能参与病毒的免疫逃避。ORFV 还可直接干扰抗原呈递。已有实验数据表明，ORFV 可以在抗原递呈单核细胞 / 巨噬细胞过程中诱导局部 CD95 介导的细胞凋亡[27]。虽然做了大量尝试，还未发现 ORFV 的中和抗体[28-31]。

ORFV 可诱导吞噬作用、NK 细胞活性，释放 IFN-α[32, 33]、肿瘤坏死 因子 -α（TNF-α）、IL-2 及粒细胞 - 巨噬细胞克隆刺激因子（GM-CSF）[34, 35]。有研究者描述了 ORFV 的几种推测的免疫调节基因。这些包括上述提到的 IL-10 同源蛋白、病毒的哺乳动物血管内皮生长因子（VEGF）同源蛋白和编码抗 IFN 抗性基因的牛痘 E3L 基因[26, 36-38]。最近，结合并抑制 GM-CSF 和 IL-2 的蛋白已有描述[39]。大部分这些免疫调节蛋白都是在病毒复制期间合成的，并由感染细胞分泌。

在这些结果发表之前，ORFV 免疫调节一直是兽医研究的热点。Mayr 等人研究了几种痘病毒的免疫调节活性，并建议将 ORFV 用作免疫调节剂[40, 41]。

需要说明的一点是，这些研究者使用灭活的全病毒在体外和体内模型中研究 ORFV 的免疫调节活性。Mayr 和 Mayr[42] 发表的功能试验结果见表 14–1。这些数据表明，基于痘病毒的免疫调节剂可能在不同适应证时具有潜在的治疗作用。除了广泛的活性外，这些研究者还介绍了相应的不良反应。表 14–2 为痘病毒诱导细胞因子。这些研究中的现象是各种各样的，甚至难以解释，因为这些研究使用的动物种类、时间和条件都不同。在各种疾病模型中 ORFV 的治疗效果见表 14–3。

ORFV 给药后各种临床前获得的免疫调节活性数据促使在兽医领域采用 ORFV-D1701 毒株研制 ORFV 药物。此药物称为 PIND-ORF，先后使用 Baypamun® 或 Baypamune®（拜耳医疗 AG，动物卫生部门，勒沃库森，德国）品牌进行销售。现在，辉瑞制药销售 Zylexis® 旗下的兽用 ORFV 免疫调节剂。此药物已经用于各种疾病的预防、过敏性反应和各种疾病的治疗，包括宠物和家畜的传染病。

表 14–1　痘病毒免疫调节剂体外功能分析（摘自文献[42]）

试验	方法 / 读出系统	结果	文献
粒细胞活性（流式细胞术）	吞噬作用和呼吸暴发	升高	[42，43]
NK 细胞活性老鼠，人	51 铬释放试验	升高	[31，44]
肝细胞的胸苷新陈代谢	切除 2/3 肝后，胸苷激酶活性、新陈代谢及再生能力	活性升高和再生	[45，46]
组织培养 - 病毒感染	VSV 在预处理组织培养中复制	显著抑制	[47]

VSV：水疱性口炎病毒

表 14-2　在不同试验中痘病毒免疫调节剂诱导的细胞因子（摘自文献 [41]）

试验	方法 / 读出	结果	文献
人类、小鼠、猪、绵羊、马、牛细胞的干扰素	使用激活的细胞上清液刺激 PBMC、ELISA、VSV-PRT	检测到 IFN-α 和 β，有效	[31，48，49，50，51]
IL-12	RT-PCR	阳性	[52]
TNF-α	使用激活的兔子和小鼠血清进行 L929 细胞毒性分析	阳性	[33]
IL-2	CTLL2 克隆的增殖试验（猪的激活白细胞）	上升	[49]

　　例如，Baypamune® 用于预防应激性感染。Ziebell 等人[58]证明 4~10 月龄马在断奶、运输及不同畜群的马崽混群时会出现不同程度的应激反应。与安慰剂组相比，ORFV 治疗组的临床评分显著降低了 40.3%（p < 0.05）。在观察期间（4 周），Baypamune® 组出现鼻流脓的比例显著下降了 58.7%（p < 0.01）。在注射 Baypamune® 的马中，50% 无鼻流脓现象，而且没有迹象显示有复杂的上呼吸道疾病，相比之下，无保护安慰剂组仅为 14.8%。其对牛疱疹病毒 I 型的治疗效果也进行了研究[59, 60]。此外，还在患有慢性口炎的猫[61]、猫传染性腹膜炎[62]、患乳腺癌的狗[63]及其他兽医适应症中也观察到不错的疗效。

表 14-3　痘病毒免疫调节剂在不同疾病中的活性（摘自文献[41]）

试验	方法 / 读出系统	结果	文献
VSV 感染小鼠	存活	阳性	[44]
伪狂犬病病毒感染小鼠	存活	阳性	[44]
小鼠伤口感染伪单孢体绿脓杆菌	存活		[39，40]
小鼠骨肉瘤模型	肿瘤摄取比率		[44，53]
1. 宫颈癌 2. 骨肉瘤 3. 膀胱癌	肿瘤生长，葡萄糖新陈代谢	在 1 和 2 中减少，在 3 中无活性	[54]
辐射小鼠	1. 免疫激发 2. 白细胞再生	1. 免疫抑制恢复 2. 加速再生	[55] [56]
马应激（运输）	肾上腺皮质酮	不上升	[57]

　　此外，基础研究成果[18, 19, 64, 65]证实了上述概念，并重新启动了免疫调节剂领域的基础和应用研究。

　　最近，我们已经证实灭活的 ORFV 可诱导自动调节的细胞因子反应，如 IL-12、IL-18、IFN-γ 和其他辅助性 T 细胞（Th）1 型细胞因子的上调，及其随后伴随 IL-4 的下调[66]。我们还发现在 ORFV 治疗小鼠的肝中 IL-10 表达出现上调。ORFV 可以保护小鼠免受致死性单纯疱疹病毒（HSV-1）感染，保护豚鼠免于再次感染生殖疱疹病。低至 50 000 ORFV 病毒粒子的剂量在 HBV 转基因小鼠的治疗效果强于 3TC（拉夫米定，葛兰素）。我们并未观察到任何炎症症状或出现其他副作用。在这些研究中，ORFV 治疗的小鼠体内 IFN-γ 诱导细胞因子 IL-12 的表达上调，其治疗水平达到了弗氏完全佐剂（CFA）辅助给药后的水平，虽然 CFA 诱导了少量的 IFN-γ [66]。此外，CFA 无法保护小鼠免受病毒感染。细胞因子 IL-18 是 IFN-γ 强有力诱导因子 [67]，仅在 ORFV 治疗的小鼠中诱导 IFN-γ 的表达，这表明 IL-18 在 ORFV 介导的体内生物学效应中具有作用。由于注射 IFN-γ 中和抗体（而不是 IL-12 和 IL-18 的中和抗体）后，可以完全抑制 ORFV 对 HSV 的抗病毒活性，降低其抗 HBV 的活性，这进一步支持了 IFN-γ 的诱导可能存在互补机制。Schijns 及其同事 [68] 的研究表明，在小鼠感染肝炎病毒后，敲除 IL-12p40 和 / 或 p35 基因的小鼠仍能够产生分化的 Th1 型细胞因子反应，如高水平的 IFN-γ 和无法检测的 IL-4。因此，IL-12 和 IL-18 在 ORFV 介导的 IFN-γ 分泌中具有协同作用。IL-18 的直接作用仍只是推测，尽管最近的一项研究表明 IL-18 在 HBV- 转基因小鼠模型中有直接抗病毒活性 [69]。除了对 IFN-γ 具有刺激活性外，IL-18 还具有 pro-Th2 作用。最近研究表明，IL-18 通过配体 – 激活的 NKT 淋巴细胞来提高 IL-4 的分泌 [70]。因此，IL-18 还可以介导 IL-4 分泌。另一方面，已经证实 IL-4 能够下调 IL-18 受体的一条链的表达，从而负调节 IL-18 的分泌和 IL-18 介导的效应 [71]。我们推测，ORFV 介导 IL-4 反应可能是细胞因子网络的一部分并负责初始 Th1 免疫反应的下调（图 14–1）。

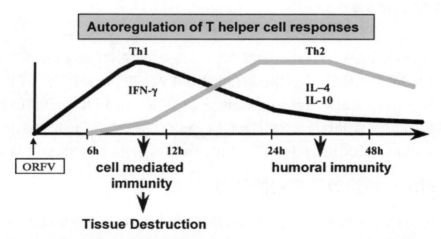

图 14–1　ORFV 诱导自动调节的细胞因子反应，如 IFN–γ、IL–12、IL–18 及其他 Th1 型细胞因子的上调，及随后伴随 IL–4 和 IL–10 诱导的下调。Th2 反应有助于抑制组织破坏性细胞反应，使机体恢复到生理平衡状态。

ORFV 也可诱导人外围血白细胞分泌 IL-12 和 IFN-γ [72]。研究表明，灭活的 ORFV

对人体免疫细胞的细胞因子分泌有很强的作用，包括上调炎症和 Th1 相关细胞因子（IFN-γ、TNF-α、IL-6、IL-8、IL-12、IL-18）及抗炎性和 Th2 相关细胞因子（IL-4、IL-10、IL-1ra）。

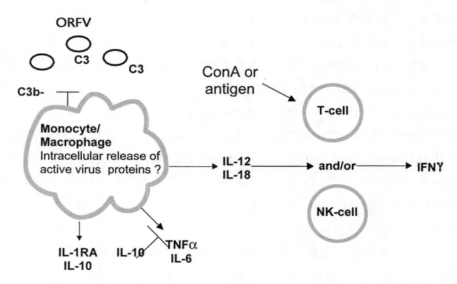

图 14-2　单核细胞 / 巨噬细胞为灭活 ORFV 的主要靶位。该图说明了 ORFV 介导免疫调节的机制。补体 3b（C3b）调理 ORFV 粒子以后，通过 Toll 样受体 2/4 非依赖途径诱导单核细胞 / 巨噬细胞分泌几种细胞因子。在不同细胞因子中，IL-12 和 IL-18 分泌似乎通过预先激活的 T 细胞和 NK 细胞，在 IFN-γ 诱导中发挥了关键作用。IFN-γ 是体内抗病毒作用必需的。IL-4、IL-10 及 IL-1RA 等抗炎性细胞因子能够防止炎性反应的不良反应。

作用机理的研究表明，病毒粒子为制剂的有效组分。根据我们的假设，病毒粒子可能通过 CD14 和 Toll 样受体信号以及细胞内存在的 ORFV 病毒特异性成分激活单核细胞[72]。单核细胞激活以后，释放早期促炎性细胞因子（TNF-α、IL-6、IL-8）及 Th1 诱导细胞因子 IL-12 和 IL-18。促炎性反应伴随抗炎性因子和 Th2 细胞因子（IL-4、IL-10、IL-1ra）的诱导，对 ORFV 引起的炎症反应有限制作用。ORFV 的作用机理如图 14-2 所示。

ORFV 对单一细胞因子疗法的优势

大部分 ORFV 的免疫调节蛋白是在病毒复制周期合成的，并从感染细胞分泌。然而，ORFV 对人类的潜在感染性[21]将会限制非灭活的 ORFV 作为免疫调节剂的应用。使用未灭活病毒治疗具有一定的风险，可能导致无法控制的后果。从当前临床前数据可以得到如下结论。

－诱导复杂的自动调节细胞因子反应。

－单次给药后不良反应少。

– 重复给药后不良反应少。

– 在重复给药后活性不丧失。

这些结论为进一步研究 ORFV 作为新型免疫调节剂的潜在应用奠定了良好的基础。自身调节的细胞因子反应可以解释引用文献中所述的 ORFV 广泛活性。其活性比在临床前模型中研究的几种细胞因子的活性要高。此外，ORFV 在临床前模型中没有观察到显著的不良反应，该现象可以用 ORFV 诱导的自身调节的细胞因子级联反应来解释。这种级联反应可激活细胞在需要的部位而不是在整个机体中发挥作用（如感染细胞）。

我们的发现令人鼓舞，然而，这些结果还需要通过进一步的毒理学和临床研究进行确认。

ORFV 的抗病毒活性与炎性细胞因子抑制 HBV 复制和表达的研究结果一致 [18, 19]。然而，治疗性细胞因子的应用有限。重组 IFN-γ 的半衰期短，且可能不得不注射高剂量蛋白，这样可能导致严重的不良反应。与重组 IFN-γ 的单系统应用不同，ORFV 似乎还上调其他效应细胞因子（TNF 等），同时还诱导调节性细胞因子，如 24~48 h 后可以在淋巴结中检测到 IL-4，在肝中检测到 IL-10。这可能解释了在转基因小鼠体内没有显著的组织损伤的情况下高效清除病毒的现象。研究表明，IL-12 在 HBV 转基因小鼠体内有一定的治疗作用 [19]。IL-12 的大部分抗病毒活性是通过 IFN-γ 诱导调节的，而 IL-12 体内半衰期长解释了其比 IFN-γ 疗效高的问题。尽管我们在 ORFV 治疗 HBV 转基因小鼠中观察到更加显著的枯否氏细胞反应，组织学研究并未发现毒性或炎症反应，并且 ORFV 治疗前后肝酶在正常范围内。ORFV 给药后在肝内诱导的 IL-10 通过肝窦状腺细胞的抗原递呈下调 T 细胞活化 [73]。ORFV 治疗小鼠的肝无任何发炎可能与 IL-10 表达的长时间诱导有关。

另外，我们在 HSV 感染豚鼠的病理学检查中未发现炎症反应。最近，有研究者称 IFN-γ 负责清除中枢神经系统的病毒感染 [74]。我们使用复发性生殖器疱疹感染的豚鼠模型证明了三点：① ORFV 的作用不是小鼠特异的；② 感染甚至能靶向免疫豁免的位点，如 CNS；③ 此方法可能不会产生不良作用，且优于现有治疗方法。

ORFV 可以通过不同途径给药，且抗病毒作用是剂量依赖性的。这些是候选药物必须具备的特征。

如在本章前面指出的，重复给药后的副反应少且具有持续的疗效是 ORFV 能用于治疗的先决条件。我们认为，反复给药后的持续疗效是由于 ORFV 的低免疫原性，另外 ORFV 编码的一些蛋白还可以介导某些独特免疫逃避 [25-31]。

可能的治疗方法

ORF 病毒具有广泛的基因产物，且其产物在调节免疫系统方面具有多种功能。我们认为免疫抑制和刺激机制的组合不仅仅是一种病毒存活的有效策略，也是一种新型的疫调节机制。这种治疗原则与现有的激活或抑制免疫系统的免疫治疗相比，具有更多的优势。

在人类细胞中，ORFV 诱导的细胞因子免疫反应与小鼠相似。它刺激 TNF-α 和 IL-12 的分泌，也可刺激预先激活的 T 细胞分泌 IFN-γ。因此，ORFV 在人体内的保护效果可能与在小鼠体内的类似。

现有数据表明，ORFV 或相关药物在治疗慢性病毒感染中可能有很好的疗效，且没有明显的副作用。自动调节的细胞因子级联反应对 HBV 或 HSV 以外的其他病毒可能也具有很好的抗病毒作用。此外，ORFV 也适用于如癌症或免疫功能紊乱等其他症状的疾病。

参考文献

[1]   Koch FE (1938) Experimentelle Untersuchungen über entzündungs- und nek- roseerzeugende Wirkung von Viscum album. *Z Ges Exp Med* 103: 740–747

[2]   Luther P, Mehnert WH, Graffi A, Prokop O (1973) Reaktionen einiger antikör- perähnlicher Strukturen aus Insekten (Prolektin) und Pflanzen (Lektine) mit Ascites-Tumorzellen. *Acta Biol Med Ger* 31: K11–K18

[3]   Kienle GS (1999) The story behind mistletoe: A european remedy from antro- posophical medicine. *Altern Ther* 5: 34–37

[4]   Rosenberg SA, Yang JC, Topalian SL, Schwartzentruber DJ, Weber JS, Parkinson DR, Seipp CA, Einhorn JH, White DE (1994) Treatment of 283 con- secutive patients with metastatic melanoma or renal cell cancer using high-dose bolus interleukin-2. *JAMA* 271: 907–913

[5]   Rosenberg SA (2000) Interleukin-2 and the development of immunotherapy for the treatment of patients with cancer. *Cancer J Sci Am* 6: 2–7

[6]   Hoofnagle JH, Lau D (1997) New therapies for chronic hepatitis B. *Viral Hepat* 4: 41–50

[7]   Michielsen P, Brenard R, Reynard H (2002) Treatment of hepatitis C: impact on the virus, quality of life and the natural history. *Acta Gastroenterol Belg* 65: 90–94

[8]   Indar A, Maxwell-Armstrong CA, Durrant LG, Carmichael J, Schelefield JH (2002) Current concepts in immunotherapy for the treatment of colorectal cancer. *JR Coll Surg Edinb* 47: 458–474

[9]   Krieg AM, Yi AK, Matson S, Waldschmidt TJ, Bishop GA, Teasdale R, Koretzky GA, Klinman DM et al (1995) CpG motifs in bacterial DNA trigger direct B- cell activation. *Nature* 374: 546–549

[10]   Pisetsky DS (1997) Immunostimulatory DNA: a clear and present danger? *Nat Med* 8: 829–831

[11]　Krieg AM (2003) CpG DNA: trigger of sepsis, mediator of protection, or both? *Scand J Infect Dis* 35: 653–659

[12]　Heikenwalder M, Polymenidou M, Junt T, Sigurdson C, Wagner H, Akira S, Zinkernagel R, Aguzzi A (2004) Lymphoid follicle destruction and immun- suppression after repeated CpG oligonukleotide administration. *Nat Med* 2: 187–192

[13]　Marrack P, Kappler J (1994) Subversion of immune system by pathogens. *Cell* 76: 323–332

[14]　Lane HC, Depper JM, Greene WC, Whalen G, Waldmann TA, Fauci AS (1985) Qualitative analysis of immune function in patients with the aquired immuno- deficiency syndrome. Evidence for a selective defect in soluble antigen recogni- tion. *N Engl J Med* 313: 79–84

[15]　Moore KW, Vieira P, Fiorentino DF, Trounstine ML, Khan TA, Mosmann TR (1990) Homology of cytokine synthesis inhibitory factor (IL-10) to the Epstein- Barr virus gene BCRF1. *Science* 248: 1230–1234

[16]　delVal M, Hengel H, Häcker H, Hartlaub U, Ruppert T, Lucin P, Koszinowski UH (1992) Cytomegalovirus prevents antigen presentation by blocking the transport of peptide-loaded major histocompatibility complex class I molecules into the medial-Golgi compartment. *J Exp Med* 176: 729–738

[17]　Yamashita Y, Shimokata K, Mizuno S, Yamaguchi H, Nishiyama Y (1993) Down-reg- ulation of the surface expression of class I MHC antigens by human cytomegalovirus. *Virology* 193: 727–736

[18]　Guidotti LG, Borrow P, Hobbs MV, Matzke B, Gresser I, Oldstone MB, Chisari FV (1996) Viral cross talk: Intracellular inactivation of the hepatitis B virus during an unrelated viral infection of the liver. *Proc Natl Acad Sci USA* 93: 4589–4594

[19]　Cavanaugh VJ, Guidotti LG, Chisari FV (1998) Inhibition of Hepatitis B virus repli- cation during adenovirus and cytomegalovirus infections in transgenic mice. *J Virol* 72 2630–2637

[20]　Pickup DJ (1994) Poxviral modifiers of cytokine responses to infection. *Infect Agents Dis* 3: 116–127

[21]　Haig DM, Mercer AA (1998) Ovine diseases. Orf. *Vet Res* 29: 311–326

[22]　McKeever DJ, Jenkinson DM, Hutchinson G, Reid HW (1988) Studies on the pathogene- sis of orf virus infection in sheep. *Comp Pathol* 99: 317–328

[23]　Haig D, McInnes C, Deane D, Lear A, Myatt N, Reid H, Rothel J, Seow HF, Wood P, Lyttle D, Mercer A (1996) Cytokines and their inhibitors in orf virus infection. *Vet*

Immunol Immunopathol 54: 261–267

[24]   Haig D, McInnes CJ, Deane D, Reid HW, Mercer AA (1997) The immune and inflamma-tory reponse to orf virus. *Comp Immunol Microbiol Infect Dis* 20: 197–204

[25]   Haig DM, McInnes CJ (2002) Immunity and counter-immunity during infec- tion with the parapoxvirus orf virus. *Virus Res* 88: 3–16

[26]   Fleming SB, McCaughan CA, Andrews AE, Nash AD, Mercer AA (1997) A homolog of interleukin-10 is encoded by the poxvirus orf virus. *J Virol* 71: 4857–4861

[27]   Kruse N, Weber O (2001) Selective induction of apoptosis in antigen-present- ing cells in mice by parapoxvirus ovis. *J Virol* 75: 4699–4704

[28]   McKeever DJ, Reid HW, Inglis NF, Herring AJ (1987) A qualitative and quan- titative assessment of the humoral antibody response of the sheep to orf virus infection. *Vet Microbiol* 15: 229–241

[29]   Yirrell DL, Reid,HW, Howie S (1989)Immune response of lambs to experimen- tal infection with orf virus. *Vet Immunol Immunopathol* 22: 321–332

[30]   Chand P, Kitching RP, Black DN (1994) Western blot analysis of virus-specific antibody responses for capripox and contagious pustular dermatitis viral infec- tion in sheep. *Epidemiol Infect* 113: 77–85

[31]   Sullivan JT, Mercer AA, Fleming SB, Robinson AJ (1994) Identification and characteri-zation of an orf virus homologue of the vaccinia virus gene encoding the major envelope antigen p37K. *Virology* 202: 968–973

[32]   Buettner M, Czerny CP, Lehner KH, Wertz K (1995) Interferon induction in peripheral blood mononuclear leukocytes of man and farm animals by poxvirus vector candidates and some poxvirus constructs. *Vet Immunol Immunopathol* 46: 237–250

[33]   Foerster R, Wolf G, Mayr A (1994) Highly attenuated poxviruses induce func- tional priming of neutrophils *in vitro*. *Arch Virol* 136: 219–226

[34]   Marsig E, Stickl H (1988) The effectiveness of immune modulatorsfrom micro-organisms and of animal pox preparations against tumor cell lines *in vitro*. *Zentralbl Veterinaermed* 36: 81–99

[35]   Mayr A, Buettner M, Wolf G, Meyer H, Czerny C (1989) Experimental detec- tion of the paraspecific effects of the purified and inactivated poxviruses. *Zentralbl Veterinaermed* 36: 81–99

[36]   Tzahar E, Moyer JD, Waterman H, Barbacci EG, Bao J, Levkowitz G, Shelly M, Strano S, Pinkas-Kramarski R, Pierce JH et al (1998) Pathogenic poxvi-ruses reveal viral strategies to exploit the ErB signaling network. *EMBO J* 17: 5948–5963

[37]　Lyttle DJ, Frazer KM, Fleming SB, Mercer AA, Robinson AJ (1994) Homologs of vascular endothelial growth factor are encoded by the poxvirus orf virus. *J Virol* 68: 84–92

[38]　Haig DM, McInnes CJ, Thomson J, Wood A, Bunyan K, Mercer A (1998) The orf virus OV20.0L gene product is involved in interferon resistance and inhibits an interferon-inducible, double stranded RNA-dependent kinase. *Immunology* 93: 335–340

[39]　Dean D, McInnes CJ, Percival A, Wood A, Thomson J, Lear A, Gilray J, Fleming S, Mercer A, Haig D (2000) Orf virus encodes a novel secreted protein inhibitor of granulocyte-macrophage colony-stimulating factor and interleukin 2. *J Virol* 74: 1313–1320

[40]　Mayr A, Raettig H, Alexander M (1979) Paramunität, Paramunisierung, Paramunitätsinducer. Teil 1. Geschichtliche Entwicklung, Begriffsbestimmung und Wesen. *Fortschr Med* 97: 1159–1165

[41]　Mayr A, Raettig H, Alexander M (1979) Paramunität, Paramunisierung, Paramunitätsinducer. Teil 2.: Paramunitätsinducer, eigene Untersuchungen, Diskussion. *Fortschr Med* 97: 1205–1210

[42]　Mayr B, Mayr A (1995) Present state of preclinical research on the efficacy and safety of para immunity inducers from poxviruses. A study of the literature. *Tierarztl Prax* 23: 542–552

[43]　Förster RJ, Wolf G (1990) Phagozytosis of opsonized fluorescent microspheres by polymorphonuclear leukocytes. *J Vet Med B* 37: 481–490

[44]　Förster R, Wolf G, Mayr A (1994) Highly attenuated poxviruses induce func- tional priming of neutrophils *in vitro. Arch Virol* 136: 219–226

[45]　Mayr A, Buettner M, Pawlas S, Erfle V, Mayr B, Brunner R, Osterkorn K (1986) Vergleichende Untersuchungen über die immunstimulierende (paramuni- sierende) Wirksamkeit von BCG, Levamisol, *Corynebakterium parvum*, und Präparaten aus Pockenviren in verschiedenen *in vivo-* und *vitro-*Testen. *J Vet Med B* 33: 321–339

[46]　Altschuh CP (1985) *Untersuchungen über die Wirksamkeit des Paramunitätsinducers PIND-AVI als Leberschutzsubstanz.* Thesis, München

[47]　Haig DM, McInnes CJ (1983) *Influence of Immune modulators, liver inducing and protecting substances on thymidine metabolism of resting and regenerating hepatocytes.* Falk Symposium no. 38, Basel

[48]　Vilsmeier B (1995) *Entwicklung eines Zellkultur-Challenge-Tests zum Nachweis paramunisierender Aktivitäten verschiedener Präparationen aus Pockenviren.* Thesis, München

[49]　Leder P (1992) *Untersuchungen zur Anregung der Lymphozytenprolifera- tion, Aktivität der natürlichen Killerzellen und Interferon-alpha Induktion in humanen peripheren Blut-*

lymphozyten nach in vitro Stimulierung mit verschie- denen Parapocken-Kulturpassagen. Thesis, München

[50] Steinmassl G, Wolf G (1990) Bildung von Interleukin 2 und Interferon-a durch mononukleäre Leukozyten des Schweines nach *in vitro*-Stimulation mit ver- schiedenen Viruspräparaten. *J Vet Med B* 37: 321–331

[51] Thein P, Hechler H, Mayr A (1981) Vergleichende Untersuchungen zur Wirksamkeit des Paramunitätsinducers PIND-AVI, des Mitogens PHA-P und von Rhinopneumonitis-virus auf die peripheren Lymphozyten des Pferdes. *Zentralbl Veterinarmed Med B* 28: 432–449

[52] Belke G, Mayr A, Kaaden OR, Buettner M (1995) Induction and detection of mRNA, molecular clloning and sequencing of canine interleukin 12. The 4th International Veterinary Immunological Congress, Davis, CA, USA, July 15–21, 1995.

[53] Mueller-Brunecker G, Erfle V, Mayr A (1984) Wirkungsvergleich von Paramunitätsin-ducern (PIND-AVI, PIND-ORF), Levamisol, BCG und *C. parvum* auf das Wachstum eines strahleninduzierten Osteosarkoms der Maus. *Tierärztl Umschau* 39: 366–368

[54] Demel W (1992) Experimentelle Untersuchungen zur Biokinetik von Fluordeoxyglukose an Mäusen mit unterschiedlichen Tumoren. Thesis, München

[55] Mayr A, Baljer G, Sailer J, Schels D (1980) Untersuchungen über eine Strahlen-schutzwirkung des Paramunitätsinducers PIND-AVI am Modell Tetanusschutzimpfung Maus nach Röntgenbestrahlung. *Strahlentherapie* 156: 795–799

[56] Breiter N, Ungemach FR, Beck G, Hegner D, Mayr A (1985) Untersuchungen über die Wirksamkeit der Paramunitätsinducer PIBD-AVI und PIND-ORF als Strahlenschutzsub-stanzen. *Strahlentherapie* 161: 168–176

[57] Mayr A, Siebert M (1990) Untersuchungen über die Wirksamkeit des Paramunitätsin-ducers PIND-ORF auf den durch Transportstress ausgelösten Kortisolanstieg beim Pferd. *Tierärztl Umschau* 45: 677–682

[58] Ziebell KL, Steinmann H, Kretzdorn D, Schlapp T, Failing K, Schmeer N (1997) The use of Baypamun N in crowding associated infectious respiratory disease: efficacy of Baypamun N (freeze dried product) in 4–10 month old horses. *Zentralbl Veterinarmed B* 44: 529–536

[59] Castrucci G, Ferrari M, Osburn BI, Frigeri F, Barreca F, Tagliati S, Cuteri V (1995) The use of a non-specific defence mechanism inducer in calves exposed to bovine herpesvi-rus-1 infection: preliminary trials. *Comp Immunol Microbiol Infect Dis* 18: 85–91

[60] Castrucci G, Osburn BI, Ferrari M, Salvatori D, Lo Dico M, Barreca F (2000) The use of

immunomudulators in the control of infectious bovine rhinotrache- itis. *Comp Immunol Microbiol Infect Dis* 23: 163–173

[61] Mayr B, Deininger S, Büttner M (1991) Treatment of chronic stomatitis of cats by local paramunization with PIND-ORF. *J Vet Med B* 38: 78–80

[62] Bölcskeiv A, Bilkei G (1995) Langzeitstudie über die behandelte FIP – verdächtige Katzen. *Tierärztl Umschau* 50: 721–728

[63] Berg G, Rüsse M (1994) Der Einsatz von Baypamun HK in der Mammatumorbehandlung der Hündin. *Tierärztl Umschau* 49: 476–480

[64] Guidotti LG, Rochford R, Chung J, Shapiro M, Purcell R, Chisari FV (1999) Viral clearance without destruction of infected cells during acute HBV infec- tion. *Science* 284: 825–829

[65] Guidotti LG, Ishikawa T, Hobbs MV, Matzke B, Schreiber R, Chisari FV (1996) Intracellular inactivation of the hepatitis B virus by cytotoxic T lymphocytes. *Immunity* 4: 25–36

[66] Weber O. Siegling A, Friebe A, Limmer A, Schlapp T, Knolle P, Mercer A, Schaller H, Volk HD (2003) Inactivated parapoxvirus ovis (orf virus) has anti- viral activity against hepatitis B virus and herpes simplex virus. *J Gen Virol* 84: 1843–1852

[67] Micallef MJ, Ohtsuki T, Kohno K, Tanabe F, Ushio S, Namba M, Tanimoto T, Torigoe K, Fuji M, Ikeda M, Fukuda S, Kurimoto (1996) Interferon-gamma- inducing factor enhances T-helper-1 cytokine production by interferon-gamma production. *Eur J Immunol* 26: 1647–1651

[68] Schijns VECJ, Haagemans BL, Wierda ChMH, Kruithof B, Heijnen IA, Alber G, Horzinek MC (1998) Mice lacking IL-12 develop polarized Th1 cells during viral inection. *J Immunol* 160: 3958–3964

[69] Kimura K, Kakimi K, Wieland S, Guidotti LG, Chisari FV (2002) Interleukin-18 inhibits hepatitis B virus replication in the livers of transgenic mice. *J Virol* 76: 10702–10707

[70] Leite-de-Moraes MC, Hameg A, Pacilio M, Koezuka Y, Taniguchi M, Van Kaer L, Schneider E, Dy M, Herbelin A (2000) IL-18 enhances IL-4 production by ligand-activated NKT lymphocytes: a pro-Th2 effect of IL-18 exerted through NKT cells. *J Immunol* 166: 945–951

[71] Smeltz RB, Chen J, Hu-Li J, Shevach EM (2001) Regulation of interleukin (IL)-18 receptor a chain expression on CD4$^+$ T cells during T helper (Th)1/Th2 differentiation: critical downregulatory role of IL-4. *J Exp Med* 194: 143–153

[72] FriebeA,SieglingA,FriederichsS,VolkH-D,WeberO(2004)Immunomodulatory effects of inactivated parapoxvirus ovis (Orf-virus) on human peripheral immune cells – induction

of cytokine secretion in monocytes and TH-1 like cells. *J Virol* 78: 9400–9411

[73]　Knolle PA, Uhrig A, Hegenbarth S, Loser E, Schmitt E, Gerken G, Lohse AW (1998) IL-10 down-regulates T cell activation by antigen-presenting liver sinusoidal endothelial cells through decreased antigen uptake via the mannose receptor and lowered surface expression of accessory molecules. *Clin Exp Immunol* 114: 427–433

[74]　Binder GK, Griffin DE (2001) Interferon-a-mediated site-specific clearance of alphavirus from CNS neurons. *Science* 293: 303–306

（吴国华　赵志苟　译）

第15章　重组痘病毒疫苗在生物医学领域的研究

Barbara S.Schnierle，Yasemin Suezer，Gerd Sutter

（保罗·埃利希研究所病毒学部，德国 朗根 保罗·埃利希街 51-59，邮编：63225 ）

摘要

在生物医学研究中，为获得预防和／或治疗传染性疾病或癌症的最佳方案，重组痘病毒常被用作一种重要的候选药物。基因工程病毒可以十分容易地表达具有生物活性的异源蛋白，用于细胞免疫和体液免疫相关靶位和多种疾病特异性免疫反应的研究。痘病毒可用作高效的载体病毒，能够大规模生产，加上越来越多的载体技术，促进了重组痘病毒疫苗的实质性进展。另外，痘病毒 – 宿主相互作用分子通路的研究，为有效刺激疫苗的先天性免疫提供了新的思路，以及为肿瘤治疗试验提供了能特异性靶向复制的载体。

引言

痘病毒能够表达外源基因，这一特性使其成为现代生物技术以及医学和兽医研究中疫苗研发中极具价值的工具（见综述 [1]）。与商业化疫苗相比，病毒载体仍是疫苗开发中一个具有前景的选项。然而，作为关键性药物的疫苗所存在的许多健康问题可能仍无法通过现有技术解决。重组痘病毒作为免疫学重要的研究工具具有许多优点，如可靠的生物和临床安全性、具有较大的包装能力、精确的病毒特异性调控靶基因的表达、高水平的免疫原性、在宿主细胞中持续时间短或外源基因组的整合及易于载体和疫苗产物的表达。多价痘病毒载体疫苗是特别理想的药物 [2]，重组痘病毒主要针对尚无特效治疗手段的人和动物疾病新型疫苗的研究。载体病毒在保护非靶标环境方面和在免疫功能低下的人群中使用具有很高的安全性 [3-6]。近期，重组痘病毒载体疫苗已经用于 AIDS、肺结核、疟疾或肿瘤疾病临床研究。用于重组痘病毒载体疫苗的病毒包括正痘病毒的牛痘病毒（VACV）同属的多种病毒 [7,8] 和禽痘病毒 [9,10]，是人医和兽医学领域常用的病毒。其他痘病毒，如副痘 [11, 12]、猪痘 [13]、羊痘 [14] 或野兔痘病毒 [15, 16] 属病毒也逐渐用于动物疫苗的研究中。本章综合阐述了痘病毒载体研究的最新进展，总结重组疫苗在疾病预防和治疗方面的最新成果。

重组痘病毒的构建

痘病毒在感染细胞的胞质中复制，因此病毒转录不使用宿主转录酶。痘病毒利用病毒自己的转录和复制机制，其基因组 DNA 不具有感染性。现在常用的构建重组痘病毒的方法是在感染细胞中进行 DNA 同源重组，其在痘病毒复制中发生频率较高（0.1%）。一般情况下用于同源重组的转移质粒具有如下特征：具有一个表达组件（盒），包括痘病毒特异性启动子及用于外源基因插入的多克隆位点。此外，通过蚀斑纯化对重组病毒克隆进行分离，该方法需要在病毒载体中额外地插入具有选择标记的基因表达元件。外源基因通过两侧的痘病毒 DNA 序列的同源重组将其插入到痘病毒基因组复制非必需区中（图15–1）。许多天然的或合成的病毒特异性启动子可以调节 VACV 感染早期、中期和晚期的转录（见综述[17]）。在载体构建中，早期和晚期启动子的串联可以使外源基因在病毒生命周期

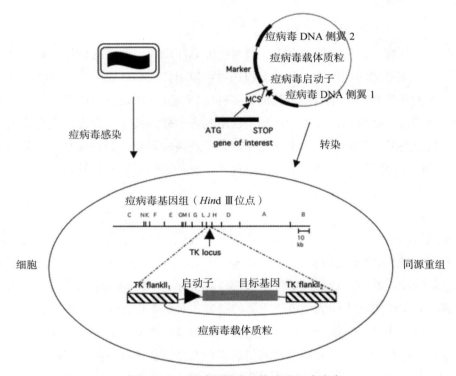

图 15–1　通过同源重组构建重组痘病毒

上图：左侧为病毒粒子，右边为痘病毒载体质粒示意图。基因组插入位点（侧翼 1，侧翼 2）两侧病毒 DNA 序列克隆至质粒载体中，靶基因插入至该序列之间，并位于痘病毒特异启动子的转录控制之下。载体 DNA 与病毒共转染细胞，两者之间发生同源重组以后产生重组痘病毒。下图：感染性痘病毒，转染的细胞。在胸苷激酶基因（TK）位置插入外源 DNA 片段的质粒示意图和病毒基因组示意图。病毒基因组中含有限制性核酸内切酶 Hind Ⅲ 位点。箭头标记处为 TK 基因位置。TK 插入位点（TK 侧翼 1，TK 侧翼 2）两侧的病毒 DNA 序列包含在质粒中。

中进行表达 [18-20]。

重组 VACV 病毒标准的外源基因插入位点是胸苷激酶（TK）位点，可以在 TK 缺失细胞中通过 TK 的表型筛选重组痘病毒载体 [18]。近期，一种新的阴性筛选法用于重组痘病毒载体的筛选。插入了大肠杆菌 TK/ 胸苷酸激酶（tk/tmk）融合基因的重组 VACV 用于构建重组体，该融合基因将 3'- 叠氮 -2'，3'- 双脱氧胸苷（AZT）转换成有毒化合物。通过插入转移载体使 tk/tmk 基因失活，并进行 AZT 筛选，可以不使用 TK 缺陷细胞 [21]。

此外，转移载体含有抗生素筛选标记或报告基因能够通过表型变化筛选重组病毒，如大肠杆菌半乳糖苷酶 [22] 和葡萄糖醛酸酶的共表达 [23]。在共表达抗生素中，大肠杆菌 gpt 基因编码的黄嘌呤 - 鸟嘌呤磷酸转移酶常用于通过抗霉酚酸阳性筛选的重组病毒纯化 [24]。

蚀斑染色程序需要更多的组织培养时间、添加琼脂覆盖，以及使用显色底物和抗生素。病毒繁殖过程中的缺陷互补是一种获得重组病毒更快更方便的方法。一种筛选方案是使用 VACV 宿主范围基因 K1L 在兔肾 RK-13 细胞中拯救突变的 VACV[25]。Blasco 及其同事 [26,27] 介绍了通过共插入 F13L 基因筛选蚀斑。VACV 突变株及合适的互补细胞系实现了基于 D4R 基因功能的选择性生长 [28]。K1L 基因瞬时引入至生长严重受限的突变型 VACV-Ankara（MVA）株中，这样有利于更加有效地筛选重组 MVA，因为 K1L 共表达有助于缺陷型 MVA 在 RK-13 细胞中的生存 [29-31]。

痘病毒基因组双链 DNA 的大小和共价闭合的发夹末端是重组病毒体外克隆的主要障碍。此外，因为痘病毒 DNA 没有感染性，分离痘病毒基因组需要辅助病毒提供必需的酶，以启动转录和重组病毒的复制。这种辅助病毒不能与载体病毒重组，也不能在用于产生重组病毒的细胞中产生感染性的后代。禽痘病毒或野兔痘病毒符合上述要求，可以用于重组 VACV 的激活 [32, 33]。在该方法中，应用 VACV 基因组中单一的限制性酶切位点，将基因组分成两部分并克隆至 λ 噬菌体中。随着基因重组这两段基因组连接在一起，并直接转染辅助病毒感染的细胞，产生重组痘病毒，在大肠杆菌中没有中间 DNA 构建[32, 34, 35]。另外，通过克隆 DNA 转染的细胞获得重组 VACV 的方法还可以用于构建 cDNA 文库 [36]。

最近提出了另一种获得重组痘病毒载体简洁的方法 [37]，即将 VACV 整个基因组克隆到细菌人工染色体（BAC）中，该染色体通过与 λ 噬菌体衍生酶重组获得。修饰后 BAC 克隆可在辅助病毒的初始辅助下，在哺乳动物细胞中产生纯化的重组痘病毒，不需要进行蚀斑纯化。

用于防疫的重组痘病毒疫苗

主要的病毒性疾病（如流感、乙型肝炎或狂犬病等）的动物模型为重组痘病毒疫苗的免疫保护提供了可靠的依据 [7, 8, 38, 39]。为了预防人群中的这些疫病，已经研发出十分安全有效的疫苗，这种情况延缓了痘病毒载体在医学领域中的发展。相比之下，多种痘病毒载体疫苗已经用于兽药领域。用于预防狂犬病、马流感及猫科动物白血病的重组 VACV

和重组金丝雀痘病毒载体疫苗已经在欧洲获得兽药生产许可。再加上研究人员对新型载体疫苗的兴趣越来越浓，兽药成为新型医药产品开发的重要推动因素[40-46]。在医药研究和开发领域，一直致力于针对"难以"预防的人类疾病，甄选合适的载体疫苗，如新出现的或慢病毒感染引起的疫病，或细菌感染、寄生虫引起的疫病以及癌症等（综述参见表15-1）。

表 15-1 近期用于人类感染性疫病的重组痘病毒载体疫苗的临床或临床前研究

疾病	病原	靶向抗原	载体	目的
AIDS	HIV-1，-2	Gag，Env，Nef，Tat，Rev	MVA，NYVAC，CPV，FPV	预防/治疗
丙肝	HCV	C，E1，E2，NS2，NS3，NS4，NS5	CPV，MVA	预防/治疗
巨细胞病毒感染	CMV	UL55，UL83，UL123	MVA	预防/治疗
肺结核	分歧杆菌	85A，Apa	MVA，FPV	预防
疟疾	恶性疟原虫	TRAP，LSA-1，CS etc.	MVA，FPV，CPV，NYVAC	预防
利什曼病	婴儿利什曼原虫	LACK	VACV，MVA	预防
子宫颈癌	HPV-16，18	E2，E6，E7,L1	MVA	预防/治疗

目前迫切需要一种安全有效的人类免疫缺陷病毒（HIV）疫苗控制全球的 HIV 流行。然而，由于 HIV 抗原变异性、免疫保护相关知识的缺乏、动物模型的限制及大量大规模临床试验的巨大限制，抗 AIDS 疫苗的开发面临着巨大的挑战（见综述[47]）。另外，HIV 感染患者的免疫系统十分脆弱，这对疫苗的安全性提出了更高的要求。近期，高度致弱的痘病毒载体在 AIDS 疫苗研发中发挥了重要作用，该技术优势使疫苗可规模化生产。例如，经过安全测试的 VACV 毒株 MVA 和 NYVAC 及无致病力的禽痘病毒在人类细胞中严重增殖不足，然而，它们可以有效表达重组基因，是一种具有吸引力的免疫缺陷病毒特异性候选疫苗[6, 48-50]。迄今为止重组痘病毒载体疫苗的临床数据表明，它可以在人体中诱导 HIV 抗原特异性的体液和细胞免疫反应。在很多临床前试验中已经发现，疫苗针对同源免疫缺陷病毒感染具有不同程度的免疫保护，免疫反应主要取决于评估使用的病毒/动物模型。然而，HIV 具有遗传多样性，且"Holy Grail" AIDS 疫苗可以针对不同的 HIV 毒株产生交叉保护反应。现在面临的最大的科学难题是寻找能够引起交叉免疫保护反应的合适的抗原或表位。一段时间以来，细胞免疫成为 HIV 疫苗开发的焦点，但也认为广泛的中和抗体的产生是不可或缺的[56]。同时，来自两项猕猴动物模型的研究数据表明，使用低聚物或天然 Env 蛋白进行免疫接种后可以增强重组 MVA 疫苗引起的 Env 结合和病毒中和抗体反应，表明这种抗体在疫苗诱导的免疫保护反应中发挥重要作用[57, 58]。

丙型肝炎是由慢性病毒感染引起的另一种全球性健康问题，目前仍缺乏安全可靠的疫苗，目前大量的工作致力于临床前的动物模型系统研究[59]。已经在 HLA 转基因老鼠模型中进行了重组金丝雀痘病毒和重组 MVA 痘病毒载体疫苗的免疫原性研究[60, 61]。

某些冠状病毒可以引起人类突发性的严重的急性呼吸综合征，重组痘病毒载体可以用于未知病原体疫苗的快速研发[62, 63]。因此，鉴于当前正在努力调整已建立的简单疫苗研发技术用来应对全球流感的流行威胁，重组痘病毒载体很有可能成为第三代流感病毒特异性疫苗。

此外，已经证明重组痘病毒载体是其他影响全球的灾难性传染病疫苗开发的候选载体，如结核病和疟疾等（综述参见[64, 65]）。恶劣的医疗卫生服务条件使分枝杆菌结核病的病例稳步增长，HIV 广泛感染或结核杆菌耐药菌株出现。近期在抗分枝杆菌有效的免疫反应研究中，MVA 病毒载体用于鉴定新抗原靶位，使首个亚单位疫苗进入临床测试[66-68]。类似地，在亟需的安全有效的疟疾疫苗上，已经使用重组 VACV 或禽痘病毒表达了多种恶性疟原虫的抗原。首先进行了用重组 MVA 和鸡痘病毒载体的临床试验，提出了非常有益的主要促进诱导疟疾特异性 T 细胞免疫的方案[69, 70]。

用于治疗的重组痘病毒载体

在 HIV 感染者中，免疫治疗被认为是一种有效地抑制 HIV 增殖的方法，这样就不需要维持抗自然发生的病毒疗法。重组金丝雀痘病毒载体疫苗和重组 MVA 载体疫苗的第一手临床评估资料鼓舞人心，这两种疫苗刺激机体产生了 HIV 抗原特异性 CD8$^+$ 和 / 或 CD4$^+$ T 细胞反应，首次提供了病毒可被控制的证据[71-74]。

肿瘤相关抗原（TAA）经 MHC 分子加工能被特异性 T 细胞识别，这表明接种疫苗可以作为一种有效的治疗恶性肿瘤的手段。痘病毒载体可以刺激机体产生稳定的细胞 MHC I 类和 II 类限制性的 CD8$^+$ 和 CD4$^+$ T 细胞反应，这使得痘病毒载体成为最有吸引力的癌症免疫治疗的候选疫苗。在癌症治疗实验中，由于 TAA 由非自身抗原组成，不需要破坏免疫耐受，病毒抗原相关恶性肿瘤则注定是疫苗靶标。Taylor 及其同事[75] 在体外激活了 EBV 特异性 CD8$^+$ 和 CD4$^+$ 记忆 T 细胞反应，证明了与 EBV 相关的鼻咽癌疫苗的免疫原性。痘病毒载体疫苗 I/II 期临床试验的证据表明，表达人乳头瘤病毒（HPV）E2、E6 或 E7 抗原的痘病毒载体对 HPV 感染的宫颈癌有疗效[76-80]。

一些治疗 auto-TAA 的痘病毒载体疫苗针已经进入临床前和临床研究阶段，这些疫苗使用了癌胚抗原（CEA）[81, 82]、前列腺特异抗原（PSA）和多种黑素瘤相关抗原[84, 85]，正如 Kwak 等人总结，gp100、酪氨酸酶或 Melan-A 已被用于免疫预防接种[86]。这些治疗方法策略通常与细胞因子（如 IL-2）[87, 88]、辅助刺激因子分子（如 B7-1[89-91]）、CTLA-4 阻断剂[92] 或细胞佐剂（如树突状细胞）联合使用，增强对免疫耐受的自身蛋白的免疫反应[93, 94]。

溶瘤病毒（oncolytic viruses，OV）可以专一的在肿瘤细胞中复制、增殖及传播，能破坏肿瘤细胞但不影响正常细胞的生长，基于此性质可用于筛选和设计一种治疗肿瘤的实验。由于 OV 可以利用细胞的缺陷允许细胞生长，从而使这种目标成为可能。截至目前，已经开发了几种进入临床试验的 OV。这些试验显示当单独使用 OV 进行治疗时其安全性可接受，但其疗效并不理想。但将 OV 与传统疗法（化疗或放疗）结合使用时，其疗效得到显著改善（见综述 [95]）。

复制型 VACV 可以感染多种细胞，可以通过病毒介导的细胞死亡过程从而达到抗肿瘤的效果，因此已被作为一种抗肿瘤药物使用（见综述 [96, 97]）。表达粒细胞 - 巨噬细胞集落刺激因子（GM-CSF）的重组 VACV 载体的 I 期临床数据显示，该载体在治疗皮肤黑色素瘤时具有良好的耐受性且具有很好的疗效 [98]。VACV 突变株在正常细胞中复制效率很低，但在肿瘤细胞中保留了其高效的复制效率，这大大地提高了其应用的安全性 [99]。TK 和痘苗病毒生长因子（VGF）基因缺失可以降低 VACV 的毒力 [100, 101]。TK/VGF 双阴性 VACV 突变株的毒力进一步减弱，但在肿瘤细胞中的生长能力得到增强 [102]。在肿瘤细胞的优先复制是由于在高度分化细胞中含有 DNA 合成和表皮生长因子受体（EGFR）信号通路激活所需要的 TTP，这是肿瘤细胞常见的病变。另一种减毒的策略是利用癌细胞逃避诱导凋亡的能力。从 VACV 基因组中删除病毒抗细胞凋亡基因 SPI-1 和 SPI-2，导致重组 VACV 可以优先在 p53 阴性细胞中复制，且在小鼠模型试验中显示一定的抗肿瘤作用 [103]。黏液瘤病毒 MV 是一种兔痘病毒，引起欧洲的兔黏液瘤病，但该病毒对人无致病性，被开发作为肿瘤治疗的候选病毒载体。MV 编码的蛋白可以中和兔子的干扰素，但是不能中和人及其他物种的干扰素。在正常干扰素应答的人体细胞中，MV 的复制被阻断 [104]。然而，MV 可以有效地感染多种人肿瘤细胞，这类细胞不会对干扰素产生反应 [105]。这类病毒不会感染人类，所以在人群中也没有预先存在的免疫力。这与人肿瘤细胞的固有趋化性有关，因此可以利用 MV 作为新型的 OV 平台。

展望

痘病毒活载体能模拟自然感染，同时允许异源疫苗抗原的合成，因此非常具有吸引力。因此，痘病毒载体能够将一定的"危险"信号传递给免疫系统，从而实现靶抗原的识别和呈递。出于对痘病毒载体疫苗安全性的考虑，曾经作为疫苗消灭人类天花病毒的 VACV 经基因工程改造成复制缺陷型病毒，在体内试验时无致病力。截至目前，已经开发了多种类型的痘病毒载体，并进入了临床试验，特别是在 HIV/AID 或癌症疫苗研究领域。大量试验结果表明，在痘病毒载体疫苗的安全性和对筛选的靶抗原的疗效上都令人满意。尽管如此，免疫缺陷病毒诱导的抗感染免疫保护或肿瘤相关自身抗原的有效免疫应答情况复杂，这表明候选疫苗的免疫原性仍需要进一步提高，才能实现对 AIDS、疟疾或癌症的保护性免疫应答。总之，最近痘病毒的基础研究取得令人振奋的结果，有助于揭示抗宿主天然免疫应答的多功能性痘病毒策略，并获得更多更好的痘病毒疫苗 [106-108]。

致谢

本工作得到欧洲委员会（基金号 LSHB-CT-2005-018700，LSHB-CT-2005-018680）的支持。

参考文献

[1]　Moss B, Carroll MW, Wyatt LS, Bennink JR, Hirsch VM, Goldstein S, Elkins WR, Fuerst TR, Lifson JD, Piatak M et al (1996) Host range restricted, non-replicating vaccinia virus vectors as vaccine candidates. *Adv Exp Med Biol* 397: 7–13

[2]　Paoletti E (1996) Applications of pox virus vectors to vaccination: an update. *Proc Natl Acad Sci USA* 93: 11349–11353

[3]　Tartaglia J, Perkus ME, Taylor J, Norton EK, Audonnet JC, Cox WI, Davis SW, van der HJ, Meignier B, Riviere M (1992) NYVAC: a highly attenuated strain of vaccinia virus. *Virology* 188: 217–232

[4]　Sutter G, Moss B (1992) Nonreplicating vaccinia vector efficiently expresses recombinant genes. *Proc Natl Acad Sci USA* 89: 10847–10851

[5]　Drexler I, Staib C, Sutter G (2004) Modified vaccinia virus Ankara as antigen delivery system: how can we best use its potential? *Curr Opin Biotechnol* 15: 506–512

[6]　Franchini G, Gurunathan S, Baglyos L, Plotkin S, Tartaglia J (2004) Poxvirus- based vaccine candidates for HIV: two decades of experience with special emphasis on canarypox vectors. *Expert Rev Vaccines* 3: S75–S88

[7]　Smith GL, Mackett M, Moss B (1983) Infectious vaccinia virus recombinants that express hepatitis B virus surface antigen. *Nature* 302: 490–495

[8]　Panicali D, Davis SW, Weinberg RL, Paoletti E (1983) Construction of live vac- cines by using genetically engineered poxviruses: biological activity of recom- binant vaccinia virus expressing influenza virus hemagglutinin. *Proc Natl Acad Sci USA* 80: 5364–5368

[9]　Boyle DB, Coupar BE (1988) Construction of recombinant fowlpox viruses as vectors for poultry vaccines. *Virus Res* 10: 343–356

[10]　Taylor J, Paoletti E (1988) Fowlpox virus as a vector in non-avian species. *Vaccine* 6: 466–468

[11]　Fischer T, Planz O, Stitz L, Rziha HJ (2003) Novel recombinant parapoxvirus vectors induce protective humoral and cellular immunity against lethal herpes- virus challenge

infection in mice. *J Virol* 77: 9312–9323

[12] Marsland BJ, Tisdall DJ, Heath DD, Mercer AA (2003) Construction of a recombinant orf virus that expresses an *Echinococcus granulosus* vaccine anti- gen from a novel genomic insertion site. *Arch Virol* 148: 555–562

[13] Tripathy DN (1999) Swinepox virus as a vaccine vector for swine pathogens. *Adv Vet Med* 41: 463–480

[14] Romero CH, Barrett T, Chamberlain RW, Kitching RP, Fleming M, Black DN (1994) Recombinant capripoxvirus expressing the hemagglutinin protein gene of rinderpest virus: protection of cattle against rinderpest and lumpy skin dis- ease viruses. *Virology* 204: 425–429

[15] Kerr PJ, Jackson RJ (1995) Myxoma virus as a vaccine vector for rabbits: antibody levels to influenza virus haemagglutinin presented by a recombinant myxoma virus. *Vaccine* 13: 1722–1726

[16] Bertagnoli S, Gelfi J, Le Gall G, Boilletot E, Vautherot JF, Rasschaert D, Laurent S, Petit F, Boucraut-Baralon C, Milon A (1996) Protection against myxomatosis and rabbit viral hemorrhagic disease with recombinant myxoma viruses expressing rabbit hemorrhagic disease virus capsid protein. *J Virol* 70: 5061–5066

[17] Moss B (2001) Poxviridae: The viruses and their replication. In: Knipe DM, Howley PM, Griffin DE, Lamb RA, Martin MA, Roizman BE (eds): *Fields Virology*, vol. 2. Lippincott Williams & Wilkins, Philadelphia, 2849–2883

[18] Mackett M, Smith GL, Moss B (1984) General method for production and selection of infectious vaccinia virus recombinants expressing foreign genes. *J Virol* 49: 857–864

[19] Wyatt LS, Shors ST, Murphy BR, Moss B (1996) Development of a replication- deficient recombinant vaccinia virus vaccine effective against parainfluenza virus 3 infection in an animal model. *Vaccine* 14: 1451–1458

[20] Chakrabarti S, Sisler JR, Moss B (1997) Compact, synthetic, vaccinia virus early/late promoter for protein expression. *Biotechniques* 23: 1094–1097

[21] Holzer GW, Mayrhofer J, Gritschenberger W, Falkner FG (2005) Dominant negative selection of vaccinia virus using a thymidine kinase/thymidylate kinase fusion gene and the prodrug azidothymidine. *Virology* 337: 235–241

[22] Chakrabarti S, Brechling K, Moss B (1985) Vaccinia virus expression vector: coexpres-sion of beta-galactosidase provides visual screening of recombinant virus plaques. *Mol Cell Biol* 5: 3403–3409

[23] Carroll MW, Moss B (1995) *E. coli* beta-glucuronidase (GUS) as a marker for recombi-

nant vaccinia viruses. *Biotechniques* 19: 352–354, 356

[24]　Falkner FG, Moss B (1988) *Escherichia coli* gpt gene provides dominant selection for vaccinia virus open reading frame expression vectors. *J Virol* 62: 1849–1854

[25]　Perkus ME, Limbach K, Paoletti E (1989) Cloning and expression of foreign genes in vaccinia virus, using a host range selection system. *J Virol* 63: 3829–3836

[26]　Blasco R, Moss B (1995) Selection of recombinant vaccinia viruses on the basis of plaque formation. *Gene* 158: 157–162

[27]　Sanchez-Puig JM, Blasco R (2005) Isolation of vaccinia MVA recombinants using the viral F13L gene as the selective marker. *Biotechniques* 39: 665–666, 668, 670

[28]　Holzer GW, Gritschenberger W, Mayrhofer JA, Wieser V, Dorner F, Falkner FG (1998) Dominant host range selection of vaccinia recombinants by rescue of an essential gene. *Virology* 249: 160–166

[29]　Sutter G, Ramsey-Ewing A, Rosales R, Moss B (1994) Stable expression of the vaccinia virus K1L gene in rabbit cells complements the host range defect of a vaccinia virus mutant. *J Virol* 68: 4109–4116

[30]　Staib C, Drexler I, Ohlmann M, Wintersperger S, Erfle V, Sutter G (2000) Transient host range selection for genetic engineering of modified vaccinia virus Ankara. *Biotechniques* 28: 1137–1142

[31]　Staib C, Lowel M, Erfle V, Sutter G (2003) Improved host range selection for recombinant modified vaccinia virus Ankara. *Biotechniques* 34: 694–696

[32]　Scheiflinger F, Dorner F, Falkner FG (1992) Construction of chimeric vac-cinia viruses by molecular cloning and packaging. *Proc Natl Acad Sci USA* 89: 9977–9981

[33]　Yao XD, Evans DH (2003) High-frequency genetic recombination and reacti-vation of orthopoxviruses from DNA fragments transfected into leporipoxvi-rus-infected cells. *J Virol* 77: 7281–7290

[34]　Merchlinsky M, Moss B (1992) Introduction of foreign DNA into the vaccinia virus genome by *in vitro* ligation: recombination-independent selectable clon-ing vectors. *Virology* 190: 522–526

[35]　Pfleiderer M, Falkner FG, Dorner F (1995) A novel vaccinia virus expression system allowing construction of recombinants without the need for selection markers, plasmids and bacterial hosts. *J Gen Virol* 76: 2957–2962

[36]　Smith ES, Shi S, Zauderer M (2004) Construction of cDNA libraries in vaccinia virus. *Methods Mol Biol* 269: 65–76

[37]　Domi A, Moss B (2005) Engineering of a vaccinia virus bacterial artificial chro-mosome

in *Escherichia coli* by bacteriophage lambda-based recombination. *Nat Methods* 2: 95–97

[38] Smith GL, Murphy BR, Moss B (1983) Construction and characterization of an infectious vaccinia virus recombinant that expresses the influenza hemaggluti- nin gene and induces resistance to influenza virus infection in hamsters. *Proc Natl Acad Sci USA* 80: 7155–7159

[39] Kieny MP, Lathe R, Drillien R, Spehner D, Skory S, Schmitt D, Wiktor T, Koprowski H, Lecocq JP (1984) Expression of rabies virus glycoprotein from a recombinant vaccinia virus. *Nature* 312: 163–166

[40] Perez-Jimenez E, Kochan G, Gherardi MM, Esteban M (2006) MVA-LACK as a safe and efficient vector for vaccination against leishmaniasis. *Microbes Infect* 8: 810–822

[41] Minke JM, Fischer L, Baudu P, Guigal PM, Sindle T, Mumford JA, Audonnet JC (2006) Use of DNA and recombinant canarypox viral (ALVAC) vectors for equine herpes virus vaccination. *Vet Immunol Immunopathol* 111: 47–57

[42] Henkel M, Planz O, Fischer T, Stitz L, Rziha HJ (2005) Prevention of virus persistence and protection against immunopathology after Borna disease virus infection of the brain by a novel Orf virus recombinant. *J Virol* 79: 314–325

[43] Karaca K, Swayne DE, Grosenbaugh D, Bublot M, Robles A, Spackman E, Nordgren R (2005) Immunogenicity of fowlpox virus expressing the avian influenza virus H5 gene (TROVAC AIV-H5) in cats. *Clin Diagn Lab Immunol* 12: 1340–1342

[44] Mencher JS, Smith SR, Powell TD, Stinchcomb DT, Osorio JE, Rocke TE (2004) Protection of black-tailed prairie dogs (*Cynomys ludovicianus*) against plague after voluntary consumption of baits containing recombinant raccoon poxvirus vaccine. *Infect Immun* 72: 5502–5505

[45] Breathnach CC, Clark HJ, Clark RC, Olsen CW, Townsend HG, Lunn DP (2006) Immunization with recombinant modified vaccinia Ankara (rMVA) constructs encoding the HA or NP gene protects ponies from equine influenza virus challenge. *Vaccine* 24: 1180–1190

[46] Paillot R, Ellis SA, Daly JM, Audonnet JC, Minke JM, Davis-Poynter N, Hannant D, Kydd JH (2006) Characterisation of CTL and IFN-gamma synthesis in ponies following vaccination with a NYVAC-based construct coding for EHV-1 immediate early gene, followed by challenge infection. *Vaccine* 24: 1490–1500

[47] Girard MP, Osmanov SK, Kieny MP (2006) A review of vaccine research and development: The human immunodeficiency virus (HIV). *Vaccine* 24: 4062– 4081

[48] Wyatt LS, Earl PL, Liu JY, Smith JM, Montefiori DC, Robinson HL, Moss B (2004) Multiprotein HIV type 1 clade B DNA and MVA vaccines: construction, expression, and immunogenicity in rodents of the MVA component. *AIDS Res Hum Retroviruses* 20: 645–653

[49] De Rose R, Chea S, Dale CJ, Reece J, Fernandez CS, Wilson KM, Thomson S, Ramshaw IA, Coupar BE, Boyle DB et al (2005) Subtype AE HIV-1 DNA and recombinant Fowl-poxvirus vaccines encoding five shared HIV-1 genes: safety and T cell immunogenicity in macaques. *Vaccine* 23: 1949–1956

[50] Goonetilleke N, Moore S, Dally L, Winstone N, Cebere I, Mahmoud A, Pinheiro S, Gillespie G, Brown D, Loach V et al (2006) Induction of multifunc- tional human immunodeficiency virus type 1 (HIV-1)-specific T cells capable of proliferation in healthy subjects by using a prime-boost regimen of DNA- and modified vaccinia virus Ankara-vectored vaccines expressing HIV-1 gag coupled to CD8$^+$ T-cell epitopes. *J Virol* 80: 4717–4728

[51] Sutter G, Staib C (2003) Vaccinia vectors as candidate vaccines: the develop- ment of modified vaccinia virus Ankara for antigen delivery. *Curr Drug Targets Infect Disord* 3: 263–271

[52] Im EJ, Hanke T (2004) MVA as a vector for vaccines against HIV-1. *Expert Rev Vaccines* 3: S89–S97

[53] Skinner MA, Laidlaw SM, Eldaghayes I, Kaiser P, Cottingham MG (2005) Fowlpox vi-rus as a recombinant vaccine vector for use in mammals and poultry. *Expert Rev Vaccines* 4: 63–76

[54] Gherardi MM, Esteban M (2005) Recombinant poxviruses as mucosal vaccine vectors. *J Gen Virol* 86: 2925–2936

[55] Coupar BE, Purcell DF, Thomson SA, Ramshaw IA, Kent SJ, Boyle DB (2006) Fowlpox virus vaccines for HIV and SHIV clinical and pre-clinical trials. *Vaccine* 24: 1378–1388

[56] Douek DC, Kwong PD, Nabel GJ (2006) The rational design of an AIDS vac- cine. *Cell* 124: 677–681

[57] Earl PL, Wyatt LS, Montefiori DC, Bilska M, Woodward R, Markham PD, Malley JD, Vogel TU, Allen TM, Watkins DI et al (2002) Comparison of vaccine strategies using recombinant env-gag-pol MVA with or without an oligomeric Env protein boost in the SHIV rhesus macaque model. *Virology* 294: 270–281

[58] Quinnan GV Jr, Yu XF, Lewis MG, Zhang PF, Sutter G, Silvera P, Dong M, Choudhary A, Sarkis PT, Bouma P et al (2005) Protection of rhesus monkeys against infection

with minimally pathogenic simian-human immunodeficiency virus: correlations with neutralizing antibodies and cytotoxic T cells. *J Virol* 79: 3358–3369

[59] Shepard CW, Finelli L, Alter MJ (2005) Global epidemiology of hepatitis C virus infection. *Lancet Infect Dis* 5: 558–567

[60] Abraham JD, Himoudi N, Kien F, Berland JL, Codran A, Bartosch B, Baumert T, Paranhos-Baccala G, Schuster C, Inchauspe G, Kieny MP (2004) Comparative immunogenicity analysis of modified vaccinia Ankara vectors expressing native or modified forms of hepatitis C virus E1 and E2 glycoproteins. *Vaccine* 22: 3917–3928

[61] Pancholi P, Perkus M, Tricoche N, Liu Q, Prince AM (2003) DNA immuniza- tion with hepatitis C virus (HCV) polycistronic genes or immunization by HCV DNA priming-recombinant canarypox virus boosting induces immune responses and protection from recombinant HCV-vaccinia virus infection in HLA-A2.1-transgenic mice. *J Virol* 77: 382–390

[62] Bisht H, Roberts A, Vogel L, Bukreyev A, Collins PL, Murphy BR, Subbarao K, Moss B (2004) Severe acute respiratory syndrome coronavirus spike protein expressed by attenuated vaccinia virus protectively immunizes mice. *Proc Natl Acad Sci USA* 101: 6641–6646

[63] Chen Z, Zhang L, Qin C, Ba L, Yi CE, Zhang F, Wei Q, He T, Yu W, Yu J et al (2005) Recombinant modified vaccinia virus Ankara expressing the spike glycoprotein of severe acute respiratory syndrome coronavirus induces protective neutralizing antibodies primarily targeting the receptor binding region. *J Virol* 79: 2678–2688

[64] Xing Z, Santosuosso M, McCormick S, Yang TC, Millar J, Hitt M, Wan Y, Bramson J, Vordermeier HM (2005) Recent advances in the development of adenovirus- and poxvirus-vectored tuberculosis vaccines. *Curr Gene Ther* 5: 485–492

[65] Moore AC, Hill AV (2004) Progress in DNA-based heterologous prime-boost immunization strategies for malaria. *Immunol Rev* 199: 126–143

[66] Kumar P, Amara RR, Challu VK, Chadda VK, Satchidanandam V (2003) The Apa protein of *Mycobacterium tuberculosis* stimulates gamma interferon- secreting CD4[+] and CD8[+] T cells from purified protein derivative-positive individuals and affords protection in a guinea pig model. *Infect Immun* 71: 1929–1937

[67] Goonetilleke NP, McShane H, Hannan CM, Anderson RJ, Brookes RH, Hill AV (2003) Enhanced immunogenicity and protective efficacy against *Mycobacterium tuberculosis* of bacille Calmette-Guerin vaccine using mucosal administration and boosting with a recombinant modified vaccinia virus Ankara. *J Immunol* 171: 1602–1609

[68]　McShane H, Pathan AA, Sander CR, Keating SM, Gilbert SC, Huygen K, Fletcher HA, Hill AV (2004) Recombinant modified vaccinia virus Ankara expressing antigen 85A boosts BCG-primed and naturally acquired antimycobacterial immunity in humans. *Nat Med* 10: 1240–1244

[69]　Webster DP, Dunachie S, Vuola JM, Berthoud T, Keating S, Laidlaw SM, McConkey SJ, Poulton I, Andrews L, Andersen RF et al (2005) Enhanced T cell-mediated protection against malaria in human challenges by using the recombinant poxviruses FP9 and modified vaccinia virus Ankara. *Proc Natl Acad Sci USA* 102: 4836–4841

[70]　McConkey SJ, Reece WH, Moorthy VS, Webster D, Dunachie S, Butcher G, Vuola JM, Blanchard TJ, Gothard P, Watkins K et al (2003) Enhanced T-cell immunogenicity of plasmid DNA vaccines boosted by recombinant modified vaccinia virus Ankara in humans. *Nat Med* 9: 729–735

[71]　Dorrell L, Yang H, Ondondo B, Dong T, di Gleria K, Suttill A, Conlon C, Brown D, Williams P, Bowness P et al (2006) Expansion and diversification of virus-specific T cells following immunization of human immunodeficiency virus type 1 (HIV-1)-infected individuals with a recombinant modified vaccinia virus Ankara/HIV-1 gag vaccine. *J Virol* 80: 4705–4716

[72]　Tubiana R, Carcelain G, Vray M, Gourlain K, Dalban C, Chermak A, Rabian C, Vittecoq D, Simon A, Bouvet E et al (2005) Therapeutic immunization with a human immunode-ficiency virus (HIV) type 1-recombinant canarypox vaccine in chronically HIV-infected patients: The Vacciter Study (ANRS 094). *Vaccine* 23: 4292–4301

[73]　Harrer E, Bauerle M, Ferstl B, Chaplin P, Petzold B, Mateo L, Handley A, Tzatzaris M, Vollmar J, Bergmann S et al (2005) Therapeutic vaccination of HIV-1-infected patients on HAART with a recombinant HIV-1 nef-expressing MVA: safety, immunogenicity and influence on viral load during treatment interruption. *Antivir Ther* 10: 285–300

[74]　Cosma A, Nagaraj R, Buhler S, Hinkula J, Busch DH, Sutter G, Goebel FD, Erfle V (2003) Therapeutic vaccination with MVA-HIV-1 nef elicits Nef-spe- cific T-helper cell responses in chronically HIV-1 infected individuals. *Vaccine* 22: 21–29

[75]　Taylor GS, Haigh TA, Gudgeon NH, Phelps RJ, Lee SP, Steven NM, Rickinson AB (2004) Dual stimulation of Epstein-Barr Virus (EBV)-specific CD4[+]- and CD8[+]-T-cell responses by a chimeric antigen construct: potential therapeutic vaccine for EBV-positive nasopharyngeal carcinoma. *J Virol* 78: 768–778

[76]　Garcia-Hernandez E, Gonzalez-Sanchez JL, Andrade-Manzano A, Contreras ML, Padilla S, Guzman CC, Jimenez R, Reyes L, Morosoli G, Verde ML, Rosales R (2006) Regres-

sion of papilloma high-grade lesions (CIN 2 and CIN 3) is stimulated by therapeutic vaccination with MVA E2 recombinant vaccine. *Cancer Gene Ther* 13: 592–597

[77] Valdez Graham V, Sutter G, Jose MV, Garcia-Carranca A, Erfle V, Moreno Mendoza N, Merchant H, Rosales R (2000) Human tumor growth is inhibited by a vaccinia virus carrying the E2 gene of bovine papillomavirus. *Cancer* 88: 1650–1662

[78] Corona Gutierrez CM, Tinoco A, Navarro T, Contreras ML, Cortes RR, Calzado P, Reyes L, Posternak R, Morosoli G, Verde ML, Rosales R (2004) Therapeutic vaccination with MVA E2 can eliminate precancerous lesions (CIN 1, CIN 2, and CIN 3) associated with infection by oncogenic human papil- lomavirus. *Hum Gene Ther* 15: 421–431

[79] Adams M, Borysiewicz L, Fiander A, Man S, Jasani B, Navabi H, Evans AS, Mason M (2001) Clinical studies of human papilloma vaccines in cervical can- cer. *Adv Exp Med Biol* 495: 419–427

[80] Kaufmann AM, Stern PL, Rankin EM, Sommer H, Nuessler V, Schneider A, Adams M, Onon TS, Bauknecht T, Wagner U et al (2002) Safety and immunogenicity of TA-HPV, a recombinant vaccinia virus expressing modified human papillomavirus (HPV)-16 and HPV-18 E6 and E7 genes, in women with pro- gressive cervical cancer. *Clin Cancer Res* 8: 3676–3685

[81] Hodge JW, Poole DJ, Aarts WM, Gomez YA, Gritz L, Schlom J (2003) Modified vaccinia virus ankara recombinants are as potent as vaccinia recombinants in diversified prime and boost vaccine regimens to elicit therapeutic antitumor responses. *Cancer Res* 63: 7942–7949

[82] Marshall JL, Gulley JL, Arlen PM, Beetham PK, Tsang KY, Slack R, Hodge JW, Doren S, Grosenbach DW, Hwang J et al (2005) Phase I study of sequential vaccinations with fowlpox-CEA(6D)-TRICOM alone and sequentially with vaccinia-CEA(6D)-TRICOM, with and without granulocyte-macrophage colony-stimulating factor, in patients with carcinoembryonic antigen-expressing carcinomas. *J Clin Oncol* 23: 720–731

[83] Eder JP, Kantoff PW, Roper K, Xu GX, Bubley GJ, Boyden J, Gritz L, Mazzara G, Oh WK, Arlen P et al (2000) A phase I trial of a recombinant vaccinia virus expressing prostate-specific antigen in advanced prostate cancer. *Clin Cancer Res* 6: 1632–1638

[84] Smith CL, Dunbar PR, Mirza F, Palmowski MJ, Shepherd D, Gilbert SC, Coulie P, Schneider J, Hoffman E, Hawkins R et al (2005) Recombinant modified vaccinia Ankara primes functionally activated CTL specific for a melanoma tumor antigen epitope in melanoma patients with a high risk of disease recurrence. *Int J Cancer* 113: 259–266

[85]　van Baren N, Bonnet MC, Dreno B, Khammari A, Dorval T, Piperno-Neumann S, Lienard D, Speiser D, Marchand M, Brichard VG et al (2005) Tumoral and immunologic response after vaccination of melanoma patients with an ALVAC virus encoding MAGE antigens recognized by T cells. *J Clin Oncol* 23: 9008– 9021

[86]　Kwak H, Horig H, Kaufman HL (2003) Poxviruses as vectors for cancer immunotherapy. *Curr Opin Drug Discov Devel* 6: 161–168

[87]　Liu M, Acres B, Balloul JM, Bizouarne N, Paul S, Slos P, Squiban P (2004) Gene-based vaccines and immunotherapeutics. *Proc Natl Acad Sci USA* 101 Suppl 2: 14567–14571

[88]　Doehn C, Jocham D (2000) Technology evaluation: TG-1031, Transgene SA. *Curr Opin Mol Ther* 2: 106–111

[89]　Palena C, Foon KA, Panicali D, Yafal AG, Chinsangaram J, Hodge JW, Schlom J, Tsang KY (2005) Potential approach to immunotherapy of chronic lym- phocytic leukemia (CLL): enhanced immunogenicity of CLL cells via infec- tion with vectors encoding for multiple costimulatory molecules. *Blood* 106: 3515–3523

[90]　Oertli D, Marti WR, Zajac P, Noppen C, Kocher T, Padovan E, Adamina M, Schumacher R, Harder F, Heberer M, Spagnoli GC (2002) Rapid induction of specific cytotoxic T lymphocytes against melanoma-associated antigens by a recombinant vaccinia virus vector expressing multiple immunodominant epitopes and costimulatory molecules *in vivo*. *Hum Gene Ther* 13: 569–575

[91]　Hodge JW, Abrams S, Schlom J, Kantor JA (1994) Induction of antitumor immunity by recombinant vaccinia viruses expressing B7-1 or B7-2 costimulatory molecules. *Cancer Res* 54: 5552–5555

[92]　Espenschied J, Lamont J, Longmate J, Pendas S, Wang Z, Diamond DJ, Ellenhorn JD (2003) CTLA-4 blockade enhances the therapeutic effect of an attenuated poxvirus vaccine targeting p53 in an established murine tumor model. *J Immunol* 170: 3401–3407

[93]　Drexler I, Antunes E, Schmitz M, Wolfel T, Huber C, Erfle V, Rieber P, Theobald M, Sutter G (1999) Modified vaccinia virus Ankara for delivery of human tyrosinase as melanoma-associated antigen: induction of tyrosinase and melanoma-specific human leukocyte antigen A*0201-restricted cytotoxic T cells *in vitro* and *in vivo*. *Cancer Res* 59: 4955–4963

[94]　Di Nicola M, Carlo-Stella C, Mortarini R, Baldassari P, Guidetti A, Gallino GF, Del Vecchio M, Ravagnani F, Magni M, Chaplin P et al (2004) Boosting T cell-mediated immunity to tyrosinase by vaccinia virus-transduced, CD34(+)- derived dendritic cell vaccination: a phase I trial in metastatic melanoma. *Clin Cancer Res* 10: 5381–5390

[95]   Parato KA, Senger D, Forsyth PA, Bell JC (2005) Recent progress in the battle between oncolytic viruses and tumours. *Nat Rev Cancer* 5: 965–976

[96]   Thorne SH, Hwang TH, Kirn DH (2005) Vaccinia virus and oncolytic virotherapy of cancer. *Curr Opin Mol Ther* 7: 359–365

[97]   McFadden G (2005) Poxvirus tropism. *Nat Rev Microbiol* 3: 201–213

[98]   Mastrangelo MJ, Maguire HC Jr, Eisenlohr LC, Laughlin CE, Monken CE, McCue PA, Kovatich AJ, Lattime EC (1999) Intratumoral recombinant GM- CSF-encoding virus as gene therapy in patients with cutaneous melanoma. *Cancer Gene Ther* 6: 409–422

[99]   Zeh HJ, Bartlett DL (2002) Development of a replication-selective, oncolytic poxvirus for the treatment of human cancers. *Cancer Gene Ther* 9: 1001–1012

[100]   Buller RM, Smith GL, Cremer K, Notkins AL, Moss B (1985) Decreased virulence of recombinant vaccinia virus expression vectors is associated with a thymidine kinase-negative phenotype. *Nature* 317: 813–815

[101]   Buller RM, Chakrabarti S, Cooper JA, Twardzik DR, Moss B (1988) Deletion of the vaccinia virus growth factor gene reduces virus virulence. *J Virol* 62: 866–874

[102]   McCart JA, Ward JM, Lee J, Hu Y, Alexander HR, Libutti SK, Moss B, Bartlett DL (2001) Systemic cancer therapy with a tumor-selective vaccinia virus mutant lacking thymidine kinase and vaccinia growth factor genes. *Cancer Res* 61: 8751–8757

[103]   Guo ZS, Naik A, O'Malley ME, Popovic P, Demarco R, Hu Y, Yin X, Yang S, Zeh HJ, Moss B, Lotze MT, Bartlett DL (2005) The enhanced tumor selectivity of an oncolytic vaccinia lacking the host range and antiapoptosis genes SPI-1 and SPI-2. *Cancer Res* 65: 9991–9998

[104]   Wang F, Ma Y, Barrett JW, Gao X, Loh J, Barton E, Virgin HW, McFadden G (2004) Disruption of Erk-dependent type I interferon induction breaks the myxoma virus species barrier. *Nat Immunol* 5: 1266–1274

[105]   Lun X, Yang W, Alain T, Shi ZQ, Muzik H, Barrett JW, McFadden G, Bell J, Hamilton MG, Senger DL, Forsyth PA (2005) Myxoma virus is a novel oncolytic virus with significant antitumor activity against experimental human gliomas. *Cancer Res* 65: 9982–9990

[106]   Staib C, Kisling S, Erfle V, Sutter G (2005) Inactivation of the viral interleukin 1 beta receptor improves CD8+ T-cell memory responses elicited upon immunization with modified vaccinia virus Ankara. *J Gen Virol* 86: 1997–2006

[107]   Ishii KJ, Coban C, Kato H, Takahashi K, Torii Y, Takeshita F, Ludwig H, Sutter G, Suzuki K, Hemmi H et al (2006) A Toll-like receptor-independent antiviral response induced by double-stranded B-form DNA. *Nat Immunol* 7: 40–48

[108] Clark RH, Kenyon JC, Bartlett NW, Tscharke DC, Smith GL (2006) Deletion of gene A41L enhances vaccinia virus immunogenicity and vaccine efficacy. *J Gen Virol* 87: 29–38

（吴国华　张强　译）

第16章　正痘病毒疫苗和接种

Lauren M.Handley，J.Paige Mackey，R.Mark Buller 和 Clifford J.Bellone

（圣路易斯大学健康科学中心分子生物学和免疫学系，美国密苏里州圣路易斯市 邮编：63104）

摘要

　　从历史的角度来看，对天花病毒的免疫程序，通常认为最早是由 Edward Jenner 在 18 世纪晚期首创，并最终帮助人类消灭了天花。天花根除以后，对天花及其病理学的研究就不重视了；然而，随着人类感染猴痘病毒病例的出现及天花可能被用作生物武器，对全世界人类进行天花疫苗接种的必要性就再次成为现实。在消灭天花的过程中，使用的是致弱的痘苗病毒活疫苗，其毒力存在差异，在初次免疫接种时常出现严重的不良反应。免疫抑制个体、某些皮肤病及心血管并发症患者均不能接种此类疫苗，需要研制一种新型疫苗进行免疫接种。现在，只知道在接种部位会形成的疤痕与天花疫苗免疫有关。Dryvax® 疫苗免疫引起的先天性免疫和获得性免疫，将大大促进我们对疫苗免疫反应的理解，有助于我们生产和评估新的更安全的第三、第四代疫苗。

天花接种历史

早期的天花控制措施

人痘接种

　　种痘是指将天花脓疱内容物接种至黏膜或角质化上皮细胞，如 10 世纪中国文献记载中所描述的那样 [1]。用各种不同的方法，将患者结痂中的病毒进行灭活，再研磨成粉，并通过喷鼻的方式接种。17 世纪，印度出现了另一种种痘技术 [2]，即用沾有脓疱液的针穿刺角质化上皮细胞。这种接种方法从亚非传播到欧洲和美洲新大陆。在 18 世纪初期，伦敦皇家学会对这两种种痘技术进行了研究，到 18 世纪晚期，在角质化上皮种痘的方法已

300

传播到英国各地。由于该方法有死亡病例发生，遭到一些人抵制[1]。此外，种痘者会出现感染现象，还会传播"自然"天花给未接种的易感接触者。这两个缺点促使人们进行进一步创新：使用牛痘病毒（Cowpox virus，CPXV）取代天花病毒（Variola virus，VARV），并探索新的接种方法。

疫苗接种

疫苗接种的起源在一定程度上是由于发现受职业病危害的牛痘病毒感染者，尤其是挤奶女工，对天花具有抵抗力。尽管此前已有人报告宣称接种 CPXV 的人不会感染天花，但最早的文献记载则是 Edward Jenner 首先将 CPXV 接种给 James Phipps，并用 VARV 对其进行了攻毒，随后发表了相关的结果[3]。牛痘引起的疾病没有天花那么严重，不会将天花传播给易感接触者，因此这种方法在欧洲迅速得到了广泛的认可。由于牛为 CPXV 的偶然宿主，该病在英国和欧洲部分地区散发，Jenner 及其他研究者用从患有"脂肪病"的马身上病灶中得到的病毒作为"疫苗"的替代来源[4]。脂肪病是多种病原引起的球节炎，包括马痘在内。以马痘病毒取代 CPXV 作为疫苗得到了广泛的认可。没有一种由 CPXV 制成的天花疫苗能够一直使用到现代，也未能在天花根除行动被各个国家使用。实际上，公认的天花疫苗毒是痘苗病毒（VACV），它与 CPXV 在生物学上有很大的差异[5]。

控制疫病免疫接种原则（1900—1958 年）

20 世纪上半叶是实施天花消灭计划的关键时期[1]。天花疫苗由国家集中生产，实施严格的质量控制标准，确保疫苗的效力，并研制出了冻干疫苗。改进了疫苗的接种方法，可以通过划痕将病毒接种至皮肤浅表部位或使用注射器及针头将病毒接种至深层组织。工业化国家建立了公共卫生基础设施，为强制免疫接种项目提供了便利，并通过隔离、全国乃至全球的检疫措施限制疫病的蔓延。国际联盟卫生组织（后来的世界卫生组织 WHO）启动了疫病控制的国际合作。在此期间，欧洲及中北美所有国家都消灭了天花，这使得人们相信可以通过全球协作消灭天花。

全球根除天花计划（1959—1979 年）

1959 年 5 月，第 12 届世界卫生大会通过了全球消灭天花的计划；然而，在 1959 年到 1966 年间，因为缺少资金和人员，以及很多成员国都在忙于消灭疟疾，该计划进展不大。1966 年，WHO 决定进行全球根除天花强化行动。此战略计划由两个关键部分组成：（1）使用质量和效价有保证的冻干疫苗进行大规模接种；（2）建立国际疫病监控体系，评估疫苗接种程序，在环形接种中检测天花接触人群，通过免疫控制疫病发生。最后一例天花感染发生于 1977 年的索马里，在 1979 年 12 月 9 日，WHO 宣布全球消灭了天花。

目前关于痘病毒重新暴发的关注

随着天花在全球的根除，1980 年，美国终止了除医疗工作者、研究人员及新兵外其他人员的天花疫苗接种计划。这使得全球大量人口成为痘病毒的易感人群。最近的生物恐怖袭击及人类猴痘病毒疫情的出现，让人们重新审视对全球人口进行天花疫苗接种的必要性。

免疫相关并发症

尽管疫苗接种是预防天花疾病的最为有效手段，但接种后常发生不良反应。早在 20 世纪初期，英国就有初次接种 VACV 后出现异常高死亡率的报道；然而，直到后来，才承认是由于疫苗免疫引起的不良反应所导致 [6]。已经确定了几种能够引起这些并发症的因子。

免疫相关并发症的基因基础

在天花消灭过程中，由于不同的诊断标准、报告要求及免疫程序中使用的不同 VACV 毒株，各国的免疫相关并发症各不相同。在荷兰和奥地利使用 VACV 的 Lister 毒株取代 Copenhagen 和 Bern 毒株后，疫苗免疫后由脑炎而引起的死亡率大大降低，该结果说明毒株在 VACV 并发症中起着重要的作用 [7, 8]。Marennikova 的流行病学研究表明，Tashkent 毒株引起的并发症的发生率（百万分之十八）高于 B-51（百万分之十）或 EM-63 毒株（百万分之七）引起的并发症[9]。一些 VACV 的临床试验数据也证实了该调查结果，Lister 毒株和纽约市卫生局（New York City Board of Healt，NYCBH）毒株的反应原性低于 Copenhagen 和 Bern 毒株[10, 11]。NYCBH 株、改良型痘苗病毒 Ankara（MVA）、Copenhagen、Ankara 和 Tian Tan 毒株之间的多态性是可以解释不同毒株毒力差异的基因基础[12]。

并发症的类型和发生率

Fenner 及其同事 [1] 发现了两种主要的 VACV 并发症候群：异常皮肤疹［意外感染、全身性牛痘、湿疹、多形性红疹和进行性牛痘（牛痘坏死）］及中枢神经系统功能紊乱（脑病变和脑炎）。1968 年，美国通过一项国家调查和十个州的调查，彻底调查了与 VACV 相关并发症（NYCBH 毒株）的发病频率 [13, 14]。除了进行性牛痘，疫苗相关并发症大部分发生在初次免疫后，再次接种后往往不会出现并发症。在十大州调查中，每 100 万例初次免疫者就会有 1 254 例各个年龄的并发症患者。更具体地说，每 100 万例接种者中有 936 例严重但无生命威胁的病例，52 例威胁生命的病例和 1.5 例死亡病例 [14]。这些并发症的详尽说明参见 Fulginiti 等人的综述 [15]。

接种禁忌证

根据惯例，VACV 接种有五种禁忌证：免疫紊乱、年幼（不满 2 周岁）、湿疹、怀孕及中枢神经系统紊乱系[1]。尽管在 20 世纪 60 年代认为由免疫引起的心血管并发症并不严重，但在 2003 年初报道的几种心血管并发症病例促使疾病控制和预防中心（CDC）修订了免疫接种方案，将心脏病纳入禁忌证中[16]。哺乳期女性、未满 18 岁及对疫苗过敏者也被纳入了疫苗禁忌证中[17]。自天花根除计划实施以后，因禁忌证困扰的人数显著上升。这样，在发生生物恐怖主义袭击事件及人群感染猴痘病毒事件时，与大规模疫苗接种有关的不良反应病例数量将远远超过天花根除过程中的数量。为此，设计和评估更加安全的疫苗是痘病毒研究领域的主要前进动力。新疫苗的评估要求我们更深入地了解正痘病毒的保护性免疫反应。

天花和对自然感染及疫苗接种的免疫力

免疫相关因素

由于在天花消灭以后现代细胞和分子免疫学才出现，因而人们对天花免疫反应的细胞和分子基础了解甚少。另外，对免疫反应的重要的方面也缺乏了解，如必不可少的，预判接种后是否能成功获得免疫接种后严重的天花保护性反应，死亡率下降了 10 倍且症状不严重的原发感染后的幸存者会留下疤痕[18, 19]。因为没有模拟天花的良好动物模型，而且缺乏在天花消灭计划中使用疫苗的免疫相关知识，只能通过与 Dryvax® 疫苗进行等效性研究及从 VARV 感染幸存者得到相关的信息来评估新疫苗的效果。

正痘病毒感染的初次免疫应答

无论是通过自然感染还是接种，初次感染痘病毒以后，都可以刺激机体早期和晚期防御系统，即先天性免疫和获得性免疫。曾经认为这两个系统是独立的，现在发现两者通过协同作用建立起对病毒的长期抵抗作用。在先天性免疫和获得性免疫水平上对参与正痘病毒初次免疫应答的主要成分进行的鉴别和特性分析是设计新型疫苗的所需的基本信息。

先天性免疫反应

在过去的 15 年中，人们对先天性免疫及其在整个免疫过程中的重要性有了深入的了解。这些研究进一步确定先天免疫系统在保护性获得性免疫反应形成中的作用[20,21]。先天性免疫系统不仅控制初始感染的性质和程度，还可以调控后续获得性免疫应答。因此，任何病原的疫苗研发都必须考虑先天免疫系统与相关特殊微生物的相互作用。

在初始感染过程中，正痘病毒可以与先天免疫系统中的树突状细胞、巨噬细胞、粒细胞、自然杀伤（NK）细胞及 γδ-T 细胞相互作用。所有这些参与早期免疫反应的细胞可以通过趋化因子和 I 型（Th1）细胞因子，以非特异方式限制病原感染，从而使细胞进入抗病毒状态。病毒通过一些自身蛋白可以抵抗这些先天性的抗病毒反应，这有助于我们更深入地了解正痘病毒的先天性免疫应答。这些病毒蛋白可以靶向作用于细胞因子或其受体（如肿瘤坏死因子 -α（TNF-α）[22,23]、干扰素（IFN）-γ[24,25]、IFN-α/β[26-28]、白介素（IL）-1β[29-31] 及 IL-18[32, 33]）、CC 趋化因子[34,35]、补体[36]、Toll 样受体[30,37] 及细胞内细胞因子受体信号[37,38]（痘病毒免疫调节剂见 Seet 等人的综述[39]）。

通过检测感染过程中细胞因子和趋化因子的表达情况可以进一步了解痘病毒感染过程中的先天性免疫。通过将宿主先天免疫基因插入痘病毒基因组或将细胞因子和/或趋化因子共同导入到痘病毒的感染位点表达 I 型细胞因子 IL-12[40]、IL-18[40, 41]、TNF-α[42, 43] 及 IFN-γ[42] 能够有效提高宿主保护效率。另一方面，II 型细胞因子 IL-4 会降低先天免疫性疫应答和获得性免疫应答，导致痘病毒感染者严重的病理反应甚至死亡[44]。此外，敲除小鼠的 IL-12[45] 或 IFN-γ[46] 基因以后，小鼠对 VACV 或鼠痘病毒（Ectromelia virus，ECTV）的敏感性增强，证实这些细胞因子在免疫过程中起着重要的作用。

总的来说，先天免疫系统中的细胞类型在控制宿主病毒感染中发挥着重要的作用，而且与包括树突状细胞、NK 细胞、NKT 细胞、γδ-T 细胞、单核细胞/巨噬细胞及粒细胞在内的细胞因子和/或趋化因子协同作用。然而，我们对正痘病毒感染的调控和抗痘病毒获得性免疫应答了解甚少。毫无疑问，树突状细胞在正痘病毒获得性免疫应答过程中发挥着重要作用。尽管痘病毒与很多病毒一样可以关闭树突状细胞功能，但是早期基因的表达可以使抗原通过经典的内源性 I 类途径呈递。另一方面，晚期基因产物可以通过交叉抗原呈递途径激活的 CD8+ 细胞毒素 T 淋巴细胞（CTL）[47, 48]，并最终通过健康的树突状细胞摄取痘病毒感染的凋亡树突状细胞，从而逃避病毒感染。体内 NK 细胞的重要性体现在 NK 细胞耗竭实验中：清除 NK 细胞后死亡的平均时间大大缩短[49]。我们对 NK 细胞在获得性免疫记忆中的作用几乎一无所知。检测 γδ-T 细胞作用的研究表明，接种金丝雀痘病毒的志愿者的 γδ-T 细胞出现膨胀（主要为 Vγ9+）[50]，且小鼠损失 γδ-T 细胞会导致 VACV 滴度和死亡率都升高[51]。几乎没有任何关于 NKT 细胞或粒细胞在病毒感染后宿主保护作用的研究报道。

体液免疫应答

在清除急性痘病毒感染过程中，人和动物模型的体液免疫反应都会出现 B 细胞功能不足的不良反应。患有低丙球蛋白血症的受试者初次接种一般会出现免疫耐受现象[52, 53]，很少会出现不良反应[52, 54-56]。然而，不满一周岁患有低丙种球蛋白血症或无丙种球蛋白血症的幼儿会造成致命感染[57-60]，又常伴有其他免疫缺陷病[52,61]。IgH-/- 和 MHC II-/- 小鼠感染痘苗病毒以后，感染症状较正常小鼠感染后更加严重，清除病毒的能力降低[62]。

此外，Fang 等[63]的研究表明，CD40 [-/-] 小鼠感染 ECTV 以后，由于持续 ECTV 感染而出现鼠痘症状延迟现象，尽管出现持续的 CD8[+] T 细胞反应，小鼠最终还是死亡。这些症状在体液免疫系统完善的受试者中出现的频率低，可能是由于初始感染过程中的抗体反应可以帮助清除痘病毒感染。

由于在天花流行时期的技术限制，VARV 自然感染的免疫反应特征主要通过血清学技术来分析。通过血凝抑制（HI）试验对抗体滴度进行分析，一些患者发病后 2 天（感染后约 12 天）可以检测到抗体，在 7 天后全部检测为阳性[64-66]。对未接种天花的患者也进行补体结合（CF）试验和中和抗体滴度检测及沉淀素形成试验进行检测，但是抗体滴度普遍过低[65-67]。感染 6 天后出现中和抗体，而补体结合抗体滴度在发病后 8~10 天开始出现，并在第 14 天左右达到峰值[65,66]。部分患者在发病 8 天后出现沉淀抗体[66]。由于检测方法的不同，使得患者抗体滴度和阳性率出现不同程度的差异。

初次疫苗接种者可以产生强有力的抗体反应[68-73]，在免疫后 10 天就可以检测到中和抗体及 HI 抗体[68,74,75]，比自然感染患者抗体产生略早。少数接种者会出现 CF 滴度，且滴度非常低[68,76,77]。初次疫苗接种者的中和抗体滴度在免疫后 28 天达到峰值[70]。中和抗体滴度持续时间比 HI 或 CF 抗体长且稳定[68,74]，接种 75 年后仍能检测到[78]。除了在接种后前 10 年中和抗体出现十倍速的下降外，VACV- 特异性记忆 B 细胞也保持稳定，在接种后 50 多年仍可检测到[79]。

当机体分泌 VACV 免疫丙球蛋白（VIG）时，就会产生天然的保护性免疫血清，收集这些接种疫苗后新兵的血清，可用于预防疫苗相关并发症及天花接触病例[80-86]。在许多成年人病例中，VIG 能够提供很好的保护作用，降低偶然的自体接种[87]、湿疹[85,87]、全身性牛痘及严重的局部疫苗反应等并发症引起的发病率和死亡率[85]。研究表明，即便对于 T 细胞缺乏患者（如进行性牛痘[14,88]）接种疫苗后的不良反应，VIG 也有保护作用。此外，一项研究研究表明，使用 VIG 治疗（1.5%，5/326 天花接触者，发展性疾病）的患者与未治疗的（5.5%，21/ 379 天花接触者，发展性疾病）的患者相比，VIG 应用于天花病例接触者可以起到显著的保护作用[82]。几种动物模型研究还表明，被注射了免疫血清的个体会对痘病毒的攻击产生完全的保护[89-93]。

细胞免疫应答

有关细胞介导的免疫（CMI）及其在保护人 VARV 感染过程中的作用知之甚少。仅有一项研究介绍了 VARV 感染中的 CMI，是由 Jackson 等人[94]在 1977 年进行的，他对孟加拉国 17 名天花患者外周血液中 T 和 B 细胞数量进行了确定（未报告接种史）。该研究结果显示，与对照相比，天花患者体内 T 细胞数量较低，且致死病例中 B 细胞数量更低，但是"裸细胞"（"null cell"）（未被识别为 T 或 B 细胞的细胞）数量很高。从最近接种过疫苗患者的体外 PBMC 反应可以推断出有关 CMI 另外的一些信息。

在根除天花的过程中进行了大规模的疫苗接种，这给患有 T 细胞减少症的儿童、白血病及未确诊的 HIV 成人患者造成了严重的并发症[52, 95, 96]。这些并发症促使我们意识到 CMI 在疫苗接种免疫反应中的重要作用。

在健康个体中，初次接种会诱导 VACV 特异性细胞免疫反应，并有强烈的 Th1 偏好[97]。尽管 CD4+ 和 CD8+ T 细胞在 VACV 感染过程中都表现出 CTL 活性，刺激机体产生 IFN-γ[73, 78, 97-102]，但是 CD8+ T 细胞调节大部分 VACV 特异性溶细胞活性和 IFN-γ 合成[97, 99]。在 CD8+ T 细胞缺失的个体中，丧失 64%~100% 的 VACV 特异性溶细胞活性，而在 CD4+ T 细胞缺失的个体中仅丧失 0~17% 的 VACV 特异性溶细胞活性[99]。同样，CD8+ T 细胞（几何平均频率 1.37%）中 IFN-γ 生成在接种后 2 周达到峰值，表达比 CD4+ T 细胞（几何平均频率 0.33%）还多 2~4 倍的 CD3+ T 细胞[97]。

尚未充分研究接种疫苗后人体内 CD4+ 辅助性 T 细胞的活性。然而，在小鼠模型中对其他病毒系统的研究发现，CD4+ 辅助性 T 细胞在小鼠抗病毒抗体反应和最佳溶细胞活性的免疫记忆中十分重要[103-107]。

值得注意的是，在接种后几年，CD4+ T 细胞的数量仍持续性地超过 CD8+ T 细胞[78, 97]。Hammarlund 等人[78] 的研究表明，在接种 20 年后，初次免疫接种人群 100%（16/16）存在 CD4+ T 细胞活性，然而只有 50%（8/16）的人群拥有 CD8+ T 细胞活性。另一项研究表明，在初次接种后 12 周内 CD4+（2 倍）和 CD8+ T 细胞（7 倍）呈现不同的收缩动力学[97]。

研究证实，动物体内痘病毒的清除依赖 CMI 系统[42, 49, 62, 90]。缺少 CD4+ T 细胞的小鼠不能完全清除体内病毒，但是能在攻毒后存活下来，然而 CD8+ T 细胞衰竭的小鼠在 VACV 或 ECTV 病毒攻击后无法存活[49, 62, 63]。另外，C57BL/6 小鼠在抗 ECTV 感染方面，完全依赖早期 I 型细胞因子反应（IFN-γ、IL-2 及 TNF-a）及强大的 CTL 活性[42]。与此相反，鼠痘易感小鼠感染 ECTV 后会出现 Th1 反应，即 CTL 活性较低，尽管有 Th2 免疫反应，但小鼠清除病毒的能力降低并最终导致死亡[42]。

体液免疫应答的靶标

除了研究痘病毒感染的免疫应答的特性外，VACV 免疫反应靶标的确定对疫苗的设计也十分重要，理想的亚单位疫苗和 DNA 疫苗应该包含病毒的抗原表位，能够诱导机体产生免疫记忆。

靶向细胞内成熟病毒粒子（IMV）和细胞外包膜病毒（EEV）的膜蛋白的中和抗体可在细胞不同阶段抑制痘病毒的摄取。很早就知道，IMV 和 EEV 内的蛋白可诱导产生抗体，但是 EEV 抗体具有至关重要的保护作用[89, 108]。EEV 的 A33R 和 B5R 蛋白抗体可以防止病毒远距离传播[109]。B5R 可以与 VIG 中的中和抗体相互作用[110]，A33R 则可以与非中和抗体相互作用[93]。研究表明，A33R 抗体可防止病毒在细胞间的扩散，这是由于 A33R 抗体与补体反应从而使 EEV 裂解，使 IMV 暴露于中和抗体中[111]。D8L[112, 113]、L1R[114, 115]、H3L[116] 及 A27L[112, 117] 的中和抗体可以抑制病毒吸附和 / 或渗透到宿主细胞中[113-117]。另外发现，D8L 抗体在接种患者体内具有很强的免疫优势[112]。

细胞介导免疫应答的靶标

最近 CD8+ T CMI 的靶标得到了大量关注，这主要是因为 MHC I 类分子的表位预测算法的应用[118-121]。这些计算方法能够快速筛选潜在的反应性多肽，随后进行活性筛选。早期对蛋白的研究局限于预测只能结合一种类型的 HLA，HLA-A*0201 是一半的美国人都有的抗原肽。通过这种算法，我们鉴定了病毒蛋白 H3L（缩氨酸 Vp35#1）[122]、C16L[氨基酸（aa）79-87][123] 和 C7L（aa74-82）[123]（也称为宿主范围蛋白 2 [HRP2（74-82）][124]）的 CD8+ T 细胞表位。这些多肽能够在接种后 1~2 周内，刺激 HLA-A*0201 转基因小鼠的脾细胞和 / 或 HLA-A*0201 阳性的志愿者外周血单核细胞（PBMC）。具体结果为，三名志愿者在免疫 2 周后，针对 C7L 和 C16L 的特异性 IFN-γ 生成的 PBMC 占总 VACV 特异性 IFN-γ 生成细胞的 6%~35%[123]。Snyder 等人[124] 的研究表明，A26L（6~14）表位和 VACV 早期转录因子（VETF）小亚基 [VETFsm（498~506）] 在免疫 4 周后能够刺激 HLA-A*0201 转基因老鼠脾淋巴细胞产生 IFN-γ。在人体中这些多肽也能刺激 CD8+ T 细胞活性，其中有两种多肽已经完成了体内保护试验。用 HRP2（74~82）免疫[122]HLA-A*0201 转基因小鼠后，通过鼻内接种致死型 VACV 毒株 WR，小鼠可以获得免疫保护，而 H3L（VP35#1）[124] 则不能提供免疫保护。

最近，CD8+ T 细胞靶标识别扩大到筛选多种 HLA 类型的表位靶标，包括 HLA-A1、A2、A3、A24、B7 及 B44[125, 126]。Pasquetto 等[126] 通过研究 VACV 感染的 HLA 转基因小鼠的 CTL，筛选出了能够与各种 HLA 类型结合的 2889 种具有溶细胞活性的多肽。他们在 20 多种蛋白中鉴定出了 14 种 HLA-A*0201-、4 种 HLA-A*1101- 及 3 种 HLA-B*0702- 的 CD8+ T 细胞限制性结构域，包括之前鉴定的 H3L（VP35#1）[122] 和 HRP2（7-82）表位[124]。这些多肽中部分能够结合多种 A2、A3 和 B7 类型的 HLA 分子。在另一项研究中，Oseroff 等人[125] 筛选了来自 258 个假定的 VACV 开放读码框（ORF）中的 6 000 种多肽，并从 35 种能够刺激机体 PBMC 产生 IFN-γ 的 VACV 抗原（包括 B8R、D1R、D5R、C10L、C19L、C7L、F12L 及 O1L）中筛选出 48 个表位。其中一些复合多肽的靶标能够被不同类型的 HLA 志愿者识别。

与靶向人类 CMI 免疫反应的表位数量相比，小鼠对 VACV 的反应更加局限于相对较少的病毒决定簇。Matthew 等人[127] 通过生物信息学方法从 VACV 免疫（NYCBH 毒株）C57BL/6 小鼠的脾淋巴细胞中鉴定出了 MVA 毒株的两个靶标，A47L 和 J6R，这两个靶标能分别刺激 IFN-γ 生成和 CTL 活性。在另一种方法中，Tscharke 等人[128] 使用 VACV 表达文库对 258 个预测的 ORF 进行筛选，获得了五个 CD8+ T 细胞表位。这五个表位按照免疫优势排列分别为（aa 20~27）、A19L（aa 47~55）、a47L（138~146）、A42R（aa 88~96）及 K3L（aa 6~15），几乎占 B6 小鼠中 VACV 特异性 CD8$^+$ T 细胞反应中的一半[128]。在该研究中，B8R 表位免疫小鼠后，能够抵抗致死性 ECTV 的攻击。Tscharke 等人还注意到免疫优势应答与痘病毒毒株和感染途径有着重要的关系，研究表明痘苗中具有免疫优势的多肽在天花病毒中不一定具有免疫优势。截至目前，尚无任何关于靶向 CD4$^+$ T 细胞表位的报道。

免疫或感染后的免疫记忆

Jenner 使用 CPXV 给 James Phipps 接种两个月以后，用 VARV 进行攻毒，第一次证实了交叉免疫可以引起保护性免疫记忆[129]。Jenner 还发现免疫记忆是双向的，即天花感染康复人群可以耐受 CPXV 感染[129]；同样，接种 VACV 的人群能够抵抗天花和人类猴痘的感染[1,130]。这些保护性免疫记忆反应可用于新型疫苗的设计。

体液免疫记忆

接种患者对天花感染的免疫记忆反应可以通过检测感染早期抗体滴度及高水平的抗体滴度来分析[65,66]。在这些患者中，中和抗体滴度[65-67]和 HI 滴度[65,66]在发病后 6~7 天内出现。再过几天后才会出现 CF[65-67]和沉淀抗体[66,67]。虽然这些实验都没有显示出与保护完全相关的滴度，但是多项研究表明，高中和抗体滴度的形成与存活率之间具有最强的血清学相关性[65,66,131,132]。很多高中和抗体滴度患者也会出现 CF 滴度，并在患病后第 14 天左右达到峰值[65,66]。值得注意的是，大部分死亡病例的这两项抗体滴度都很低[66]。沉淀形成与高中和抗体和 CF 抗体滴度有关，然而 HI 抗体滴度与两者均无关[66]。尽管在感染后可以最先检测到 HI 抗体滴度[65]，但 HI 抗体滴度与保护性之间的相关性较弱[66,131]。

类似的，如果与天花患者接触的人员体内中和抗体滴度 >1:20[132] 或 >1:32[131]，则不会感染天花。另外，HI 滴度不是一个可靠的保护指标[131]。有两项研究表明，接种接触者感染天花的比例分别为 0/41 和 1/130，而未接种接触者的比例分别为 6/16 和 2/12[131,132]。

再次免疫可以视为第二次接触病毒，也会刺激早期抗体产生。在再接种前，大部分接种者都能检测到中和抗体滴度[68,70,133]及少量抗体依赖细胞介导的细胞毒性作用（ADCC）[134]。再次免疫以后，在接种后 7 天中和抗体滴度急剧增加[68]，并在接种后 12~15 天达到峰值[70,133]。McCarthy 等人[68]的研究表明，再次免疫的患者中极少数会产生显著的 CF 或 HI 抗体滴度，且与中和抗体反应无关。总的来说，多次接种不影响中和抗体的滴度或持续期[78,133,135]。

免疫接种所获得的保护会随着时间而下降。有一项病例研究表明，出生时接种疫苗的个体在 VARV 感染后患病的严重程度和死亡率随着年龄的增长而上升[18]。免疫后 3~5 年间可以达到对疫病的最大保护，在接种 20 年以上的个体中才出现死亡病例[18]。此外，对

VACV Lister 株的临床研究发现，接种的时间及体内存在的抗体滴度直接影响着疫病的临床表现和血清转化[136]。总之，这些观察结果与接种 20 年后 EEV 中和抗体下降[135] 及前面讨论的 CD8+ T 细胞的数量的减少有关[78]。

细胞介导的免疫记忆

除了生成 IFN-γ 外[73, 97, 98]，再次接种可刺激记忆细胞增殖[73, 98, 134] 和细胞毒性反应[73, 137]。ELISPOT 检测发现，由于再次接种刺激记忆细胞的免疫应答，其 IFN-γ 生成比初次免疫接种早 7 天[73]。CD4+ 和 CD8+ T 细胞都有助于记忆细胞的增殖和 IFN-γ 的生成[78, 97, 98]。再次免疫接种后两周，抗原刺激反应中的 CD4+ 和 CD8+ T 分别以 0.22% 和 0.34% 的几何平均频率增加[97]。然而，再次免疫接种 12 周后，CD8+ T 细胞降低了 5.5 倍，而 CD4+ T 细胞仅降低了 2 倍，这与初次接种的动力学曲线类似[97]。再次免疫接种前免疫反应强弱与峰值效应反应之间没有显著的相关性[97, 134]。此外，多次免疫接种不会影响 CMI 反应幅度和免疫细胞的持续时间[78, 97]。

疫苗

第一代疫苗—动物传代强毒活疫苗

第一代疫苗是从对当地和 / 或国家具有突出效力的毒株产品中演化出来的。由于这些疫苗在家养动物（主要是犊牛或绵羊）身上进行系列繁殖（至少在早年是如此）获得，未经过克隆纯化或高度纯化，极有可能被其他微生物污染。在天花消灭计划中使用的四大疫苗为：Dryvax®（用 VACV 的 NYCBH 株生产，美国）、Lister（英国、欧洲、非洲、亚洲、大洋洲）、天坛（中国）及 EM-63（苏联）。在天花消灭过程中，这些疫苗在当地制造，统一效价为 1×10^8 PFU/ml，使用分叉针进行接种，每个接种点接种剂量约为 2.5×10^5 PFU。尽管这些不同来源的疫苗防止了天花病毒的蔓延，但接种后均出现不同程度的并发症（见疫苗相关并发症）。

第二代疫苗—组织培养强毒活疫苗

美国政府现有 0.15 亿剂 Dryvax® 疫苗库存（最近的临床试验数据表明，将疫苗进行 1:5 稀释，仍能用作一个免疫剂量）[71, 72, 138]，随着在 21 世纪生物恐怖主义威胁增加，美国政府紧急采购约 2.09 亿剂新型的经克隆纯化的细胞培养疫苗来补充库存。总共这些疫苗能够为每个美国公民提供一个免疫剂量的接种。新型疫苗由 Acambis 与 Baxter BioScience 合作开发生产，并将之命名为 ACAM2000。ACAM2000 的接种效果和抗体反应与 Dryvax® 疫苗类似[139]。由于 ACAM2000 是 Dryvax® 经克隆纯化获得的，这两种疫苗具有类似的安全性[139]。第二种疫苗是 Connaught 实验室的天花病毒细胞培养疫苗，由

DynPort 疫苗公司为军队使用而生产[140]。

第三代疫苗—组织培养弱毒活疫苗

MVA 毒株

为克服复制性病毒造成的危害，通过在鸡胚成纤维细胞上对 VACV Ankara 毒株传500 多代获得了一株高度致弱的 VACV MVA 毒株。MVA 毒株基因组丧失了约 15% 的基因，这些基因与病毒在哺乳动物细胞中的复制能力密切相关[141]，从而降低了疫苗接种后传播和传染的风险[142]。此外，MVA 不再编码细胞因子和趋化因子的许多可溶性抑制剂及其他参与病毒免疫逃避的蛋白，使宿主对病毒产生更强烈的免疫反应[143-145]。目前已知的能刺激机体产生中和抗体的表位[93, 115] 以及三个 CD8+ CTL 表位在 MVA 依然存在[122, 123]。在几种动物模型上进行的试验表明，MVA 毒株具有很好的安全性，并能保护动物免受痘病毒的感染[146-148]。例如，MVA 接种可以预防小鼠出现致死性肺型牛痘病毒感染，而且在初始接种 MVA 后，MVA 或 Dryvax® 可以进一步改善免疫反应[149]。目前已经有其他的弱毒株，如 LC16m8 毒株，但 MVA 对人具有最好的安全性。

LC16m8 毒株

20 世纪上半叶，Ikeda 疫苗在日本出现严重的疫苗并发症，进一步增强了对疫苗安全性的需求。将 Lister 株在原代幼兔肾细胞中连续传代，并通过在绒毛尿囊膜筛选小痘斑的温度敏感克隆，从而分离得到 LC16m8 毒株[150]。LC16m8 的小痘斑表型是由 B5R 基因突变导致的，该基因编码 EEV 表面蛋白[151]，对 EEV 的形成至关重要。研究表明，LC16m8 在动物模型中为高度致弱的，并在 10 000 多名儿童中进行了安全性试验[150, 152]。从在兔痘和鼠痘模型中的体液免疫反应和对疫病致死性保护效果来看，LC16m8 的效果与 Dryvax® 相当[153]。

第四代疫苗—无感染性安全疫苗

一系列研究表明，具有 IMV 和 EEV 表面抗原的疫苗可提供最好的免疫保护，免受致病性正痘病毒的攻击[89, 93, 116, 154-156]。这些调查结果促使其他研究者在老鼠和非人类灵长目动物的攻毒试验中对 IMV 和 EEV 蛋白和基因的效果进行评估。Hooper 及其同事[157] 的研究表明，含有两个 IMV 特异性基因（L1R 和 A27L）和两个 EEV 特异性基因（A33R 和 B5R）的 DNA 疫苗免疫小鼠以后，可以完全保护小鼠免受致病性 VACV 的攻击，且在非人类灵长目动物中具有很好的免疫原性。该 DNA 疫苗可以保护恒河猕猴免受致病性猴痘病毒的感染[158]。Fogg 及其同事发现，IMV 和 EEV（A33 + B5 + L1）的三种表面蛋白组合在一起进行三次免疫后，可以完全保护小鼠免受致病性 VACV WR 株的感染[159]。

致谢

本工作得到了美国国立变态反应和传染病研究所 (NIAID) 编号 01-AI-15436（R.M.L.B.）项目的资金支持。

参考文献

[1]　Fenner F, Henderson DA, Arita I, Jezek Z, Ladnyj ID (1988) *Smallpox and itseradica-tion.* World Health Organization, Geneva

[2]　Coult R (1731) *Operation of inoculation of the smallpox as performed in Bengall* [from R. Coult to Dr Oliver Coult in An account of the diseases of Bengall (dated Calcutta, Feb 10. 1731]. Reprinted in: Dharampal (1971) *Indian science and technology in the eighteenth century.* Impex, Delhi, 141–143

[3]　Jenner E (1801) *The origin of the vaccine inoculation.* Shury, London

[4]　Crookshank EM (1889) *History and pathology of vaccination*, vols. 1 and 2. Lewis, London

[5]　Downie AW (1939) The immunological relationship of the virus of spontane- ous cowpox to vaccinia virus. *Br J Exp Pathol* 20: 158–176

[6]　Ministry of Health for England and Wales (1924) *Smallpox and vaccination. Reports on public health and medical subjects, No. 8.* H.M. Stationery Office, London

[7]　Berger KAHW (1973) Decrease in postvaccinial deaths in Austria after intro ducing a less pathogenic virus strain. In: *International Symposium on Smallpox Vaccine, Bilthoven, the Netherlands, 11–13 October 1972: Symposia Series in Immunobiological Standardization, vol. 19.* Karger, Basel, 199–203

[8]　Polak MF (1973) Complications of smallpox vaccination in the Netherlands, 1959–1970. In: *International Symposium on Smallpox Vaccine, Bilthoven, the Netherlands, 11–13 October 1972: Symposia Series in Immunobiological Standardization*, vol. 19. Karger, Basel, 235–242

[9]　Marennikova SS (1973) Evaluation of vaccine strains by their behavior in vaccinated animals and possible implication of the revealed features for smallpox vaccination practice. In: *International Symposium on Smallpox Vaccine, Bilthoven, the Netherlands, 11–13 October 1972: Symposia Series in Immunobiological Standardization*, vol. 19.

Karger, Basel, 253–260

[10] Galasso GJ, Mattheis MJ, Cherry JD, Connor JD, McIntosh K, Benenson AS, Alling DW (1977) Clinical and serologic study of four smallpox vaccines comparing variations of dose and route of administration. *J Infect Dis* 135: 183–186

[11] Polak MF, Beunders BJ, Van Der Werff AR, Sanders EW, Van Klaveren J, Brans LM (1963) A comparative study of clinical reaction observed after application of several smallpox vaccines in primary vaccination of young adults. *Bull World Health Organ* 29: 311–322

[12] Poxvirus Bioinformatics Resource Center (2004) http://www. biovirus. org

[13] Lane JM, Ruben FL, Neff JM, Millar JD (1969) Complications of smallpox vaccination, 1968. *N Engl J Med* 281: 1201–1208

[14] Lane JM, Ruben FL, Neff JM, Millar JD (1970) Complications of smallpox vaccination, 1968: results of ten statewide surveys. *J Infect Dis* 122: 303–309

[15] Fulginiti VA, Papier A, Lane JM, Neff JM, Henderson DA (2003) Smallpox vaccination: a review, part II. Adverse events. *Clin Infect Dis* 37: 251–271

[16] CDC (2006) Frequently asked questions about smallpox vaccine. http://www. bt.cdc.gov/ agent/smallpox/vaccination/faq.asp

[17] Cono J, Casey CG, Bell DM (2003) Smallpox vaccination and adverse reactions. Guidance for clinicians. *MMWR Recomm Rep* 52: 1–28

[18] Hanna W, Baxby D (2002) Studies in smallpox and vaccination. 1913. *Rev Med Virol* 12: 201–209

[19] Mack TM (1972) Smallpox in Europe, 1950–1971. *J Infect Dis* 125: 161–169

[20] Fearon DT, Locksley RM (1996) The instructive role of innate immunity in the acquired immune response. *Science* 272: 50–53

[21] Pasare C, Medzhitov R (2004) Toll-like receptors: linking innate and adaptive immunity. *Microbes Infect* 6: 1382–1387

[22] Alcami A, Khanna A, Paul NL, Smith GL (1999) Vaccinia virus strains Lister, USSR and Evans express soluble and cell-surface tumour necrosis factor receptors. *J Gen Virol* 80: 949–959

[23] Cunnion KM (1999) Tumor necrosis factor receptors encoded by poxviruses. *Mol Genet Metab* 67: 278–282

[24] Karupiah G, Fredrickson TN, Holmes KL, Khairallah LH, Buller RM (1993) Importance of interferons in recovery from mousepox. *J Virol* 67: 4214–4226

[25] Smith GL, Symons JA, Alcami A (1998) Poxviruses: interfering with interferon. *Semin*

Virol 8: 409–418

[26] Smith VP, Alcami A (2002) Inhibition of interferons by ectromelia virus. *J Virol* 76: 1124–1134

[27] Symons JA, Alcami A, Smith GL (1995) Vaccinia virus encodes a soluble type I interferon receptor of novel structure and broad species specificity. *Cell* 81: 551–560

[28] Colamonici OR, Domanski P, Sweitzer SM, Larner A, Buller RM (1995) Vaccinia virus B18R gene encodes a type I interferon-binding protein that blocks interferon alpha transmembrane signaling. *J Biol Chem* 270: 15974– 15978

[29] Alcami A, Smith GL (1992) A soluble receptor for interleukin-1 beta encoded by vaccinia virus: a novel mechanism of virus modulation of the host response to infection. *Cell* 71: 153–167

[30] Bowie A, Kiss-Toth E, Symons JA, Smith GL, Dower SK, O'Neill LA (2000) A46R and A52R from vaccinia virus are antagonists of host IL-1 and toll-like receptor signaling. *Proc Natl Acad Sci USA* 97: 10162–10167

[31] Spriggs MK, Hruby DE, Maliszewski CR, Pickup DJ, Sims JE, Buller RM, VanSlyke J (1992) Vaccinia and cowpox viruses encode a novel secreted inter- leukin-1-binding protein. *Cell* 71: 145–152

[32] Reading PC, Smith GL (2003) Vaccinia virus interleukin-18-binding protein promotes virulence by reducing gamma interferon production and natural killer and T-cell activity. *J Virol* 77: 9960–9968

[33] Born TL, Morrison LA, Esteban DJ, VandenBos T, Thebeau LG, Chen N, Spriggs MK, Sims JE, Buller RM (2000) A poxvirus protein that binds to and inactivates IL-18, and inhibits NK cell response. *J Immunol* 164: 3246–3254

[34] Graham KA, Lalani AS, Macen JL, Ness TL, Barry M, Liu LY, Lucas A, Clark- Lewis I, Moyer RW, McFadden G (1997) The T1/35kDa family of poxvirus secreted proteins bind chemokines and modulate leukocyte influx into virus- infected tissues. *Virology* 229: 12–24

[35] Smith CA, Smith TD, Smolak PJ, Friend D, Hagen H, Gerhart M, Park L, Pickup DJ, Torrance D, Mohler K, Schooley K, Goodwin RG (1997) Poxvirus genomes encode a secreted, soluble protein that preferentially inhibits beta chemokine activity yet lacks sequence homology to known chemokine recep tors. *Virology* 236: 316–327

[36] Howard J, Justus DE, Totmenin AV, Shchelkunov S, Kotwal GJ (1998) Molecular mimicry of the inflammation modulatory proteins (IMPs) of poxvi ruses: evasion of the inflammatory response to preserve viral habitat. *J Leukoc Biol* 64: 68–71

[37] Stack J, Haga IR, Schroder M, Bartlett NW, Maloney G, Reading PC, Fitzgerald KA, Smith GL, Bowie AG (2005) Vaccinia virus protein A46R targets multiple Toll-like-interleukin-1 receptor adaptors and contributes to virulence. *J Exp Med* 201: 1007–1018

[38] Harte MT, Haga IR, Maloney G, Gray P, Reading PC, Bartlett NW, Smith GL, Bowie A, O'Neill LA (2003) The poxvirus protein A52R targets Toll-like recep tor signaling complexes to suppress host defense. *J Exp Med* 197: 343–351

[39] Seet BT, Johnston JB, Brunetti CR, Barrett JW, Everett H, Cameron C, Sypula J, Nazarian SH, Lucas A, McFadden G (2003) Poxviruses and immune evasion. *Annu Rev Immunol* 21: 377–423

[40] Gherardi MM, Ramirez JC, Esteban M (2003) IL-12 and IL-18 act in synergy to clear vaccinia virus infection: involvement of innate and adaptive components of the immune system. *J Gen Virol* 84: 1961–1972

[41] Tanaka-Kataoka M, Kunikata T, Takayama S, Iwaki K, Ohashi K, Ikeda M, Kurimoto M (1999) *In vivo* antiviral effect of interleukin 18 in a mouse model of vaccinia virus infection. *Cytokine* 11: 593–599

[42] Chaudhri G, Panchanathan V, Buller RM, van den Eertwegh AJ, Claassen E, Zhou J, de Chazal R, Laman JD, Karupiah G (2004) Polarized type 1 cytokine response and cell-mediated immunity determine genetic resistance to mouse pox. *Proc Natl Acad Sci USA* 101: 9057–9062

[43] Ruby J, Bluethmann H, Peschon JJ (1997) Antiviral activity of tumor necro sis factor (TNF) is mediated via p55 and p75 TNF receptors. *J Exp Med* 186: 1591–1596

[44] Jackson RJ, Ramsay AJ, Christensen CD, Beaton S, Hall DF, Ramshaw IA (2001) Expression of mouse interleukin-4 by a recombinant ectromelia virus suppresses cytolytic lymphocyte responses and overcomes genetic resistance to mousepox. *J Virol* 75: 1205–1210

[45] van Den Broek M, Bachmann MF, Kohler G, Barner M, Escher R, Zinkernagel R, Kopf M (2000) IL-4 and IL-10 antagonize IL-12-mediated protection against acute vaccinia virus infection with a limited role of IFN-gamma and nitric oxide synthetase 2. *J Immunol* 164: 371–378

[46] Ramshaw IA, Ramsay AJ, Karupiah G, Rolph MS, Mahalingam S, Ruby JC (1997) Cytokines and immunity to viral infections. *Immunol Rev* 159: 119–135

[47] Norbury CC, Basta S, Donohue KB, Tscharke DC, Princiotta MF, Berglund P, Gibbs J, Bennink JR, Yewdell JW (2004) CD8[+] T cell cross-priming via transfer of proteasome substrates. *Science* 304: 1318–1321

[48] Serna A, Ramirez MC, Soukhanova A, Sigal LJ (2003) Cutting edge: efficient MHC class I cross-presentation during early vaccinia infection requires the transfer of proteasomal intermediates between antigen donor and presenting cells. *J Immunol* 171: 5668–5672

[49] Karupiah G, Buller RM, Van Rooijen N, Duarte CJ, Chen J (1996) Different roles for CD4[+] and CD8[+] T lymphocytes and macrophage subsets in the control of a generalized virus infection. *J Virol* 70: 8301–8309

[50] Worku S, Gorse GJ, Belshe RB, Hoft DF (2001) Canarypox vaccines induce antigen-specific human gammadelta T cells capable of interferon-gamma pro- duction. *J Infect Dis* 184: 525–532

[51] Selin LK, Santolucito PA, Pinto AK, Szomolanyi-Tsuda E, Welsh RM (2001) Innate immunity to viruses: control of vaccinia virus infection by gamma delta T cells. *J Immunol* 166: 6784–6794

[52] Fulginiti V, Kempe CH, Hathaway WE, Pearlman DS, Sieber OF, Eller JJ, Joyner JJ Sr, Robinson A (1968) Progressive vaccinia in immunologically-defi- cient individuals. *Birth Defects Orig Artic Ser* 4: 129–145

[53] Good RA, Varco RL (1955) A clinical and experimental study of agamma- globulinemia. *J Lancet* 75: 245–271

[54] CDC (1982) Vaccinia necrosum after smallpox vaccination-Michigan. *MMWR Morb Mortal Wkly Rep* 31: 501–502

[55] Freed ER, Duma RJ, Escobar MR (1972) Vaccinia necrosum and its relation- ship to impaired immunologic responsiveness. *Am J Med* 52: 411–420

[56] Mihailescu R, Topciu V, Dogaru D, Petrovici A, Plavosin L, Stanciu N, Moldovan E, Roth L (1979) Laboratory diagnosis in a case of fatal progressive vaccinia due to manifest immunologic deficiencies. *Zentralbl Bakteriol B* 169: 510–518

[57] White CM (1963) Vaccinia gangrenosa due to hypogammaglobulinemia. *Lancet* 1: 969–971

[58] Somers K (1957) Vaccinia gangrenosa and agammaglobulinaemia. *Arch Dis Child* 32: 220–225

[59] Kozinn PJ, Sigel MM, Gorrie R (1955) Progressive vaccinia associated with agamma-globulinemia and defects in immune mechanism. *Pediatrics* 16: 600– 608

[60] Carson MJ, Donnell GN (1956) Vaccinia gangrenosa; a case in a child with hypogamma-globulinemia. *Calif Med* 85: 335–339

[61] Olding-Stenkvist E, Nordbring F, Larsson E, Lindblom B, Wigzell H (1980) Fatal progressive vaccinia in two immunodeficient infants. *Scand J Infect Dis* Suppl 24: 63–67

[62] Xu R, Johnson AJ, Liggitt D, Bevan MJ (2004) Cellular and humoral immunity against vaccinia virus infection of mice. *J Immunol* 172: 6265–6271

[63] Fang Mand Sigal LJ (2005) Antibodies and CD8$^+$ T cells are complemen-tary and essential for natural resistance to a highly lethal cytopathic virus. *J Immunol* 175: 6829–6836

[64] Collier WA, Smit AM, von Heerde AF (1950) Demonstration of antihemagglu- tinins as an aid in the diagnosis of smallpox. *Z Hyg Infektionskr* 131: 555–567

[65] Downie AW, McCarthy K (1958) The antibody response in man following infection with viruses of the pox group. III. Antibody response in smallpox. *J Hyg (Lond)* 56: 479–487

[66] Downie AW, Saint VL, Goldstein L, Rao AR, Kempe CH (1969) Antibody response in non-haemorrhagic smallpox patients. *J Hyg (Lond)* 67: 609–618

[67] Herrlich A, Mayr A, Mahnel H (1959) Antibody picture of variola vaccine infection. II. Serological studies on variola patients. *Zentralbl Bakteriol [Orig]* 175: 163–182

[68] McCarthy K, Downie AW, Bradley WH (1958) The antibody response in man following infection with viruses of the pox group. II. Antibody response follow- ing vaccination. *J Hyg (Lond)* 56: 466–478

[69] Belshe RB, Newman FK, Frey SE, Couch RB, Treanor JJ, Tacket CO, Yan L (2004) Dose-dependent neutralizing-antibody responses to vaccinia. *J Infect Dis* 189: 493–497

[70] Frey SE, Newman FK, Yan L, Lottenbach KR, Belshe RB (2003) Response to smallpox vaccine in persons immunized in the distant past. *JAMA* 289: 3295–3299

[71] Frey SE, Couch RB, Tacket CO, Treanor JJ, Wolff M, Newman FK, Atmar RL, Edelman R, Nolan CM, Belshe RB (2002) Clinical responses to undiluted and diluted smallpox vaccine. *N Engl J Med* 346: 1265–1274

[72] Frey SE, Newman FK, Cruz J, Shelton WB, Tennant JM, Polach T, Rothman AL, Kenne-dy JS, Wolff M, Belshe RB, Ennis FA (2002) Dose-related effects of smallpox vaccine. *N Engl J Med* 346: 1275–1280

[73] Kennedy JS, Frey SE, Yan L, Rothman AL, Cruz J, Newman FK, Orphin L, Belshe RB, Ennis FA (2004) Induction of human T cell-mediated immune responses after primary and secondary smallpox vaccination. *J Infect Dis* 190: 1286–1294

[74] Downie AW, Hobday TL, St Vincent L, Kempe CH (1961) Studies of smallpox antibody levels of sera from samples of the vaccinated adult population of Madras. *Bull World Health Organ* 25: 55–61

[75] Downie AW, Saint VL, Rao AR, Kempe CH (1969) Antibody response following smallpox vaccination and revaccination. *J Hyg (Lond)* 67: 603–608

[76] Herrlich A, Mayr A, Munz E (1956) Antibody picture of variola vaccine infec- tion. I.

Varying antibody formation in the vaccine infection of rabbits, monkeys and humans. *Zentralbl Bakteriol [Orig]* 166: 73–83

[77]　Kempe CH, Benenson AS (1953) Vaccinia; passive immunity in newborn infants. I. Placental transmission of antibodies. II. Response to vaccinations. *J Pediatr* 42: 525–531

[78]　Hammarlund E, Lewis MW, Hansen SG, Strelow LI, Nelson JA, Sexton GJ, Hanifin JM, Slifka MK (2003) Duration of antiviral immunity after smallpox vaccination. *Nat Med* 9: 1131–1137

[79]　Crotty S, Felgner P, Davies H, Glidewell J, Villarreal L, Ahmed R (2003) Cutting edge: long-term B cell memory in humans after smallpox vaccination. *J Immunol* 171: 4969–4973

[80]　Barbero GJ, Gray A, Scott TF, Kempe CH (1955) Vaccinia gangrenosa treated with hyperimmune vaccinal gamma globulin. *Pediatrics* 16: 609–618

[81]　Kempe CH, Berge TO, England B (1956) Hyperimmune vaccinal gamma globulin; source, evaluation, and use in prophylaxis and therapy. *Pediatrics* 18: 177–188

[82]　Kempe CH, Bowles C, Meiklejohn G, Berge TO, St Vincent L, Babu BV, Govindarajan S, Ratnakannan NR, Downie AW, Murthy VR (1961) The use of vaccinia hyperimmune gamma-globulin in the prophylaxis of smallpox. *Bull World Health Organ* 25: 41–48

[83]　Marennikova SS (1962) The use of hyperimmune antivaccinia gamma-globulin for the prevention and treatment of smallpox. *Bull World Health Organ* 27: 325–330

[84]　Peirce ER, Melville FS, Downie AW, Duckworth MJ (1958) Anti-vaccinial gamma-globulin in smallpox prophylaxis. *Lancet* 2: 635–638

[85]　Sharp JC, Fletcher WB (1973) Experience of anti-vaccinia immunoglobulin in the United Kingdom. *Lancet* 1: 656–659

[86]　Hopkins RJ, Lane JM (2004) Clinical efficacy of intramuscular vaccinia immune globulin: a literature review. *Clin Infect Dis* 39: 819–826

[87]　Kempe CH (1960) Studies on smallpox and complications of smallpox vaccination. *Pediatrics* 26: 176–189

[88]　Neff JM, Lane JM, Pert JH, Moore R, Millar JD, Henderson DA (1967) Complications of smallpox vaccination. I. National survey in the United States, 1963. *N Engl J Med* 276: 125–132

[89]　Appleyard G, Hapel AJ, Boulter EA (1971) An antigenic difference between intracellular and extracellular rabbitpox virus. *J Gen Virol* 13: 9–17

[90]　Belyakov IM, Earl P, Dzutsev A, Kuznetsov VA, Lemon M, Wyatt LS, Snyder JT, Ahlers JD, Franchini G, Moss B, Berzofsky JA (2003) Shared modes of protection against

poxvirus infection by attenuated and conventional smallpox vaccine viruses. *Proc Natl Acad Sci USA* 100: 9458–9463

[91]   Czerny CP, Mahnel H (1990) Structural and functional analysis of ortho- poxvirus epitopes with neutralizing monoclonal antibodies. *J Gen Virol* 71: 2341–2352

[92]   Edghill-Smith Y, Golding H, Manischewitz J, King LR, Scott D, Bray M, Nalca A, Hooper JW, Whitehouse CA, Schmitz JE, Reimann KA, Franchini G (2005) Smallpox vaccine-induced antibodies are necessary and sufficient for protec- tion against monkey-pox virus. *Nat Med* 11: 740–747

[93]   Galmiche MC, Goenaga J, Wittek R, Rindisbacher L (1999) Neutralizing and protec- tive antibodies directed against vaccinia virus envelope antigens. *Virology* 254: 71–80

[94]   Jackson TM, Zaman SN, Huq F (1977) T and B rosetting lymphocytes in the blood of smallpox patients. *Am J Trop Med Hyg* 26: 517–519

[95]   O'Connel CJ, Karzon DT, Barron AL, Plaut ME, Ali VM (1964) Progressive vaccinia with normal antibodies. A case possibly due to deficient cellular immunity. *Ann Intern Med* 60: 282–289

[96]   Redfield RR, Wright DC, James WD, Jones TS, Brown C, Burke DS (1987) Disseminat- ed vaccinia in a military recruit with human immunodeficiency virus (HIV) disease. *N Engl J Med* 316: 673–676

[97]   Amara RR, Nigam P, Sharma S, Liu J, Bostik V (2004) Long-lived poxvirus immunity, robust CD4 help, and better persistence of CD4 than CD8 T cells. *J Virol* 78: 3811–3816

[98]   Combadiere B, Boissonnas A, Carcelain G, Lefranc E, Samri A, Bricaire F, Debre P, Autran B (2004) Distinct time effects of vaccination on long-term proliferative and IFN-gamma-producing T cell memory to smallpox in humans. *J Exp Med* 199: 1585–1593

[99]   Ennis FA, Cruz J, Demkowicz WE Jr, Rothman AL, McClain DJ (2002) Primary induction of human CD8[+] cytotoxic T lymphocytes and interferon-gamma-pro- ducing T cells after smallpox vaccination. *J Infect Dis* 185: 1657–1659

[100] Hsieh SM, Pan SC, Chen SY, Huang PF, Chang SC (2004) Age distribution for T cell reactivity to vaccinia virus in a healthy population. *Clin Infect Dis* 38: 86–89

[101] Littaua RA, Takeda A, Cruz J, Ennis FA (1992) Vaccinia virus-specific human CD4[+] cytotoxic T-lymphocyte clones. *J Virol* 66: 2274–2280

[102] Abate G, Eslick J, Newman FK, Frey SE, Belshe RB, Monath TP, Hoft DF (2005) Flow-cytometric detection of vaccinia-induced memory effector CD4(+), CD8(+), and gamma delta TCR(+) T cells capable of antigen-specific expansion and effector functions.

J Infect Dis 192: 1362–1371

[103] von Herrath MG, Yokoyama M, Dockter J, Oldstone MB Whitton JL (1996) CD4-deficient mice have reduced levels of memory cytotoxic T lymphocytes after immunization and show diminished resistance to subsequent virus chal- lenge. *J Virol* 70: 1072–1079

[104] Janssen EM, Lemmens EE, Wolfe T, Christen U, von Herrath MG, Schoenberger SP (2003) CD4$^+$ T cells are required for secondary expansion and memory in CD8$^+$ T lymphocytes. *Nature* 421: 852–856

[105] Shedlock DJ, Shen H (2003) Requirement for CD4 T cell help in generating functional CD8 T cell memory. *Science* 300: 337–339

[106] Sun JC, Bevan MJ (2003) Defective CD8 T cell memory following acute infection without CD4 T cell help. *Science* 300: 339–342

[107] Sun JC, Williams MA, Bevan MJ (2004) CD4$^+$ T cells are required for the maintenance, not programming, of memory CD8$^+$ T cells after acute infection. *Nat Immunol* 5: 927–933

[108] Appleyard G, Andrews C (1974) Neutralizing activities of antisera to poxvirus soluble antigens. *J Gen Virol* 23: 197–200

[109] Law M, Smith GL (2001) Antibody neutralization of the extracellular envel- oped form of vaccinia virus. *Virology* 280: 132–142

[110] Bell E, Shamim M, Whitbeck JC, Sfyroera G, Lambris JD, Isaacs SN (2004) Antibodies against the extracellular enveloped virus B5R protein are mainly responsible for the EEV neutralizing capacity of vaccinia immune globulin. *Virology* 325: 425–431

[111] Lustig S, Fogg C, Whitbeck JC, Moss B (2004) Synergistic neutralizing activities of antibodies to outer membrane proteins of the two infectious forms of vaccinia virus in the presence of complement. *Virology* 328: 30–35

[112] Demkowicz WE, Maa JS, Esteban M (1992) Identification and characterization of vaccinia virus genes encoding proteins that are highly antigenic in animals and are immunodominant in vaccinated humans. *J Virol* 66: 386–398

[113] Hsiao JC, Chung CS, Chang W (1999) Vaccinia virus envelope D8L protein binds to cell surface chondroitin sulfate and mediates the adsorption of intracellular mature virions to cells. *J Virol* 73: 8750–8761

[114] Ichihashi Y, Oie M (1996) Neutralizing epitope on penetration protein of vaccinia virus. *Virology* 220: 491–494

[115] Wolffe EJ, Vijaya S, Moss B (1995) A myristylated membrane protein encoded by the vaccinia virus L1R open reading frame is the target of potent neutral- izing monoclonal

antibodies. *Virology* 211: 53–63

[116] Lin CL, Chung CS, Heine HG, Chang W (2000) Vaccinia virus envelope H3L protein binds to cell surface heparan sulfate and is important for intracellular mature virion morphogenesis and virus infection *in vitro* and *in vivo*. *J Virol* 74: 3353–3365

[117] Rodriguez JF, Janeczko R, Esteban M (1985) Isolation and characterization of neutralizing monoclonal antibodies to vaccinia virus. *J Virol* 56: 482–488

[118] Doolan DL, Southwood S, Freilich DA, Sidney J, Graber NL, Shatney L, Bebris L, Florens L, Dobano C, Witney AA et al (2003) Identification of *Plasmodium falciparum* antigens by antigenic analysis of genomic and proteomic data. *Proc Natl Acad Sci USA* 100: 9952–9957

[119] Parker KC, Bednarek MA, Hull LK, Utz U, Cunningham B, Zweerink HJ, Biddison WE, Coligan JE (1992) Sequence motifs important for peptide binding to the human MHC class I molecule, HLA-A2. *J Immunol* 149: 3580–3587

[120] Parker KC, Bednarek MA, Coligan JE (1994) Scheme for ranking potential HLA-A2 binding peptides based on independent binding of individual peptide side-chains. *J Immunol* 152: 163–175

[121] Rammensee H, Bachmann J, Emmerich NP, Bachor OA, Stevanovic S (1999) SYFPEITHI: database for MHC ligands and peptide motifs. *Immunogenetics* 50: 213–219

[122] Drexler I, Staib C, Kastenmuller W, Stevanovic S, Schmidt B, Lemonnier FA, Rammensee HG, Busch DH, Bernhard H, Erfle V, Sutter G (2003) Identification of vaccinia virus epitope-specific HLA-A*0201-restricted T cells and comparative analysis of smallpox vaccines. *Proc Natl Acad Sci USA* 100: 217–222

[123] Terajima M, Cruz J, Raines G, Kilpatrick ED, Kennedy JS, Rothman AL, Ennis FA (2003) Quantitation of CD8[+] T cell responses to newly identified HLA-A*0201-restricted T cell epitopes conserved among vaccinia and variola (smallpox) viruses. *J Exp Med* 197: 927–932

[124] Snyder JT, Belyakov IM, Dzutsev A, Lemonnier F, Berzofsky JA (2004) Protection against lethal vaccinia virus challenge in HLA-A2 transgenic mice by immunization with a single CD8[+] T-cell peptide epitope of vaccinia and variola viruses. *J Virol* 78: 7052–7060

[125] Oseroff C, Kos F, Bui HH, Peters B, Pasquetto V, Glenn J, Palmore T, Sidney J, Tscharke DC, Bennink JR et al (2005) HLA class I-restricted responses to vaccinia recognize a broad array of proteins mainly involved in virulence and viral gene regulation. *Proc Natl Acad Sci USA* 102: 13980–13985

[126] Pasquetto V, Bui HH, Giannino R, Mirza F, Sidney J, Oseroff C, Tscharke DC, Irvine K, Bennink JR, Peters B et al (2005) HLA-A*0201, HLA-A*1101, and HLA-B*0702 transgenic mice recognize numerous poxvirus determinants from a wide variety of viral gene products. *J Immunol* 175: 5504–5515

[127] Mathew A, Terajima M, West K, Green S, Rothman AL, Ennis FA, Kennedy JS (2005) Identification of murine poxvirus-specific CD8$^+$ CTL epitopes with distinct functional profiles. *J Immunol* 174: 2212–2219

[128] Tscharke DC, Karupiah G, Zhou J, Palmore T, Irvine KR, Haeryfar SM, Williams S, Sidney J, Sette A, Bennink JR, Yewdell JW (2005) Identification of poxvirus CD8$^+$ T cell determinants to enable rational design and characteriza- tion of smallpox vaccines. *J Exp Med* 201: 95–104

[129] Jenner E (1798) *An inquiry into the causes and effects of the variolae vaccinae, a disease discovered in some of the western counties of England, particularly Gloucestershire, and known by the name of the cow pox, London Classics of medicine and surgery.* Dover, New York, 213–240

[130] Jezek Z, Fenner F (1988) *Human Monkeypox. Monographs in Virology,* No. 17. Karger, Basel

[131] Mack TM, Noble J Jr, Thomas DB (1972) A prospective study of serum antibody and protection against smallpox. *Am J Trop Med Hyg* 21: 214–218

[132] Sarkar JK, Mitra AC, Mukherjee MK (1975) The minimum protective level of antibodies in smallpox. *Bull World Health Organ* 52: 307–311

[133] Stienlauf S, Shoresh M, Solomon A, Lublin-Tennenbaum T, Atsmon Y, Meirovich Y, Katz E (1999) Kinetics of formation of neutralizing antibodies against vaccinia virus following re-vaccination. *Vaccine* 17: 201–204

[134] Moller-Larsen A, Haahr S (1978) Humoral and cell-mediated immune responses in humans before and after revaccination with vaccinia virus. *Infect Immun* 19: 34–39

[135] Viner KM, Isaacs SN (2005) Activity of vaccinia virus-neutralizing antibody in the sera of smallpox vaccinees. *Microbes Infect* 7: 579–583

[136] Orr N, Forman M, Marcus H, Lustig S, Paran N, Grotto I, Klement E, Yehezkelli Y, Robin G, Reuveny S et al (2004) Clinical and immune responses after revaccination of Israeli adults with the Lister strain of vaccinia virus. *J Infect Dis* 190: 1295–1302

[137] Moller-Larsen A, Haahr S, Heron I (1978) Lymphocyte-mediated cytotoxicity in humans during revaccination with vaccinia virus. *Infect Immun* 21: 687–695

[138] Monath TP, Caldwell JR, Mundt W, Fusco J, Johnson CS, Buller M, Liu J, Gardner B,

Downing G, Blum PS et al (2004) ACAM2000 clonal Vero cell culture vaccinia virus (New York City Board of Health strain) – a second- generation smallpox vaccine for biological defense. *Int J Infect Dis* 8 (Suppl 2): S31–S44

[139] Artenstein AW, Johnson C, Marbury TC, Morrison D, Blum PS, Kemp T, Nichols R, Balser JP, Currie M, Monath TP (2005) A novel, cell culture-derived smallpox vaccine in vaccinia-naive adults. *Vaccine* 23: 3301–3309

[140] Greenberg RN, Kennedy JS, Clanton DJ, Plummer EA, Hague L, Cruz J, Ennis FA, Blackwelder WC, Hopkins RJ (2005) Safety and immunogenicity of new cell-cultured smallpox vaccine compared with calf-lymph derived vaccine: a blind, single-centre, randomised controlled trial. *Lancet* 365: 398–409

[141] Drexler I, Staib C, Sutter G (2004) Modified vaccinia virus Ankara as antigen delivery system: how can we best use its potential? *Curr Opin Biotechnol* 15: 506–512

[142] Carroll MW, Moss B (1997) Host range and cytopathogenicity of the highly attenuated MVA strain of vaccinia virus: propagation and generation of recombinant viruses in a nonhuman mammalian cell line. *Virology* 238: 198–211

[143] Staib C, Kisling S, Erfle V, Sutter G (2005) Inactivation of the viral interleukin 1 beta receptor improves CD8$^+$ T-cell memory responses elicited upon immuni- zation with modified vaccinia virus Ankara. *J Gen Virol* 86: 1997–2006

[144] Blanchard TJ, Alcami A, Andrea P, Smith GL (1998) Modified vaccinia virus Ankara undergoes limited replication in human cells and lacks several immunomodulatory proteins: implications for use as a human vaccine. *J Gen Virol* 79: 1159–1167

[145] Antoine G, Scheiflinger F, Dorner F, Falkner FG (1998) The complete genomic sequence of the modified vaccinia Ankara strain: comparison with other orthopoxviruses. *Virology* 244: 365–396

[146] Werner GT, Jentzsch U, Metzger E, Simon J (1980) Studies on poxvirus infec- tions in irradiated animals. *Arch Virol* 64: 247–256

[147] Mayr A, Stickl H, Muller HK, Danner K, Singer H (1978) The smallpox vac- cination strain MVA: marker, genetic structure, experience gained with the parenteral vaccination and behavior in organisms with a debilitated defence mechanism (author's transl). *Zentralbl Bakteriol B* 167: 375–390

[148] Hochstein-Mintzel V, Hanichen T, Huber HC, Stickl H (1975) An attenu- ated strain of vaccinia virus (MVA). Successful intramuscular immunization against vaccinia and variola (author's transl). *Zentralbl Bakteriol [Orig A]* 230: 283–297

[149] Meseda CA, Garcia AD, Kumar A, Mayer AE, Manischewitz J, King LR, Golding H,

Merchlinsky M, Weir JP (2005) Enhanced immunogenicity and pro- tective effect conferred by vaccination with combinations of modified vaccinia virus Ankara and licensed smallpox vaccine Dryvax in a mouse model. *Virology* 339: 164–175

[150] Hashizume S, Yoshizawa H, Morita M, Suzuki K (1985) Properties of Attenuated Mutant of Vaccinia Virus, LC16m8, Derived from the Lister Strain. In: G Quinnan (ed): *Vaccinia viruses as vectors for vaccine antigens*. Elsevier, New York, 87–99

[151] Takahashi-Nishimaki F, Funahashi S, Miki K, Hashizume S, Sugimoto M (1991) Regulation of plaque size and host range by a vaccinia virus gene related to complement system proteins. *Virology* 181: 158–164

[152] Yamaguchi M, Kimura M, Hirayama M (1975) Report of the National Smallpox Vaccination Research Committee: study of side effects, complications and their treatments. *Clin Virol* 3: 269–278 (in Japanese)

[153] Empig C, Kenner JR, Perret-Gentil M, Youree BE, Bell E, Chen A, Gurwith M, Higgins K, Lock M, Rice AD et al (2005) Highly attenuated smallpox vaccine protects rabbits and mice against pathogenic orthopoxvirus challenge. *Vaccine* 24: 3686–3694

[154] Boulter EA, Zwartouw HT, Titmuss DH, Maber HB (1971) The nature of the immune state produced by inactivated vaccinia virus in rabbits. *Am J Epidemiol* 94: 612–620

[155] Lai CF, Gong SC, Esteban M (1991) The purified 14-kilodalton envelope pro- tein of vaccinia virus produced in *Escherichia coli* induces virus immunity in animals. *J Virol* 65: 5631–5635

[156] Law M, Putz MM, Smith GL (2005) An investigation of the therapeutic value of vaccinia-immune IgG in a mouse pneumonia model. *J Gen Virol* 86: 991–1000

[157] Hooper JW, Custer DM, Thompson E (2003) Four-gene-combination DNA vaccine protects mice against a lethal vaccinia virus challenge and elicits appro- priate antibody responses in nonhuman primates. *Virology* 306: 181–195

[158] Hooper JW, Thompson E, Wilhelmsen C, Zimmerman M, Ichou MA, Steffen SE, Schmaljohn CS, Schmaljohn AL, Jahrling PB (2004) Smallpox DNA vaccine protects nonhuman primates against lethal monkeypox. *J Virol* 78: 4433–4443

[159] Fogg C, Lustig S, Whitbeck JC, Eisenberg RJ, Cohen GH, Moss B (2004) Protective immunity to vaccinia virus induced by vaccination with multiple recombinant outer membrane proteins of intracellular and extracellular viri- ons. *J Virol* 78: 10230–10237

（吴国华　张强　译）

第 17 章　痘病毒诊断学

Martin Pfeffer 和 Hermann Meyer

（德国国防军微生物学研究所，德国慕尼黑内赫堡大街 11 号，邮编：80937）

摘要

痘病毒科家族成员包括一大类病毒，它们可以感染人类以及动物，包括主要的家畜（牛、绵羊、山羊、猪、狗、猫和鸡）。痘病毒对人类有高度致病性（例如天花病毒），也能够导致人畜共患病（例如猴痘病毒）或者在动物群体（例如羊痘病毒）中引起高度传染性疾病。因此，实验室确诊所涉及的特定痘病毒至关重要。对于那些危害最大的痘病毒，可能作为武器再度出现的天花病毒，以及在许多国家没有但在世界上其他地区仍然具有流行性的"外来"痘病毒尤其如此。目前，痘病毒诊断涵盖了传统检测方法（例如鸡胚接种法）或更先进的实验室检测方法（例如基因组测序或微阵列分析）的全部范围。本章介绍样本收集和处理方法，以及通过简要描述方法的原理和步骤，对痘病毒感染的诊断技术进行了概述，并对其优缺点进行了评价，同时也提供了各种方法的一些应用示例。

引言

痘病毒的特异性诊断可以通过以下三种方法之一实现：(ⅰ) 病原体的分离和鉴定；(ⅱ) 组织、分泌物或排泄物中的病毒粒子、病毒抗原或病毒核酸的直接检测；(ⅲ) 抗体的检测和测定。按照特定的需求每组方法都有其应用之处。

历史上，病原体的生物学特性已被用于鉴定和鉴别痘病毒，虽然在组织培养物或鸡胚中的生长特性能够进行特殊痘病毒的特异性鉴定，但这些技术往往浪费时间和人力，并且需要高水平的技能和专业知识。

几十年来，电子显微镜已经成为一种能够快速鉴定痘病毒粒子的首先技术。然而，由于其类似的形态，所属类别或所涉及的毒种的鉴定通常是不可能的。痘病毒种属可以用超免血清通过病毒中和试验（NTs）进行鉴定和区别，在特定的属中，由于痘病毒与抗原性密切相关，使得血清学检测不足以区分毒种。

目前，聚合酶链式反应（PCR）被认为是快速、灵敏和特异性鉴定的首选方法。已经研究了病毒基因组上的各种靶区域，并且已经利用不同的方法来验证扩增产物的真实性。其中，核苷酸测序或更精确的说实时 PCR 检测中特异性荧光 DNA 探针的使用是目前通常选择的方法。具体来说，测序可以与现有数据进行比对，从而实现了分子流行病学和进化研究。另一方面，病毒 DNA 可以在实时 PCR 检测中进行定量，并且在特定适当的测定设计的情况下，在定属实验中对毒种的进一步区分是可行的。多年来痘病毒血清学已采用多种方法，但就灵敏度和特异性来说，只有组织培养的病毒中和试验和酶联免疫吸附试验（ELISA）适用于痘病毒感染的回顾性分析。

与其他任何病毒性疾病一样，痘病毒诊断方法应符合五个标准：快速、简便、灵敏、特异和低成本。与其他病毒相比，痘病毒诊断缺乏商业标准化诊断测试方法和试剂。

样品的收集与处理

在取样之前，应仔细考虑取样的目的，这将决定所需样品的类型和数量。大多数情况下，血清学检测需要用一组血液样本，病毒分离、抗原检测和病理检查需要用组织 / 痂皮 / 水疱液。无论何时从活的或死亡的动物中处理这些生物样品，都应该牢记人畜共患病的风险，应该妥善安全处理动物尸体和组织（例如见网址 www.cdc.gov/ncidod/monkeypox/diagspecimens.htm 及同上 /necropsy.htm）。在水疱病变的情况下，受感染的上皮组织应无菌取样并置于缓冲液中。此外，应用注射器吸取水泡液，并将其置于单独的不含任何缓冲液无菌管中。血液样品有时可能用于培养，在这种情况下，抗凝剂如乙二胺四乙酸（EDTA）或肝素是必需的。在大多数情况下，血液样品将用于血清学检测。为了确定抗体滴度的意义，2 份血清样品通常需要间隔 7~14 天收集。另一种用于收集和输送血液的方法是将一滴血液滴在滤纸上，血液在室温下干燥，样品就可以不用冷藏运输。

任何情况下使用适当的方法清楚地标记各个样品是至关重要的。必要信息和案例记录应放置在运输集装箱外部的塑料信封内，也可放置在运输集装箱内（网址 www.hms.Harvard.edu/orsp/coms/BiosafetyResources/Shipping-Regulations-Explained.pdf）。

一个列出疑似疾病和所要求的测试的完整病历将是大有裨益的。建议联系接收实验室，以确定它是否具有要与样品一起提交的表格，或者是否需要其他信息，例如特殊的包装或运输要求。向其他国家运送任何生物材料通常需要特殊进口许可证。必须提前获得并放在包裹外面的信封中。货物必须按照危险货物的特定运输方式进行运输。航空运输必须按照国际航空运输协会（IATA）危险货物条例进行安排。托运人负责检查并遵守这些准则。标本应以最快的方法送到实验室。如果 48h 内没有到达实验室，应将样品冷藏。如果使用干冰，必须满足额外的包装要求。在一些国家，地面运输和邮政服务也有类似的要求，这些要求应在出货前进行审查，因为它们经常是重要变化的条款（另见 www.cdc.gov/

od/ohs/biosfty/ bmbl4/b4ac.htm)。

形态学方法

电子显微镜观察法

由于病毒粒子的典型形态以及痘病毒诱导的病变中通常含有大量的病毒粒子，电子显微镜观察法被认为是实验室诊断痘病毒感染的首选方法。在透射电子显微镜观察法成为20世纪50年代诊断病毒学的标准方法之后，它广泛应用于天花根除时期。痘病毒感染的临床诊断，特别是在人类中，电子显微镜观察可能为现在发生的未知的皮疹疾病原因提供第一线索[1,2]。

除副痘病毒属之外的所有痘病毒属（例如正痘病毒属、羊痘病毒属、禽痘病毒属、兔痘病毒属、猪痘病毒属、牙塔病毒属和软疣痘病毒属）病毒都具有砖形的病毒粒子形态，被类似小片段的短管状元件不规则地覆盖。大小从250nm×290nm到280nm×350nm不等。在绵羊和山羊中，两种痘病毒可能会导致疾病：羊痘病毒导致绵羊和山羊痘，另一副痘病毒，羊接触传染性脓疱性皮炎病毒，导致传染性脓疱性皮炎。两种临床疾病可以通过电子显微镜轻易地区分：羊痘病毒的病毒粒子与其他痘病毒属病毒无法区分，而副痘病毒的病毒粒子更小（140 nm×170 nm 至 220 nm×300 nm），椭圆形，每个都被单个连续的管状元件所覆盖，病毒粒子上呈现光条纹。

虽然痘病毒在种属水平上不能通过形态区分，但它们易与疱疹病毒分离，这对于鉴别诊断感染人群（例如由水痘带状疱疹病毒引起的水痘）、哺乳动物（例如由牛疱疹病毒2型引起假性结节性皮肤病）或鸟类（例如由禽疱疹病毒1型引起的感染性喉气管炎）非常重要。

因为痘病毒与细胞基质紧密结合，所以必须适当地制备能够进行电子显微镜检查的样品[3]。病变或形成瘤（禽痘）的痂皮或碎屑可以在含有无菌砂的研钵中研磨或者液氮冷冻后粉碎。由于具有标准化流程，商业上可用的体系（裂解基质与珠磨器或混合机组合）是有优势的。或者，BB 大小的钢丸射击法可应用于常见的实验室涡旋。必须考虑到这些处理产生的可能导致病毒热灭活的动能，这与电子显微技术无关，但可能干扰在细胞培养物中病毒的分离。在该初始步骤之后，两个循环的冻融和/或超声波步骤（80Hz，30s）以加快细胞的破坏并进一步增强病毒粒子的释放。病毒悬液离心（1 000g，2 min）后，将一滴上清液置于网格上。该网格可以通过在戊胺蒸气中的辉光放电或通过用聚-L-赖氨酸覆盖而用堆积碳底物激活。或者，可以将一滴上清液放置在石蜡膜上，以使活化的网格漂浮。在室温2~5 min 后，将网格短暂浸入一滴 Tris-EDTA 缓冲液（10mM/1mM；pH 7.8）中，然后用1%或2%磷酸钨酸钠（灭菌水，pH 7.2）覆盖。10~100 s 后，用滤纸去除液体，风干，置于电子显微镜下。通过这种所谓的负染色，电子束可穿透病毒粒子，通过黑色电子致密的钨对比表面结构将可见。

　　诊断至少需要 10^5 个病毒粒子，而且如前所述，不能区分特定的病毒种类。样品的准备和检查需要耐心和经验，即使可以快速发现砖形的痘病毒粒子，也要进一步检查样品，因为可能存在其他的病毒。已经证实[4]，正痘和副痘病毒能同时感染骆驼。根据病毒粒子的数量，可能需要长达 30 min 的检查，因此电子显微镜可以在收到样品后 2h 内得到结果。

组织学和包涵体

　　痘病毒感染通常产生皮肤或白喉性病变，目前包括上皮增生，但是一些痘病毒，如各种禽痘病毒、羊接触传染性脓疱性皮炎病毒和传染性软疣病毒可以诱导具有肿瘤样组织结构的瘤形成。尤其是被软疣传染性病毒感染的细胞极度肥大，并且含有称为软疣小体的嗜酸性物质，它们由含有大量病毒粒子的海绵状基质组成。

　　溃烂皮肤薄切片的常规苏木精和伊红（HE）染色（可以由吖啶橙或吉姆萨染色替代）可用于判定受感染组织的组织形态学。在受感染的细胞中，痘病毒产生圆形或椭圆形包涵体，称为顾氏小体。顾氏小体呈微碱性，由病毒粒子和蛋白组成，每个小体都是病毒复制和组装的场所。此外，一些痘病毒诱导另一种类型的细胞质包涵体，呈嗜酸性，也称为嗜酸性包涵体（ATI）。这些包涵体仅出现在细胞质中，因此能够跟由核内包涵体导致的其他病毒感染进行区分，例如可以在疱疹病毒感染的细胞中发现此类包涵体。所有正痘病毒都含有编码 ATI 蛋白的基因。然而，由于各个开放阅读框中的缺失，仅在牛痘病毒和鼠痘病毒感染的细胞中看到 ATI[5, 6]。ATI 形成这一特性，仍被用作区分牛痘病毒感染与其他人类正痘病毒感染（如由天花、牛痘或猴痘病毒引起的）的病理学标记。绵羊痘病毒和山羊痘病毒也产生大量胞质内包涵体。在禽痘病毒感染的上皮细胞中，大的胞质内包涵体称为博林格氏小体，而且包含更小的原生小体（包柔氏包涵体）。使用 HE、吖啶橙、苏丹红或吉姆萨染色，包涵体出现红色，大小约为 0.2~0.3 μm，可以证明为皮肤和（或）涂片的白喉性损伤部分[7]。包柔氏包涵体呈红色，其余组织呈孔雀石绿色。

生物学方法

鸡胚和动物中的病毒分离方法

　　在 1937 年[8] 首次描述了使用鸡胚进行痘病毒诊断，自此成为痘病毒诊断中的重要工具。能够在鸡胚的绒毛尿囊膜（CAM）上产生痘疱的唯一人类痘病毒是正痘病毒属的四种病毒（天花病毒、猴痘病毒、牛痘病毒和痘苗病毒），而副痘病毒，牙塔痘病毒属和软疣痘病毒属也能够感染人类，但不会形成痘疱。在 34.5~35℃培养 12 日龄鸡胚中观察到的痘疱形态的差异可用于区分上述正痘病毒的种类，因此，在天花根除行动期间，CAM

测定被广泛成功地使用：将疑似天花患者的病变材料接种到 CAM 上，随后观察痘疱形态，可以将病原体确定为天花病毒、牛痘病毒或痘苗病毒，并采取相应的措施 [2]。国际合作完成了世界卫生组织根除计划，1980 年宣布天花已经根除。然而，由于发病率和死亡率高，天花病毒被认为是潜在的生物战病原或恐怖主义武器，而且常规天花疫苗接种停止后现在大部分人容易感染。考虑到诊断"天花"的严重后果，甚至误诊的后果，需要明确、快速、可靠地识别天花，并能够将其与其他类似的临床疾病区分开来。在这方面，最近已经开发出快速分子技术，已经取代相当耗时和要有经验需求的 CAM 测定方法。

能够形成痘疱的其他痘病毒是禽痘病毒属、兔痘病毒属和羊痘病毒属。特别是对于禽痘病毒属的分离，CAM 接种仍然是可选择的方法 [9]。将大约 0.1ml 皮肤或白喉性损伤的组织悬浮液与合适浓度的抗生素接种到鸡胚的 CAM 上，将其进一步在 37℃下孵育 5~7 天，然后检查局灶性白斑病变或 CAM 的普遍性增厚，如果是禽痘病毒感染，HE 染色后 CAM 病变的组织病理学检查将显示嗜酸性细胞质包涵体。

因为可以使用替代方法来鉴别各种病原体，所以应避免接种动物。如果所有其他方法都失败，可以选择使用推定的天然宿主动物进行"病毒分离"。过去，兔皮内接种被用来区分来自黏液瘤病毒的兔纤维瘤病毒（具有简单的纤维瘤局部病变，能够在成年兔子中引起广泛感染）。在疑似绵羊痘和山羊痘感染病例中，澄清的活检制剂上清液也通过皮内接种到易感羔羊中，以监测典型皮肤反应。

细胞培养的病毒分离

尽管新技术可以实现直接从患者或动物获取样品中的病毒、病毒抗原或病毒核酸，但仍然很少能够在培养细胞中达到病毒分离的灵敏度。病毒分离仍然是与其他较新方法相比较的"黄金标准"。此外，它可以检测到意外的，即识别完全未预见的病毒。当生物样品（如已知的载体或宿主动物）通过常规筛选能够传播任何病毒时，这尤其重要。最后，病毒培养是生产活病毒用于进一步检测的唯一方法。

虽然痘病毒在鸡胚中生长令人满意，但因为细胞培养通常是更简单的选择，所以这并不常用。正痘病毒可以在各种现有的细胞系中生长，包括绿猴肾细胞、猴肾细胞系 -1、人宫颈癌细胞系、鸡胚成纤维细胞和 MRC-5 人胚胎成纤维细胞，并在一两天内可见可检测的细胞病变。为了传代禽痘病毒，可以使用原代鸡胚成纤维细胞、鸡胚肾细胞、鸡胚真皮细胞或永久性鹌鹑细胞系 QT-35[10]。对于猪痘病毒选择猪肾细胞系（PK15），黏液瘤病毒选择兔肾（RK13）细胞系。

病毒株对细胞培养物的适应性是中和抗体定量蚀斑减少测定的重要要求。由于不是所有的毒株最初都会形成蚀斑，所以在细胞病变变得明显之前，需要进行几次"盲"传。不幸的是，迄今为止一些痘病毒不能适应细胞培养体系，例如传染性软疣病毒或感染骆驼的副痘病毒。延长传代通常导致特定的痘病毒表型减弱，并且通过这种方法已经获得了有希望的候选疫苗。

抗原检测的血清学方法

酶联免疫吸附试验

针对痘病毒的抗原捕获，ELISA 设计为固定在微量滴定板底部的特异性多克隆（超免抗血清）或单克隆抗体制剂以用于捕获抗原的夹心检测方法。通过使用针对相应痘病毒的超免血清和抗 IgG 辣根过氧化酶（POD）或碱性磷酸酶（AP）结合物来实现检测，或者如果条件允许，使用单克隆抗体和抗小鼠 IgG-POD/AP 结合物。在孵育之间进行洗涤步骤以避免抗体和 / 或 POD 结合物非特异性结合。使用底物使反应变得可见。抗原捕获 ELISA 的结果通常在 3h 内得到。低成本，易操作和快速的特性使得 ELISA 成为在没有齐全设备的实验室中的选择方法。现已记录了针对正痘病毒[11] 检测范围在 $10^4 \sim 10^5$ TCID$_{50}$/ml 的抗原捕获 ELISA 方法。因此，该检测比电子显微镜观察灵敏约十倍。针对羊痘病毒的抗原捕获 ELISA 也已被描述[12]。两种测定都使用种属反应试剂，从而能够检测各属的所有痘病毒，但是无法进行毒种的区分。对于兔痘病毒属，放射免疫测定可以区分不同的黏液瘤病毒株[13]。

克隆抗原性强的羊痘病毒结构蛋白 p32 后，将表达的重组抗原用于生产诊断试剂，包括 p32 特异性多克隆抗血清和单克隆抗体。这些试剂已经促进了用于从活检悬浮液或组织培养物上清液中检测羊痘病毒抗原的高度特异性 ELISA 的发展[12]。

免疫扩散试验

在琼脂凝胶扩散中（也称为免疫扩散测定法），将疑似含有病毒抗原的样品置于小孔中并在正对面含有相应抗体的类似孔。如果存在相应的抗原，流体会彼此扩散并形成一条可见的沉淀线。该测定用于羊痘病毒属病毒（即绵羊痘病毒，山羊痘病毒和疙瘩皮肤病病毒）检测。然而，区分后者需要根据不同的地域分布。由于缺乏特异性以及存在与副痘病毒的交叉反应，所以放弃使用该方法，而使用 p32 抗原捕获 ELISA 方法。

免疫组化和免疫荧光检测

病毒抗原本身可以通过免疫组织化学方法在受感染的组织中进行检测。通常根据标准操作流程将样品固定在福尔马林中，并用石蜡包埋。然后，进行冰冻切片大约 3 μm 厚度并将切片贴在玻璃载玻片上。磷酸盐缓冲盐水（PBS）洗涤之前，用 H_2O_2（稀释于蒸馏水中浓度为 3%）进行切片脱蜡和脱水处理 5 min。切片在适当稀释的 POD 结合的特异性多克隆抗体中 37℃孵育 60 min。然而，在大多数应用中，多克隆或单克隆抗体用于使用标记的第二抗种属抗体结合物的间接测试，方能获得特异性染色。结合物和底物的各种组分都可购买，但主要的抗痘病毒多克隆或单克隆抗体可能不是很容易购买。在这种情况下，OIE 列出的参考实验室将有助于提供所需的试剂（www.oie.int）。免疫组织化学染色的最常见方法是由 Hsu 等人描述的 ABC 技术改编而来[14]，结果通常在收到样品后 2 天获得。除了诊断之外，病理组织学家对免疫组化是特别感兴趣的，因为它使病毒诱导的形态学变化以及各组织层中痘病毒抗原的分布可视化。这种方法的另一个优点是包埋组织块可以在它们制成后多年进行研究，从而使其适合于回顾性研究。之后，切片可以用光学显微镜检查，并且可以长时间保存而不会褪色。结合物也可以用异硫氰酸荧光素标记，再以直接或更常用的间接免疫荧光测定法（IFA）将特异性的胞质荧光可视化。病毒在细胞培养中分离后，IFA 也可用于鉴定特定的痘病毒。IFA 高度依赖于样品的质量，不能应用于第一阶段自溶的痂皮或其他组织样品。与 POD 标记的结合物相比，IFA 更灵敏，并且只有少数细胞含有正确颜色的荧光和预期的抗原分布，因此能够进行确切的诊断。然而，IFA 要求高技能人员检测样本，特别是当样品褪色，抗痘病毒抗体的非特异性结合增加时。

基于 DNA 的检测方法

近年来核酸研究的快速发展促进了多种痘病毒诊断中基于 DNA 的检测方法的产生。由于测序技术变得自动化和经济实惠，因此 PCR、实时 PCR、微阵列以及在较小程度上基因组测序也不再仅限于几个特定的实验室。然而，我们必须记住，在实验中，在硅片中开发的测定方法和实际应用中的稳定表现可能存在差异。证明测定方法特异性的最佳方式是用尽可能多的毒株进行测试。基于 DNA 的诊断方法具有较高的区分度，这通常是鉴别痘病毒种类和毒株所必需的。适当的起点可能是限制性片段长度多态性（RFLP）分析。

限制性片段长度多态性分析

RFLP 分析基于以下事实：即使密切相关的病原体其基因组序列也会有变化。因此，一个基因组中特异性限制酶的识别序列可能不存在于密切相关的毒株或分离株的基因组中。实际上，RFLP 方法包括分离靶病毒，提取 DNA，然后用一个或一组限制酶酶切核酸。然后将酶切的 DNA 内的各个片段通过电泳在琼脂糖凝胶内分离，并用例如溴化乙锭进行显色。理想情况下，每个毒株都会显示一种独特的图谱，或是指纹。可以考虑许多不同的限制酶用于新的毒株，从而可以分析许多由几种单独限制酶酶切形成的分子指纹图谱，最佳结果进行组合将能够综合全面地区分毒株或分离株。

用 *Hind* Ⅲ 酶切后产生的 RFLPs 已被用于研究正痘病毒毒种[15, 16]。Naidoo 等[17] 首先证实，从英格兰猫分离的牛痘病毒的基因组与来自牛和牛场管理人员的那些病毒基因组密切相关。在分离株中发现的微小差异与毒株的地理起源没有相关性。来自猫、人、大象和牛的德国牛痘病毒更为可变，似乎反映了这些病毒在确定的啮齿动物宿主中发生的地理学独立演化[18]。已经通过比较由 *Hind* Ⅲ 酶切产生的基因组片段来表征山羊痘病毒和绵羊痘病毒株。不同动物物种的分离株之间差异已经鉴定出，但是这些结果并不一致，而且有证据证明物种之间存在毒株的传播和毒株的重组。同样地，分离株和禽痘病毒疫苗株的区分是可能的。

然而，基因组 DNA 的 RFLP 需要冗长的病毒培养以制备足量的高质量 DNA。为了克服这些缺点，已经对基本 RFLP 技术进行修正，其基本步骤是通过 PCR 扩增基因组的特定区域（已知在病原体之间可变的序列），然后它将作为 RFLP 技术的模板 DNA。

PCR-RFLP 在病原体的鉴定中具有更高的灵敏度。PCR-RFLP 已应用于根据不同地理分布和分离年份选择的 45 个天花病毒组的分析。使用 20 个共有引物对产生 20 个重叠的扩增产物，覆盖 99.9% 的天花病毒基因组。用 *Bst* UI 或 *Hpa* Ⅱ 酶切后，比对所得图谱。所有扩增产物 RFLP 图谱的复合系统树状图都区分出了大天花和小天花，而大天花的分支也根据其地理位置和 / 或流行病学历史进行分类。同样地，可以用 PCR-RFLP 从中非毒株猴痘病毒中分离出来自西非的毒力较低的猴痘病毒株 [19]。然而，尽管使用这种技术取得了令人印象深刻的进展，在不久的将来，DNA 测序的进展速度可能会削弱其实用性。

聚合酶链式反应

PCR 利用天然的 DNA 复制机制并在体外通过异质序列的复合物生产大量所需的 DNA 序列。PCR 可以将 50 到数千个碱基对的选定区域扩增成数十亿拷贝。DNA 的扩增在不同温度下通过连续循环孵育步骤来完成。这些步骤重复 30~40 次，实现 DNA 靶序列的扩增。DNA 靶序列对数扩增的关键是配对引物的选择，当延伸时，将产生另外的相反引物退火位点以便于在下一循环中进行引物延伸。当然产生的任何 PCR 产物都具有特定的大小。通常使用 DNA 杂交探针或限制性酶切或更常见的直接测序来确认。可以通过使用另一对引物扩增来自第一次反应的 PCR 产物的亚片段来提高 PCR 的灵敏度。该技术被称为套式 PCR；然而，套式 PCR 的使用可以增加假阳性结果的比率，因此应该避免用于常规诊断。

PCR 是用于检测宿主组织和载体中的病原体核酸的高度灵敏的方法，即使只有少数宿主细胞被感染。然而，它不能区分生物体是否存活或基因组 DNA 的不完整片段，这可能会使结果复杂化，并影响 PCR 在该应用中的适用性。当 PCR 用于诊断时，需要特别注意避免样品污染，因为这可能容易导致假阳性结果。已经开发出处理这个问题的系统，例如 dUTP-UNG 系统（脱氧尿苷三磷酸和尿嘧啶 - 糖基）。控制由已知的产生 PCR 产物的模板混入患者样本，以及 PCR 反应混合物中的干扰物质引起的潜在的"阴性"结果也非常重要。使用这些预防措施可以使 PCR 成为诊断医师的可靠选择。现在已经开发出用来检测几乎所有痘病毒的 PCR 技术。它在速度、敏感性和特异性方面的优势远远超出了所需设备的成本，并且已经制定出防止污染导致假阳性结果的程序。PCR 显然是现在痘病毒诊断中的首选方法。依靠血凝素（HA）、细胞因子反应调节因子 B（crmB）或 A 型包涵体（ATI）蛋白基因的序列，可以获得鉴定和区分正痘病毒的 PCR 操作方法 [6, 20, 21]。在这些测定方法中，PCR 技术可以使用引物扩增存在于任何正痘病毒中的序列。用合适的限制酶酶切扩增产物，通过比对凝胶电泳所得到的图谱来鉴别毒种。另一方面，尤其是当分析大量牛痘病毒时，限制性片段图谱的异质性变得明显，从而使结果解读变得相当模糊。依靠病毒附着蛋白基因和羊痘病毒特异性的病毒融合蛋白基因的引物，来检测活检或组织培养样品中的羊痘病毒序列的 PCR 检测方法已经被介绍。得到的 PCR 产物通过限制酶识别位点进行确认，并且可以鉴定羊痘病毒和结节性皮肤病毒 [22]。通过使用 PCR 以及核苷酸序列分析，可以区分五种禽病毒，其中不同毒种的核苷酸相似性为 72%~100%[23]。用于分析临床样本的 PCR 检测也已经被用于副痘病毒属、兔痘病毒属和软疣痘病毒属[24-26]。

实时 PCR

传统的 PCR 方法现在被完善，并且在某些情况下被替换为实时 PCR 检测。实时 PCR 能够监测扩增反应期间 PCR 产物的积累，从而能够识别在近对数期 PCR 产物产生时的循环数。换句话说，该测定方法能够可靠地定量既定样品中的 DNA 含量。与常规 PCR 相比，实时 PCR 将靶 DNA 的扩增和检测结合在一个容器中，从而消除了 PCR 后程序的任何耗时问题，从而也降低了交叉污染的风险。实时 PCR 是高度敏感和特异性的，并且能够提供定量信息。便携式实时 PCR 仪和测定方法的最新发展促进了这些技术在疾病暴发时快速诊断（少于 2 h）中的应用。

实时 PCR 技术的许多优点使其引入痘病毒诊断领域，以快速、准确地鉴定天花并将其与其他引起皮疹的疾病区分开来 [27-33]。在使用标准试剂的"良好操作规范"（GMP）条件下，在试剂盒体系中使用实时 PCR 鉴定的筛选试验来区分天花病毒 DNA[33]。在天花病毒中单核苷酸错配导致独特氨基酸取代，利用这一特点设计具有特异性传感探头的杂交探针对，以此可以通过熔解曲线分析将天花病毒从其他正痘病毒中可靠地区分出来。通过成功扩增天花病毒、痘苗病毒、骆驼痘病毒、鼠痘病毒、牛痘病毒和猴痘病毒等正痘病毒的 120 株毒株，证明了其适用性。然而，需要强调的是，阳性天花病毒 PCR 结果必须通过扩增基因组的其他部分来证实。另一个最近的实时 PCR 应用是开发出用于检测塔那痘病毒和牙巴样病病毒的检测方法 [34]。

寡核苷酸微阵列分析

最近，已经有多种通过与固定在微芯片上的正痘病毒种特异性 DNA 杂交来鉴别 PCR 扩增荧光标记 DNA 片段的方法 [35, 36]。Laassri 等人描述的测定方法 [36] 检测并同时鉴别出四种对人类致病的正痘病毒（天花病毒、痘苗病毒、牛痘病毒和猴痘病毒），并将其与水痘病毒（水痘带状疱疹病毒、人类疱疹病毒 3 型）区分开来。为了确保冗余性和稳定性，微芯片包含几种独特的寡核苷酸探针，各种病毒都特异。

测序

在诊断设置中对各种 PCR 扩增产物进行测序，将样品与相应数据库进行比对后，可以将其样本与已知属内病毒进行匹配。超过 120 种正痘病毒的血凝素基因的序列是可用的，并已被证明可用于系统发育研究。这些研究证实了目前在正痘病毒属中确定的毒种的概念，历史上都是基于各种毒种的不同的表型进行定义。

直接病毒基因组测序已变得越来越重要并有助于我们理解痘病毒基因的组成[37]。总共 52 个痘病毒基因组序列可以在 www.poxvirus.org 上获取，代表了脊索动物痘病毒亚科的所有八个属，包括两个大天花和一类小天花病毒分离株。2003 年，美国暴发疫情时，通过基因组测序，非洲以外的轻度人类猴痘第一次被确诊。这起疫情引发了巨大的担忧，而致病病毒可以追溯到进口的猴痘病毒感染的西非啮齿动物。在这种情况下，基因组测序证实两个猴痘病毒进化枝的存在，并且预测了能够导致人类致病性差异的病毒蛋白[38]。如果天花重新出现，测序技术的进步在一定程度上使这种方法成为一种宝贵的判定工具，因为这是彻底鉴定病毒是否是故意释放的唯一途径。

血清学检测方法

虽然细胞介导的免疫应答在痘病毒感染中起着重要作用，而且对于长期免疫是至关重要的，但 T 细胞应答的常规检测并不方便。通常，痘病毒诊断中的血清学检测仅着重于检测特异的体液免疫应答。然而，抗体在每个痘病毒属成员之间具有交叉反应，这使血清学在特定的病毒毒种中呈现非特异性。抗体检测主要用于正痘病毒属和羊痘病毒属。

中和试验

中和试验中，在急性期和恢复期采集的血清样品之间的抗体滴度上升四倍通常被认为是阳性痘病毒感染。各种血清中和试验被用来评估人和动物对痘苗病毒的抗体反应。这些检测方法包括在兔皮肤划痕上形成痘疱，接种鸡胚的 CAMs，或测定血清 - 病毒混合液在原代恒河猴肾组织培养细胞中的细胞病变。上述各种技术都是蚀斑减少中和试验（PRNT）的演变。PRNT 已经从早期使用兔皮肤划痕进一步演变到 CAM 接种，之后又使用各种组织培养。在其演变过程中，通过使用各种稀释液、细胞底物、培养基和孵育时间和温度，多次分解又重新组装 PRNT，但是血清抗体对特定病毒破坏性效应的中和作用的原理仍然不变。现在最常使用的是组织培养。测试血清由固定滴度的痘病毒滴定，或者标准病毒株由固定稀释度的测试血清滴定，以便计算中和指数。通常，血清由固定量的活病毒滴定，能够轻易地在所使用的细胞培养系统中读取数值。因此，在 96 孔板或 24 孔板中，根据所使用的计数系统，每个孔的固定病毒量通常为约 100 $TCID_{50\%}$（50% 组织培感染剂量）或 50pfu（蚀斑形成单位）。然而，pfu 能够提供更准确的结果，因为所有的活病毒都被检测。由于组织培养物对痘病毒的灵敏度会变化，导致难以确保感染剂量，所以中和指数是首选的方法。该指数是阴性血清和测试血清中病毒滴度之间的对数滴度差值。大于或等于 1.5 的指数为正。为了确保该指数有统计学意义，测试必须至少设四个重复进行操作，结果必须使用同样的公式计算，例如 Kaerber 公式 [39]。痘病毒在细胞质内复制后，子代病毒通过细胞与细胞间的传播感染相邻细胞。虽然最初感染的细胞通过程序性细胞死亡，但也有一小部分产生的病毒被释放到组织培养基中。裂解细胞的离心操作的一个作用是形成可见蚀斑。与许多其他病毒相反，不需要在蚀斑测定中使用琼脂糖或硝酸纤维素覆盖物，随后可在痘病毒血清学 PRNT 中使用。如前所述，特定的痘病毒属中存在广泛的交叉反应，虽然这阻碍了血清学诊断的特异性，但它在 PRNT 中选择致病性最弱种属成员作为抗原也有其优点，这可能是一种疫苗株或已知不具有人类感染能力的病毒。应该牢记 PRNT 的另一个特征：与简单的抗原 - 抗体结合相反，如在 ELISA（见下文）中，PRNT 能够提供关于特定血清中和病毒能力的生物学信息。当需要监测疫苗接种是否成功时，可以选择 PRNT。

血凝抑制和琼脂凝胶免疫扩散试验

由于其低成本和简单的特性，两种技术在过去被广泛使用：血凝抑制（HI）和琼脂凝胶免疫扩散。两种测定都不需要第二抗种属抗体，这使其适用于任何宿主物种中的抗体检测。因此，HI 是寻找猴痘病毒和牛痘病毒的天然宿主时筛选哺乳动物血液样本的首选方法。该技术原理是基于血凝素基因的存在，其蛋白能够凝集特定动物物种的红细胞。例如禽痘病毒，凝集羊和马的红细胞，正痘病毒凝集鸡红细胞，而副痘病毒则不会凝集红细胞。为了证明目的血清中的特异性抗体，血清（或其稀释液）用红细胞和一定量的相应痘病毒抗原（通常为四个血凝单位）进行孵育。如果存在特异性抗体，则它们可以阻止病毒凝集，从而允许红细胞沉积。抑制标准量病毒凝集的最高血清稀释度即血清的血凝滴度。

血凝抑制通常更敏感，但与琼脂凝胶免疫扩散相同，存在特异性差的缺点。后者的读数是当病毒抗原和特异性血清抗体相遇时，在 1% 固化的琼脂中形成的沉淀线或区域。如果是由阳性对照抗原与血清样本融合而发生沉淀线，则检测材料呈阳性。该测定法也被广泛地用作诊断禽痘病毒，正痘病毒和兔痘病毒的筛选方法，但由于其灵敏度低与获得结果所需的时间（2~3 天）而不再使用。

酶联免疫吸附试验

ELISA 是定性定量测定抗体的血清学检测方法。许多内部检测方法依赖于用纯化的目的痘病毒包被 96 孔微量滴定板的孔。包括阳性和阴性血清，通过对照的反应性计算临界值。ELISA 最好用于流行病学研究或特有的外来疾病的监测。使用表达的结构蛋白 p32

开发出羊痘病毒抗体 ELISA，代替使用活的羊痘病毒，因为这在羊痘病毒作为外来病毒的澳大利亚等国家是不合适的。该 ELISA 对羊痘病毒是特异性的，因为只有感染羊痘病毒的绵羊血清能与羊痘病毒 p32 抗原反应，从而克服了与来自羊接触传染性脓疱性皮炎病毒或痘苗病毒感染的绵羊血清的交叉反应[22]。

在双抗体夹心阻断 ELISA 中，使用痘苗病毒 32ku 吸附蛋白的属特异性中和单克隆抗体，此法也可用于检测各种动物物种和人类样品中的正痘病毒特异性抗体。因为不需要动物物种特异性结合物，此检测方法有其优势。该检测方法应用于 2173 份猫血清样品，2% 达到反应阳性[40]。最近，一种正痘病毒特异性 IgM 测定法应用于 2003 年美国暴发的疫情中，以确定猴痘病毒的急性期体液免疫。IgM 抗体检测使样本采集范围超出了疾病的起始阶段，这对于回顾性地证明和/或来自偏远地区的疾病是有利的[41]。

蛋白免疫印迹法

蛋白免疫印迹检测速度慢，成本高，技术要求高。然而，由于其能够鉴定特异性痘病毒蛋白的抗体，该测定被认为是"黄金标准"。如果疑似外来痘病毒（如羊痘病毒）感染必须得到确认，在检测中就尤其重要。蛋白印迹测定使用不同的抗原，包括纯化的病毒，有时是来自感染细胞的培养液浓缩液。通过使用羊痘病毒感染的细胞裂解液描述了蛋白免疫印迹[22]。阳性测试样品基于与羊痘病毒的主要结构蛋白的反应而产生图谱，而阴性血清样品不显示这种图谱。针对痘病毒制备的超免血清与一些羊痘病毒蛋白反应，但不与羊痘病毒特异性的 32ku 蛋白发生反应。

参考文献

[1]　Damon IK, Esposito JJ (2003) Poxviruses that infect humans. In: PR Murray, EJ Baron, JH Jorgensen, MA Pfaller, MH Yolker (eds): *Manual of clinical microbiology*, 8th edn. ASM Press, Washington DC, 1583-1591

[2]　Henderson DA, Inglesby TV, Bartlett JG, Ascher MS, Eitzen E, Jahrling PB, Hauer J, Layton M, McDade J, Osterholm TM et al (1999) Smallpox as a bio- logical weapon: medical and public health management. Working Group on Civilian Biodefense. *JAMA* 281: 2127–2137

[3]　Hazelton PR, Gelderblom HR (2003) Electron microscopy for rapid diagnosis of infectious agents in emergent situations. *Emerg Infect Dis* 9: 294–303

[4]　Renner-Müller IC, Meyer H, Munz E (1995) Characterization of camelpoxvirus isolates from Africa and Asia. *Vet Microbiol* 45: 371–381

[5]　Downie AW (1939) A study of the lesions produced experimentally by cowpox virus. *J*

Pathol 48: 361–378

[6] Meyer H, Ropp SL, Esposito JJ (1997) Gene for A-type inclusion body protein is useful for a polymerase chain reaction assay to differentiate orthopoxviruses. *J Virol Methods* 64: 217–221

[7] Tripathy DN, Hanson LE (1976) A smear technique for staining elementary bodies of fowlpox. *Avian Dis* 20: 609–610

[8] Lazarus AS, Eddie A, Meyer KF (1937) Propagation of variola virus in the developing egg. *Proc Soc Exp Biol Med* 36: 7–8

[9] Samour JH, Kaaden OR, Wernery U, Bailey TA (1996) An epornitic of avian pox in houbara bustards (*Chlamydotis undulata macqueenii*). *Zentralbl Veterinaermed* B 43: 287–292

[10] Niikura M, Narita T, Mikami T (1991) Establishment and characterization of a thymidine kinase deficient avian fibroblast cell line derived from a Japanese quail cell line, QT35. *J Vet Med Sci* 53: 439–446

[11] Czerny C-P, Meyer H, Mahnel H (1989) Establishment of an ELISA for the detection of orthopox viruses based on neutralizing monoclonal and polyclonal antibodies. *Zentralbl Veterinarmed* B 36: 537–546

[12] Carn VM (1995) An antigen trapping ELISA for the detection of capripoxvirus in tissue culture supernatant and biopsy samples. *J Virol Methods* 51: 95–102

[13] Bults HG, Brandon MR (1982) An immunological method to determine anti- genic variation in three strains of myxoma virus. *J Virol Methods* 5: 21–26

[14] Hsu SM, Raine L (1981) Protein A, avidin, and biotin in immunohistochemistry. *J Histochem Cytochem* 29: 1349–1353

[15] Mackett M, Archard LC (1979) Conservation and variation in orthopoxvirus genome structure. *J Gen Virol* 45: 683–701

[16] Esposito JJ, Knight JC (1985) Orthopoxvirus DNA: a comparison of restriction profiles and maps. *Virology* 143: 230–251

[17] Naidoo J, Baxby D, Bennett M, Gaskell RM, Gaskell CJ (1992) Characterization of orthopoxviruses isolated from feline infections in Britain. *Arch Virol* 125: 261–272

[18] Meyer H, Schay C, Mahnel H, Pfeffer M (1999) Characterization of orthopox- viruses isolated from man and animals in Germany. *Arch Virol* 144: 491–501

[19] Neubauer H, Reischl U, Ropp S, Esposito JJ, Wolf H, Meyer H (1998) Specific detection of monkeypox virus by polymerase chain reaction. *J Virol Methods* 74: 201–207

[20] Ropp SL, Jin Q, Knight JC, Massung RF, Esposito JJ (1995) PCR strategy for identification and differentiation of small pox and other orthopoxviruses. *J Clin Microbiol* 33:

2069–2076

[21] Loparev VN, Massung RF, Esposito JJ, Meyer H (2001) Detection and differen- tiation of old world orthopoxviruses: restriction fragment length polymorphism of the crmB gene region. *J Clin Microbiol* 39: 94–100

[22] Heine HG, Stevens MP, Foord AJ, Boyle DB (1999) A capripoxvirus detection PCR and antibody ELISA based on the major antigen P32, the homolog of the vaccinia virus H3L gene. *J Immunol Methods* 30: 187–196

[23] Luschow D, Hoffmann T, Hafez HM (2004) Differentiation of avian poxvirus strains on the basis of nucleotide sequences of 4b gene fragment. *Avian Dis* 48: 453–462

[24] Nunez A., Funes JM, Agromayor M, Moratilla M, Varas AJ, Lopez-Estebaranz JL, Esteban M, Martin-Gallardo A (1996) Detection and typing of molluscum contagiosum virus in skin lesions by using a simple lysis method and poly- merase chain reaction. *J Med Virol* 50: 342–349

[25] Thompson CH (1997) Identification and typing of molluscum contagiosum virus in clinical specimens by polymerase chain reaction. *J Med Virol* 53: 205– 211

[26] Torfason EG, Gunadottir S (2002) Polymerase chain reaction for laboratory diagnosis of orf virus infections. *J Clin Virol* 24: 79–84

[27] Espy MJ, Cockerill IF, Meyer RF, Bowen MD, Poland GA, Hadfield TL, Smith TF (2002) Detection of smallpox virus DNA by LightCycler PCR. *J Clin Microbiol* 40: 1985–1988

[28] Ibrahim MS, Esposito JJ, Jahrling PB, Lofts RS (1997) The potential of 5′ nucle- ase PCR for detecting a single-base polymorphism in orthopoxvirus. *Mol Cell Probes* 11: 143–147

[29] Ibrahim MS, Kulesh DA, Saleh SS, Damon IK, Esposito JJ, Schmaljohn AL, Jahrling PB (2003) Real-time PCR assay to detect smallpox virus. *J Clin Microbiol* 41: 3835–3839

[30] Panning M, Asper M, Kramme S, Schmitz H, Drosten C (2004) Rapid detection and differentiation of human pathogenic orthopox viruses by a fluorescence resonance energy transfer real-time PCR assay. *Clin Chem* 50: 702–708

[31] Nitsche A, Ellerbrok H, Pauli G (2004) Detection of orthopoxvirus DNA by real-time PCR and identification of variola virus DNA by melting analysis. *J Clin Microbiol* 42: 1207–1213

[32] Kulesh DA, Baker RO, Loveless BM, Norwood D, Zwiers SH, Mucker E, Hartmann C, Herrera R, Miller D, Christensen D et al (2004) Smallpox and pan-orthopox virus detection by real-time 3′-minor groove binder TaqMan assays on the Roche LightCycler

and the Cepheid smart Cycler platforms. *J Clin Microbiol* 42: 601–609

[33]   Olson VA, Laue T, Laker MT, Babkin IV, Drosten C, Shchelkunov SN, Niedrig M, Damon IK, Meyer H (2004) Real-time PCR system for detection of ortho- poxviruses and simultaneous identification of smallpox virus. *J Clin Microbiol* 42: 1940–1946

[34]   Zimmermann P, Thordsen I, Frangoulidis D, Meyer H (2005) Real-time PCR assay for the detection of tanapox virus and yaba-like disease virus. *J Virol Methods* 130: 149–153

[35]   Lapa S, Mikheev M, Shchelkunov S, Mikhailovich V, Sobolev A, Blinov V, Babkin L, Guskov A, Sokunova E, Zasedatelev A et al (2002) Species-level identification of orthopoxviruses with an oligonucleotide microchip. *J Clin Microbiol* 40: 753–757

[36]   Laassri M, Chizhikov V, Mikheev M, Shchelkunov S, Chumakov K (2003) Detection and discrimination of orthopoxviruses using microarrays of immobi- lized oligonucle- otides. *J Virol Methods* 112: 67–78

[37]   Gubser C, Hue S, Kellam P, Smith GL (2004) Poxvirus genomes: a phylogenetic analysis. *J Gen Virol* 85: 105–117

[38]   Likos AM, Sammons SA, Olson VA, Frace AM, Li Y, Olsen-Rasmussen M, Davidson W, Galloway R, Khristova ML, Reynolds MG et al (2005) A tale of two clades: monkeypox viruses. *J Gen Virol* 86: 2661–2672

[39]   Kaerber G (1931) Beitrag zur kollektiven Behandlung pharmakologischer Reihenver- suche. *Arch Exp Pathol Pharmakol* 162: 480

[40]   Czerny C-P, Wagner K, Gessler K, Mayr A, Kaaden O-R (1996) A monoclonal blocking ELISA for detection of orthopox virus antibodies in feline sera. *Vet Microbiol* 52: 185–200

[41]   Karem KL, Reynolds M, Braden Z, Lou G, Bernard N, Patton J, Damon IK (2005) Char- acterization of acute-phase humoral immunity to monkeypox: use of immunoglobulin M enzyme-linked immunosorbent assay for detection of monkeypox infection during the 2003 North American outbreak. *Clin Diag Lab Immunol* 12: 867–872

（吴国华   译）

第 18 章　痘病毒感染的治疗

Robert Snoeck，Graciela Andrei 和 Erik De Clercq

(比利时鲁汶大学 救援医学研究所，比利时，邮编：B-3000)

摘要

　　几个世纪以来痘病毒给人类的健康造成了巨大的威胁。其中给人类造成危害最大的是由天花病毒引起的天花，经过广泛而密集的疫苗接种行动已经完全被消灭了。同时，人们已经意识到其他痘病毒的重要性，包括天花在内的微生物病原可能会被恐怖分子用于生物武器。随着更安全的新型疫苗的研制，已经发现了多种可以用于抗病毒治疗的化合物。随着人们对病毒复制和致病性进一步的了解以及药物动力学的发展，极大的促进了新型抗病毒药物的研发。这些新型分子或是提高生物药效的药物前体，或是干扰病毒和细胞分子靶标的新化合物。在过去的几年中，后者的发展为痘病毒感染的治疗开辟了新的思路，本章将对此进行讨论。

引言

　　在过去几年间，随着对恐怖分子可能利用此类病毒作为大规模毁灭性武器的担忧，痘病毒感染的预防新方法以及新疗法的研发越来越受到关注[1]。这个家族中最重要的人类病原体是天花病毒（VARV），在世界卫生组织（WHO）的协调下实行大规模疫苗接种计划后，该病原已经成为人类第一个明确根除的病毒。天花最后一个非偶然性病例报道于1977 年 10 月，且在 1978 停止了大规模的疫苗接种[2, 3]。同时，世界各地实验室所有剩余的天花病毒毒株都已集中存放在美国和俄罗斯（苏联）的两个参考实验室。世界卫生大会决定，一旦该病毒最终根除，必须销毁这些储存的病毒毒株。然而，考虑到保藏的天花病毒、许多其他病毒和细菌等传染性病原体有可能发生泄漏，对这个世界大多数非免疫的人群造成严重的威胁，且其他免疫过的人群已经数十年没有进行过加强免疫，科学家决定研发更好的诊断方法和研制更加安全有效的新型疫苗并最终探寻到新型有效的抗病毒药物。

为了达到这些目标，决定推迟销毁库藏的天花病毒，以针对不同毒株的特性开展研究，并用（正）痘病毒等模型来进行病毒诊断、疫苗和抗病毒药物的研发。

与此同时，猴痘病毒或羊口疮病毒等没有特异性疗法的痘病毒已经对人类健康造成了很大的威胁[4]。而且，骆驼痘病毒或羊口疮病毒等动物特异性痘病毒在某些地区造成了巨大的经济损失。

现有的痘病毒抗病毒药物主要是核苷类似物[5]，但都没有大规模地使用。因此，显然有必要扩大抗病毒分子的药物种类，进一步提高药物的活性和药代动力学，并探索具有不同抗病毒作用的新型化合物。

痘病毒（以 VACV 为靶标）的抗病毒药物的探索始于 50 多年前。第一个 VACV 抗病毒药物活性分子是一种在体内具有活性的能抑制结核菌生长的氨硫脲。在印度的一些试验中发现氨硫脲的衍生物甲吲噻腙可以降低天花的发病率 75%~95%[6, 7]。尽管如此，由于疫苗是控制天花病毒最为有效的手段，这种类型的化合物并没有进一步地应用于针对痘病毒感染的治疗，其抗病毒的作用机制也未进行深入地研究。

在现有条件下，科学家已对几种具有抗痘病毒活性的化合物进行了重新研究或重新研发，并对其活性和作用机理进行了研究。

痘病毒是最大的病毒，其基因组编码大量的病毒蛋白，每一个蛋白都有可能用作抗病毒药物的靶标。这些靶标可能是参与病毒复制周期的病毒蛋白。有些病毒蛋白是病毒的蛋白酶和病毒毒力因子，是感染性病毒粒子的主要组成成分，直接参与 mRNA 的合成及甲基化修饰。另外，许多病毒蛋白均参与病毒复制周期，例如病毒侵入、脱壳、病毒基因表达、DNA 复制、病毒粒子组装、成熟和释放。介绍的大多数选择性抗痘病毒药物都是针对病毒 DNA 聚合酶的。已有发表的综述文章对这些化合物进行了详细的介绍[5, 8, 9]。最近，作为现有已知靶标的补充，一些新的有希望的靶标已被发现。

靶向细胞内酶类的化合物

核苷类似物

许多被发现的抑制痘病毒复制的化合物并不是作用于特定病毒的加工或病毒蛋白，而是靶向作用于细胞内的酶类。迄今为止最初的痘病毒抗病毒药物可以归为这些分子，它们可以作用于如下细胞酶，如肌苷 -5、单磷酸（IMP）脱氢酶、S- 腺苷高半胱氨酸（SAH）水解酶、乳清苷 -5、单磷酸（OMP）脱羧酶、CTP 合成酶和胸苷酸合成酶。这些核苷类似物及其作用机制已被广泛地研究[5]。

已报道的作为体外痘苗病毒复制抑制剂的核苷类似物有以下几种，这些核苷类似物包括三唑核苷，5- 乙炔基 -4- 胺甲酰基 -1-β-D- 呋喃核糖基咪唑，（5）- 二羟丙基腺嘌呤，（RS）-3- 氨基 -2- 羟基 -4- 苯基丁酸，3- 去氮腺苷，碳环 -3- 去氮腺苷，瓶型酵母 A，3-

脱氮腺嘌呤 A，腺嘌呤，3- 去氮腺嘌呤，2'，3'- 二羟基环戊基腺嘌呤，3- 去氮 -2'，3'- 二羟基环戊基腺嘌呤，5- 氟 - 碳环腺嘌呤，5 - 无亚甲基芒霉素，3- 脱氮 -5,- 无亚甲基芒霉素，（R）-6,-C- 甲基瓶型酵母 A，吡唑呋喃，环戊烯基胞嘧啶，5- 取代 2'- 脱氧尿苷和最近报道的 4，4，- 二氟 -5- 无亚甲基芒霉素[10]。部分最具代表性的化合物其化学结构如图 1 和 2 所示。已经出现几种可作为体外痘苗病毒复制的高效抑制剂，其有效浓度范围为 0.01~0.1pg / mL，即瓶型酵母 A，3- 脱氮腺嘌呤 A，2'，3'- 二羟基环戊基腺嘌呤，3- 去氮 -2'，3'- 二羟基环戊基腺嘌呤，（-）- 5,- 无亚甲基芒霉素，（R）-6，C- 甲基瓶型酵母 A 和环戊烯基胞嘧啶[5]。其中部分化合物的体内活性研究已经完成（参见小结[5,11]）。

细胞激酶抑制剂

所有正痘病毒都能编码生长因子（GF）。VARV 可以表达天花病毒生长因子（SPGF），而 VACV 可以诱导表达痘苗生长因子（VGF）。ErbB-1 激酶是酪氨酸激酶表皮 GF 受体家族成员，VGF 可以结合并激活 ErbB-1 激酶[12,13]。由于痘病毒编码 GF 有助于病毒复制[14, 15]，细胞表面 GF 受体受到干扰可能是抑制痘病毒感染最为有效的途径。靶向 ErbB 信号路径的药物可能是最有前景的痘病毒抗病毒药物[16]。

Yang 及其同事[17] 最近报道了 ErbB-1 激酶的低分子量有机抑制剂（如 CI-1033 和相关的 4-ani-linoquinazolines)（图 18-3）可能能作为抗天花病毒的药物。另外，他们进一步阐明了痘病毒编码的 GF 在病毒发病机理中的作用，结果表明痘病毒 GF 可直接对病毒复制发挥作用。先前的研究表明，VGF 可作用于细胞以刺激新陈代谢，增加细胞的数量用于病毒的有效复制[14]。当 Yang 等人[17] 在体外研究 ErbB 抑制剂 CI-1033 对 VARV 和 VACV 的抑制效果时，他们发现当所有的细胞同时被感染时，这种药物不能降低病毒的产量。但它对病毒感染的单个细胞形成蚀斑有影响，因为病毒蚀斑的形成需要病毒从感染的细胞扩散到周围未感染的细胞。

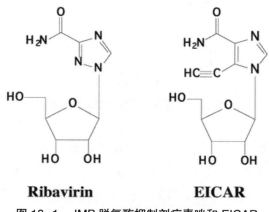

Ribavirin　　　　**EICAR**

图 18-1　IMP 脱氢酶抑制剂病毒唑和 EICAR

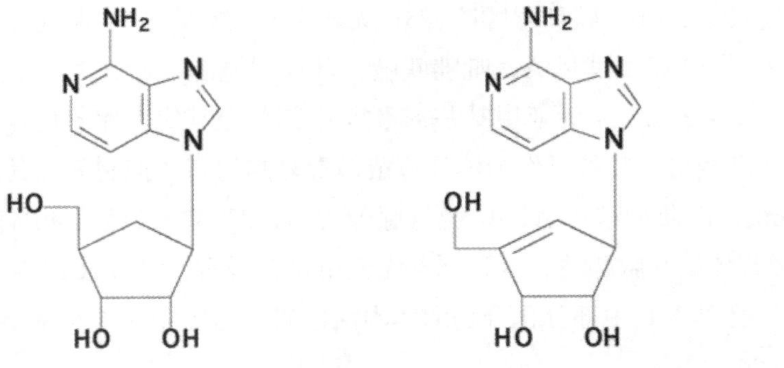

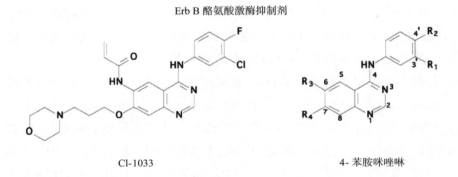

C-c³Ado (X = CH₂)　　　3-Deazaneplanocin A (X = CH)

图 18-2　SAH 脱氢抑制剂碳环去氮腺苷酸 (C-c3Ado) 和 3- 去氮腺嘌呤 A

Erb B 酪氨酸激酶抑制剂

Cl-1033　　　　　　　　　　　　　4- 苯胺咪唑啉

其他酪氨酸激酶抑制剂

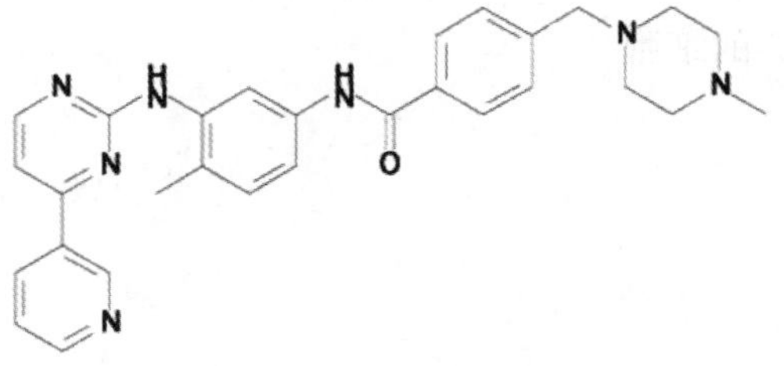

STI-571.(Imatinib)

图 18-3　靶向细胞激酶的化合物

　　在感染细胞的细胞质中痘病毒的形态变化是一个复杂的过程，涉及生成两种不同的病毒粒子：胞内成熟病毒粒子（IMV）和胞外囊膜病毒粒子（EEV），它们由数目不同的脂膜包裹，且表面蛋白各不相同[18]。虽然一些囊膜病毒在细胞膜上通过出芽的方式形成完整的病毒粒子，但感染性痘病毒粒子都是在细胞质中产生的。IMV 粒子进一步通过细胞内膜包裹形成胞内囊膜病毒粒子（IEV），经微管输送到细胞表面，在细胞溶解后释放到细胞外。如果囊膜病毒粒子仍然附着于细胞表面则称为细胞相关囊膜病毒（CEV），并通过质膜肌动蛋白尾部扩散到周围的细胞。另外，一些 CEV 粒子从细胞释放出来成为具有快速感染能力的 EEV 颗粒。VACV 粒子的四种不同的形式（IMV、IEV、CEV 和 EEV）都具有感染性，但病毒传播的主要机制是依赖从感染细胞中释放出来的 EEV。

Yang 等人[17]的研究已经表明 ErbB 抑制剂 CI-1033 可以明显降低 VACV 或 VARV 感染细胞中 EEV 的释放。CI-1033 可以阻断 ErbB-1 的磷酸化，随后激活 c-Src 和肌动蛋白多聚复合物，影响病毒的释放。有趣的是，删除 VACV 的 GF 基因对 EEV 释放的影响与 CI-1033 在野生型细胞中的作用类似，这表明造成 EEV 释放减少的部分原因是抑制了病毒 GF 活化的 ErbB 信号通路。然而，VGF 突变病毒的蚀斑明显变小，说明该药物似乎有其他的抗病毒作用。CI-1033 还可以干扰病毒在易感细胞内的复制能力[16]。

Yang 等人[17]的研究还表明干扰 ErbB-1 介导的信号传导通路可以控制体内 VACV 的复制。在小鼠的致死性 VACV 感染模型中，CI-1033 可以提高动物的存活率，增强全身性 T 细胞的免疫活性，与 IMV 的 L1R 特异性抗体联合使用，在感染 8 天后可以完全清除感染动物肺部的病毒。

酪氨酸激酶抑制剂 Gleevec™（也称为 STI-571，伊马替尼或 Gleevec™）（图 18-3），目前用于治疗慢性髓细胞样白血病，也可以作为一种抗病毒药物治疗痘病毒感染。Reeves 等人[19]最近研究表明，Gleevec™ 可以有效地阻止痘病毒在感染细胞中扩散。

细胞内痘病毒的运输是由微管调节的，而细胞表面细胞相关病毒粒子的释放是通过肌动蛋白尾部的聚合发生的，这种聚合有助于病毒在细胞间的传播，并促进病毒在感染宿主体内扩散[20]。VACV 的 A36R 蛋白位于 IEV 膜的周围，参与病毒肌动蛋白聚合[21]并决定病毒的毒力[22]。1999 年的一项研究报告称，被宿主 Src 家族激酶进行酪氨酸磷酸化的 A36R 是病毒运动和病毒释放所必需的[23]。Reeves 等人的研究发现[19]，CEV 粒子通过 Abl 和 Src 家族酪氨酸激酶参与肌动蛋白活性，且这些激酶以冗余方式作用。因此，多个细胞激酶，包括 Src、Fyn、Yes、Abl 和 Arg 均位于 CEV 不断增长的肌动蛋白尾部，但没有任何一种蛋白可以单独引起肌动蛋白聚合。阻断 Abl 和 Src 家族激酶的 ATP 结合结构域的药物吡啶并（2,3-D）- 嘧啶（PD）能够降低基于肌动蛋白的 VACV 的运动性、减少蚀斑形成和病毒对邻近细胞的传播。此外，CEV 从细胞中释放需要 Abl 而不是 Src 家族酪氨酸激酶的参与，该过程可以被一种非 Src 家族激酶的 Abl 家族酪氨酸激酶的抑制剂 Gleevec™ 阻断。这个结果表明，EEV 从感染细胞中释放是受 Abl 家族激酶的调控，这与肌动蛋白尾部的聚合不同，后者是由 Abl 和 Src 家族激酶激活。Gleevec™ 能够减少病毒传播，提高感染小鼠的存活率，因此这种药物可用于天花的治疗以及疫苗相关的并发症。

激酶抑制剂可能普遍应用于治疗依赖宿主激酶的病毒感染，而且因为该药物靶向宿主蛋白而不是病毒蛋白，不会引起耐药性问题。

病毒酶靶向化合物

核苷类似物

有几种核苷类似物（图 18-4）被公认可以靶向作用于病毒 DNA 合成。腺嘌呤阿拉伯糖苷（ara-A）就是一个例子，其在体外抗 VACV 的活性是抗 HSV-1 或 HSV-2 的 10 倍之多。其三磷酸盐是 dATP 的天然底物[24, 25]。ara-A 已经应用于不同的动物模型[11]，但是尚未应用于人类疾病的治疗。

腺嘌呤阿拉伯糖苷（ara-C）可以在相同浓度下抑制 VACV 复制和宿主 DNA 合成，因此它不能作为抗病毒药物。化合物 3' -C- 甲基腺苷和 3' -C- 甲基胞苷在体外和体内[5, 26]都具有抗 VACV 活性。在一系列 2-, 6- 和 8- 烷基化腺苷衍生物中，8- 甲基腺苷是非常有效的 VACV 抑制剂。但是该化合物在体内的效果还需要进一步的研究[27]。

另一个特别令人感兴趣的化合物是无环的嘌呤衍生物 2 氨基 -7-（1,3- 二羟 -2- 丙氧甲基）嘌呤，即 S2242。该化合物实质上可以选择性地有效抑制几乎所有疱疹病毒的复制，也可有效抑制 VACV 的复制。S2242 确切作用机理尚不明确，但是研究证明该化合物

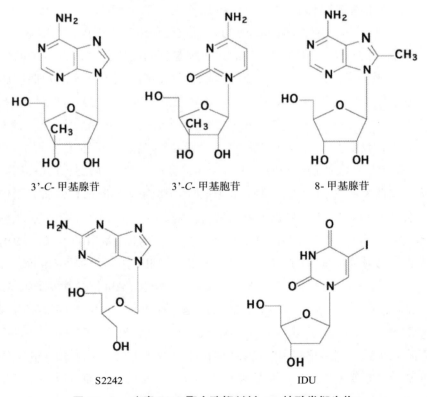

图 18-4　病毒 DNA 聚合酶抑制剂——核酸类衍生物

可以在胞内磷酸化为三磷酸盐，表明其可以选择性地抑制病毒 DNA 聚合酶[28, 29]。S2242 的双醋酸酯 H-961 是一种口服药物，在动物模型中具有与 S2242 相似的活性[11, 30, 31]。

最后，5'- 碘 -2' 脱氧尿苷是一种治疗疱疹病毒感染的药物，因其具有全身毒性仅限于局部用药，该药物在体外和体内都能有效抑制 VACV 的复制[5, 32]。

核酸类类似物

（S）-9-（3- 羟基 -2- 磷酰基甲氧基丙基）腺嘌呤 [（S）-HPMPA] 是一种开链式核苷磷酸酯化合物，可被看作是（S）-DHPA 和磷酰乙酸（PAA）的杂交分子。（S）-DHPA 和 PAA 可以有效抑制 VACV 在细胞培养中的复制，IC_{50} 分别为 20 和 30pg/ml。与之相比，（S）-HPMPA 在低 100 倍的浓度下，在相似的条件中可以抑制病毒[33, 34]。

除痘病毒外，（S）-HPMPA 还可以抑制许多 DNA 病毒的复制，如疱疹病毒、腺病毒和嗜肝病毒。（S）-HPMPA 不像阿昔洛韦化合物那样特异性地作用于病毒的胸苷激酶。该化合物由细胞酶磷酸化为二磷酸盐以后然抑制病毒 DNA 的合成。

（S）-1-（3- 羟基 -2- 磷酰基甲氧基丙基）胞核嘧啶 [（S）-HPMPC，西多福韦，Vistide™]（图 18-5）是（S）-HPMPA 的胞核嘧啶衍生物，具有与（S）-HPMPA 类似的

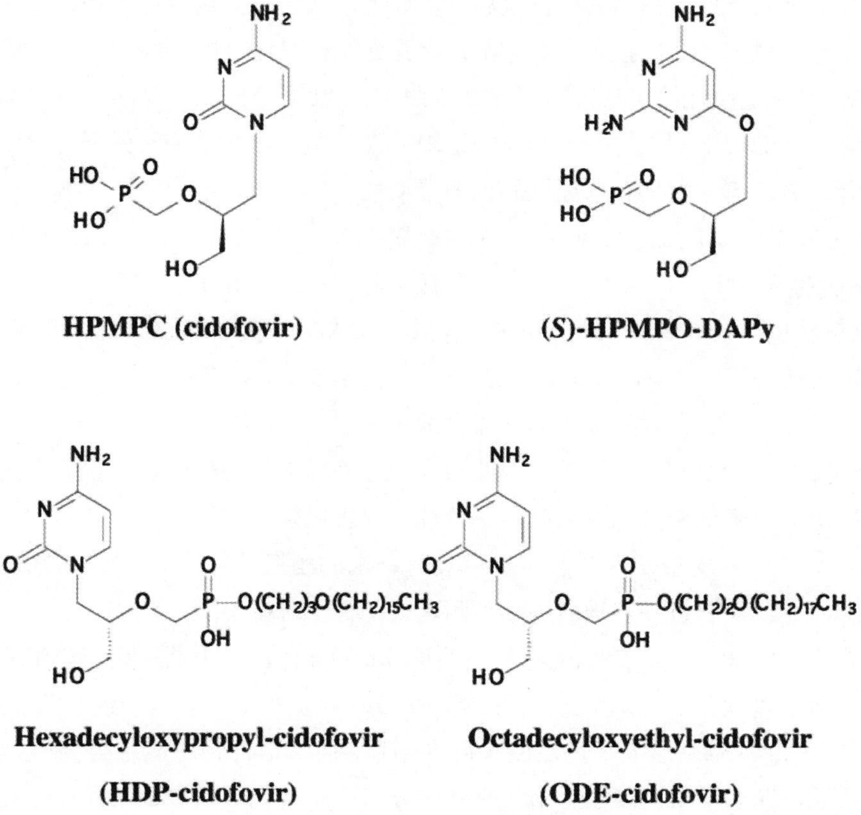

HPMPC (cidofovir)

(S)-HPMPO-DAPy

Hexadecyloxypropyl-cidofovir
(HDP-cidofovir)

Octadecyloxyethyl-cidofovir
(ODE-cidofovir)

图 18-5　病毒 DNA 的核苷类似物抑制剂

作用。该化合物可以作用于所有 DNA 病毒，特别是乳头状瘤病毒、多瘤病毒、腺病毒、疱疹病毒和痘病毒 [34-37]。

（S）-HPMPC 对病毒复制有明显和持续性的抑制作用，在感染 6h 后开始发挥作用，至少可持续 7 天。这种持续性抗病毒作用是西多福韦所特有的，可作为预防性药物使用，且不用频繁给药。这种药物的长效抗病毒活性可能是由于其代谢产物 [如（S）-HPMP-Cp、（S）-HPMPCpp、（S）-HPMPCp- 胆碱] 的半衰期长；特别是，由于（S）-HPMPCp-胆碱在细胞内的半衰期长达 48h，故其可以在细胞内长时间存储（S）-HPMPC。该作用机理在其他领域已获得了广泛的研究 [8, 35, 37]。

通过对痘病毒 DNA 聚合酶的进一步研究发现，（S）-HPMPCpp 可以作为 dCTP 的类似物被 VACV DNA 聚合酶利用。该化合物可以抑制 DNA 链的延伸和 3′-5′ 核酸外切酶活性（它对于 DNA 复制过程中降低碱基错配起决定性作用），还可能可以促进病毒的基因重组 [38]。

西多福韦已被许可用于艾滋病人的 CMV 视网膜炎治疗，但是在治疗各种其他的疱疹病毒、多瘤病毒、乳头状瘤病毒、腺病毒和痘病毒感染中具有很大的潜力 [8]。

西多福韦和（S）-HPMPA 在体外试验中首先发现对痘苗病毒具有一定的抑制作用，后来发现其还可以有效地抑制其他正痘病毒（如牛痘病毒、骆驼痘病毒和猴痘病毒）和副痘病毒属（羊口疮病毒）。起初，大多数试验是在单层细胞上进行的 [8, 30, 37]。最近研究发现，VACV、牛痘病毒和羊口疮病毒能在利用细胞三维培养技术培养的人或羔羊角化细胞内有效复制，并能产生与相应疾病同样的组织病理学图片。在这些条件下，西多福韦和几种链式核苷磷酸盐衍生物具有选择性的抗病毒活性 [39, 40]。

在最近合成的磷酸脂中，6-2-（磷酰基甲氧基）烷氧基 -2,4- 二氨基嘧啶是最有希望的抗病毒药物。（S）-HPMPDAP、PMEA 和（R）-PMPA 的烷基嘌呤，分别命名为 HPMPO-DAPy、PMEO-DAPy 和（R）-PMPO-DAPy，其抗病毒活性范围和效果与（S）-HPMPA 相似。经发现，HPMPO-DAPy（图 18-5）与西多福韦类似，可以抑制不同的痘病毒（如 VACV、牛痘病毒和羊口疮病毒）[9, 40-42]。

西多福韦的生物可利用率较差，因此需要通过静脉途径给药，这要求病人进行住院治疗，服用丙磺舒以降低西多福韦引起的中毒性肾损害风险 [43, 44]。

经体外筛选后发现痘病毒对西多福韦具有一定的耐药性 [45, 46]。这个筛选过程比较困难且比较耗时。还需要进一步地研究病毒耐药性的分子基础。

在天花流行的情况下需要口服药物，西多福韦的前体药物由共轭聚酯类组成，西多福韦共价结合烷氧基烷醇，如六 - 癸基丙二醇（HDP- 西多福韦）或十八烷基乙二醇（ODE-西多福韦）（图 18-5），形成一种乙醚 - 脂质 - 西多福韦结合物。该结合物模拟天然的脂质，可以由胃肠道吸收和经由血浆和 / 或淋巴分布于全身。与西多福韦相比，在服用脂质前体药物后在不同器官内（特别是肝、脾和肺）内的浓度相当高。有趣的是，西多福韦在肾脏中的毒性明显减弱，这表明西多福韦结合物可能毒性更低 [47, 48]。

亲脂性前体药物可以很好的被细胞摄取，这主要体现在细胞内具有较高浓度的西多福韦不同代谢物（HPMPC-p 和 HPMPC-pp）[49]。这些代谢产物浓度的提高能够说明为何亲脂性前体药物比西多福韦在体外抗痘病毒的活性强 [50, 51]。在腺病毒 [52] 及人和鼠巨细胞病毒 [53] 中可以观察到同样的现象。

1993 年首次利用西多福韦治疗重症联合免疫缺陷（SCID）小鼠的致死性感染，首次确定了西多福韦在体内的抗 VACV 作用 [54]。在感染前 7 天服用单剂量的西多福韦，能大幅度延缓小鼠的死亡。感染后 6 天服用西多福韦也可以获得相似的疗效。随后其他研究也证实了这些结论 [55, 56]。牛痘病毒以气溶胶形式感染小鼠以后，西多福韦通过系统给药[57, 58] 或喷雾给药以后 [59]，具有有效的治疗感染作用。

在一个小鼠模型中，用编码白细胞介素 -4（IL-4，一种高效地免疫抑制因子）的小鼠脱脚病病毒（鼠痘病毒）感染小鼠，西多福韦未起到治疗作用；研究发现只有使用大剂量的西多福韦才能延缓动物的死亡 [60]。

西多福韦可以有效地治疗实验条件下感染猴痘病毒的猴子，科学家以此试图建立人类感染 VARV 的动物模型 [11, 57]。只有世界上设备精良的实验室才能使用灵长类动物作为实验动物，因此只有在这些实验室才能进行天花病毒的一些试验 [11]。关于西多福韦和其他抗病毒药物在不同的动物模型中的试验结果已有相关文章发表 [5, 8, 11, 35, 37]。

在其他的磷酸盐中，HPMPO-DAPy 的体内抗病毒活性也进行了研究。在 VACV 感染的不同小鼠模型中，HPMPO-DAPy 的治疗效果与西多福韦类似，这使得 HPMPO-DAPy 成为治疗人类痘病毒感染的良好候选药物 [61]。

几年来，在不同动物模型中评价了磷酸盐亲脂前体药物的效果，包括在豚鼠模型中对六癸基含氧丙基 - 循环西多福韦安全性的评估。这些不同的结果证实这些前体药物可以系统治疗 DNA 病毒感染，尤其是痘病毒 [62-65]。

西多福韦已在临床上治疗人类不同痘病毒的感染。该化合物可以治疗由艾滋病引发的顽固性传染性软疣 [66, 67]，且能有效治疗肾移植病人的羊口疮（orf）[68]。最近，随着猴痘病毒传入美国，该病毒已经成为一种严重的人兽共患疾病，而且在中西部已经出现感染的草原鼠传染人类的事件。由于没有西多福韦在此类病例中详细的临床数据，但是如果该情况成为威胁时，西多福韦是唯一有效的药物 [4, 69, 70]。

mRNA 合成抑制剂

偏端霉素 A（图 18–6）可以在细胞培养中抑制 VACV 产生的细胞病变。该化合物靶向 DNA 的小沟，优先结合具有连续 5 对 A-T 碱基对的 DNA 序列，亲合力随基因序列的改变而改变 [71]。VACV 的转录启动区 90% 都为 A-T 结构，使其成为抗生素的理想作用位点。在抗生素存在的情况下，早期基因转录和 DNA 合成似乎能正常进行，而 VACV 中间体和后期基因转录受到抑制[72]。虽然对于治疗目的而言，偏端霉素毒性太大，但是可以开发出能够与 VACV 和其他痘病毒特异性结合的小沟配体。

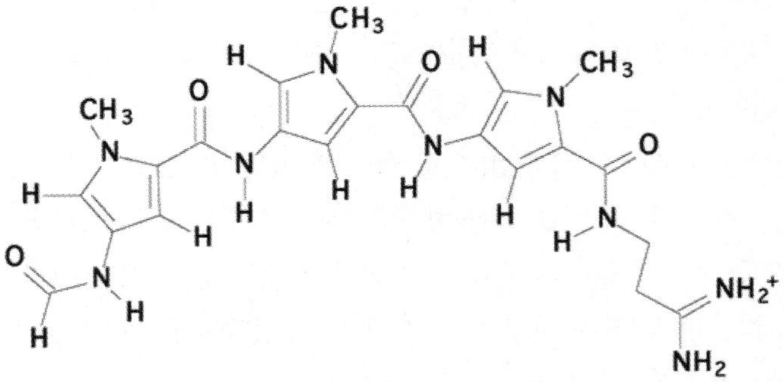

偏端霉素 A

图 18-6　mRNA 合成抑制剂

病毒形态形成抑制剂

为了探寻能够抑制病毒形态形成的抑制剂，Byrd 等人[73] 利用同源生物信息方法建立了 VACV I7L 蛋白酶结构模型。该蛋白具有半胱氨酸蛋白酶活性，在病毒形态形成阶段裂解核心蛋白前体[74, 75]。病毒形态形成的蛋白水解一般发生在细胞内非感染性病毒转变成感染性 IMV 过程之间。Byrd 等人[73] 发现了一种新型的小分子抑制剂，该抑制剂的原型化合物为 TTP-6171（图 18-7），分子建模预测该分子可以作用于 I7L 的活性位点。对 TTP-6171 作用机理研究发现，该药物不会影响 VACV 复制的早期阶段，但能阻断主要核心蛋白前体和后续的不成熟病毒粒子中间体转化成感染性的 IMVs。通过对筛选出的耐药性突变体的研究发现，I7L 基因突变导致其耐药性，证实了 TTP-6171 的靶标是 I7L 活性位点这一假说。

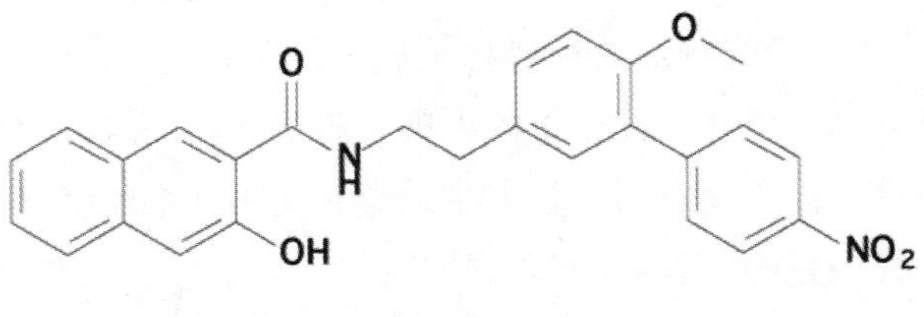

TTP-6171

图 18-7　病毒形态形成抑制剂

病毒释放抑制剂

大多数痘病毒抗病毒药物是核苷衍生物，可以通过干扰 DNA 病毒聚合酶活性而发挥

抗病毒作用，然而我们仍需要可以通过不同机理发挥抗病毒作用的化合物。Yang 等人[76]
最近发现了一种可以有效地、特异性地抑制正痘病毒复制的化合物，ST-246 {4- 三氟甲
基 -N-（3，3a，4，4a，5，5a，6，6a- 八氢 -1，3- 二氧 -4，6- 亚乙烯基环丙基[f] 异吲哚 -2-[1H]-
yl）- 苯甲酰胺 }（图 18–8），它可以抑制包括 VARV 在内的多种正痘病毒的复制。该药物
耐药性研究表明，ST-246 可以靶向牛痘病毒的 V061 基因，该基因与 VACV F13L 基因同
源，是病毒的主要囊膜蛋白基因。VACV F13L 编码的 37ku 软脂酰化囊膜蛋白参与 IMV
颗粒的形成，是细胞外病毒形成所必需的 [77, 78]。在细胞培养中，ST-246 可以抑制病毒蚀
斑的形成和病毒诱发的细胞病变效应，并降低了细胞外病毒形成，但是对细胞内病毒的形
成影响不大。口服 ST-246 可以帮助小鼠抵抗致死性正痘病毒感染，并可以预防 VACV 诱
发的疾病。该药物最佳的保护效果需要 14 天的剂量。药物的使用剂量与药物的病毒靶向
毒力因子密切相关。与西多福韦在细胞内聚集以后作用于病毒 RNA 聚合酶不同，ST-246
通过靶向细胞外病毒形成中涉及的酶从而抑制病毒的传播 [76]。因此，只有当药物持续地
抑制病毒传播，使得免疫系统能够完全清除病毒感染，才能获得该药物的最佳治疗效果。

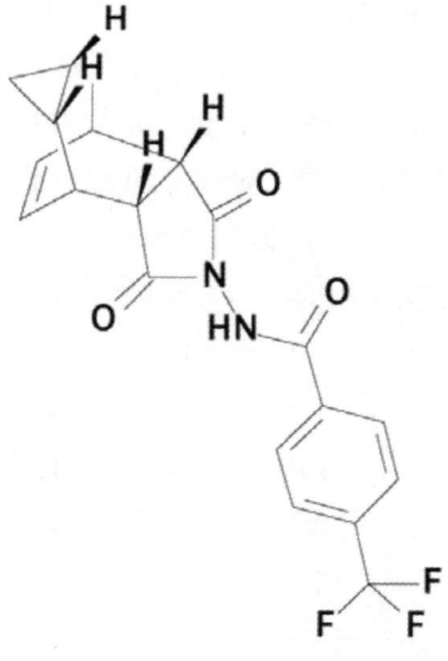

ST-246

图 18–8　病毒释放抑制剂

干扰素

　　干扰素（IFN）是宿主对抗病毒感染第一道防线中最有效的因素之一，可直接诱导
抗病毒效应，并能增强 1 型辅助 T 细胞（Th1）应答 [79]。痘病毒在体内对 IFN- α / β 和

IFN-γ 十分敏感，IFN-α/β 或 IFN-γ 缺乏的小鼠极易受到痘病毒的感染[80, 81]。

IFN 和 IFN 诱导剂聚丙烯酸和多聚肌苷酸、多聚胞苷酸、多聚 IC 在体外和体内都可以对 VACV 起到长效抑制作用[5]。在小鼠 VACV 尾部损害动物模型中，IFN 和 IFN 诱导剂可以提供显著的免疫保护作用[5]。在 VACV 感染前 1 天到感染后 1 天，每日给猴子肌肉注射或静脉注射白细胞 IFN，猴子可以获得完全的免疫保护，且皮肤损害的严重程度降低。动物病变情况与 IFN 剂量之间呈现负相关[82]。

最近，Liu 等人[83] 报告了在小鼠中使用 IFN-α 和 IFN-γ 可以预防致死性 VACV 的呼吸道感染。IFN-α 和 IFN-γ 通过鼻腔给药（感染前 1 天到感染后 3 天）可有效抑制小鼠肺部病毒的复制，降低因肺部感染引起的死亡。

IFN 可以在多种细胞的胞外和胞内有效地抑制痘病毒的传播[79]。这些机理针对的是由病毒感染的细胞内 dsRNA 激活诱导的细胞内免疫应答，如由 dsRNA 依赖蛋白激酶 R（PKR）和 2'，5'-寡腺苷酸合成酶（OAS）调节的 IFN 依赖酶级联反应。除了直接抑制 PKR 和 OAS 通路外，一些痘病毒还可以间接抑制 IFN 诱发的抗病毒状态，如靶向转录因子，改变 IFN 基因的生物活性。

除 IFN 抑制的细胞内机制外，很多痘病毒还在细胞外水平靶向作用于 IFN 系统[79]。这些病毒可以编码多种不同形式的可溶性细胞因子受体，这些细胞因子受体可以与细胞内正常的细胞因子结合，干扰细胞的正常活动，如与 IFN-α/β 和 IFN-γ 结合，阻碍其与细胞膜表面正常的受体相互作用[84, 85]。痘病毒的一个重要的毒力因子是 B8R 蛋白，它与 IFN-γ 受体细胞外区结构域同源，可以与 IFN-γ 结合，阻碍其与相应的受体相互作用[86]。Ahmed 等人[87] 最近发现了 IFN-γ 拟态/拮抗的多肽药物。这些拟态药物不与 IFN-γ 受体的细胞外区结合，而是与受体胞内区的受体链 1 和 IFNGR-1 相互作用，从而激活细胞信号通路。与人类 IFN-γ 相反，这些拟态药物可以绕过痘病毒毒力因子 B8R 蛋白，不与痘病毒 B8R 相互作用。另外与 IFN-γ 不同，这些拟态药物可以在体外抑制 VACV 的复制，可抑制体外的 VACV 复制，这表明 IFN-γ 拟态药物是天花病毒抗病毒的候选药物。

IFN 诱导剂（和/或 IFN）是治疗和预防痘病毒感染非常具有吸引力的治疗和/或预防制剂。另外，有些化合物可以靶向作用于抑制 IFN 功能的病毒蛋白，这些位点是预防性治疗理想的靶标。

致谢

感谢 C. Callebaut 在文稿编辑中给予的帮助。

参考文献

[1]　　Berche P (2001) The threat of smallpox and bioterrorism. *Trends Microbiol* 9: 15–18

[2]　　Breman JG, Arita I (1980) The confirmation and maintenance of smallpox eradication. *N Engl J Med* 303: 1263–1273

[3]　　Behbehani AM (1983) The smallpox story: life and death of an old disease. *Microbiol Rev* 47: 455–509

[4]　　Di Giulio DB, Eckburg PB (2004) Human monkeypox: an emerging zoonosis. *Lancet Infect Dis* 4: 15–25

[5]　　De Clercq E (2001) Vaccinia virus inhibitors as a paradigm for the chemo- therapy of poxvirus infections. *Clin Microbiol Rev* 14: 382–397

[6]　　Bauer DJ, St. Vincent L, Kempe CH, Downie AW (1963) Prophylactic treat- ment of smallpox contacts with *N*-methylisatin `-thiosemicarbazone. *Lancet* ii: 494–496

[7]　　Hamre D, Brownlee KA, Donovick R (1951) Studies on the chemotheray of vaccinia virus. II. The activity of some thiosemicarbazones. *J Immunol* 67: 305–312

[8]　　De Clercq E (2003) Clinical potential of the acyclic nucleoside phosphonates cidofovir, adefovir, and tenofovir in treatment of DNA virus and retrovirus infections. *Clin Microbi-ol Rev* 16: 569–596

[9]　　De Clercq E (2005) Recent highlights in the development of new antiviral drugs. *Curr Opin Microbiol* 8: 552–560

[10]　Roy A, Schneller SW, Keith KA, Hartline CB, Kern ER (2005) The 4',4'- difluoro analog of 5'-noraristeromycin: a new structural prototype for possible antiviral drug de- velopment toward orthopoxvirus and cytomegalovirus. *Bioorg Med Chem* 13: 4443–4449

[11]　Smee DF, Sidwell RW (2003) A review of compounds exhibiting anti-orthopox- virus activity in animal models. *Antiviral Res* 57: 41–52

[12]　Kim M, Yang H, Kim SK, Reche PA, Tirabassi RS, Hussey RE, Chishti Y, Rheinwald JG, Morehead TJ, Zech T et al (2004) Biochemical and functional analysis of smallpox growth factor (SPGF) and anti-SPGF monoclonal anti- bodies. *J Biol Chem* 279: 25838–25848

[13]　Tzahar E, Moyer JD, Waterman H, Barbacci EG, Bao J, Levkowitz G, Shelly M, Strano S, Pinkas-Kramarski R, Pierce JH et al (1998) Pathogenic poxviruses reveal viral strategies to exploit the ErbB signaling network. *EMBO J* 17: 5948–5963

[14]　Buller RM, Chakrabarti S, Cooper JA, Twardzik DR, Moss B (1988) Deletion of the

vaccinia virus growth factor gene reduces virus virulence. *J Virol* 62: 866–874

[15]   Opgenorth A, Nation N, Graham K, McFadden G (1993) Transforming growth factor alpha, Shope fibroma growth factor, and vaccinia growth factor can replace myxoma growth factor in the induction of myxomatosis in rabbits. *Virology* 192: 701–709

[16]   Fauci AS, Challberg MD (2005) Host-based antipoxvirus therapeutic strategies: turning the tables. *J Clin Invest* 115: 231–233

[17]   Yang H, Kim S-K, Kim M, Reche PA, Morehead TJ, Damon IK, Welsh RM, Reinherz EL (2005) Antiviral chemotherapy facilitates control of poxvirus infections through inhibition of cellular signal transduction. *J Clin Invest* 115: 379–387

[18]   Smith GL, Law M (2004) The exit of vaccinia virus from infected cells. *Virus Res* 106: 189–197

[19]   Reeves PM, Bommarius B, Lebeis S, McNulty S, Christensen J, Swimm A, Chahroudi A, Chavan R, Feinberg MB, Veach D et al (2005) Disabling pox- virus pathogenesis by inhibition of Abl-family tyrosine kinases. *Nat Med* 11: 731–739

[20]   McFadden G (2005) Gleevec casts a pox on poxviruses. *Nat Med* 11: 711–712

[21]   Wolffe EJ, Weisberg AS, Moss B (1998) Role for the vaccinia virus A36R outer envelope protein in the formation of virus-tipped actin-containing microvilli and cell-to-cell virus spread. *Virology* 244: 20–26

[22]   Parkinson JE, Smith GL (1994) Vaccinia virus gene A36R encodes a M(r) 43–50 K protein on the surface of extracellular enveloped virus. *Virology* 204: 376–390

[23]   Frischknecht F, Moreau V, Rottger S, Gonfloni S, Reckmann I, Superti-Furga G, Way M (1999) Actin-based motility of vaccinia virus mimics receptor tyrosine kinase signalling. *Nature* 401: 926–929

[24]   Hasobe M, McKee JG, Borcherding DR, Borchardt RT (1987) 9-(*Trans*-2', *trans*-3'-di-hydroxycyclopent-4'-enyl)-adenine and -3-deazaadenine: analogs of neplanocin A which retain potent antiviral activity but exhibit reduced cytotox- icity. *Antimicrob Agents Chemother* 31: 1849–1851

[25]   Neyts J, De Clercq E (2003) Therapy and short-term prophylaxis of poxvirus infections: historical background and perspectives. *Antiviral Res* 57: 25–33

[26]   Walton E, Jenkins SR, Nutt RF, Holly FW, Nemes M (1969) Branched-chain sugar nucle-osides. V. Synthesis and antiviral properties of several branched- chain sugar nucleosides. *J Med Chem* 12: 306–309

[27]   Van Aerschot A, Mamos AP, Weyns NJ, Ikeda S, De Clercq E, Herdewijn P (1993) Antiviral activity of C-alkylated purine nucleosides obtained by cross- coupling with

tetraalkyltin reagents. *J Med Chem* 36: 2938–2942

[28] Neyts J, Andrei G, Snoeck R, Jähne G, Winkler I, Helsberg M, Balzarini J, De Clercq E (1994) The N-7-substituted acyclic nucleoside analog 2-amino-7- [(1,3-dihydroxy-2-propoxy)methyl]purine is a potent and selective inhibitor of herpesvirus replication. *Antimicrob Agents Chemother* 38: 2710–2716

[29] Neyts J, Balzarini J,Andrei G, Chaoyong Z, Snoeck R, Zimmerman A, Mertens T, Karlsson A, De Clercq E (1998) Intracellular metabolism of the N7-substituted acyclic nucleoside analog 2-amino-7-(1,3-dihydroxy-2-propoxymethyl)purine, a potent inhibitor of herpesvirus replication. *Mol Pharmacol* 53: 157–165

[30] Neyts J, Jähne G, Andrei G, Snoeck R, Winkler I , De Clercq E (1995) *In vivo* antiherpesvirus activity of N-7-substituted acyclic nucleoside analog 2-amino- 7[(1,3-dihydroxy-2-propoxy)methyl]purine. *Antimicrob Agents Chemother* 39: 56–60

[31] Neyts J, De Clercq E (2001) Efficacy of 2-amino-7-[(1,3-dihydroxy-2- propoxy)methyl] purine for the treatment of vaccinia (orthopox-) virus infec- tions in mice. *Antimicrob Agents Chemother* 45: 84–87

[32] Neyts J, De Clercq E (2002) Effect of 5-iodo-2'-deoxyuridine on vaccinia virus (orthopoxvirus) infections in mice. *Antimicrob Agents Chemother* 46: 2842–2847

[33] De Clercq E, Holý A, Rosenberg I, Sakuma T, Balzarini J, Maudgal PC (1986) A novel selective broad-spectrum anti-DNA virus agents. *Nature* 323: 464–467

[34] De Clercq E, Sakuma T, Baba M, Pauwels R, Balzarini J, Rosenberg I, Holý A (1987) Antiviral activity of phosphonylmethoxyalkyl derivatives of purine and pyrimidines. *Antiviral Res* 8: 261–272

[35] De Clercq E, Neyts J (2004) Therapeutic potential of nucleoside/nucleotide analogues against poxvirus infections. *Rev Med Virol* 14: 289–300

[36] Naesens L, Snoeck R, Andrei G, Balzarini J, Neyts J, De Clercq E (1997) HPMPC (cidofovir), PMEA (adefovir) and related acyclic nucleoside phos- phonate analogues: a review of their pharmacology and clinical potential in the treatment of viral infections. *Antiviral Chem Chemother* 8: 1–23

[37] De Clercq E (2002) Cidofovir in the treatment of poxvirus infections. *Antiviral Res* 55: 1–13

[38] Magee WC, Hostetler KY, Evans DH (2005) Mechanism of inhibition of vac- cinia virus DNA polymerase by cidofovir diphosphate. *Antimicrob Agents Chemother* 49: 3153–3162

[39] Snoeck R, Holý A, Dewolf-Peeters C, Van Den Oord J, De Clercq E, Andrei G (2002)

Antivaccinia activities of acyclic nucleoside phosphonate derivatives in epithelial cells and organotypic cultures. *Antimicrob Agents Chemother* 46: 3356–3361

[40] Dal Pozzo F, Andrei G, Holý A, Van Den Oord J, Scagliarini A, De Clercq E, Snoeck R (2005) Activities of acyclic nucleoside phosphonates against orf virus in human and ovine cell monolayers and organotypic ovine raft cultures. *Antimicrob Agents Chemother* 49: 4843–4852

[41] Hocková D, Holý A, Masojidková M, Andrei G, Snoeck R, De Clercq E, Balzarini J (2004) Synthesis and antiviral activity of 2,4-diamino-5-cyano-6-[2-(phosphonome-thoxy)ethoxy]pyrimidine and related compounds. *Bioorg Med Chem* 12: 3197–3202

[42] Balzarini J, Pannecouque C, Naesens L, Snoeck R, De Clercq E, Hocková D, Holý A (2004) 6-[(Phosphonomethoxy)alkoxy]-2,4-diaminopyrimidines, a new class of acyclic pyrimidine nucleoside phosphonates with antiviral activity. *Nucleosides Nucleotides Nucleic Acids* 23: 243–249

[43] Lalezari JP, Stagg RJ, Kuppermann BD, Holland GN, Kramer F, Ives DV, Youle M, Robinson MR, Drew WL, Jaffe HS (1997) Intravenous cidofovir for periph-eral cyto-megalovirus retinitis in patients with AIDS. A randomized, controlled trial. *Ann Intern Med* 126: 257–263

[44] Lacy SA, Hitchcock MJM, Lee WA, Tellier P, Cundy KC (1998) Effect of oral probenecid coadministration on the chronic toxicity and pharmacokinetics of intravenous cidofovir in cynomolgus monkeys. *Toxicol Sci* 44: 97–106

[45] Smee DF, Sidwell RW, Kefauver D, Bray M, Huggins JW (2002) Characterization of wild-type and cidofovir-resistant strains of camelpox, cowpox , monkeypox, and vaccinia viruses. *Antimicrob Agents Chemother* 46: 1329–1335

[46] Smee DF, Wandersee MK, Bailey KW, Hostetler KY, Holý A, Sidwell RW (2005) Characterization and treatment of cidofovir-resistant vaccinia (WR strain) virus infections in cell culture and mice. *Antiviral Chem Chemother* 16: 203–211

[47] Painter GR, Hostetler KY (2004) Design and development of oral drugs for the prophy-laxis and treatment of smallpox infection. *Trends Biotechnol* 22: 423–427

[48] Ciesla SL, Trahan J, Wan WB, Beadle JR, Aldern KA, Painter GR, Hostetler KY (2003) Esterification of cidofovir with alkoxyalkanols increases oral bioavailability and dimin-ishes drug accumulation in kidney. *Antiviral Res* 59: 163–171

[49] Aldern KA, Ciesla SL, Winegarden KL, Hostetler KY (2003) Increased anti- viral activity of 1-0-hexadecyloxopropyl-[2-14C] cidofovir in MRC-5 human lung fibroblasts is explained by unique cellular uptake and metabolism. *Mol Pharmacol* 63: 678–681

[50] Keith KA, Wan WB, Ciesla SL, Beadle JR, Hostetler KY, Kern ER (2004) Inhibitory activity of alkoxyalkyl and alkyl esters of cidofovir and cyclic cido- fovir against orthopoxvirus replication *in vitro*. *Antimicrob Agents Chemother* 48: 1869–1871

[51] Kern ER, Hartline C, Harden E, Keith K, Rodriguez N, Beadle JR, Hostetler KY (2002) Enhanced inhibition of orthopoxvirus replication *in vitro* by alkoxy- alkyl esters of cidofovir and cyclic cidofovir. *Antimicrob Agents Chemother* 46: 991–995

[52] Hartline CB, Gustin KM, Wan WB, Ciesla SL, Beadle JR, Hostetler KY, Kern ER (2005) Ether lipid-ester prodrugs of acyclic nucleoside phosphonates: activ- ity against adenovirus replication *in vitro*. *J Infect Dis* 191: 396–399

[53] Wan WB, Beadle JR, Hartline C, Kern ER, Ciesla SL, Valiaeva N, Hostetler KY (2005) Comparison of the antiviral activities of alkoxyalkyl and alkyl esters of cidofovir against human and murine cytomegalovirus replication *in vitro*. *Antimicrob Agents Chemother* 49: 656–662

[54] Neyts J, De Clercq E (1993) Efficacy of (*S*)-1-(3-hydroxy-2-phosphonylmethox ypropyl) cytosine for the treatment of lethal vaccinia virus infections in severe combined immune deficiency (SCID) mice. *J Med Virol* 41: 242–246

[55] Smee DF, Bailey KW, Sidwell RW (2001) Treatment of lethal vaccinia virus respiratory infections in mice with cidofovir. *Antiviral Chem Chemother* 12: 71–76

[56] Smee DF, Bailey KW, Wong MH, Sidwell RW (2001) Effects of cidofovir on the patho- genesis of a lethal vaccinia virus respiratory infection in mice. *Antiviral Res* 52: 55–62

[57] Bray M, Martinez M, Smee DF, Kefauver D, Thompson E, Huggins JW (2000) Cidofovir protects mice against lethal aerosol or intranasal cowpox virus chal- lenge. *J Infect Dis* 181: 10–19

[58] Smee DF, Bailey KW, Wong M, Sidwell RW (2000) Intranasal treatment of cowpox virus respiratory infections in mice with cidofovir. *Antiviral Res* 47: 171–177

[59] Bray M, Martinez M, Kefauver D, West M, Roy C (2002) Treatment of aerosol- ized cowpox virus infection in mice with aerosolized cidofovir. *Antiviral Res* 54: 129–142

[60] Robbins SJ, Jackson RJ, Fenner F, Beaton S, Medveczky J, Ramshaw IA, Ramsay AJ (2005) The efficacy of cidofovir treatment of mice infected with ectromelia (mousepox) virus encoding interleukin-4. *Antiviral Res* 66: 1–7

[61] De Clercq E, Andrei G, Balzarini J, Leyssen P, Naesens L, Neyts J, Pannecouque C, Snoeck R, Ying C, Hocková D, Holý A (2005) Antiviral potential of a new generation of acyclic nucleoside phosphonates, the 6-[2-(phosphonomethox y)alkoxy]-2,4-diaminopy- rimidines. *Nucleosides Nucleotides Nucleic Acids* 24: 331–341

[62]   Smee DF, Wong M-H, Bailey KW, Beadle JR, Hostetler KY, Sidwell RW (2004) Effects of four antiviral substances on lethal vaccinia virus (IHD strain) respi- ratory infections in mice. *Int J Antimicrob Agents* 23: 430–437

[63]   Buller RM, Owens G, Schriewer J, Melman L, Beadle JR, Hostetler KY (2004) Efficacy of oral active ether lipid analogs of cidofovir in a lethal mousepox model. *Virology* 318: 474–481

[64]   Quenelle DC, Collins DJ, Wan WB, Beadle JR, Hostetler KY, Kern ER (2004) Oral treat- ment of cowpox and vaccinia virus infections in mice with ether lipid esters of cidofovir. *Antimicrob Agents Chemother* 48: 404–412

[65]   Lu S, Cheng L, Hostetler KY, Koh HJ, Beadle JR, Davidson MC, Freeman WR (2005) Intraocular properties of hexadecyloxypropyl-cyclic-cidofovir in Guinea pigs. J Ocul Pharmacol Ther 21: 205–209

[66]   Meadows KP, Tyring SK, Pavia AT, Rallis TM (1997) Resolution of recalcitrant mol- luscum contagiosum virus lesions in human immunodeficiency virus-infect- ed patients treated with cidofovir. *Arch Dermatol* 133: 987–990

[67]   Ibarra V, Blanco JR, Oteo JA, Rosel L (2000) Efficacy of cidofovir in the treat- ment of recalcitrant molluscum contagiosum in an AIDS patient. *Acta Derm Venereol* 80: 315–316

[68]   Geerinck K, Lukito G, Snoeck R, De Vos R, De Clercq E, Vanrenterghem Y, Degreef H, Maes B (2001) A case of human orf in an immunocompromised patient treated successfully with cidofovir cream. *J Med Virol* 64: 543–549

[69]   Kile JC, Fleischauer AT, Beard B, Kuehnert MJ, Kanwal RS, Pontones P, Messersmith HJ, Teclaw R, Karem KL, Braden ZH, Damon I, Khan AS, Fisher M (2005) Transmis- sion of monkeypox among persons exposed to infected prai- rie dogs in Indiana in 2003. *Arch Pediatr Adolesc Med* 159: 1022–1025

[70]   Anderson MG, Frenkel LD, Homann S, Guffey J (2003) A case of severe mon- keypox virus disease in an American child: emerging infections and changing professional values. *Pediatr Infect Dis J* 22: 1093–1096

[71]   Abu-Daya A, Brown PM, Fox KR (1995) DNA sequence specificity of several AT-selec- tive minor groove binding ligands. *Nucleic Acids Res* 23: 3385–3392

[72]   Broyles SS, Kremer M, Knutson BA (2004) Antiviral activity of distamycin A against vaccinia virus is the result of inhibition of postreplicative mRNA syn- thesis. *J Virol* 78: 2137–2141

[73]   Byrd CM, Bolken TC, Mjalli AM, Arimilli MN, Andrews RC, Rothlein R, Andrei T, Rao

356

M, Owens KL, Hruby DE (2004) New class of orthopoxvirus antiviral drugs that block viral maturation. *J Virol* 78: 12147–12156

[74] Byrd CM, Bolken T, Hruby DE (2002) The vaccinia virus I7L gene product is the core protein proteinase. *J Virol* 76: 8973–8976

[75] Byrd CM, Bolken TC, Hruby DE (2003) Molecular dissection of the vaccinia virus I7L core protein proteinase. *J Virol* 77: 11279–11283

[76] Yang G, Pevear DC, Davies MH, Collett MS, Bailey T, Rippen S, Barone L, Burns C, Rhodes G, Tohan S et al (2005) An orally bioavailable antipoxvirus compound (ST-246) inhibits extracellular virus formation and protects mice from lethal orthopoxvirus challenge. *J Virol* 79: 13139–13149

[77] Husain M, Weisberg A, Moss B (2003) Topology of epitope-tagged F13L pro- tein, a major membrane component of extracellular vaccinia virions. *Virology* 308: 233–242

[78] Blasco R, Moss B (1991) Extracellular vaccinia virus formation and cell-to-cell virus transmission are prevented by deletion of the gene encoding the 37,000- dalton outer envelope protein. *J Virol* 65: 5910–5920

[79] Seet BT, Johnston JB, Brunetti CR, Barrett JW, Everett H, Cameron C, Sypula J, Nazarian SH, Lucas A, McFadden G (2003) Poxviruses and immune evasion. *Annu Rev Immunol* 21: 377–423

[80] van den Broek MF, Muller U, Huang S, Zinkernagel RM, Aguet M (1995) Immune defense in mice lacking type I and/or type II interferon receptors. *Immunol Rev* 148: 5–18

[81] Huang S, Hendriks W, Althage A, Hemmi S, Bluethmann H, Kamijo R, Vilcek J, Zinker-nagel RM, Aguet M (1993) Immune response in mice that lack the interferon-gamma receptor. *Science* 259: 1742–1745

[82] Weimar W, Stitz I, Billiau A, Cantell K, Schellekens H (1980) Prevention of vac- cinia lesions in Rhesus monkeys by human leucocyte and fibroblast interferon. *J Gen Virol* 48: 25–30

[83] Liu G, Zhai Q, Schaffner DJ, Wu A, Yohannes A, Robinson TM, Maland M, Wells J, Voss TG, Bailey C, Alibek K (2004) Prevention of lethal respiratory vaccinia infections in mice with interferon-_ and interferon-a. *FEMS Immunol Med Microbiol* 40: 201–206

[84] Moss B, Shisler JL (2001) Immunology 101 at poxvirus U: immune evasion genes. *Semin Immunol* 13: 59–66

[85] Katze MG, He Y, Gale M Jr (2002) Viruses and interferon: a fight for suprem- acy. *Nat Rev Immunol* 2: 676–687

[86]   Symons JA, Tscharke DC, Price N, Smith GL (2002) A study of the vaccinia virus inter-
        feron gamma receptor and its contribution to virus virulence. *J Gen Virol* 83: 1953–1964

[87]   Ahmed CMI, Burkhart MA, Subramaniam PS, Mujtaba MG, Johnson HM (2005)
        Peptide mimetics of gamma interferon possess antiviral properties against vaccinia virus
        and other viruses in the presence of poxvirus B8R pro- tein. *J Virol* 79: 5632–5639

（吴国华　译）

第 19 章　痘病毒的环境抗性、消毒及杀灭

Friedrich v. Rheinbaben[1]，Jürgen Gebel[2]，Martin Exner[2]，Axel Schmidt[1]

（1. 维滕 / 黑尔德克私立大学医学微生物学和滤过性微生物学研究所，德国维滕市施托库姆大街 10 号，邮编 58448。2. 德国波恩莱茵弗里德里希·威廉大学卫生与公共健康研究所）

摘要

痘病毒是一种与所有其他囊膜病毒显著不同的囊膜颗粒。除 DNA、蛋白和磷脂外，痘病毒还含有碳水化合物。它们具有较高的环境稳定性并可在周围环境下保持感染性数月。痘病毒特别耐干燥，携带病毒的病料（如：皮肤表皮、血清、血块和其他排泄物）释放至环境中其耐干燥的能力可被进一步增强。干燥的痘苗病毒可在 4℃ 下保存至少 35 周，而感染性无任何损失。病毒在缓冲液中于 –20℃ 冷冻，在 15 年内仅观察到 3 个对数级的滴度下降。通常，从病人和 / 或环境中分离的病毒比囊膜中脂质含量相对低的病毒对环境条件的抵抗力更强，尽管不同亚科和属的痘病毒之间有相当的的差异。另外，针对不同的 pH 值，痘病毒具有较高的稳定性。由于其脂质含量低，相对于其他囊膜病毒，它们对有机溶剂 / 消毒剂不太敏感。这就是与其他囊膜病毒相比，痘病毒对二乙醚具有高度抗性的原因。除以上这些方面，痘病毒还是对所有普便认可的消毒方案高度敏感。细胞结合病毒可能比无细胞病毒具有更高的稳定性。如果用季铵化合物，则观察不到该现象。由于天花有可能重现（例如在生物战争中滥用），而且也因为痘病毒在兽医中的影响，因此选择痘病毒科的代表毒株来测试普通消毒剂的功效。普通杀灭程序，如热力、化学和 / 或辐射，通常对痘病毒有效。

环境抗性

痘病毒科是一个非常多样化的病毒家族，对动物健康仍具有潜在危险，即使对于人类亦是如此[1, 2]。它们在自然界中广泛存在，不仅感染下至鱼类的脊索动物，而且感染昆虫，甚至植物。痘病毒是一种与所有其他囊膜病毒显著不同的囊膜颗粒。痘病毒在其囊膜

中只有较低的脂质含量，虽然在痘病毒的不同亚科和属之间存在有相当大的差异。例如，禽痘病毒中的脂质含量要比现发现的正痘病毒中的脂质含量高。除 DNA、蛋白和磷脂外，痘病毒还含有少量碳水化合物（大约 3%）[3-5]。

痘病毒特别耐干燥[6-9]。携带病毒的病料释放至环境中其耐干燥的能力可被进一步增强，例如，皮肤表皮、血清、血块和其他排泄物[10-12]。在 18 世纪，已认识到被天花患者感染的物品至少可保持感染性数月[13]，特别是灰尘、毯子、被单和枕套以及个人衣物可保持感染性数年[14]，而且，经由个人物品、衣服、甚至内衣可发生直接的人 – 人传播[14]。在过去，衣物和亚麻布尤其比今天拥有更高的商业价值。因此，通常的做法是把它们转给他人使用，即使这些衣物和亚麻布来自重病患者或死者。

1912 年西班牙加利西亚报告的一个病例为病毒可通过纸张传递提供了证据，纸张似乎被天花病毒（VARV）污染并被运送到德国巴登的 Muhlacker，并导致流行病。从那里，它通过个人接触以及污染的纺织品，传播到德国的普福尔茨海姆、Aue 和弗赖堡[15]。

虽然在环境温度下，痘病毒的耐环境能力强，然而它在低温下的耐环境能力更强。干燥的痘苗病毒（VACV）在 4℃下可保存至少 35 周，而感染性无任何下降。病毒在缓冲液内置于 –20℃冷冻，在 15 年内仅观察到 3 个对数级的滴度下降。从病人和 / 或环境分离的病毒对环境的耐受力通常比细胞培养物的病毒更强。与细胞培养上清液分离制备的无细胞病毒或纯化病毒通常比相应的细胞结合病毒的耐环境能力要低[12]。

与大多数其他囊膜病毒相比，痘病毒具有较强的耐高温能力。细胞结合病毒被加热到 56℃作用 15min，仅观察到 2 个对数级的滴度下降。然而，病毒亚科和属之间的温度稳定性存在差异。例如，有报告声称，禽痘病毒被加热到 56℃作用 60min 后失活，而副痘病毒属需要在 56℃下作用 2.5h 或在 80℃作用 1h 才能失活。因此，即使是短时暴露在 90℃下也不能确保感染性的完全失活。加热到 56℃作用 15min，纯化的病毒更容易失活，即使加入 2% 的胎牛血清（FCS），也会有 4 个对数级的滴度下降[16]。

消毒

除了高度耐干燥外，痘病毒在 pH 值 4.5~10 时具有较高的稳定性。由于其脂质含量较低，与其他囊膜病毒科相比，它们对有机溶剂的敏感性较低[17, 18]。这就是病毒对二乙醚具有高度耐受性，而相比之下对三氯甲烷、苯酚和乙醇敏感的原因，正如对肖普纤维瘤病毒所介绍的那样[19]。30%~40% 的乙醇在 0℃作用 1h，能完全使该病毒失活；而在相同的试验条件下，需要浓度为 60%~70% 的二乙醚[20]。

痘病毒与所有含有脂质囊膜病毒一样对商用化学消毒剂高度敏感，但是细胞结合痘病毒具有相对高的稳定性[21-23]。如果在 5~15min 作用时间下使用 0.5% 的甲醛，可以很快使无细胞 VACV 的滴度下降 3.5~4 个对数级。然而，在相同条件下，对于细胞结合病毒，仅下降 1 个对数级。如果用氢氧化钠处理，加入 0.1% 的溶液，无细胞 VACV 可在

15min 内失活（滴度下降 4 个对数级），而细胞结合病毒的滴度只下降 1 个对数级。用过乙酸得到的结果是：加入 0.1% 的工作浓度（150 ppm 活性氧含量），在 30min 的作用时间内，无细胞病毒的下降率为 4~5 个对数级，但在相同条件下，细胞结合病毒的滴度仅下降 1~2 个对数级。如果使用了季铵化合物（QAC），则没有观察到明显差异，对于无细胞病毒和细胞结合病毒，在 15min 的作用时间下，1.2% 的 N-cetylpiridinium chloride 得到 4 个对数级的下降（细胞结合病毒：下降系数 3.5~4.0；无细胞病毒：下降系数 4.0）[24]。

一些活性组分的消毒效果[25]已在表 19-1 中列出。因为可能的天花污染[26]，如因其异常的传染影响以及在生物战争中的潜在滥用，再加上它们在兽医中的影响，痘病毒科成员已被选用于消毒剂功效试验。在几个国家和 / 或国际指南中对此有规定[30-33]。德国兽医学会（Deutsche Veterinarmedizinische Gesellschaft，DVG）在直接试验的悬浮液中以及木屑（白杨木）上用 VACV 来模拟载体污染[30]。另外，德国国家健康机构（罗伯特科赫研究所）连同德国病毒控制学会（Deutsche Vereinigung zur Bekampfung der Viruskrankheiten，DVV），针对人类医学领域，在其悬浮试验中使用 VACV[31]。在法国 AFNOR 指南（Association Francaise de Normalisation）[33]规定：针对人类医学领域，在其悬浮试验中用正痘病毒进行测试[34]。相应地，在商用化学消毒剂功效方面已积累了丰富的经验[35]，结果显示：采用此类商用消毒剂，可很好地使痘病毒失活。表 19-2 汇总了一些市场上销售的消毒剂配方的功效。由于天花已根除一段时间，所以关于消毒话题的许多出版物均来自 20 世纪 70 和 80 年代前。

表 19-1　通过抗痘苗病毒（作为大多数其他痘病毒代表毒株）标准测试获得的抗痘病毒消毒剂普通活性成分的功效[38-49].

消毒剂	浓度 / 作用时间	试验条件
次氯酸钠	200 ppm/10min	WPL 悬浮试验
H_2O_2	1%/5~10min*	WPL 悬浮试验
$KMnO_4$	0.02%/5~10min*	WPL 悬浮试验
过醋酸	0.1%/5~10min*	WPL 悬浮试验
甲醛	2%/5min*	WPL 悬浮试验
戊二醛	0.02%/10min**	WPL 悬浮试验
苯酚	2%/10min**	WPL 悬浮试验
邻苯基苯酚	0.12%/10min**	WPL 悬浮试验
乙醇	40%/10min**	WPL 悬浮试验
异丙醇	30%/10min**	WPL 悬浮试验
$HgCl_2$	0.02%/10min**	WPL 悬浮试验
甲酸	0.1%/30min**	WPL 悬浮试验
	0.25%/15min**	悬浮试验，0.2% BSA 或 10% FCS

（续表）

消毒剂	浓度 / 作用时间	试验条件
丙酸	1%/10min** 1%/1 h**	WPL 悬浮试验 悬浮试验，0.2% BSA 或 10% FCS
柠檬酸	1%/15min** 1%/30min**	WPL 悬浮试验悬浮试验，0.2% BSA 或 10% FCS
醋酸	1%/30min** 2%/15min**	悬浮试验，有或无蛋白负荷 悬浮试验，有或无蛋白负荷
丙酸 柠檬酸 醋酸	0.5%~2%/7.5~120min**	在木头和棉上进行载体试验 （依据 DVG）

BSA，牛血清清蛋白；DVG，德国兽医学会；FCS，胎牛血清；WPL，无蛋白负荷。
* 下降系数 ≥ 5，** 下降系数 ≥ 4。

杀灭

医学领域中使用的每种杀菌程序均对病毒有效。虽然痘病毒较耐热，但是，它们对本规则也不例外[36]。干热和 / 或蒸汽杀菌与化学杀菌程序对痘病毒一样有效，如甲醛或环氧乙烷和辐射[37]。

表 19-2　依据 RKI（罗伯特科赫研究所）悬浮试验进行的抗痘苗病毒测试获得的抗痘病毒商用消毒剂配方的功效

消毒剂配方（针对 100g 浓缩物）	下降系数 > 4 对数级	
	应用浓度	作用时间（min）
70 g 异丙醇 0.05 g 葡萄糖酸氯己定 0.45 g H$_2$O$_2$（30%）	90	0.5
46 g 乙醇 27 g 异丙醇 1 g 苯甲醇	90	1
10.4 g 乙醇 1.67 g H$_2$O$_2$（30%） 1.5 g 葡萄糖酸氯己定	90	1
38.4 g 乙醇 0.35 g 甲醛 0.066 g 乙二醛 0.018 g 戊二醛	90	10

（续表）

消毒剂配方（针对 100g 浓缩物）	下降系数 > 4 对数级	
	应用浓度	作用时间（min）
40 g 乙醇 10 g n- 丙醇 0.018 g 戊二醛 0.05 g 苯扎氯铵 0.01 g 5- 溴 -5- 硝基（1,3）- 二氧环己胺	90	5
11 g 甲醛 12 g 乙二醛 3.75 g 戊二醛 2.7 g 苯扎氯铵 1 g 聚六亚甲基胍磷酸盐	0.5	5
15 g 苯扎氯铵 2 g 聚六亚甲基胍磷酸盐 2 g 2- 含氧联苯	0.8	5
4.5 g 戊二醛 8.8 g 乙二醛	2	5
8 g 甲醛 8 g 乙二醛 4.5 g 戊二醛	0.25	1
20 g 过硼酸钠 15 g 四乙酰基乙二胺（TAED）		
6 g 戊二醛 5 g 四乙铵化合物（QAV）	0.5	5
11.1 g 甲醛 12 g 乙二醛 3.75 g 戊二醛 2.7 g 苯扎氯铵	1.5	5
25 g 糖精蛋白	1	< 5
4 g 过乙酸 26 g H$_2$O$_2$（30%）	3	2.5
35 g 次氯酸钠	3	2.5
50 g 丙二醇 5 g 氢氧化钾	90	5
20 g 邻苯基苯酚 10 g 4- 氯 -3- 甲酚	2	5

参考文献

[1]   Steinborn A, Essbauer S, Marsch WC (2003) Human cowpox/catpox infection, a potentially unrecognized disease [Kuh-/Katzenpocken-Infektionen beim Menschen. Ein potenziell verkanntes Krankheitsbild]. Dtsch Med Wochenschr 128: 607–610

[2]   Committee on the Assessment of Future Needs for Variola Virus (1999) Epidemiology: Assessment of Future Scientific Needs for Live Variola Virus. Institute of Medicine, National Academic Press, Washington D.C., 33–35

[3]   Haas R, Vivell O (1965) Human Viral and Rickettsial Infections [Virus- und Rickettsien-infektionen des Menschen]. JF Lehmanns, Munich, Germany

[4]   Tidona CA, Darai G (eds) (2001) The Springer Index of Viruses. Springer, Berlin, 863–921

[5]   Fenner F (1996) Poxviruses. In: BN Fields, DM Knipe, PM Howley, RM Chanock, P Monath, B Roizman, DE Griffin, RA Lamb, MA Martin, SE Straus (eds): Fields Virology, 3 edn. Lippincott/Raven, Philadelphia, 2673–2702

[6]   Mahnel H (1987) Experimental results on the stability of poxviruses under laboratory and environmental conditions [Experimentelle Ergebnisse über die Stabilität von Pockenviren unter Labor- und Umweltbedingungen]. J Vet Med B 34: 449–464

[7]   Downie AW, Meiklejohn M, St Vincent L, Rao AR, Sundara Babu BV, Kempe CH (1965) The recovery of smallpox virus from patients and their environment in a smallpox hospital. Bull WHO 33: 615–622

[8]   Sidwell RW, Dixon GJ, McNeil E (1966) Quantitative studies on fabrics as disseminators of viruses. I. Persistence of vaccinia virus on cotton and wool fabrics. Appl Microbiol 14: 55–59

[9]   Sidwell RW, Dixon GJ, McNeil E (1967) Quantitative studies on fabrics as dis- seminators of viruses. III. Persistence of vaccinia virus on fabrics impregnated with a virucidal agent. Appl Microbiol 15: 921–927

[10] Noda M, Matsuda S, Kobayashi M (2000) Virucidal activity of disinfectants. Influence of the serum protein upon the virucidal activity of disinfectants. Kasenshogaku Zasshi 74: 664–669

[11] Weber DJ, Barbee SL, Sobsey MD, Rutala WA (1999) The effect of blood on the antiviral activity of sodium hypochlorite, a phenolic, and a quaternary ammonium compound. Control Hosp Epidemiol 20: 821–827

[12] Kraatz G (1984) Comparative investigations on the infectious potential of free and cell-bound orthopoxviruses [Vergleichende Untersuchungen über die Tenazitaet freier und zellgebundener Orthopockenviren]. PhD Thesis, LMU Munich, Germany

[13] Harper GJ (1961) Airborne micro-organisms: Survival tests with four viruses. N Engl J Med 339: 556–559

[14] State Act (1850) Report of a General Plan for the Promotion of Public and Personal Health. State Archive of Massachusetts, Boston, 326–332

[15] Greimer K (1922) Handbook for Practicising Disinfectors [Handbuch des Praktischen Desinfektors], 2 edn. Steinkopff, Dresden/Leipzig, Germany

[16] Rheinbaben F v, Wolff MH (2002) Handbook of Antiviral Disinfectants [Handbuch der viruswirksamen Desinfektion]. Springer-Verlag, Berlin

[17] Wallhäußer KH (1995) Practice of Sterilization, Disinfection, Conservation [Praxis der Sterilisation, Desinfektion, Konservierung], 5 edn. Thieme, Stuttgart

[18] Bellamy K (1995) A review of the test methods used to establish virucidal activ- ity. J Hosp Infect S 30: 389–396

[19] Rolle M, Mayr A (2002) Medical Microbiology, Infectiology and Epidemiology of Infectious Diseases [Medizinische Mikrobiologie, Infektions- und Seuchenlehre], 7 edn. Enke, Stuttgart

[20] Pontier G, Chaumont F (1954) Action of different antiseptics on Shope fibroma virus. Ann Inst Past 86: 532–534

[21] Tanabe I, Hotta S (1976) Effect of disinfectants on variola virus in cell culture. Appl Environ Microbiol 32: 209–212

[22] Joklik WK (1962) The purification of four strains of poxvirus. Virology 18: 9–12

[23] Turner GS, Squires EJ, Murray HGS (1970) Inactivated smallpox vaccine. A comparison of inactivation methods. J Hyg 68: 197–202

[24] Pöhn HP, Heicken K (1967) Evaluation of disinfectants on their viru- cidal properties against viruses of the pox-vaccinia-group [Prüfung von Desinfektionsmitteln auf Viruzidie gegenüber Virusarten der Pocken-Vaccine- Gruppe]. Zentralbl Bakteriol I [Orig] 202: 172–183

[25] Ferier A, Garin D, Crane JM (2004) Rapid inactivation of vaccinia virus in suspension and died on surfaces. J Hosp Infect 57: 73–79

[26] Baxby D (1988) Human poxvirus infection after the eradication of smallpox. Epidemiol Infect 100: 321–334

[27] Henderson DS, Inglesby TV, Bartlett JG, Ascher MS, Eitzen E, Jahrling PB, Hauer J,

Layton M, McDade J, Osterholm MT et al (1999) Smallpox as a bio- logical weapon: Medical and public health management. Working Group on Civilian Biodefense. JAMA 281: 2127–2137

[28]   Cohen J (2001) Bioterrorism. Smallpox vaccinations: How much protection remains? Science 294: 985–987

[29]   Breman JG, Henderson DA (1998) Poxvirus dilemmas – monkeypox, smallpox, and biologic terrorism. N Engl J Med 339: 556–559

[30]   German Society of Veterinary Medicine (ed) (1984) Guidelines for the Evaluation of Chemical Disinfectants [Richtlinien für die Prüfung chemischer Desinfektionsmittel]. Deutsche Veterinärmedizinische Gesellschaft, Gießen

[31]   German Federal Health Office (BGA) and German Society for the Control of Viral Diseases (DVV) (1990) Guidelines of German Federal Health Office and German Association for the Control of Virus Diseases for testing the effective- ness of chemical disinfectants against viruses. Zentralbl Hyg Umweltmed 189: 554–562

[32]   DVV, RKI (2005) Guideline of the German Society for the Control of Virus Diseases and the Robert-Koch-Institute on the evaluation of chemical disinfectants against viruses for purposes within human medicine, effective date: 15 June 2005 [Leitlinie der Deutschen Vereinigung zur Bekämpfung der Viruskrankheiten (DVV) e.V. und des Robert Koch-Insti- tuts (RKI) zur Prüfung von chemischen Desinfektionsmitteln auf Wirksamkeit gegen Viren in der Humanmedizin, Fassung vom 15. Juni 2005]. Hyg Med 30: 460–467

[33]   Association Française de Normalisation, AFNOR (French Organization for Normation, AFNOR) (1986) Liquid and Water-Soluble Antiseptics and Disinfectants. Determination of the Virucidal Activity within Vertebrates [Antiseptiques et désinfectants utilisé à l'état liquide, miscibles à l'eau. Détermination de l'activité virucide vis-à-vis des virus des vertébrés]. T72-180, March 1986

[34]   Garrigue G (1984) In vitro virucidal activity of antiseptics and disinfectants. I. Draft of the AFNOR virucidal activity standard. Pathol Biol Paris 32: 640–642

[35]   Butcher W, Ulaeto D (2005) Information to: Guide F: Environmental Control of Smallpox Virus/Smallpox Response Plan. March 20 2003. Environmental Protection Agency, Washington D.C., 1–10

[36]   Kaplan C (1958) The heat inactivation of vaccinia virus. J Gen Microbiol 18: 58–61

[37]   Lea DE, Salman MH (1942) The inactivation of vaccinia virus by radiations. Br J Exper Pathol 23: 27–37

[38]   Dawson FW, Jenson RJ, Hoffman RK (1960) Virucidal activity of beta propio- lactone

vapor. II. Effect on etiological agent of smallpox, yellow fever, psitta- cosis and Q fever. Appl Microbiol 8: 39–41

[39] Angeloff S, Panajotoff P, Manolova N, Nikoloff PN (1956) Efficacy of selected chemical substances against vaccinia virus and sheep-pox virus [Wirkung eini- ger chemischer Mittel auf das Vakzinevirus und auf das Virus der Schafpocken]. Arch Exp Vet Med 10: 365–369

[40] Bingel KF, Hermann C (1966) Experimental disinfection against vaccinia virus as rationale for the clinical application in case of smallpox [Die experi- mentelle Desinfektion des Vakziniavirus als Grundlage für die klinische Pockendesinfektion]. Med Welt 17: 76–82

[41] Großgebauer K (1967) Hand disinfection in case of hand-contamination with poxviruses [Zur Desinfektion der mit Pockenviren kontaminierten Hand]. Gesundheitswes Desinfekt 59: 1–4

[42] Gildemeister E, Hailer E, Heuer G (1930) Efficacy of disinfectants against vac- cinia virus [Das Verhalten des Vakzinevirus gegenüber keimtötenden Stoffen]. Arch Hyg Bakteriol 103: 132–135

[43] Kewitsch A,Weuffen W (1970) Efficacy of chemical disinfectants against influen- za-, vaccinia-, and poliomyelitis virus [Wirkung chemischer Desinfektionsmittel gegenüber Influenza-, Vakzinia und Poliomyelitisvirus]. Z Ges Hyg 16: 687– 691

[44] Schümann KO, Großgebauer G (1977) Evaluation of the efficacy of disinfec- tants against vaccinia virus in crusts deriving from rabbits and on the hand [Versuche zur Desinfektion von Vakziniavirus in Kaninchenborken bzw. an der Hand]. Zentralbl Bakteriol Hyg I [Orig B] 164: 45–63

[45] Dunham WB, McNeal WJ (1943) Inactivation of vaccinia virus by mild antisep- tics. J Lab Clin Med 28: 947–953

[46] Kaplan C (1959) Inactivation of vaccinia virus by mercury. Nature 184: 1074–1078

[47] Mahnel H, Herlyn, M (1976) Stability of Teschen-, HCC-, ND- and vaccinia-virus against 5 disinfectants [Stabilität von Teschen-, HCC-, ND- und Vacciniavirus gegenüber 5 Desinfek- tionswirkstoffen]. Zbl Vet Med B 23: 403–411

[48] Micklem LR, Kaplan C (1958) The influence of thiomersolate on vaccinia virus. Virology 6: 775–777

[49] Sidwell RW, Westbrook L, Dixon GJ, Happich WF (1970) Potentially infec- tious agents associated with shearling bedpads. I. Effect of laundering with detergent-disinfectant combinations on poliovirus and vaccinia viruses. Appl Microbiol 19: 53–59

（吴国华　译）

第 20 章　天花暴发时的早期疾病管理策略

Andrea Ammon[1], Julia Sasse[2], Klaus Riedmann[2]

(1. 欧洲疾病预防和控制中心，瑞典斯德哥尔摩，邮编：17183；

2. 罗伯特科赫研究所，滨湖大街 10 号，德国柏林，邮编：13353)

摘要

　　由于天花有可能用作生物恐怖主义造成威胁，许多国家在过去的几年中已经为天花制定了防备计划。本章汇总了一些最重要的天花管理问题。通常，痘病毒临床病理的管理策略包括病例的早期检测、快速实验室诊断、进一步传播风险评估和遏制措施。对于早期检测，应用不同的系统进行测试，以便在确诊前确定疑似病例（例如综合征监测）。而且，有必要为临床医生和从业者提供针对疾病模式的特殊培训，包括鉴别诊断。如果检测到疑似病例，则需要进行快速诊断检测。除了依据确诊的特定病例发出国家和国际告示外，还需要采取某些措施，对流行病发展进行初步的风险评估。对于快速风险评估，调查应遵守流行病暴发的调查法，如跟踪、鉴定暴露接触人群和传染源。必须根据连续风险评估，作出进一步的决定。对策可分为医疗对策和非医疗对策。需要选择适当的接种策略。作为天花再度出现时的医疗对策很大程度上取决于流行病的流行状况、疫苗的一般利用率和质量。在防备计划中必须考虑接种策略的后勤条件（如实施大量接种必需的资源）以及待接种人群的优先化。另外，还必须预见可防止传染病传播的非医疗措施，如隔离病例和检疫暴露人群（例如确认和病人接触的人）。根据历史事件来评估其他措施的有效性，如禁止大规模集会或关闭公共机构。但是，它们必须在当今的伦理和社会背景范围内考虑，尤其考虑免疫抑制人数的增加。由于我们现在对病毒表现形式的了解局限于历史数据的推断因而并不完善，因此这些措施仍处于讨论阶段。所有相关部门都应参与演习，确保计划在信息交流和合作方面得到有效的执行。

引言

在天花根除后，有可能停止最成功的预防天花策略，即接种疫苗。除了在刚果民主共和国及美国暴发过猴痘的偶发事件外 [1, 2]，没有必要更多地考虑该疾病的管理。但是，由于天花能被用作生物恐怖工具而造成威胁，所以有必要重新考虑天花接种和其他措施来控制管理天花潜在病例或天花暴发。在过去的几年里，很多国家制定了天花防备计划。在下面的章节中，我们汇总了天花管理的一些最重要的话题。防备计划的所有必需部分的完整描述将超出本章的篇幅。

策略

管理痘病毒（偶发或暴发时）临床病例的策略通常包括病例的早期检测、快速实验室诊断、进一步传播风险评估和遏制措施。

早期检测

首例天花病例的早期检测是成功管理任何新病例暴发的关键。预防流行病对策启动越早，流行病越有可能得到及时控制或预防，且死亡人数越有可能得到控制。

常规监测系统，如明确的临床疑似疾病或实验室确定病原的流行病学监测，对于监测和控制传染性疾病的发生至关重要。而且，这些系统通常仅在一定的延时后才能检测到疾病的发生或异常流行病的发展，因此，计划考量中应包括这样一个概念，即应尽早地检测到疾病的发生 [3]。在此类系统中，有诸如这样的策略，即监测急诊患者、无处方药物销售量或学校的旷课次数。已建议使用环境监测系统，如空气取样器，它可以不断地测试空气以监测有威胁的病原，以便在出现症状前检测到病原。由于它们只覆盖选择的区域，而且依靠背景噪音进行分析，所以它们不能保证及时检测到生物威胁 [3]。在 2001 年 9 月 11 日以后，在美国建立并测试了针对综合病症的各种形式的综合病征监测 [4]，但是，它们仍需要能及时检测生物恐怖袭击来证明其价值。只有当一个或多个带有临床疾病症状的人类病例出现时，才有可能检测到天花的故意释放。

天花病例的早期临床检查要求熟悉疾病模式。有天花临床经验的执业医师数量正在下降，因此有必要为临床医生和从业者提供针对疾病模式的特殊培训，包括鉴别诊断。

具有高死亡率和发病率的传染性疾病的出现对公众健康造成了直接的威胁，要求对其初始病例进行实时检测。

实验室诊断

因为在本书中有一章介绍痘病毒诊断的独立篇章，因此不在此深入讨论特异性的诊断技术。非常重要的是必须尽快确诊天花的任何疑似病例，以避免造成深远后果的错误预警。为了确保采样及诊断人员的安全，卫生机构与临床医生和实验室人员之间需要良好的协作和统一的步调。电子显微镜检查观察和核酸检测是最快速的检测方法，可在 24h 内得到结果。对病毒进行培养则需要生物安全 4 级实验室。

风险评估

当出现首例疑似的天花病例时应根据国家和国际健康法律和法规要求发出各种告示。而且，如果病毒有可能是故意释放时 *，则必须对受影响状态的实际危险进行评估。在这种情况下，针对确认以及可能的疾病传播，疾病管理和执法机构需协助相关卫生机构以确保对疾病的确诊和可能的传播范围进行综合管理。应协调流行病学和刑事的调查。

除了依据特定的确诊病例发出国家和国际告示外，需要采取某些措施，允许对流行病发展进行初步的风险评估。这些措施应遵守流行病暴发调查法，如跟踪和识别暴露人群和传染源。必须根据连续风险评估，做出进一步的决策。

干预

紧急防疫措施是相当重要的。要对流行病进行长期监测，以确保能正确地评估所采取措施的有效性，这些信息反过来又可能导致新措施的制定或现行策略的修订。对以下目标群体的干预措施可以分为：

（1）对天花患者的措施　天花患者必须立即转移到医院的隔离病房，以接受进一步的治疗。如果没有足够可用的基础设施，那么隔离的标准应尽可能地遵循要求（隔离和隔离设施的要求见表 20-1）。

（2）对接触感染者的措施　最重要的是接触者尽快在暴露后的 4 天内接种疫苗，并且应在家里或医院隔离和观察。禁忌证，例如必须重点考虑曾患有重度湿疹或免疫缺陷症的人避免感染。免疫接种引起的并发症的治疗也必须考虑在内。

（3）对居民的措施　即使是故意释放（病原），但如果及时采取相应的对策，也基本上不可能发生重大疫情或疾病大流行。在天花暴发的情况下，对人群可以通过迅速实施疫苗接种计划以控制疫病流行获得保护。根据历史经验，天花病的第二次根除在已知根除措施的基础上是可能的。更大的挑战是确认和消除故意释放的源头。

进一步的公共措施

可以通过限制进入公共设施场所和聚会活动以及限制人员自由流动来限制天花疫情的蔓延。

---

* 　根除后的疾病非常可能发生的事情。唯一的原因是病原的意外释放。

风险通报

另外，在疫病流行期间，对居民建议适当的防护措施和风险规避行为会有所帮助。最重要的是，所采取的所有保护措施要根据组成风险通报的最佳实践向社会公开通报。

表 20-1　防疫措施

措施	如何实施	实施对象	地点
普通隔离	未指定的措施，目标为本地群体，应及时确定隔离的目标群体、区分易感及非感染者	生病的患者、疑似病患、疑似感染者	通常在长期监测的医院或专门配备的住处
在家隔离	由公共卫生当局制定的措施，如不要离开家、绝对非必要时减少居家接触、或者在防护注意事项下接触	生病的患者、疑似染病或感染者；疑似感染风险低或疾病不是很危险的人群	家中
监督	向公共卫生服务部门定期报告或电话监督	没有症状但疑似患病或感染者　疑似感染风险低或疾病不是很危险的人群	
检疫隔离	隔离	疑似感染者且疾病严重而无需治疗的病患，并且没有出现新病患者或疑似病患者	在家采取特殊措施或在长期监督下的特殊隔离设施
严密隔离	住院治疗	传染性极强或极危险的感染病的病患或疑似病患	特殊隔离病房

必须通过可用的媒体给予公众持续性的信息和情况使目标群体适应。一般相关的信息可通过国家电视台播出，例如，无论是局部或地方性相关的信息可通过其他媒体（广播、当地报纸、广播车扩音器宣传、传单等）进行传输。要传播的信息包括防护措施建议，以及对从事活动和设施的限制公告。对非感染人群的保护需要对疑似病例采取隔离措施。

病毒无国界，故国际合作也具有决定性的意义。这可能包括技术和人力的支持，信息的交流与协调以及行动的协调。

国际卫生条例

在世界卫生组织会议 2005 年修订后的国际卫生条例中，天花作为四大疾病之一（另外三个是由野生脊髓灰质炎病毒引起的小儿麻痹症、新亚型引起的人流感、严重急性呼吸综合征 SARS）被认为对公共卫生有潜在的不同寻常或者不可预料的严重影响，因此必须对此进行通告（http://www.who.int/csr/ IHR / WHA58_3-en.pdf，2006 年 5 月 6 日获得通过）。世界卫生组织成员国要有 5 年执行 WHO 的指定调查和应答系统（的实践），包括国家集中点，必须能全天候与 WHO 集中点进行沟通。

疫苗接种策略

在某个国家重新出现天花的情况下，适当的疫苗接种策略的选择很大程度上取决于疫情的情况，还需要考虑疫苗的普遍实用性和质量。与此同时，疫苗接种策略的后勤方面必须包括在防备计划中，即必须决定和确定实施大规模疫苗接种必要的设施和人力资源。

除意外释放或自然重新出现等可能性很小的情况外［例如通过正痘病毒的突变体（骆驼痘和猴痘）造成］，天花重新出现的唯一现实的情况是蓄意释放病原，而这并不一定要遵循疫情蔓延的历史模式。有可能同时和多区域暴发，故需列出一个全面的应对计划以应对可能出现的情况。疫情蔓延的预测模型完全依靠历史数据并且价值有限。

疫苗的可用性和质量对该策略的影响最重要，因为仍没有证据表明抗病毒药物对人类天花感染能有效治疗。所选择的策略将通过特定的流行病学形势和进一步释放的威胁考量、及继发性感染的风险与当前可用疫苗的已知不良影响比较来确定。不同于自然暴发期间，疫苗接种政策必须考虑到额外的、故意释放的威胁。

已建立了多种模型以协助识别最佳的可用疫苗[5-8]，以及其他控制措施如病例隔离和接触者追踪或此两种组合[9, 10]。由于所有这些模型对重要的参数有不同的假设（如 Ro），因而得出的结论也各不相同。

根据最后自然病例的历史数据，在此情况下输入的天花病例在欧洲根除之前和根除过程中的几十年里，第一步将是—启动紧急隔离措施后—接触人群的疫苗接种及进行疫苗同步环接种。

在数学模型[7, 9, 11-15]的基础上尽力预测出最好的防疫措施。这种模型可以很好地再现历史上发生过的疫情，并根据历史数据预测不同防疫措施的效果。但其质量和预测值是有限的，并很大程度上取决于是否具有足够必要的数据和正确的参数。参数的微小变化会导致有悖常识经验的夸张结果。很多的决定性因素只能粗略估计，如传输速率、人群免疫力或暴露后接种的效果。

此外，由于天花的再度出现最可能是故意投放和多个地域无关联的暴发导致的可能性，这在历史上基于疫苗接种策略似乎过于理想化。公众和政治压力及安全方面的考虑可能会很快导致最后一步——整个人群的强制接种。然而，应该在仔细评估现有疫苗严重不良反应的风险和效益后进行。

隔离、检疫隔离

天花可以通过汗液和与皮肤上的脓疱直接或间接接触传播。与确诊天花病例的所有主要接触者（参见表格 20-2）要假定为可能受到感染，必须尽快鉴定。长时间接触或短距离接触的人群受感染的风险比短时间接触的人群要高得多。

根据历史资料，存在感染风险最高的为家庭成员或医院接触者。1950—1971 年间在欧洲暴发的天花疫情表明，有 55% 的感染者在医院接触过天花患者，20% 的感染者在家中接触过天花患者，而在其工作场所或学校则为 14%、3% 的感染者从事洗衣工作，而 8% 的人群则没有确定的接触源。自第二次世界大战以来在欧洲发生的 945 个天花病例无一在飞机、火车或公共汽车感染[16]。

然而在特殊情况下，通过空气传播是可能的。在德国的梅舍德医院，治疗一位天花病患的楼层以上的两层楼的病人和护士均因空气流通受到感染[17, 18]。根据有关天花传播的文献，感染的风险见表 20-2 所述。

表 20-2　通过与天花病患接触被感染的风险分类

（德国国家天花防备计划，2003 年，www.rki.de/Infektionskrankheiten A-Z，Pocken）

高风险

- 与病患生活在同一家庭和与类似感染风险的人一起生活的人员（家庭成员和居家接触人群等）
- 曾与病患"面对面接触"的人员，其中包括所有曾接近过病患的人员—其可能通过飞沫感染，或者已经触摸过皮肤结痂的人员 [例如，朋友或病患照顾者的邻居、送往医院之前咨询过的医生、医院工作人员（医生、护士、保洁员）、公共交通系统中直接接触的人员如与天花感染病患小于 2 米距离的人员等]
- 长时间与病患处于同一个（封闭）房间的人员（例如同事、救护车运输人员等）
- 与天花病患的尸体直接接触的人员（例如担架者、病理学家、牧师等）
- 没有适当的防护但操作天花病患的感染性样本的工作人员
- 没有适当防护但触及了天花病患病痂的人员
- 曾与天花病患发热后穿过或使用过的贴身衣服、床单或其他个人物品、材料有直接接触而没有适当防护的人员

中等风险

- 与天花病例处于同一建筑物中（该建筑有通风系统、使空气在建筑物不同房间之间循环的空调或类似的安装系统）
- 在公共交通系统或飞机上与同一车厢共处的人员（这些空间都有使空气流通的空调或类似的安装统）

低风险

- 较短和 / 或没有密切接触到感染天花的病例（例如短暂停留在同一个房间，或者长时间停留在没有通风系统、空调或类似安装系统来使循环空气的同一建筑物的人员；共同搭乘没有通风系统、使空气流通的空调或类似安装系统的公共交通工具；与患者的距离 > 2 米）
- 使用适当个人防护装备的医务人员

仅通过疫苗接种可能不足以控制天花的暴发，因此另外进行病例隔离以及接触人群的监测是必要的[9, 19]。对所有暴露的人员在隔离病房检疫隔离似乎是最安全的方式，但它有一定的局限性，比如合格隔离病房的数量，食品、水等的供应，以及群体的合作。因此，调整防疫措施对控制疾病发展的可能性是有帮助的[20]。

实施隔离应符合疫情、有效隔离的要求和接触者的预期数量。医院/设施所有的人员必须接种和培训，必须使用个人防护设备（包括手套、口罩、护目镜、隔离服）和遵循卫生规章制度。如果初期的接触者引起发热和其他典型天花症状，必须立即转移到医院的隔离病房。

对于低感染风险的接触者，应及时成功地接种疫苗并隔离在家至适当长的时间来观察他们是否出现发热，所有的家庭接触者必须接种疫苗，当地卫生部门必须每天观察他们的情况。

然而，必须牢记的是即使及时接种，也不能保证获得100%保护。根据历史资料，天花病患对已接种疫苗的家庭接触者的感染风险为3.7%[21]，相对于未接种疫苗的家庭接触者感染率则为65%。这些数据并没有给出关于接触者最后一次疫苗接种时间的任何信息。

也应给次级接触者提供疫苗接种。他们必须进行登记，因为一旦初级接触者感染天花后次级接触者将变成初级接触者。

其他限制措施

由于天花可通过人与人之间近距离接触传播，故所谓的"社会间距"措施将视为进一步的干预措施来防止传播。采取病例隔离或暴露人群（接触者）检疫隔离是已无争议的事实，而鉴于历史事件，其他有效的措施像禁止群众集会、机构停业甚至宵禁等措施往往是有效的。然而，它们应该从现在的伦理和社会背景下加以考虑，同时也要考虑到社会以及出行行为的差异，以及对接种禁忌证认识的提高[10]。而且，免疫功能低下（因艾滋病、化疗、移植等）的人数有所增加[10]。这些措施仍在讨论中，因为我们仍对这种病毒今天会如何进行知之甚少。

医疗对策的准备

疫苗接种

根据上述的接种策略，大多数接种将在出现真正疫情的情况下进行。因此，在疫情的前阶段要进行复杂的准备工作。必须采购和储存天花疫苗和分叉针头。一些国家的政府设有天花疫苗的国家储备，但不是每个国家的储备都能满足其整个人群的需要。因此，在这种情况下，必须保证及时的多渠道支撑。在欧盟内部，生物反恐部队成立于2002年5月，其主要目标是实施健康的保障计划[22]。世界卫生组织（WHO）已经说服一些国家将疫苗储备提升至世界卫生组织建议的国际储备水平。

对国家储备而言，储存的物流、运输和配送应事先确定。为了允许紧急的大批量接种疫苗，应确定所需的基础设施如设施或人员，而后者要及时通知并培训。整个过程应进行测试，并在模拟训练中进行演习。

在接种的重要设施选择上，必须考虑到能使大量的人群在很短的时间内进行疫苗接种，如：

– 根据人口密度选择接种设施的数量和大小—运输衔接

– 为残疾人士考虑，让他们也能便捷到达

– 供应水和能源

– 卫生间

– 可能的单一疑似病例的治疗

– 供人员、急救、治疗的场所

– 电话

– 家具

必须提前制定疫苗接种、禁忌证候调查（问卷调查、疫苗接种单 / 卡）以及公共信息等材料文件，并且分发给相关机构。他们负责区域和当地防范措施的落实情况。在疫情发生前的阶段须开展或启动其他任务，如：对接种疫苗的接种员、辅助人员进行培训、接种所需设备的常规材料准备。

新疫苗研究

1968 年的一项调查表明，在美国超过 1400 万的疫苗接种中，每百万疫苗接种就会出现 75 例严重的不良反应，其中包括 1 例死亡[23]。天花疫苗产生的一些已知不良反应是接种后脑炎、进行性牛痘、牛痘性湿疹或全身性牛痘。因此，正在考虑生产现代化和更符合安全要求的疫苗。

尽量减少天花疫苗接种不良反应的一种方法可能是使用改良型痘苗病毒安卡拉株（MVA），这是在 20 世纪 70 年代用鸡胚成纤维细胞经 500 多次传代研制而成的[24]。然而，在 MVA 保护效果进行测试之前天花已经被根除了。动物实验表明，在接种 MVA 后引起更少的并发症[25-27]，并且还表明 MVA 能激发高抗体效价和高浓度的 IFN-γ 阳性细胞。一些数据表明，接种 MVA 的动物能预防天花感染[26, 28]，但是其他结果也可以阐释为单独的 MVA 免疫接种也不能保证充分保护免受病毒感染[25]。MVA 可能是预免疫[25] 或具有强禁忌[26, 29] 人员的良好候选疫苗。其他复制缺陷 VACV 毒株也已研发用于免疫[14, 30-32]。目前正在开发一些较高病毒滴度的 MVA 毒株，因为它们不会在人体内复制。

VACV 毒株疫苗接种后有诱导脑炎的可能。从历史数据得出每百万疫苗接种中就有 1~2 例，像德国一个国家的全部人口的预防接种会导致 80~160 例严重的不良反应。

总之，科学家正在进行大量的研究以开发新的疫苗。基于 DNA 基础上的研究是非常有前途的，虽然这些疫苗还不能充分保护免受感染 [33, 34]。所有正在研发的疫苗仍处于临床前试验的状态。

疫苗接种：法律问题

通常情况下，选择接种疫苗策略要依据科学证据和国家卫生法规。对于天花这种特殊情况，仅有的疫苗几十年前证明是有效的，产生的不良反应也严重。因此，在实施疫苗接种之前必须通过相关的法律法规，以确保因接种疫苗所产生的损害获得经济赔偿，无论它们是因为出于职业安全接种疫苗或是因为疫病暴发时为预防疫病流行而接种疫苗。

训练，演习

在天花消灭后的 20 多年来，只有极少数医务人员有这种疾病管理和实践的经验。因此，需要对所有参与天花暴发或流行管理的相关行业人员就疾病模式和其具体的后果进行专业知识的培训。

培训必须包括专业的实施抽样技术以及安全运输须事先安排，以避免因处理或包装不当造成的任何不必要的延误或危险。选择的天花诊断实验室必须保证既能迅速完成又能保证质量。这些实验室必须向有关当局立即报告疑似或确诊的实验室诊断。

例如，公共卫生官员、临床医生和从业者必须更新其对临床症候的知识，以保证能在早期识别天花病例、熟悉该病例的治疗方法。实验室人员须在天花的标准操作程序的基础上进行诊断的培训。诊断的有效性可通过定期参加质量保证体系来提高。

一般情况下，如果存在防备计划，它们必须通过所有相关团队之间的演习来评估，以确保在沟通和合作领域中有效运行该计划。公共卫生服务可测试执行大批量接种疫苗或天花警报系统的情况；在高度传染性疾病的情况下，医生可能会检查诊所的防备计划，救护车服务可能会演习运输高度传染性的病患，而他们可能会一起检查针对统一的防备计划中相关行动者之间的协调。

参考文献

[1]   Hutin YJF, Williams RJ, Malfait P, Pebody R, Loparev VN, Ropp SL, Rodriguez M, Knight JC, Tshioko FK, Khan AS et al (2001) Outbreak of human monkey- pox, Democratic Republic of Congo, 1996–1997. *Emerg Infect Dis* 7: 434–438

[2]   CDC (2003) Update: Multistate outbreak of monkeypox – Illinois, Indiana, Kansas, Missouri, Ohio, and Wisconsin, 2003. *MMWR* 52: 561–564

[3]   Rotz LS, Hughes JM (2004) Advances in detecting and responding to threats from

bioterrorism and emerging infectious diseases. *Nat Med* 10: S130–136

[4]　Heffernan R, Mostashari F, Das D, Karpati A, Kulldorff M, Weiss D (2004) Syndromic surveillance in public health practice, New York City. *Emerg Infect Dis* 10: 858–864

[5]　Kretzschmar M, van den Hof S, Wallinga J, van Wijngaarden J (2004) Ring vaccination and smallpox control. *Emerg Infect Dis* 10: 832–841

[6]　Legrand J, Viboud C, Boelle PY, Valleron AJ, Falhault A (2003) Modelling responses to a smallpox epidemic taking into account uncertainty. *Epidemiol Infect* 132: 19–25

[7]　Bozzette SA, Boer R, Bhatnagar V, Brower JL, Keeler EB, Morton SC, Stoto MA (2003) A model for a smallpox-vaccination policy. *N Engl J Med* 348: 416–425

[8]　Massoudi MS, Barker L, Schwartz B (2003) Effectiveness of a postexposure vaccination for the prevention of smallpox: results of a Delphi analysis. *J Infect Dis* 188: 973–976

[9]　Eichner M (2003) Case isolation and contact tracing can prevent the spread of smallpox. *Am J Epidemiol* 158: 118–128

[10]　Kerrod E, Geddes AM, Regan M, Leach S (2005) Surveillance and control measures during smallpox outbreaks. *Emerg Infect Dis* 11: 291–297

[11]　Epstein JM, Cummings DAT, Chakravarty S, Singa RM, Burke DS (2005) Towards a containment strategy for smallpox bioterror: an individual-based computational approach. [cited 2005 Nov 21]; available from: URL: http:// homepage.univie.ac.at/Franz.Vesely/ ABC_Korneuburg/pdf/bio_terror_ epstein.pdf

[12]　Halloran ME, Longini J, Nizam A, Yang Y (2002) Containing bioterrorist small- pox. *Science* 298: 1428–1431

[13]　Gani R, Leach S (2001) Transmission potential of smallpox in contemporary populations. *Nature* 414: 748–751

[14]　Edghill-Smith Y,Venzon D, Karpova T, McNally J, Nacsa J,Tsai WP,Tryniszewska E, Moniuszko M, Manischewitz J, King LR et al (2003) Modeling a safer small- pox vaccination regimen, for human immunodeficiency virus type 1-infected patients. In: Immunocompromised Macaques. *J Infect Dis* 188: 1181–1191

[15]　Meltzer M, I, Damon I, LeDuc JW, Millar D (2001) Modeling potential responses to smallpox as a bioterrorist weapon. *Emerg Infect Dis*7: 959–969

[16]　Mack TM (1972) Smallpox in Europe, 1950–1971. *J Infect Dis* 125: 161–169.

[17]　Mack T (2003) A different view of smallpox and vaccination. *N Engl J Med* 348: 460–463

[18]　Wehrle PF, Posch J, Richter KH, Henderson DA (1970) An airborne outbreak of smallpox in a German hospital and its significance with respect to other recent outbreaks

in Europe. *Bull World Health Organ* 43: 669–679

[19] Gelfand HM, Posch J (1971) The recent outbreak of smallpox in Meschede, West Germany. *Am J Epidemiol* 93: 234–237

[20] Fock R, Finke EJ, Fleischer K, Gottschalk R, Graf P, Grünewald T, Koch U, Michels H, Peters M, Wirtz A et al (2005) Begriffsbestimmungen seuchen- hygienisch relevanter Maßnahmen und Bezeichnungen. In: *Biologische Gefahren. Beiträge zum Bevölkerungsschutz*, 2nd edn. Bundesamt für Bevölkerungsschutz und Katastrophenhilfe, Bonn, 211–230

[21] Fenner F, Henderson DA, Arita I, Jezek Z, Ladnyi ID (1988) *Smallpox and its eradication*. WHO, Geneva

[22] Tegnell A, Bossi P, Baka A, van Loock F, Jendriks J, Wallyn S, Gouvras G (2003) The European Commission's Task Force on Bioterrorism. *Emerg Infect Dis* 10: 1330–1332

[23] Lane JM, Ruben FL, Neff JM, Millar JD (1969) Complications of smallpox vaccination, 1968/National Surveillance in the United States. *N Engl J Med* 281: 1201–1208

[24] Mayr A, Stickl H, Müller HK, Danner K, Singer H (1978) Der Pockenimpfstamm MVA: Marker, genetische Struktur, Erfahrungen mit der parenteralen Schutzimpfung und Verhalten im abwehrgeschwächten Organismus [The Smallpox Vaccinnation Strain MVA: Marker, Genetic Structure, Experience Gained with the Parenteral Vaccination and Effect in Immunocomprimised Organism]. *Zentralbl Bakteriol Hyg* 167: 375–390

[25] Earl PL, Americo JL, Wyatt LS, Eller LA, Whitbeck JC, Cohen GH, Eisenberg RJ, Hartmann CJ, Jackson DL, Kulesh DA et al (2004) Immunogenicity of a highly attenuated MVA smallpox vaccine and protection against monkeypox. *Nature* 428: 182–185

[26] Wyatt LS, Earl PL, Eller LA, Moss B (2004) Highly attenuated smallpox vac- cine protects mice with and without immune deficiencies against pathogenic vaccinia virus challenge. *Proc Natl Acad Sci USA* 101: 4590–4595

[27] Stittelaar KJ, van Amerongen G, Kondova I, Kuiken T, van Lavieren RF, Pistoor FH, Niesters HG, van Doornum G, van der Zeijst BA, Mateo L et al (2005) Modified vaccinia virus Ankara protects macaques against respiratory challenge with monkeypox virus. *J Virol* 79: 7845–7851

[28] Belyakov IM, Earl P, Dzutsev A, Kuznetsov VA, Lemon M, Wyatt LS, Snyder JT, Ahlers JD, Franchini G, Moss B, Berzofsky JA (2003) Shared modes of protection against poxvirus infection by attenuated and conventional smallpox vaccine viruses. *Proc Natl Acad Sci USA* 100: 9458–9463

[29] McCurdy LH, Larkin BD, Martin JE, Graham BS (2004) Modified Vaccinia Ankara;

potential as an alternative smallpox vaccine. *Clin Infect Dis* 38: 1749–1753

[30] Ober BT, Bruhl P, Schmidt M, Wieser V, Gritschenberger W, Coulibaly S, Savidis-Dacho H, Gerencer M, Falkner FG (2002) Immunogenicity and safety of defective vaccinia virus lister: comparison with modified vaccinia virus Ankara. *J Virol* 76: 7713–7723

[31] Legrand FA, Verardi PH, Jones LA, Chan KS, Peng Y, Yilma TD (2004) Induction of potent humoral and cell-mediated immune responses by attenu- ated vaccinia virus vectors with deleted serpin genes. *J Virol* 78: 2770–2779

[32] Kidokoro M, Tashiro M, Shida H (2005) Genetically stable and fully effective smallpox vaccine strain constructed from highly attenuated vaccinia LC16m8. *Proc Natl Acad Sci USA* 102: 4152–4157

[33] Enserink M (2004) Smallpox vaccines: looking beyond the next generation. *Science* 304: 809

[34] Hooper JW, Thompson E, Wilhelmsen C, Zimmerman M, Ichou MA, Steffen SE, Schmaljohn CS, Schmaljohn AL, Jahrling PB (2004) Smallpox DNA vaccine protects nonhuman primates against lethal monkeypox. *J Virol* 78: 4433–4443

（吴国华　朱学亮　译）

第 21 章 历史事件和新世界早期天花管理措施

Axel Schmidt

（维滕 / 黑尔德克私立大学微生物学与病毒学系，德国维腾市滨湖大街 10 号，邮编：58448）

摘要

天花是人类一个古老的疾病。尽管非欧洲国家似乎在此之前早就进行了预防工作，天花还是被传入到了后哥伦布时代的新世界。天花在整个新世界迅速蔓延后，那里对早期天花管理得很成功。在 1721—1722 年波士顿天花流行期间，一位名为 Cotton Mather 的牧师和一位名为 Zabdiel Boylston 的内科医生，在遭受强烈反对的情况下将天花预防接种引入到新世界。Boylston 在 1726 年向英国皇家医学院和伦敦皇家学会介绍了他的免疫经验。马萨诸塞州随后发布了公共卫生法《防止传染性疾病传播法案》。天花控制的这些重要的贡献没有得到充分的认可。在天花历史上这两位"被遗忘的人"的工作本身就具有重大意义，可能在 70 年后的 1796 年天花流行时迅速接受 Jenner 的疫苗接种方法来控制天花发挥了重要作用。

新世界的天花

上面引用的文字体现了在新世界天花的历史中，宗教对医学和科学有特别深刻的影响。一个疾病引起了巨大的冲突。这种疾病的一切是如何开始的呢？

天花在人类历史上似乎已是一个很"古老"的疾病。首次记载天花流行的历史证据是埃及国王 Ramesses 五世，他属于第 20 个王朝（公元前 1186—1070 年）。他的统治时间据说不超过 4 年，从公元前 1147/1145 年至公元前 1143/1142 年。他的木乃伊保存在开罗的埃及博物馆并显示出有天花病变。因此，最有可能的是 Ramesses 五世在约 35 岁时死于天花。第 20 个王朝是埃及古王国的结束，并且有许多证据表明，在埃及历史上的这一变化是与埃及王室内的天花严重暴发有关 [2-5]。

此外，还有证据显示在公元 1000 年左右中国和印度进行了天花的预防接种。感染性物质来自于天花病变的干燥结痂，例如，吸入或接入人为诱导的皮肤病变组织[6]。此外，在远古时代，似乎对天花的免疫接种是出于美容目的，为的是保护小孩尤其是女孩的容颜，而不是为了保护生命[6]。

天花似乎是旧世界的特征性疾病，此病显然首先通过后哥伦布时代的西班牙征服者蔓延到了新世界；反之亦然，也有人认为梅毒是在此期间被带回了旧世界。其后，天花蔓延到美洲大陆，严重影响数以百万计的印第安人。最有可能的是印第安的阿兹台克和印加的最后统治者也死于天花。天花也在美国和加拿大北部地区[7]的勘探过程中造成了巨大的灾难，造成本地人口、探险者、狩猎者和居民发生严重的传染性疾病和死亡。这一事实直接构筑了这一历史观点：天花是离这片大陆很近的疾病。一个非常好、可能是最好的记录记载了波士顿在1721—1722年暴发的天花，因此将在这里作进一步的深入分析。

1721年初春，一个海上舰队从Barbados抵达了马萨诸塞湾殖民地（新英格兰）的波士顿港口。这支舰队似乎也带来天花导致其在波士顿的流行。到1721年秋，疫情达到高峰并迅速蔓延到附近的剑桥、查尔斯顿和Roxbury[8]。一位有影响力的神职人员和政治家Cotton Mather，成功地与内科医生Zabdiel Boylston博士联手，为波士顿的居民"接种"来预防疾病。由此，对这种疾病的预防第一次被引入到新世界，最终获得了公众的认可。

Cotton Mather

Cotton Mather（1663—1728年）[9, 10]（图21–1）是美国公理教会的牧师、作家和执政神职人员的颇有威望支持者。他成为了整个新英格兰清教徒中最有名的人物之一。马萨诸塞州的殖民地中最杰出的和有影响力的清教徒牧师的三个人均是Mather家族的成员，其中包括他的父亲。Mather在波士顿度过了自己的一生。

Mather在哈佛获得大学学历，而他对科学的兴趣促使他成为一名医生。由于拥有杰出的资历和威望，他是具有社会和政治影响力的清教徒牧师、著名的作家和当时檄文执笔者。他毕业后的工作是加入了他父亲的行列并担任助理牧师，并且一直到他父亲去世后他才承担全部牧师的职责。

Mather支配着国家的道德基调，同时也吹响新世界的清教主义的呼声[11, 12]。尽管承认健康和医学的重要性，许多宗教原教旨主义者不愿意接受医疗的救助而只遵循经文教义："他撕裂我们，也必医治；他打伤我们，也必缠裹。"（何西阿书）[6]。

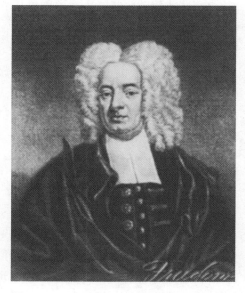

图 21–1 Cotton Mather（1663—1728年）

在政治上，英国国王詹姆斯二世倒台后，Mather 也是反抗詹姆斯统治者 Edmund Andros 爵士最成功的人士之一。

另一方面，Mather 受早期的美国科学影响较深，明显是一个内心充满矛盾的人。他相信古老神秘的菌株由巫术掌控；同时又对现代科学感兴趣，支持预防天花的免疫。

Mather 读过应用火鸡预防天花的技术—通过从被感染禽鸟中转移感染性物质至健康的鸟中使之轻度发病，从而防止健康禽鸟以后严重发病。此外，他的一个名为 Onesimus 的奴隶告诉他，他（奴隶）孩童时在非洲已经接种过天花并且接种过来自人类或动物如牛身上的感染性物质的人群对天花有免疫力，这种方法在非洲常用于防止随后更加严重的天花。因此，很可能用感染性物质（包括源自动物的传染性材料）对人类进行免疫，至少在非洲已经知晓并最早在 17 世纪初期传播到了新世界。不幸的是，在这些天花疫情暴发期间明显没有及时从医学和伦理的角度来应用和 / 或优化这些技术。

Mather 在他撰写的宣传册中向波士顿医学界提供了这一天花免疫的信息，但并没有引起积极响应，反而由于宗教的担忧引起了激烈的反对 [13]。

尽管有各种阻力，在波士顿天花流行的最初，Mather 还是非常积极地鼓励波士顿的内科医生评估、优化和应用预防天花的免疫方法。当地的许多医生对这种方法不感兴趣，Mather 的意图和行为在当时甚至被很多波士顿医疗舆论的领袖以谋杀罪相提并论。唯一对 Mather 想法感兴趣的是 Mather 家族的好友 Zabdiel Boylston 博士，他同时也是波士顿一名执业内科和外科医生。

Zabdiel Boylston 博士

Zabdiel Boylston 博士（*1676/1679 年（？ ）至 1766 年）[6, 8] 出生于马萨诸塞湾殖民地（新英格兰）的 Brookline 市，并成为一名医生。他一直默默无闻，直到天花在波士顿流行时才被众人所知。

在多次私人通信后，Mather 终于在 1721 年 6 月 24 日 [14] 就免疫的问题给他写了一封公开函，这可能促使 Boylston 在收到人体病原材料 2 天之后对他 6 岁的儿子和他家庭中的两名美国黑人奴隶进行了免疫 [15]。他们所发生的温和型天花在 1721 年 7 月得到了康复并且显示出对"野生型"天花感染的抵抗力。这是美国和人类病史上一个真正的历史性标志，这是"新世界"第一次引入免疫接种预防天花的方法。尽管如此，在他第一次天花预防"接种"之后，波士顿的行政委员们禁止他重复这个"实验"。Boylston 对此置之不理，由此带来的后果是需要面对公众极端的反对 [6]。

Boylston 最初对 Mather 的建议持怀疑的态度，但他很快相信并考虑了 Mather 的建议，并实施了免疫接种方法。很有可能是由于这种流行病造成的迫切性，为了预防疾病，来源于人类的感染性材料是唯一直接可用的，故没有时间对任何其他可能的替代物质如来源于非人类的感染性材料进行评价。到 1722 年初，Boylston 已经接种了 247 人，而他的两个医生朋友（Emanuel Timonius 博士和 Jacobus Pylarinus 博士）[16] 也对另外的 39 人进行了接种免疫。在这 286 接种案例中，6 例（2%）死亡，与在野生型感染的情况下平均死亡率为 15%~50% 形成了对比。有几个接种的人据说或可能在接种免疫之前已经感染了天花 [17]。由于波士顿的流行性疾病对本地区的人口构成了严重威胁，这些对比鲜明的死亡率为 Boylston / Mather 的策略提供了充分的理由，尽管这次的道德伦理与“新英格兰清教徒对待生活的态度”的宗教信仰明显相反。

两年后，Boylston 的成功最终被清教徒认可并且在宗教和道德层面上也得到了一定程度的容忍。他作为世界上天花免疫接种经验最丰富的医生受邀到了伦敦。除了获得来自皇室等一些荣誉外，1726 年他还被授予了皇家医学院的讲师职务并当选为伦敦皇家学会会员。也有猜测认为他参与了企图接种英国皇室成员的计划 [17]，而此后获得了很多来自皇家的经济财富。

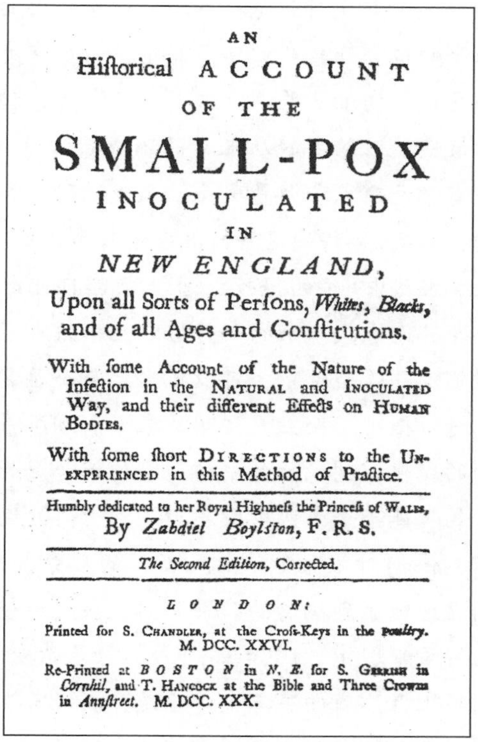
AN
Hiſtorical ACCOUNT
OF THE
SMALL-POX
INOCULATED
IN
NEW ENGLAND,
Upon all Sorts of Perſons, *Whites*, *Blacks*, and of all Ages and Conſtitutions.

With ſome Account of the Nature of the Infection in the NATURAL and INOCULATED Way, and their different Effects on HUMAN BODIES.

With ſome ſhort DIRECTIONS to the UN-EXPERIENCED in this Method of Practice.

Humbly dedicated to her Royal Highneſs the Princeſs of WALES,
By *Zabdiel Boylſton*, F. R. S.

The Second Edition, Corrected.

LONDON:
Printed for S. CHANDLER, at the Croſs-Keys in the *Poultry*.
M. DCC. XXVI.

Re-Printed at *BOSTON* in *N. E.* for S. GERRISH in *Cornhil*, and T. HANCOCK at the Bible and Three Crowns in *Annſtreet*. M. DCC. XXX.

图 21–2 Zabdiel Boylston 博士的论文封面页 [19]
（美国波士顿马萨诸塞州历史学会 MHSC 收集）

在伦敦皇家学会的请求下，Boylston 在一篇小论文中讲述了他的天花临床经历，并于 1726 年在伦敦出版 [18]。这个专题论文的前言献辞是给尊敬的乔治一世的女儿威尔士公主 Caroline 殿下的，这也可能是英国皇室进行了免疫的暗示。回到波士顿后，Boylston 准备了第二版的修正版并于 1730 年在波士顿刊登 [19]（图 21–2）。

争议

在“新英格兰”很多人对天花免疫方法表示反对，而《英格兰新闻报》也发表反对这种方法的作家文稿 [6]。

在这个问题上突出的是 1722 年 William Douglass 博士（他的署名绰号“Sawney”）的信。因此，关于这次传染病和预防 / 免疫的问题可以引述这封信提供进一步的细节，而这封信是 1722 年 5 月 1 日写给纽约医生 Cadwallader Colden 博士的 [20, 21]。Douglass 是一位苏格兰医生 [22, 23]，他的论文是关于天花“接种”的利和弊两个方面 [24]，尤其是后者，并且至少在最初是 Boylston 最主要的反对者之一。

……您反对天花接种的理由是强大的，我在此感谢您的分享。我的好朋友 RELF 先生给予的机会让我不敢怠慢写信，你现在感兴趣的是我们 1720 年在波士顿暴发天花的历史，但其接种的细节并没有传下来。我自己对于治愈瘟疫的历史和方法有实际的观察，愿和您坦诚交流，给年轻从业者的不成熟给予一些宽容。我特别注意到死亡案例，大约 80 个死者有紫色斑点和大量出血。据我所研究和我确认的事实（无论是作为证人或者从别处获得的信心），接种的这种情况也应在适当的时间内沟通进行。

经过 19 年的停顿，通过来自 Barbados 的 Saltertudas，我们在 1721 年 4 月中旬发生了天花；而在接下来的一月份它几乎结束了，只影响波士顿和两三个相邻的城镇，这表明在任何空气等条件下，可以产生天花而无需与天花疾病进行一些真正的接触。起初，它使坏但进步微小，而五月证明是寒冷和潮湿月份，它感染了紧闭和设置好防卫的房屋。随着月份的变化，到了六月中旬，它传播是如此多（以致）护理是没有用的只能搬迁；但第一部分的（感染者）极少数死亡。到七月处由于几例死亡，另一大批开始拆毁；因此，在一开始，他们对距离 16~18 天发作的部分人采取隔离；但当感染变得普遍时，就不容易那么明显地观察到隔离的效果。因此我要评论，病倒的人越多，感染则会越强（从天气和季节的影响来引申，比如在 10 月，虽是晴朗的秋天，但却是发病和死亡最多的时间），并且死亡率上升。我的第二个评论是，我经常观察到的所有生病的时间，如果记录的一个家庭因一些意外感染，证明通常在 16~18 天之后家里的其他人会染病（如果在家里感染）。我假装没有考虑到这一点，我观察到首先病倒者大约在第八、第九或第十天时，天花脓疱开始破裂、传播和散发异味，然后感染者出汗和广为扩散；其次，普遍接种在他们的接种第七或第八日开始生病；这和那些在岸上感染、在海上出天花者，据我所知，没有人从离家起能超过九或十日。

我们的天花墓葬有所有来自于波士顿的 844 人：5 月 1 例；6 月 8 例；7 月 20 例；8 月 26 例；9 月 101 例；10 月 402 例；11 月 249 例；12 月 31 例；1 月 6 例。这由去年 2 月的确切审查得出；发现波士顿包括 10565 亡灵，其中 6000 个有过天花和其中 899 死亡；约 700 名未得过天花并且已经逃出来了，剩下少数天花免疫者留在家园。

某些话刚说完天花就到来了，导致了轻信、虚荣的布道者 Mather Jr. 在哲学会刊第 339 和 337 号（其中包含梯木属和 Pylermus）上考虑从黎凡特（地中海东部地区）接种；这可能会使他带些回家给英国皇家学会——而后者如他抱怨那样、曾长期忽视他的交流，并且他计划在六月份进行接种工作。到了 11 月 18 日，100 人获得接种，而截至 1 月，在多个城市和乡村有少数但超过 250 人接种。于此，一些人已经接种多次（超过一次）才能生效；但仍一些从未生效。他们太多都在抱怨头部疾病，但不算多，还有一些在抱怨不完善、脓疱；其切口在几天成长，通常会在皮肤留下表面的伤口。但大约在第七或第八日他们一般就开始抱怨（有些或迟或早）发热，他们的切口发炎、开裂，大量排汗但没有特殊的毒害恶味［恶臭］，继续发展几个星期之后他们的天花小脓疱结痂；他们对外处理事务，然后感染他们去过的地方（此为感染传播，从而回报它更加激烈的反对实行接种，而这反对意见随机来自于那些绝大部分人都容易感染瘟疫的地方）。

我们都知道有九或十个接种死亡案例，除计划流产外根本不能隐藏。我们怀疑更多死于天花最盛时期的人们，只有他们最亲近的关系人才知道他们是否死于接种或自然的方式。有些人汇合几种症状，有些人则全身都是独特清晰的一种症状；一些有一个大红色的洞穴每一个都有脓包，而一些则出现类似的面红小脓疱，但并不能确它的圆形和天然独特症状同一类型，有的像水痘，而其他人则没有水痘和脓液（没有脓液则鲜少被说有过天花）。某些人的切口疮会持续麻烦数月，危及肢体的损失；而有些人仍然会硬皮痂、落下并回复到切口的地方。很多人有真正良好的独特症状。

什么样的后果都可能是，他们中的某些人可能不再容易遭受自然天花的感染，这只有时间才能确定。但坦率地讲目前似乎接种比自然方式获得了更多的好评。在未得到充分保证其安全性和后果之前，我反对这种新颖和可疑的做法。总之，我认为通过这种方式传播感染对社会而言是罪恶的，如我的邻居带来了可能证明是致命的瘟疫和或许他会以普通的方式逃亡（如许多人一样），而他当然可能认为搬迁到其他很少天花盛行的地方他本人是安全的。然而，我们很多的牧师们都上了车且他们不屑于撤回；我让他们来安抚，但这引起了大热（你也许很佩服他们如何调和这个和他们的宿命学说）。所附的宣传册（虽然我不情愿但仍有义务公布），可能会更告知您更多的争议。他们计划在纽约发布，而我恐怕在其他地方会很少找到它来阅读。目前大多数人们都在反对它。

来信告诉您在纽约称为"痛在身边"的这场瘟疫的性质和治疗情况，还有您的牢骚"。

这封信反应出波士顿的天花疫情发生在 1721—1722 年，"接种"的症状描述，以及对这种做法的严重担忧。三十年后 Douglass 也改变了他的观点，并于 1751 年指出：

"通过接种预防天花的新型实践是重要的，并且文章中的实践起到有益的促进作用"[21]。

反思

在经历这次天花后，马萨诸塞州在 18 世纪结束前连续强化全州健康计划，并且在 1797 年 6 月 22 日州议会终于通过了全面的《防止传染性疾病传播的法案》[25, 26] 作为公共卫生法（促进公共及个人健康的总体规划）。必须强调的是，这部法律的基础理论主要基于天花的经验；这是一个新的国家向历史学习的过程。这部"州法 / 检疫法"由 13 个部分组成并对在 18 世纪末预防传染病传播有效的疾病管理计划进行了很好的概述。

总之，两位几乎是"被遗忘"的人，波士顿的 Cotton Mather 和 Zabdiel Boylston 博士，为波士顿（马萨诸塞湾殖民地）引入了出色的天花疾病管理和免疫策略而备受尊敬，尽管"殖民地"和新世界的统治者极力反对。此外，Boylston 还向英格兰并随后向欧洲大陆传播了这些经验，向皇家医学院和伦敦皇家学会就免疫问题进行了演讲。这些天花管理所做出的贡献似乎比他们得到的获得了更多的认可。大约在 70 年之后，他们迅速接受了 Edward Jenner 爵士（1749—1823 年）的接种方法为控制 1796 年发生的天花做出了巨大的贡献 [29, 30]。

致谢

感谢马萨诸塞州档案馆和马萨诸塞州历史协会的工作人员，他们给予这项研究极大的支持同时也帮助我访问马萨诸塞州历史学会收藏（MHSC）的文件。此外，感谢我的兄弟 Dipl. theol. Holger H. Schmidt 和来自 Birkhauser Publ 有限公司生物科学高级编辑 Beatrice Menz 博士就底层宗教问题和历史事件富有成果的讨论。

参考文献

[1] White AD (1897) *A History of the Warfare of Science with Theology in Christendom.* Dover Publ, New York

[2] Author unknown (2005) Links to the Pharaohs. http://users.skynet.be/egypt/ images/kings.htm

[3] Author unknown (2005) *Ramesses V.* http://touregypt.net/20dyn04.htm

[4] Author unknown (2005) *Ramses V.* http://www.semataui.de/NR/20-04.htm

[5] Kölbing HM (1992) Edward Jenner. In: P Wiench (ed): *Die großen* Ärzte *(Famous Physicians).* Droemersche Verlagsanstalt Knaur Th Nachf, München, pp 216–229

[6] Author unknown (2005) *Zabdiel Boylstone.* http://www.todayinsci.com/B/ Boylston_Zabdiel/Boylston_Zabdiel.htm

[7] Hackett P (2004) Averting disaster: The Hudsons's Bay Company and smallpox in western Canada during the late eighteenth and early nineteenth centuries. *Bull Hist Med* 78: 575–609

[8] Author unknown (2005) *Biography of Zabdiel Boylston.* http://www.bookrags. com/biography/zabdiel-boylston/

[9] Author unknown (2005) *Mather, Cotton.* http://www.britannica.com/eb/ article?tocId=9051381

[10] Author unknown (2005) *Cotton Mather.* < http://en.wikipedia.org/wiki/Cotton_ Mather>

[11] Author unknown (1976) Jeremiah Dummer: A defense of the New England Charters. In: Adler MJ, Doren C v, Ducas G, Moquin W, Stauffer T (eds): *The Annals of America,*

1493–1754: Discovering a New World, vol 1. Encyclopaedia Britannica, Chicago, 336–343

[12] Author unknown (1976) John Winthrop: Life among the Puritans. In: MJ Adler, C v Doren, G Ducas, W Moquin, T Stauffer (eds): *The Annals of America, 1493–1754: Discovering a New World*, vol 1. Encyclopaedia Britannica, Chicago, 132–138

[13] Barret JJ (1942) The inoculation controversy in puritan New England. *Bull Hist Med* 12: 169–190

[14] Mather C (1721) *Letter of Cotton Mather Addressed to Zabdiel Boylston Dated on June 24 1721*. MHSC – Collection Massachusetts Historical Society, Boston

[15] Schuster N (1965) Edward Jenner: The history of a medical myth. Comments on PE Razzell's paper. *Med Hist* 9:381–383

[16] Boylston Z (1721) *Some Account of What is Said of Inoculating or Transplanting the Small Pox, by the Learned Dr. Emanuel Timonius, and Jacobus Pylarinus; With Some Remarks Thereon: To Which Are Added, a Few Quaeries in Answer to the Scruples of Many About the Lawfulness of This Method*. Gerrish S, Boston. MHSC – Collection Massachusetts Historical Society, Boston

[17] Rutkow IM (2001) Zabdiel Boylston and smallpox inoculation. *Arch Surg* 136: 1213

[18] Boylston Z (1726) *An Historical Account of the Small-Pox Inoculated in New England, Upon All Sorts of Persons, Whites, Blacks, and of All Ages and Constitutions; With Some Accounts of The Nature of the Infection in the Natural and Inoculated Way, and Their Different Effects on Human Bodies. With Some Short Directions to the Unexperienced in This Method of Practice, Humbly Dedicated to Her Royal Highness the Princess of Wales by Zabdiel Boylston, F.R.S.* Chandler S, London. MHSC – Collection Massachusetts Historical Society, Boston

[19] Boylston Z (1730) *An Historical Account of the Small-Pox Inoculated in New England, Upon All Sorts of Persons, Whites, Blacks, and of All Ages and Constitutions; With Some Accounts of the Nature of The Infection in the Natural and Inoculated Way, and Their Different Effects on Human Bodies. With Some Short Directions to the Unexperienced in This Method of Practice, Humbly Dedicated to Her Royal Highness the Princess of Wales by Zabdiel Boylston, F.R.S.* Gerrish S & Hancock T, Boston. MHSC – Collection Massachusetts Historical Society, Boston

[20] Douglass W (1795) *Original Letter From May 1 1722*. MHSC – Collection Massachusetts Historical Society, Boston

[21] Author unknown (1976) William Douglass: Against Inoculation for Smallpox. In:

MJ Adler, C v Doren, G Ducas, W Moquin, T Stauffer (eds): *The Annals of America, 1493–1754: Discovering a New World*, vol 1. Encyclopaedia Britannica, Chicago, 348–350

[22] Author unknown (1976) William Douglass: The New England Confederation. In: MJ Adler, C v Doren, G Ducas, W Moquin, T Stauffer (eds): *The Annals of America, 1493–1754: Discovering a New World*, vol 1. Encyclopaedia Britannica, Chicago, 172–175

[23] Walter T (1722) *A Friendly Debate; or, a Dialogue, Between Academicus; and Sawney & Mundungus, Two Eminent Physicians, About Some of Their Late Performances*. Green B, Boston. MHSC – Collection Massachusetts Historical Society, Boston

[24] Mather S (1730) *A Letter to Doctor Zabdiel Boylston; Occasion'd by a Late Dissertation Concerning Inoculation*. Henchman D and Hancock T, Boston. MHSC – Collection Massachusetts Historical Society, Boston

[25] State Act (1850) *Report of a General Plan for the Promotion of Public and Personal Health*. State Archive of Massachusetts, Boston, 326–332

[26] Author unknown (1976) William Douglass: Against Inoculation for Smallpox. In: MJ Adler, C v Doren, G Ducas, W Moquin, T Stauffer (eds): *The Annals of America, 1797–1820: Domestic Expansion and Foreign Entanglements*, vol 4. Encyclopaedia Britannica, Chicago, 13–18

[27] Lücke MH (1991) Edward Jenner. In: D v Engelhardt, F Hartmann (eds): *Klassiker der Medizin: Von Hippokrates bis Christoph Wilhelm Hufeland (Famous Physicians: From Hippokrates to Christoph Wilhelm Hufeland)*, vol 1. CH Beck, München, pp 309–327

[28] Mellanby E (1949) Jenner and his impact on medical science. *BMJ* 1: 921–926

[29] Jenner E (1798) *An Inquiry into the Causes and Effects of the Variolae Vaccinae, a Disease Discovered in Some of the Western Counties of England, Particularly Gloucestershire, and Known by the Name of the Cow Pox*. Low S, London

[30] Jenner E (1978) *An Inquiry into the Causes and Effects of the Variolae Vaccinae, a Disease Discovered in Some of the Western Counties of England, Particularly Gloucestershire, and Known by the Name of the Cow Pox*. Low S, London. Reprint: The Classics of Medicine Library, Gryphon, Birmingham, AL

（吴国华　译）